内科常见病
诊治思维与实践

Thinking and Practice of Diagnosis and
Treatment of Common Diseases in Internal Medicine

主编　宋荣刚　于军霞　王春燕　王　亚
　　　付红娟　张国宁　魏振龙　井　青

中国海洋大学出版社
·青岛·

图书在版编目（CIP）数据

内科常见病诊治思维与实践 / 宋荣刚等主编. —青岛：中国海洋大学出版社，2023.5

ISBN 978-7-5670-3503-4

Ⅰ．①内… Ⅱ．①宋… Ⅲ．①内科－常见病－诊疗

Ⅳ．①R5

中国国家版本馆CIP数据核字（2023）第088098号

出版发行	中国海洋大学出版社		
社　　址	青岛市香港东路23号	邮政编码	266071
出 版 人	刘文菁		
网　　址	http://pub.ouc.edu.cn		
电子信箱	369839221@qq.com		
订购电话	0532-82032573（传真）		
责任编辑	韩玉堂	电　　话	0532-85902349
印　　制	日照报业印刷有限公司		
版　　次	2023年5月第1版		
印　　次	2023年5月第1次印刷		
成品尺寸	185 mm×260 mm		
印　　张	27.5		
字　　数	698千		
印　　数	1～1000		
定　　价	208.00元		

发现印装质量问题，请致电0633-8221365，由印刷厂负责调换。

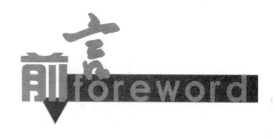

　　内科学是临床医学的一个专科，几乎是所有其他临床医学的基础。近年来，随着科技的快速发展以及现代医学的不断进步，内科学在基础理论和临床诊治上都实现了日新月异的发展，内科医务人员必须不断学习才能跟上医学发展的步伐。为了满足临床诊疗的需要，我们特邀请经验丰富的内科医务人员，在参考国内外相关书籍和论文文献的基础上，详细总结、深入思索并加以汇总、提炼，编写了这部《内科常见病诊治思维与实践》。

　　本书首先讲述了内科学绪论和内科疾病常用药物，然后系统地阐述了呼吸内科常见病、心内科常见病、内分泌科常见病、消化内科常见病等临床内科常见病的概念、病因、临床表现、辅助检查、鉴别诊断、治疗和预防等内容。本书在编写过程中结合了内科学最新的研究成果及内科医务人员多年的诊疗经验，内容涵盖面广、重点突出、贴近临床，集科学性、实用性、系统性丁一体。本书有助于临床内科医务人员对疾病做出正确地诊断和恰当地处理，适合我国各级医院内科医务人员阅读参考，亦可作为医学院校师生的参考用书。

　　尽管编者在编写本书过程中付出了巨大努力，但由于编写经验和水平有限，书中不足之处在所难免，敬请广大读者批评指正，以期再版时加以改进。最后，特向关心和支持本书出版的专家和读者致以诚挚的感谢！

《内科常见病诊治思维与实践》编委会
2023 年 2 月

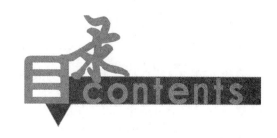

第一章

内科学绪论

第一节　内科学的发展

一、疾病谱演变

20世纪上半叶之前,威胁人类生命的最主要疾病是传染性疾病。历史上曾出现多次鼠疫、霍乱等急性重大传染病大流行,其传染性强、流行面广、迅速致命的特点曾造成亿万人死亡。慢性传染病如疟疾、结核等也给人类造成了持续、巨大的生命和财产损失。因此,早期内科学面临的是以传染性疾病占主要地位的疾病模式。随着医学的不断进步,针对传染病的预防和治疗手段层出不穷,各种疫苗、抗生素以及化学药物的出现使大部分传染病得到了控制甚至于1979年宣布天花在全球范围内被消灭。虽然传染病在一定程度上得到了有效防控,但新的全球健康问题随之而来,那就是与社会和自然环境变迁、人类寿命延长、生活水平提高、不良生活方式泛滥以及心理行为密切相关的心脑血管疾病、恶性肿瘤以及其他慢性病。世界卫生组织(WHO)公布的数据显示,2012年全世界估计有5 600万人死亡,其中68%由非传染性疾病导致,比2000年的60%升高了8%,四类主要非传染性疾病分别为心血管疾病、肿瘤、糖尿病以及慢性肺部疾病;从具体病种来看,目前全球范围造成死亡的三大最主要疾病依次是缺血性心脏病、脑卒中以及慢性阻塞性肺疾病。因此,与慢性非传染性疾病的斗争成为当前医学以及内科学的首要任务。然而,近十年先后有严重急性呼吸综合征(severe acute respiratory syndrome,SARS)、人感染禽流感、埃博拉病毒、寨卡病毒等在全球或者局部地区暴发流行,艾滋病、结核病等仍然位列当前全球致死主要病因之列。这都给我们的卫生工作敲响警钟:尽管全球疾病谱已转变为慢性非传染性疾病占主要地位,但是对传染性疾病的防控工作仍不能放松,而且要不断加强。面对这些挑战,内科学的发展任重而道远。

二、医学模式的变迁

医学模式是医学发展和实践活动中逐渐形成的、观察和处理医学领域相关问题的基本思想和基本方法,是人们看待和研究医学问题时所遵循的总的原则,反映了特定时期人们认识健康和疾病及其相互关系的哲学观点,影响着这一时期整体医学工作的思维和行为方式。伴随科技文化的不断发展以及疾病谱的演变,医学模式也发生了深刻变化。从远古时代到 20 世纪 70 年代以前,人类先后经历了神灵主义的医学模式、自然哲学的医学模式、机械论的医学模式以及生物医学模式。

生物医学模式极大促进了现代医学的发展,使人们对疾病的认识愈加深入,对疾病的预防和治疗更加有效。但是,这一模式本身的缺陷也不断暴露,尤其是"心身二元论"的观点使人们忽视了人的生理、心理以及诸多社会环境因素之间的关系和影响,致使诸多疾病仅从生物学角度难以解释,单纯依靠生物学手段也难以达到理想疗效。在此背景下,美国 George L.Engel 教授于 1977 年在《科学》杂志撰文,评价了传统生物医学模式的局限性,提出应该用"生物-心理-社会医学模式"取代生物医学模式,标志着医学模式发展进入新纪元。在生物-心理-社会医学模式中看待健康与疾病问题,既要考虑患者自身的生物学特性,还要充分考虑有关的心理因素及社会环境的影响;医疗工作从以疾病为主导转变为以健康为主导,从以医疗机构为基础转变为以社会为基础,从主要依靠医护人员和医学科技转变为需要全社会、多学科共同参与;卫生保健不仅面向个体更要面向群体,疾病防治的重点不仅是躯体疾病,也要重视与心理、社会和环境因素密切相关的疾病。新的医学模式的提出和建立使医疗工作发生了从局部到全身、从个体到群体、从医病到医人、从生物医学到生物-心理-社会整体医学的跨越,这对包括内科学在内的整个医学领域的发展都具有重要的理论和指导意义。

内科学作为医学的重要部分,临床工作中已经充分展现了生物-心理-社会医学模式的影响。例如,部分心血管病患者可能容易合并精神心理方面的问题,应激、焦虑等又会增加心血管事件的发生,因此在对待心血管病患者时,除了检查患者的心脏,还要注意了解其心理。消化性溃疡的发生也被认为与心理和社会因素密切相关,在临床药物治疗的基础上辅以适当的心理疏导和社会支持,可能取得更好的疗效。我们处在科学、技术、思想不断变革的时代,可以预见,未来的医学模式也不会一成不变,医师应该始终保持发展的眼光,并不断探寻每一个时期最合适的医学模式。

三、生命科学、临床流行病学的发展对内科学的促进作用

在过去的数十年,得益于生命科学的飞跃以及临床流行病学的创立、发展,我们对人类自身生命本质的认识,对疾病发生、发展规律的理解,对疾病预防、诊断和治疗手段的探索,都在不断进步。

基础医学研究的进步使越来越多内科疾病的病因和发病机制得到阐明,进而丰富了治疗手段。例如,心脏重构和神经内分泌系统不适当激活机制的发现使人们对心力衰竭的认识不止停留在血流动力学异常的层面,进而大大促进了血管紧张素转化酶抑制剂、β受体阻滞剂等药物在心力衰竭中的应用,使射血分数降低的心力衰竭患者的预后得到了一定程度的改善;幽门螺杆菌与消化性溃疡关系的阐明也是内科疾病病因与机制研究取得突破的典型案例,根除幽门螺杆菌也成为当下消化性溃疡治疗方案的重点;分子生物学的发展也使对异常血红蛋白病的认识从过去的遗传病发展到现在的血红蛋白分子病,同时也使血红蛋白病的产前和基因诊断得以在临床实施。

在内科疾病诊断技术的发展中,细胞和分子生物学扮演了重要角色。高效液相层析、放射免疫和免疫放射测量、酶学检查技术、酶联免疫吸附测定、聚合酶链反应、生物芯片等技术的建立,

使测定体液或组织中的微量物质、免疫抗体、微生物 DNA 或 RNA 等成为可能,大大提高了疾病诊断的敏感度和特异度。例如,高敏肌钙蛋白的测定使急性心肌梗死的诊断时间大大缩短,血乙型肝炎病毒 DNA 载量的测定为慢性乙型肝炎的治疗提供了重要参考等。医学、生命科学与物理学、化学、数学、机械工程等多学科交叉研究促成了多排螺旋计算断层扫描(CT)、磁共振成像(MRI)、正电子发射断层成像(positronemissiontomography,PET)等辅助检查技术的开发和应用,使疾病的影像诊断条件发生了翻天覆地的改变,尤其是 PET 及正电子发射计算机体层显像的问世,使肿瘤性疾病和部分心脑血管疾病在解剖和功能层面得到早期、快速、全面、准确的诊断,具有重大的临床意义。在细胞分子水平上针对致癌位点(特定蛋白或基因)设计的分子靶向治疗,使肿瘤化学药物治疗(简称化疗)具有了更强的针对性和更好的效果,反映了肿瘤治疗理念的根本性转变,开创了肿瘤药物治疗的新局面,在内科药物治疗史上具有划时代的意义。新近问世的 CRISPR-Cas9 基因编辑技术不但对生命科学研究中各种动物模型的构建提供了极大便利,而且医师和科学家也开始尝试将这种最新的技术应用到人类疾病的诊治中。

启动于 1990 年、由多国科学家合作开展、被誉为生命科学"登月计划"的人类基因组计划(human genome project,HGP)是一项里程碑式的工作。通过长达 13 年的探索,HGP 测序了人类基因组 30 亿碱基对,为探索生命奥秘迈出了重要一步。借助 HGP 的成果,我们可以了解基因如何在决定人类生长、发育、衰老、患病中发挥作用,从基因水平发现或者更深入认识一批遗传性疾病或与遗传有关的疾病,使基因诊断、基因治疗以及基于基因组信息的疾病识别、人群预防、危险因素干预等成为现实。作为 DNA 双螺旋结构提出者(之一)以及 HGP 主要领导者的 James D Watson 教授于 2015 年在《自然》杂志撰文回顾 HGP 以及大生物学过去的 25 年,认为 HGP 不仅大力推动了生物医学研究的发展,还开启了科学探索的新途径,HGP 迄今仍在不断启发新的大规模医学与生命科学项目的探索,来源于 HGP 的六条重要经验在其中起到了重要作用。这些经验包括:通力合作、数据分享最大化、有计划地分析数据、优先发展技术、追踪研究进展带来的社会影响、大胆而灵活。这些经验对于当下我们内科学相关研究的开展同样值得借鉴。

与生命科学类似,临床流行病学的建立和发展也极大改变了内科学的面貌。临床流行病学于 20 世纪 70 年代开始兴起,是建立在临床医学基础上的一门关于临床研究的设计、测量和评价的方法学,以患病群体为研究对象,将流行病学、统计学、临床经济学以及医学社会学的原理和方法结合在一起探索疾病的病因、诊断、治疗和预后的规律。临床流行病学的发展反映了当代医学模式的转变,也促进了临床决策的科学化。医疗活动是一个不断决策的过程。既往医师决策主要依靠个人经验,但是经验决策的局限在于容易以偏概全和过于主观。例如,心脏科医师曾经一直认为 β 受体阻滞剂具有负性肌力作用而将其禁用于慢性心力衰竭的治疗,这种片面的认识直到 20 世纪 90 年代末三个经典的临床试验结果相继公布才被扭转,因为这三项大规模的研究一致证实 β 受体阻滞剂能够降低慢性心力衰竭患者的死亡率。这看似有悖常理的结论改变了慢性心力衰竭治疗的历史,β 受体阻滞剂作为能够明确改善心力衰竭患者预后的药物被写入国内外指南,成为以临床流行病学和循证医学为基础的"科学决策"代替"经验决策"的经典案例。所谓科学的临床决策,就是为了解决临床诊疗过程中遇到的各种问题,根据国内外医学科学的最新进展,在充分评价不同诊断或治疗方案的风险和收益之后做出对患者相对获益更多的选择。这其中蕴含了循证医学的概念。21 世纪的临床医学被认为是循证医学的时代,"任何医疗干预都应建立在新近最佳科学研究结果的基础上"这一核心思想已经深入人心,各种指南文件在疾病的诊疗中开始发挥巨大作用。需要注意的是,在临床实践中医师的个人经验并非不再重要,而是要与科学证据结合起来以使患者得到最佳的诊治。

四、微创、介入理念和技术为内科学带来的变革

内科学发展至今,已经不再是单纯依靠药物的传统学科,介入技术、内镜技术等掀开了"微创内科学"崭新的一页,其以创伤小、疗效好、风险低、康复快等优点,快速发展为与药物治疗、外科手术并驾齐驱的三大治疗手段之一,越来越多的内科疾病在微创手段的干预下得到了理想的诊断和治疗。心血管内科是成功运用微创介入诊疗技术的典范。1929 年德国 Werner Forssmann 医师在 X 线透视下通过自己的肘部静脉亲手成功将导管置入右心房,从此拉开了介入心脏病学时代的序幕,他也因为这一创举荣获 1956 年诺贝尔生理学与医学奖。之后,介入心脏病学蓬勃发展:1977 年进行了世界首例经皮冠状动脉成形术,1986 年开展了世界首例冠状动脉支架植入术,2002 年药物洗脱支架应用于临床,2006 年完全可降解支架问世。此外,心律失常射频消融术、心脏起搏器植入术、先天性心脏病介入封堵术也都已广泛开展。当下,心脏介入治疗已经进入了后冠脉介入时代,新的技术不断涌现,包括经皮心脏瓣膜介入治疗、经皮左心耳封堵术、经皮左心室重建术、经皮肾动脉交感神经消融术等。心血管微创介入技术的发展解决了诸多既往单靠药物难以解决的临床问题,甚至某些外科认为的手术禁区,如今也可以尝试利用内科介入技术使难题迎刃而解。

此外,呼吸内科、消化内科等也都已经广泛开展微创诊疗。例如,纤维支气管镜在呼吸系统领域的应用已不再限于肺癌的诊断,在肺部感染、肺不张、弥漫性肺疾病及呼吸急诊中也得到广泛应用;支气管内超声将支气管镜与超声系统相结合弥补了肉眼的不足。消化内科内镜技术飞速发展,经历了硬式内镜、纤维内镜到目前的电子内镜三个阶段,在消化系统疾病的诊治中发挥了重要作用。微创介入理念和技术的兴起、发展是现代内科学变革的一个缩影,可以预见未来这仍将是内科学发展的重要方向。

(魏振龙)

第二节 内科学的机遇与挑战

一、转化医学、整合医学的兴起给内科学带来新的机遇

过去半个多世纪,生命科学发展迅速,解答了人类关于自身的诸多不解,政府在政策和经济上的鼓励和资助在其中起到了重要的支撑作用。20 世纪末,美国国立卫生研究院每年支出的研究经费就高达 200 多亿美元。但是,生命科学和基础医学的飞跃,与疾病得到解决之间仍然存在巨大的沟壑,如何将实验室中尖端的科研成果转变为临床上疾病诊治的工具,成为新时期医师和科学家需要着重研究的问题。在这个背景下,转化医学的概念应运而生。转化医学并不是狭义的单一学科,而是一种理念、一个平台,重点在于从临床到实验室、再从实验室到临床,强调实验室科研成果的临床转化,联合基础医学研究者、医师、企业甚至政府,利用来源于临床的问题促进实验室更深入全面解析疾病,并进一步帮助实验室研究成果转化为临床应用的产品与技术,最终目的是促进基础研究、提高医疗水平、解决健康问题。药物研发、分子诊断、医疗器械、生物标志

物、样本库等都属于转化医学的范畴。尽管转化医学的概念是近十几年才提出,但是转化医学的思想和行为由来已久。例如,从 20 世纪 20 年代加拿大 Frederick Grant Banting 教授发现胰岛素,到 50 年代英国 Frederick Sanger 教授确定了胰岛素的完整氨基酸序列结构,再到 60 年代我国科学家在世界上首次人工合成牛胰岛素,再到当前多种胰岛素制剂在临床糖尿病治疗上的广泛应用,胰岛素近百年的发展史其实也是践行转化医学的一个缩影。在坚持医学基础研究的同时,注重研究成果的临床转化,这是对新时期医学以及内科学的要求,同时也带来了学科发展的新机遇。

当前医学处在专科化的时期,内科学、外科学等都细化成诸多专科。专科化使疾病的诊疗越来越精细,但是也带来很多局限性,医师往往只看到"病",不能看到"人";只关注某一个器官,忽视了人的整体性。古人云"天下大势,分久必合,合久必分",在内科学的实践中,我们也应该重视"分中有合、合中有分",使专科化与整体性和谐并存,这也是整体整合医学(简称整合医学)的观点。整合医学是指在理念上实现医学整体和局部的统一,在策略上以患者为核心,在实践上将各种防治手段有机融合。它将医学各领域最先进的知识理论和临床各专科最有效的实践经验有机结合,并根据社会、环境、心理等因素进行调整,使之成为更加适合人体健康和疾病防治的新的医学体系。医学模式由最初的神灵主义变迁为今天的生物-心理-社会医学模式,经历的其实也是"整体-局部-整体"的过程,整合医学也是新的医学模式的要求。内科学的临床实践也需要整合医学思想的指导,不但实现内科学各专科之间相互交流、协作诊治,还要注重与外科、心理医学科等其他学科的沟通合作。目前很多医院已经在开展的多学科综合诊疗的模式(multi disciplinary team,MDT)其实也是顺应整合医学潮流而产生的新的工作模式。从广义上讲,整合医学强调的是整体观、整合观和医学观,要求的是将生物因素、社会环境因素、心理因素整合,将最先进的科学发现、科学证据与最有效的临床经验整合,将自然科学的思维方式与医学哲学的思考方式整合。具体地讲,是把数据证据还原成事实,把认识共识提升成经验,把技术艺术凝练成医术,然后在事实、经验、医术这个层面反复实践,实践出真知,最后不断形成新的医学知识体系。整合医学不是一种实体医学,而是一种认识论、方法学,通过整合医学可以不断形成或完善新的医学知识体系。由于自然在变、社会在变,医学对人体的认识在积累,人类对健康的需求在增加,所以整合医学或医学整合是一个永恒的主题。整合医学的兴起和发展对内科学提出了新的要求,也必将会促进内科学的发展。

二、信息化、大数据与精准医疗背景下的内科学

处在信息时代的今天,信息化、网络化、数字化已经渗透到医学的各个领域,使传统医学的理论、思想、方法和模式发生了极大转变,为医学的发展不断注入新的内容与活力。当下我们的日常医疗活动中到处都有网络和信息技术的身影,包括移动医疗、远程医疗、电子病历、医疗信息数据平台、智能可穿戴医疗产品、信息化服务等,信息化、数字化武装下的医学和内科学的发展比以往任何一个历史阶段都迅速。同时不容忽视的是,在网络和信息技术的影响下内科学面临的挑战和机遇并存。我们应该注意到信息和技术资源享有的地域性差异导致的医疗资源分配不均和医疗质量参差不齐,注意到医学信息与网络环境的污染问题以及由虚假医学信息传播导致的社会问题,注意到网络化和信息化带来的医学伦理问题等。

互联网、云计算、超强生物传感器、基因测序等创造性技术喷涌而出,我们已不可避免地身处"大数据"时代。从人类文明萌芽到公元 2003 年,整个人类文明记录在案的数据量一共有 5 EB。

而今天,全世界两天就能产生 5 EB 的新增数据。生物与医学领域可能是下一轮更大的数据海啸发源地。例如,每位接受基因测序的人将产生约 2 400 亿字节的数据,截至 2011 年,已有 3 000～10 000 人接受了完整 DNA 测序,随着测量费用的走低,愿意接受 DNA 测序的人群会飞速增长,随之基因数据库的容量将呈指数级增长。再如,越来越多的人佩戴可穿戴医疗设备,持续发送个体生理数据,他们通过移动终端互动、下达指令、发送照片、在线视频甚至预约诊疗,这些活动的同时产生了大量的数据。同时环境中也存在智慧网络,交通、气候、水、能源等被实时监测,并不断被上传至云数据端。这些来源多样、类型繁多、容量巨大、具有潜在价值的数据群称为"大数据"。大数据好似"未来的石油",不加以挖掘利用,则永远沉睡于地下,但如果掌握了有效技术对它们进行开发,大数据将变得价值连城。在医学的方方面面,包括临床研究分析、临床决策制订、疾病转归预测、个体化治疗、医疗质量管控等,大数据的分析和应用都将发挥巨大的作用。大数据时代医师的日常诊疗已伴随产生大量患者信息数据,如果与他们的基因组学和其他个人资料相结合,利用信息分析技术,完全可以产生具有相当价值的医学信息,甚至可以部分替代传统的医学研究模式。

与大数据相对应的是"精准医学计划"。大数据的特点是全部数据,而非随机取样;反映的是宏观大体方向,缺乏适当的微观精确度;庞大繁杂的数据之间更多的是相关关系,而不是科学研究中更喜欢的因果关系。在这种背景下,西方和我国都开始倡导实施精准医学计划,旨在大数据时代注重个体化医学研究,强调依据个人信息(如基因信息)为肿瘤以及其他疾病患者制定个体医疗方案。狭义的精准医学指"按照基因匹配治疗方法",而广义的精准医学则可以认为是"集合现代科技手段与传统医学方法,科学认知人体功能和疾病本质,以最有效、最安全、最经济的医疗服务获取个体和社会健康效益最大化的新型医疗"。

精准医疗第一步是精准诊断。采集患者的个人情况、临床信息、生物样本,再通过基因测序、遗传学分析,进一步收集患者分子层面信息。除了传统的 DNA、RNA、染色体检测,目前还不断出现新型基因组学标志物,包括表达谱、小 RNA、表观遗传修饰、全基因组 DNA 序列、全外显子组 DNA 序列、蛋白质组、代谢组检测等。这些标志物深入不同维度,反映不同层面组学信息,帮助科研人员和临床医师更全面、深入、精确定位疾病的组学缺陷。第二步是精准治疗。对患者所有信息进行整合并分析,制定符合个体的治疗方案。尤其是在分子层面,针对疾病的基因突变靶标,给予针对性治疗药物进行"精确打击"。精准医疗,在一定程度上可以理解为更为精确的个体化治疗,其在内科学的各个专业领域都是适合的。例如,肿瘤性疾病的基因诊断和靶向治疗,心血管疾病患者抗栓治疗前相关基因检测以及针对性选择药物等。虽然精准医学概念提出的时间并不长,但是国家已经在政策层面给予了高度重视和支持,以此为契机,内科学各学科可以探索适合自身的精准之路,在大数据时代做到有的放矢,为个体化的患者带来个体化的诊治策略与受益。

(于军霞)

第二章

内科疾病常用药物

第一节　内科疾病常用西药

一、促胃肠动力药

(一)多潘立酮

1.剂型规格

片剂:10 mg。分散片:10 mg。栓剂:10 mg、30 mg、60 mg。注射液:2 mL∶10 mg。滴剂:1 mL∶10 mg。混悬液:1 mL∶1 mg。

2.适应证

由胃排空延缓、胃-食管反流、慢性胃炎、食管炎引起的消化不良。外科、妇科手术后的恶心、呕吐。抗帕金森综合征药物引起的胃肠道症状和多巴胺受体激动药所致的不良反应。抗癌药引起的呕吐。但对氮芥等强效致吐药引起的呕吐疗效较差。胃炎、肝炎、胰腺炎等引起的呕吐以及其他疾病,如偏头痛、痛经、颅脑外伤、尿毒症等,胃镜检查和血液透析,放射治疗引起的恶心、呕吐;儿童各种原因(如感染等)引起的急性和持续性呕吐。

3.用法用量

肌内注射:每次 10 mg,必要时可重复给药。口服:每次 10～20 mg,每天 3 次,饭前服。直肠给药:每次 60 mg,每天 2～3 次。

4.注意事项

1 岁以下小儿慎用、哺乳期妇女慎用。

5.不良反应

不良反应偶见头痛、头晕、嗜睡、倦怠、神经过敏等。如使用较大剂量可能引起非哺乳期泌乳,并且在一些更年期后妇女及男性患者中出现乳房胀痛现象;也可致月经失调。消化系统偶有口干、便秘、腹泻、短时的腹部痉挛性疼痛现象。皮肤偶见一过性皮疹或瘙痒症状。

6.禁忌证

对本药过敏者、嗜铬细胞瘤、乳腺癌、机械性肠梗阻、胃肠道出血、孕妇。

7.药物相互作用

增加对乙酰氨基酚、氨苄西林、左旋多巴、四环素等药物的吸收速度。对服用对乙酰氨基酚的患者,不影响其血药浓度。胃肠解痉药与本药合用,可能发生药理拮抗作用,减弱本药的治疗作用,两者不宜联用。与 H_2 受体拮抗药合用,由于 H_2 受体拮抗药改变了胃内 pH,减少本药在胃肠道的吸收,故两者不宜合用。维生素 B_6 可抑制催乳素的分泌,减轻本药泌乳反应。制酸药可以降低本药的口服生物利用度,不宜合用。口服含铝盐或铋盐的药物(如硫糖铝、胶体枸橼酸铋钾、复方碳酸铋等)后能与胃黏膜蛋白结合,形成络合物以保护胃壁,本药能增强胃部蠕动,促进胃内排空,缩短该类药物在胃内的作用时间,降低药物的疗效。

8.药物过量

用药过量可出现困倦、嗜睡、心律失常、方向感丧失、锥体外系反应以及低血压等症状,但以上反应多数是自限性的,通常在 24 h 内消失。本药过量时无特殊的解药或特效药。应予对症支持治疗,并密切监测。给患者洗胃和/或使用药用炭,可加速药物清除。使用抗胆碱药、抗帕金森病药以及具有抗副交感神经生理作用的抗组胺药,有助于控制与本药毒性有关的锥体外系反应。

(二)西沙比利

1.剂型规格

片剂:5 mg、10 mg。胶囊:5 mg。干混悬剂:100 mg。

2.适应证

本品可用于由神经损伤、神经性食欲缺乏、迷走神经切断术或部分胃切除引起的胃轻瘫。也用于X线、内镜检查呈阴性的上消化道不适;对胃-食管反流和食管炎也有良好作用,其疗效与雷尼替丁相同,与后者合用时其疗效可能得到加强;还可用于假性肠梗阻导致的推进性蠕动不足和胃肠内容物滞留及慢性便秘;对于采取体位和饮食措施仍不能控制的幼儿慢性、过多性反胃及呕吐也可试用本品治疗。

3.注意事项

由于本品促进胃肠活动,可能发生瞬时性腹部痉挛、腹鸣或腹泻,此时可考虑酌减剂量。当幼儿或婴儿发生腹泻时应酌减剂量。本品对胃肠道功能增加的患者可能有害,必须使用时应注意观察。本品可能引起心电图QT间期延长、昏厥和严重的心律失常。当过量服用或与酮康唑同服时可引起严重的尖端扭转型室性心动过速。本品无胚胎毒性,也无致畸作用,但小于34周的早产儿应慎重用药。对于老年人,由于半衰期延长,故治疗剂量应酌减。肝、肾功能不全患者开始剂量可减半,以后可根据治疗结果及可能发生的不良反应及时调整剂量。本品虽不影响精神运动功能,不引起镇静和嗜睡,但加速中枢抑制剂如巴比妥类和乙醇等的吸收,因此使用时应注意。

4.不良反应

曾有过敏、轻度短暂头痛或头晕的报道。偶见可逆性肝功能异常,并可能伴有胆汁淤积。罕见惊厥性癫痫、锥体外系反应及尿频等。

5.禁忌证

对本品过敏者禁用,哺乳期妇女勿用本品。

6.药物相互作用

由于本品系通过促进肠肌层节后神经释放乙酰胆碱而发挥胃肠动力作用,因此抗胆碱药可降低本品效应。服用本品后,胃排空速率加快,如同服经胃吸收的药物,其吸收速率可能降低,而经小肠吸收的药物其吸收速率可能会增加(如苯二氮䓬类、抗凝剂、对乙酰氨基酚及 H_2 受体阻滞药等)。对于个别与本品相关的药物需确定其剂量时,最好监测其血药浓度。

(三)伊托必利

1.剂型规格

片剂:50 mg。

2.适应证

本品主要适用于功能性消化不良引起的各种症状,如上腹部不适、餐后饱胀、早饱、食欲缺乏、恶心、呕吐等。

3.用法用量

口服,成人每天 3 次,每次 1 片,饭前服用。可根据年龄、症状适当增减或遵医嘱。

4.注意事项

高龄患者用药时易出现不良反应,用时注意。严重肝肾功能不全者、孕妇及哺乳期妇女慎用,儿童不宜使用。

5.不良反应

主要不良反应有过敏症状,如皮疹、发热、瘙痒感等;消化道症状,如腹泻、腹痛、便秘、唾液增加等;神经系统症状,如头痛、刺痛感、睡眠障碍等;血液系统症状,如白细胞计数减少,当确认异常时应停药。偶见 BUN 或肌酐升高、胸背部疼痛、疲劳、手指发麻和手抖等。

6.禁忌证

对本药过敏者。胃肠道出血穿孔、机械性梗阻的患者禁用。

7.药物相互作用

抗胆碱药可能会对抗伊托必利的作用,故两者不宜合用;本品可能增强乙酰胆碱的作用,使用时应注意。

8.药物过量

药物过量表现为出现乙酰胆碱作用亢进症状,应采取对症治疗,可采用阿托品解救。

(四)莫沙必利

1.剂型规格

片剂:5 mg。

2.适应证

慢性胃炎或功能性消化不良引起的消化道症状,如上腹部胀满感、腹胀、上腹部疼痛;嗳气、恶心、呕吐、胃烧灼感等。

3.用法用量

常用剂量每次 5 mg,每天 3 次,饭前或饭后服用。

4.注意事项

服用本品 2 周后,如消化道症状无变化,应停止服用。孕妇和哺乳期妇女、儿童及青少年、有肝肾功能障碍的老年患者慎用。

5.不良反应

不良反应的发生率约为 4%。主要表现为腹泻、腹痛、口干、皮疹、倦怠、头晕、不适、心悸等。另有约 3.8% 的患者出现检验指标异常变化,表现为嗜酸性粒细胞数增多、三酰甘油升高、ALT

升高等。

6.禁忌证

对本药过敏者。胃肠道出血者或肠梗阻患者。

7.药物相互作用

其与抗胆碱药物合用可能减弱本品的作用。

二、助消化药

(一)胃蛋白酶

1.制剂

片剂:每片 0.1 g。

2.适应证

常用于因食蛋白性食物过多所致消化不良、病后恢复期消化功能减退及慢性萎缩性胃炎、胃癌、恶性贫血所致的胃蛋白酶缺乏。

3.用法用量

饭时或饭前服 0.3～0.6 g,同时服稀盐酸 0.5～2 mL。

4.注意事项

(1)不宜与抗酸药同服,因胃内 pH 升高而使其活力降低。

(2)本品的药理作用与硫糖铝相拮抗,两者亦不宜合用。

(二)胰酶

1.制剂

肠溶片:每片 0.3 g;0.5 g。

2.适应证

用于各种原因引起的胰腺外分泌功能不足的替代治疗,以缓解消化不良或食欲减退等症状。

3.用法用量

每次 0.3～0.6 g,每天 3 次,饭前服。

4.注意事项

不宜与酸性药同服。与等量碳酸氢钠同服可增加疗效。急性胰腺炎早期患者禁用。

(杨　敏)

第二节　内科疾病常用中药

一、辛温解表药

味辛性温,以发散风寒表证为主的中草药,称为辛温解表药。风寒表证的主要表现为发热轻、恶寒重,汗出不畅或无汗,头痛、身痛、舌苔薄白、口不渴和脉浮等。

(一)麻黄

1.别名

草麻黄。

2.处方名

麻黄、生麻黄、炙麻黄、麻黄绒、净麻黄、制麻黄和蜜麻黄。

3.常用量

常用量为3～9 g。

4.常用炮制

(1)麻黄绒:取原药材去根,切1.5～2 cm长段,研绒,筛去灰屑即可。

(2)制麻黄:麻黄500 g,生姜50 g,甘草50 g。取甘草、生姜煎汤,煎至味出,趁热浸泡麻黄段,浸后晒干。

(3)蜜麻黄(炙麻黄):麻黄段50 kg,蜜5～10 kg。先将蜜熔化后,加入麻黄段,或再加少许水拌匀、稍闷,置锅中用微火炒至蜜干,以不粘手为度。

5.常用配伍

(1)配桂枝:增强宣散风寒、止痛功效,用于治疗外感风寒、头痛、身痛和无汗等症。

(2)配杏仁:增强止咳、平喘、化痰作用,用于治疗风寒咳喘之证。

(3)配生石膏:用于治疗肺热咳喘之证,如胸满咳喘、口苦舌干和脉浮数等。

6.临床应用

(1)风寒感冒:麻黄汤:麻黄9 g,桂枝6 g,苦杏仁9 g,炙甘草3 g。水煎服,日服1剂。

(2)荨麻疹:麻黄10 g,桂枝3 g,苦杏仁6 g,白术12 g,蝉蜕6 g,炙甘草6 g。水煎服,日服1剂。

(3)支气管炎:止嗽定喘丸(麻黄、苦杏仁、石膏和甘草),口服1次6 g,每天2次。

(4)水肿病初起:麻黄6 g,白术15 g,茯苓20 g,冬瓜皮30 g,薏苡仁30 g。水煎服,日服1剂。

(5)咳喘:麻黄10 g,生石膏30 g,黄芩15 g,桑白皮30 g,生甘草6 g。水煎服,日服1剂。

7.不良反应与注意事项

(1)长期服用本品能引起病态嗜好。

(2)超过治疗量5倍以上时,即可引起中毒。

(3)大剂量中毒可引起心率缓慢、胸闷、气急、烦躁、失眠、头痛、恶心、呕吐、周身发麻和排尿困难,甚至呼吸困难、昏迷等。

(4)心绞痛者用此药可引起心绞痛发作。

(5)偶有变态反应,表现为皮肤红斑、水疱、皮疹、溃疡等。

(6)体虚多汗者忌用麻黄。

(7)高血压、心脏病患者忌用。

(二)桂枝

1.别名

柳桂。

2.处方名

桂枝、细桂枝、嫩桂枝、桂枝尖、炒桂枝、蜜桂枝。

3.常用量

常用量为 3～10 g。

4.常用炮制

(1)炒桂枝:取桂枝放锅中,用微火炒数分钟至深黄色或微焦为度。

(2)蜜桂枝:桂枝 10 kg,蜜 2.5 kg。先将蜜熔化,加热至起泡,加入桂枝片拌匀,微洒清水炒至老黄色不粘手为度。

5.常用配伍

(1)配白芍:温中止痛。用于治疗脾胃虚寒之胃病、腹痛。另可用于治疗外感风寒,表虚多汗者。

(2)配桃仁:有温经活血功效。用于治疗妇女虚寒痛经、月经失调、慢性附件炎腹痛等症。

(3)配附子:温经散寒止痛。用于治疗风寒关节疼痛、四肢疼痛等症。

(4)配丹参:通气活血。用于治疗冠心病胸痛、心悸以及血虚失眠、惊悸等症。

(5)配甘草:温阳益心。用于治疗阳虚所致的心悸气短、畏寒等症。

6.临床应用

(1)流行性感冒:桂枝汤加减:桂枝 10 g,赤芍 10 g,炙甘草 6 g,厚朴花 10 g,法半夏 10 g,茯苓 12 g,白术 12 g,生姜 10 g,大枣 10 枚。水煎服,日服 1 剂。

(2)类风湿关节炎:桂枝芍药知母汤加味:桂枝、白芍各 12 g,制附子 15 g(先煎),甘草 9 g,麻黄 8 g,知母 10 g,白术 15 g,防风 10 g,生姜 10 g。水煎服,日服 1 剂。

(3)荨麻疹:桂枝 10 g,白芍 15 g,生姜 10 g,炙甘草 10 g,大枣 12 枚。随症加减:痒甚者加蝉蜕 10 g,白蒺藜 15 g,防风 10 g;皮疹鲜红者加生地黄 30 g,赤芍 10 g;皮疹苍白者加当归 12 g,土茯苓 30 g,苍耳子 10 g。水煎服,日服 1 剂。

(4)胃及十二指肠溃疡虚寒性脘腹疼痛:桂枝 10 g,白芍 15 g,黄芪 30 g,陈皮 10 g,醋延胡索 12 g,炙甘草 6 g,生姜 10 g,大枣 10 枚。水煎服,日服 1 剂。

(5)冠心病心悸胸痛:桂枝 10 g,薤白 10 g,瓜蒌 30 g,丹参 30 g,炙甘草 6 g,生姜 10 g。水煎服,日服 1 剂。

(6)风湿性及类风湿关节疼痛:桂枝 10 g,制附子 6 g(先煎),鸡血藤 30 g,黄芪 30 g,细辛 3 g。水煎服,日服 1 剂。

(7)慢性附件炎腹痛:桂枝 10 g,赤芍 12 g,醋延胡索 12 g,桃仁 10 g,红花 6 g,皂角刺 3 g,蒲公英 30 g,炙甘草 6 g,大枣 10 枚。水煎服,日服 1 剂。

7.不良反应与注意事项

(1)有伤津助火之弊。热病高热、阴虚火旺、血热妄行者禁用。

(2)风热表证、风寒表湿证及温病初起者,不宜应用。

(3)孕妇慎用。

(三)防风

1.别名

防风根、东防风、关防风、西防风、水防风、屏风、公防风、母防风。

2.处方名

防风、炒防风、口防风、防风炭。

3.常用量

常用量为12～16 g。

4.常用炮制

(1)净防风:取原药材,拣净杂质,去茎及毛茸,洗净,切2～3 cm或0.5 cm厚的片,晒干。

(2)炒防风:取防风片,用微火炒呈深黄色或微焦,放冷即可。

(3)防风炭:取防风片在180 ℃热锅内炒,或用微火炒至黑色为度,喷淋清水,灭净火星取出。

(4)蜜防风:防风片500 g,蜂蜜200 g。取防风片,加蜜炒至蜜被吸尽,放冷即可。

5.常用配伍

(1)配苍术:增强祛散风湿作用。用于治疗风湿性关节疼痛及风邪皮肤痒疹等症。

(2)配秦艽:祛风除湿。用于治疗风湿四肢关节疼痛以及午后、夜间低热者。

(3)配白术:润肠健脾。用于治疗脾胃虚弱,运化无力导致的大便秘结之症。

(4)配苍耳子:祛风止痒。用于治疗皮肤荨麻疹、瘙痒等症。

(5)配川芎:祛风活血止痛。用于治疗头痛、偏头痛。

6.临床应用

(1)头痛:防风通圣散加减:防风15 g,荆芥10 g,连翘15 g,黄芩15 g,川芎15 g,当归12 g,白术15 g,炒白芍15 g,栀子15 g,麻黄6 g,大黄8 g,芒硝8 g,滑石10 g,生石膏15 g(先煎),薄荷6 g(后下)。随症加减:无大便秘结者去大黄、芒硝;无小便黄赤者去滑石、栀子;头昏眼花者加菊花15 g。水煎服,日服1剂。

(2)周围性神经麻痹:防风20 g,川芎15 g,当归15 g,蜈蚣两条(研粉)。前三味水煎汤,送服蜈蚣粉。每天1剂,分2次服。

(3)慢性肠炎:防风15 g,白芍15 g,补骨脂10 g,五味子10 g,乌梅6 g。水煎服,日服1剂。

(4)脾胃虚大便秘结:防风15 g,白术30 g,蒲公英30 g。水煎服,每天1剂。

(5)砷中毒:防风15 g,绿豆15 g,红糖10 g,甘草6 g。水煎服,日服1剂。14 d为1个疗程。

7.不良反应与注意事项

(1)偶见变态反应。于服药后1 h内,出现恶心、呕吐、烦躁、皮肤瘙痒、冷汗、灼热、红斑等,或见荨麻疹样药疹、光敏性皮炎。

(2)血虚发痉及阴虚火旺者慎用。

(四)生姜

1.别名

名姜、鲜姜。

2.处方名

生姜、川姜、煨姜、闵姜。

3.常用量

常用量为6～15 g。

4.常用炮制

(1)煨姜:取生姜片或块,用纸包好,加水润湿,置炉台上烘烤,或在火中煨至纸黄或焦枯时,去纸即可。

(2)闵姜:将生姜切片,加白糖腌制数天而成。

13

5.常用配伍

(1)配半夏:和胃止呕。用于治疗胃肠炎所致之呕吐、恶心、腹胀等症。

(2)配竹茹:清热止呕。用于治疗体虚有热,恶心呕吐,口苦、舌苔黄,尿赤等症。

(3)配陈皮:温中行气。用于治疗脾胃有寒,脘腹胀满,胃脘疼痛之症。

(4)配大枣:和胃解表。用于治疗风寒感冒,胃脘不舒,恶心、呕吐等症。

6.临床应用

(1)慢性胃炎:生姜泻心汤。生姜 15 g,炙甘草 9 g,党参 10 g,干姜 3 g,黄芩 9 g,黄连 3 g,制半夏 9 g,大枣 4 枚。水煎服,日服 1 剂。

(2)风寒感冒:生姜 30 g,紫苏叶 10 g。水煎服,日服 1 剂。

(3)急性细菌性痢疾:生姜 50 g,红糖 30 g。水煎分 3 次服,日服 1 剂。

(4)急性扭伤:取生姜适量,捣烂去汁,加入食盐少许拌匀,外敷患处,可用绷带固定,每天 1 次。

(5)尿潴留:将生姜 15～24 g,咀嚼后用开水吞服。一般可在用药后 5 min 内缓解症状,过半小时后按上法续服 1 次。

7.不良反应与注意事项

(1)大剂量口服可致鼻血。

(2)外敷偶可见皮肤过敏性紫癜。

(3)高血压患者不宜多用。

(4)阴虚内热盛者不宜应用。

(五)荆芥

1.别名

假苏、香荆芥。

2.处方名

荆芥、炒荆芥、荆芥炭、黑荆芥。

3.常用量

常用量为 3～9 g。

4.常用炮制

(1)炒荆芥:将荆芥段炒至微黄或黄色。

(2)醋荆芥:荆芥段 50 kg,醋 5 kg。取荆芥段加醋炒至大部分黑色为度。

(3)荆芥炭:取荆芥段置 180 ℃热锅中,炒至黑色存性,加水灭净火星,放冷即成。

5.常用配伍

(1)配薄荷:治疗感冒头痛,鼻塞不通,无汗,四肢疼痛等症。

(2)配防风:治疗感冒无汗身痛及荨麻疹皮肤瘙痒之症。

(3)配白芷:治疗头痛、偏头痛,症见舌苔白,口不渴,少汗等症者。

(4)配黄芩:治疗气管炎咳嗽痰多,胸闷不舒,口苦,舌苔发黄者。

6.临床应用

(1)风寒感冒:荆芥 12 g,射干 12 g,柴胡 10 g,防风 10 g,葛根 15 g,苦杏仁 9 g,茵陈 10 g,金银花 10 g,桂枝 10 g,甘草 6 g。水煎服,每天 1 剂。

(2)传染性软疣:荆芥 12 g,防风 10 g,蝉蜕 10 g,当归 15 g,柴胡 15 g,赤芍 15 g,僵蚕 15 g,

黄芩 15 g,薏苡仁 30 g,大青叶 30 g,甘草 6 g。水煎服,日服 1 剂。

(3)痔疮出血:荆芥炭 15 g,槐花炭 10 g,共研为细粉,每服 3～4 g,饭前清茶送服,每天 1～2 次。

(4)慢性咽炎:荆芥穗 30 g,桔梗 10 g,沙参 30 g,炙甘草 6 g。共研为细末,每服 3 g,每天 1～2 次。

(5)荨麻疹:荆芥 12 g,防风 10 g,紫草 30 g,黄芩 15 g,山楂 30 g,甘草 9 g。水煎服,每天服 1 剂。

7.不良反应与注意事项

(1)变态反应,表现为眼睑水肿,皮肤丘疹或暗红色斑点,烘热,瘙痒或伴有胸闷,腹痛、恶心、呕吐、腹泻。

(2)表虚盗汗,阴虚头痛者禁服。

(3)服荆芥时忌食鱼、虾、蟹、驴肉等食物。

(六)羌活

1.别名

蚕羌、竹节羌、条羌、鸡头羌、大头羌。

2.处方名

羌活、川羌活、西羌活、蚕羌。

3.常用量

常用量为 3～10 g。

4.常用炮制

取原药材,洗净,切 0.3 cm 之厚片,晒干或用微火烘干。

5.常用配伍

(1)配川芎:祛风湿、活血、止痛。用于外感风寒关节疼痛,四肢疼痛;风湿性关节炎疼痛;偏正头痛。

(2)配防风:增强祛风湿作用。用于治疗风寒头痛、关节疼痛、肢体疼痛之症。

(3)配独活:增强祛风湿作用。用于治疗风湿关节疼痛、腰腿疼痛。

6.临床应用

(1)流行性感冒。①九味羌活汤:羌活 9 g,防风 8 g,苍术 10 g,川芎 8 g,细辛 3 g,白芷 5 g,生地黄 10 g,黄芩 10 g,甘草 5 g。水煎服,日服 1 剂。②九味羌活丸:口服,一次 6～9 g,每日 2～3 次。

(2)功能性水肿:羌活胜湿汤加味。羌活 6 g,独活 6 g,藁本 3 g,防风 6 g,川芎 6 g,炙甘草 2 g,蔓荆子 3 g。

随症加减:气虚加党参 10 g,炒白术 10 g;尿少加茯苓皮 10 g,泽泻 6 g,车前子 20 g;食积加谷芽 20 g,麦芽 15 g,炒莱菔子 6 g,山楂 30 g;阳虚加巴戟天 10 g,补骨脂 6 g。水煎服,日服 1 剂。

(3)风湿性关节炎:羌活 10 g,防风 10 g,生地黄 15 g,苍术 10 g,细辛 4 g,川芎 10 g,白芷 10 g,炙甘草 6 g,秦艽 10 g,五加皮 10 g,独活 10 g,薏苡仁 10 g。水煎服,日服 1 剂。

(4)感冒发热:羌活 10 g,板蓝根 30 g,蒲公英 30 g。水煎服,每日 1 剂。

(5)肢体麻木:羌活 12 g,鸡血藤 30 g,当归 10 g。水煎服,日服 1 剂。

(6)偏头痛:羌活 10 g,白芷 10 g,川芎 15 g,天麻 12 g。水煎服,日服 1 剂。

(7)上肢怕冷:羌活 12 g,黄芪 30 g,薏苡仁 30 g,炙甘草 6 g。水煎服,日服 1 剂。

7.注意事项

阴虚火旺者慎用。

(七)白芷

1.别名

祁白芷、禹白芷。

2.处方名

白芷、香白芷、川白芷、杭白芷、白芷片、白芷炭。

3.常用量

常用量为 3～10 g。

4.常用炮制

(1)白芷片:取原药材,洗净,加水浸 1 d 至透,切 0.2～0.3 cm 厚的片,晒干。

(2)白芷炭:取白芷片用 180 ℃锅炒至炭存性,加水灭净火星,放冷即成。

5.常用配伍

(1)配藁本:散寒止痛。用于治疗风寒头痛、偏正头痛。

(2)配细辛:用于治疗风寒头痛及慢性鼻炎之鼻塞流涕等症。

(3)配川芎:治疗风寒头痛、偏正头痛、眉框痛等症。

(4)配甘草:缓中和胃止痛。用于治疗胃、十二指肠溃疡或慢性胃炎所致之胃脘疼痛之症。

(5)配天麻:治疗头痛、肢体麻木、头晕等症。

(6)配菊花:治疗高血压所致之头痛、头项不适等症。

6.临床应用

(1)胃溃疡:白芷 10 g,黄连 9 g,炙甘草 12 g,焦三仙(山楂、神曲、麦芽)各 10 g。共研细粉,饭前口服,一次 6～9 g,每天 3 次。

(2)风寒感冒:白芷 9 g,羌活 6 g,防风 10 g,苍术 6 g,细辛 3 g。水煎服,日服 1 剂。

(3)头痛、眉棱骨痛。①风寒引起者:白芷 6 g,荆芥 6 g,紫苏叶 6 g,川芎 10 g。水煎服,日服 1 剂。②风热引起者:白芷 6 g,菊花 10 g,川芎 10 g,茶叶 6 g。水煎服,日服 1 剂。

(4)额窦炎:白芷 15 g,黄芩 15 g,苍耳子 10 g,葛根 15 g,川芎 15 g,薄荷 9 g(后下)。水煎服,日服 1 剂。

(5)白癜风:白芷 15 g,补骨脂 15 g,北沙参 20 g,防风 15 g。水煎服,日服 1 剂。也可用 15%白芷酊,外涂搽患处,每天 2～3 次。

(6)便秘:白芷为末,每服 6 g,米汤入蜜少许送服,连进 2 服。

7.不良反应与注意事项

(1)大剂量使用能引起强直性间歇性痉挛、惊厥,继则全身麻木。临床服用白芷所引起的中毒表现为恶心、呕吐、头晕、心悸、气短、大汗、血压升高、惊厥、烦躁不安、呼吸困难、心前区疼痛,最后可因呼吸中枢麻痹而死亡。

(2)变态反应:主要为接触性皮炎,皮损主要发生于面颈、胸上部和四肢暴露部位,出现红斑、水肿、水疱、大疱、糜烂、丘疹等。

(3)阴虚血热者忌用本品。

(八)藁本

1.别名

西芎、茶芎、土芎。

2.处方名

藁本、川藁本、北藁本、香藁本。

3.常用量

常用量为 3～10 g。

4.常用炮制

取原药材,用清水洗净,半阴干,切 0.3 cm 厚的片;或隔夜,再切片,晒干。

5.常用配伍

(1)配细辛:增强祛风散寒止痛作用。用于治疗风寒头痛以及感受风寒所致之鼻塞流涕等症。

(2)配苍术:用于治疗风湿腰腿疼痛,关节疼痛。

(3)配吴茱萸:用于治疗寒疝疼痛,肠鸣腹痛等症。

(4)配川芎:用于治疗偏正头痛,耳鸣头眩等症。

(5)配木瓜:用于治疗寒湿肢体麻木、疼痛之症。

6.临床应用

(1)血管神经性头痛:藁本 15 g,当归 15 g,桃仁 12 g,红花 10 g,川芎 15 g,白芷 10 g,生地黄 20 g,黄芪 18 g,丹参 20 g,龙骨30 g,牡蛎 30 g(先煎),细辛 3 g(后下),甘草 9 g,蜈蚣 2 条。水煎服,日服 1 剂。

(2)风湿性关节炎:藁本 15 g,苍术 15 g,防风 15 g,川牛膝 15 g,血竭 6 g。水煎服,日服 1 剂。

(3)慢性鼻炎:辛夷 12 g,藁本 10 g,炒苍耳子 10 g,升麻 6 g,黄芩 15 g,防风 10 g,牛蒡子 10 g,蝉蜕 6 g,连翘 20 g,川芎 12 g,荆芥穗 8 g(后下),红花 6 g,甘草 6 g。水煎服,日服 1 剂。

(4)颠顶头痛:藁本 12 g,川芎 15 g,细辛 4 g。水煎服,日服 1 剂。

(5)血虚四肢麻木:藁本 12 g,当归 12 g,木瓜 30 g,鸡血藤 30 g。水煎服,日服 1 剂。

(6)寒疝疼痛:藁本 15 g,吴茱萸 8 g,小茴香 10 g。水煎服,日服 1 剂。

7.不良反应与注意事项

(1)变态反应表现为头面及周身奇痒、皮肤出现红色或白色风团块。

(2)阴虚火旺者慎用。

二、清化热痰药

(一)桔梗

1.别名

苦梗、苦桔梗。

2.处方名

桔梗、炒桔梗、蜜桔梗。

3.常用量

常用量为 5～12 g。

4.常用炮制

(1)桔梗:取原药材洗净,急速摊开,去芦,隔一夜,切片,晒干。

(2)炒桔梗:取桔梗炒至微黄为度。

(3)蜜桔梗:桔梗片 0.5 kg,蜜 150 g。先将蜜炼至起泡,或加入清水炼滚后,再加桔梗片,炒至蜜尽色黄为度。

5.常用配伍

(1)配半夏:止咳祛痰。用于治疗风寒咳嗽、咳痰不利、胸闷不适等症。

(2)配紫苏:宣肺止咳。用于治疗风寒感冒、咳嗽吐痰、痰稀量多等症。

(3)配白芷:开气排脓。用于治疗疮痈已溃,脓出不畅或脓成不溃等症。

6.临床应用

(1)肺脓肿:桔梗 10 g,桑白皮 15 g,川贝母 10 g,当归 12 g,瓜蒌仁 12 g,防己 9 g,百合 20 g,薏苡仁 30 g,五味子 9 g,地骨皮 10 g,知母 10 g,苦杏仁 9 g,葶苈子 12 g,黄芩 15 g,枳壳 6 g,甘草 5 g。水煎服,日服 1 剂。

(2)咽喉炎:桔梗 10 g,牛蒡子 9 g,薄荷 6 g,甘草 6 g,蝉蜕 6 g,乌梅 10 g,射干 9 g,青果 6 g,麦冬 10 g。水煎服,日服 1 剂。

(3)外感咳嗽:桔梗 9 g,远志 6 g,蜜款冬花 9 g,紫苏叶 6 g,黄芩 9 g,炙甘草 6 g,生姜 4 片。水煎服,日服 1 剂。

(4)乳腺增生症:桔梗 15 g,川芎 15 g,枳实 10 g,皂角刺 6 g,白芍 10 g,桃仁 10 g,赤芍 12 g,牡丹皮 12 g,茯苓 20 g,夏枯草 15 g,麦冬 15 g,黄芩 10 g,甘草 5 g。水煎服,日服 1 次。

(5)细菌性痢疾:桔梗 20 g,黄连 10 g,陈皮 6 g,枳壳 9 g,白芍 10 g,黄檗 10 g,干姜 3 g。水煎服,日服 1 剂。

7.不良反应与注意事项

(1)剂量过大,可引起恶心、呕吐、腹痛、腹泻等症。

(2)低血压反应,血压降低、头晕、乏力、心悸等。

(3)咯血者忌服。

(二)前胡

1.别名

冬前胡、信前胡、北前胡、南前胡。

2.处方名

前胡、炙前胡、炒前胡。

3.常用量

常用量为 3~10 g。

4.常用炮制

(1)前胡:取原药材,去梢尾及芦头,切片,晒干。

(2)炒前胡:取前胡片用微火炒至微焦为度。

(3)蜜前胡:前胡 5 kg,蜜 1.5 kg。将蜜炼黄,加入前胡拌匀,炒至黄色即可。

5.常用配伍

(1)配杏仁:润肺止咳。用于治疗干咳少痰、咽喉发痒、胸闷气喘等症。

(2)配紫菀:止咳化痰。用于治疗咳嗽痰多,久咳不止,胸中郁闷等症。

6.临床应用

(1)慢性气管炎:前胡 12 g,紫苏叶 6 g,桔梗 6 g,地龙 15 g,苦参 12 g,陈皮 10 g,黄芩 15 g,姜半夏 12 g,甘草 6 g。水煎服,日服 1 剂。

(2)冠心病:前胡 15 g,枳实 10 g,延胡索 10 g,郁金 12 g,木香 6 g,党参 15 g,半夏 12 g,川芎 12 g,黄芪 30 g,香附 10 g,石菖蒲 10 g,丹参 18 g,泽泻 6 g。水煎服,日服 1 剂。

(3)咽喉炎:前胡 12 g,柴胡 9 g,法半夏 10 g,桂枝 3 g,射干 15 g,紫苏叶 6 g,虎杖 6 g,葛根 12 g,川芎 12 g,桔梗 6 g,麦冬 15 g,金银花 12 g,甘草 3 g。水煎服,日服 1 剂。

(4)过敏性鼻炎:前胡 10 g,防风 10 g,乌梅 9 g,黄芪 15 g,银柴胡 10 g,白术 12 g,辛夷 6 g,白芷 9 g,五味子 6 g,黄芩 12 g,桑寄生 15 g,白芍 10 g,甘草 6 g。水煎服,日服 1 剂。

(三)瓜蒌

1.别名

栝楼、油栝楼、野苦瓜。

2.处方名

瓜蒌、全瓜蒌、糖瓜蒌、炒瓜蒌。

3.常用量

常用量为 9～15 g。

4.常用炮制

(1)全瓜蒌:取原药材,阴干至其皮萎缩为度。

(2)瓜蒌丝:取原药材,切丝,晒干。

5.常用配伍

(1)配薤白:通气除痰。用于治疗冠心病胸痛、气短、心悸等症。

(2)配天花粉:生津润肺。用于治疗糖尿病口渴咽干、多饮多尿之症。

(3)配半夏:止咳化痰。用于治疗肺热咳嗽、口咽干燥、痰黄等症。

(4)配杏仁:润肺止咳。用于治疗干咳少痰、胸痛气促、口咽干燥等症。

6.临床应用

(1)冠心病:全瓜蒌 30 g,薤白 12 g,制半夏 9 g,佛手 10 g,川芎 15 g,当归 10 g,丹参 15 g,姜黄 9 g,甘草 3 g。水煎服,日服 1 剂。

(2)急性乳腺炎:全瓜蒌 30 g,炒牛蒡子 12 g,天花粉 10 g,黄芩 15 g,栀子 12 g,柴胡 10 g,连翘 30 g,皂角刺 6 g,金银花 18 g,青皮 9 g,陈皮 6 g,甘草 6 g。水煎服,日服 1 剂。

(3)糖尿病:全瓜蒌 30 g,炒山药 30 g,炒白术 15 g,天花粉 15 g,玉竹 12 g,黄芩 15 g,槐花 6 g,天冬 30 g,青皮 10 g,夏枯草 15 g,车前草 30 g,五味子 6 g。水煎服,日服 1 剂。

(4)慢性气管炎:瓜蒌 15 g,炒杏仁 10 g,川贝母 6 g,桔梗 6 g,黄芩 12 g,陈皮 6 g,紫苏叶 6 g,荆芥穗 6 g,地龙 15 g,白前 10 g,前胡 10 g,姜半夏 10 g,甘草 5 g。水煎服,日服 1 剂。

(5)乳腺增生症:瓜蒌 30 g,天冬 30 g,玄参 10 g,枳壳 10 g,青皮 10 g,三棱 12 g,莪术 10 g,红花 6 g,当归 10 g,白芷 6 g,石斛 10 g,沙参 12 g,甘草 6 g。水煎服,日服 1 剂。

(6)便秘:全瓜蒌 30 g,肉苁蓉 12 g,郁李仁 6 g,炒杏仁 10 g,知母 12 g,何首乌 10 g,枸杞子 6 g,当归 6 g,防风 6 g,百合 15 g,生地黄 30 g,甘草 3 g。水煎服,日服 1 剂。

7.不良反应与注意事项

(1)胃部不适、腹泻。

(2)变态反应:皮肤丘疹、瘙痒、头晕、心悸、血压下降等。

(3)脾胃虚寒者慎用。

(四)川贝母

1.别名

乌花贝母、青贝母、松贝、炉贝、平贝。

2.处方名

川贝母、川贝。

3.常用量

常用量为 3～10 g。

4.常用炮制

取原药材,洗净,闷 3～6 h,去心,晒干。

5.常用配伍

(1)配杏仁:润肺化痰。用于治疗外感咳嗽以及气管炎、哮喘等病所致之咳嗽痰多、胸闷气促等症。

(2)配知母:清热化痰。用于治疗肺热咳嗽,痰稠而黏,咽喉干燥等症。

(3)配玄参:清利咽喉。用于治疗慢性咽炎咽部干燥、咳嗽、胸闷不适等症。

6.临床应用

(1)上呼吸道感染:川贝母 10 g,款冬花 10 g,苦杏仁 9 g,炙甘草 10 g,黄芩 12 g,陈皮 12 g,紫苏叶 6 g,生姜 6 g。水煎服,日服 1 剂。

(2)慢性咽炎:川贝母 9 g,玄参 15 g,青果 6 g,白芷 6 g,西瓜霜 10 g(冲服),麦冬 15 g,金银花 15 g,甘草 5 g。水煎服,日服 1 剂。

(3)哮喘:川贝母 10 g,麻黄 6 g,黄芩 15 g,杏仁 10 g,生石膏 30 g,白花蛇舌草 15 g,荆芥穗 6 g,瓜蒌 30 g,枳壳 6 g,陈皮 10 g,厚朴 6 g,芦根 15 g,炙甘草 6 g。水煎服,日服 1 剂。

(4)淋巴结核:川贝母 12 g,牡蛎 30 g,玄参 15 g,牡丹皮 15 g,黄芪 15 g,太子参 30 g,夏枯草 20 g,蜈蚣 2 条,甘草 6 g。水煎服,日服 1 剂。

7.不良反应与注意事项

(1)皮肤过敏,潮红、丘疹、瘙痒、药疹等。

(2)大便溏泄者慎用。

三、利水消肿药

(一)茯苓

1.别名

茯菟、松苓。

2.处方名

茯苓、云茯苓、茯苓、白茯苓、朱茯苓。

3.常用量

常用量为 6～15 g。

4.常用炮制

(1)茯苓:取原药材,加水浸泡 30～60 min 或更长,闷润,去皮,切片,晒干。

(2)朱茯苓:茯苓块0.5 kg,朱砂15 g,取茯苓块加水喷湿,再加朱砂拌匀,晒干。

(3)蒸茯苓:取茯苓去皮,加米汤浸一夜,蒸热,趁热切片,晒干。

5.常用配伍

(1)配泽泻:利水消肿。用于治疗肾炎以及心脏病导致之下肢水肿、胃脘腹胀、身重倦怠、小便不利等症。

(2)配甘草:益气宁心。用于治疗阳虚所致的心悸、气短、面目浮肿、食少乏力等症。

(3)配半夏:利湿除痰。用于治疗脾胃虚寒所致之恶心呕吐、腹痛腹胀、胃脘胀满以及肺寒咳嗽吐痰、痰白清稀等症。

(4)配车前子:利水通淋。用于治疗肾炎所致之水肿、小便不利以及尿道炎、小便短赤、尿频尿急之症。

(5)配赤芍:通阳活血。用于治疗冠心病胸闷疼痛、气短、心悸等症。

6.临床应用

(1)结肠炎:茯苓30 g,泽泻6 g,木香6 g,白芍15 g,山楂30 g,神曲10 g,鸡内金3 g(冲服),淡竹叶6 g,甘草5 g。水煎服,日服1剂。

(2)失眠:茯苓15 g,柏子仁10 g,红花6 g,当归10 g,桃仁10 g,赤芍10 g,大黄5 g,远志3 g,石菖蒲6 g,茜草5 g,牡蛎30 g,龙骨30 g,姜半夏6 g。水煎服,日服1剂。

(3)偏头痛:茯苓30 g,白芍20 g,川芎20 g,白芷10 g,水蛭5 g,全蝎6 g,石决明30 g,菊花30 g,黄芩15 g,天麻15 g,地龙12 g,沙参15 g,甘草3 g。水煎服,日服1剂。

(4)慢性肝炎:茯苓15 g,山药15 g,牡丹皮9 g,当归6 g,五味子10 g,蒲公英30 g,柴胡6 g,菟丝子15 g,桑寄生15 g,蝉蜕3 g,连翘10 g,炒杜仲6 g,甘草3 g。水煎服,日服1剂。

(5)胃十二指肠溃疡:茯苓30 g,香附15 g,山药30 g,莲子15 g,醋延胡索15 g,白芷9 g,车前子30 g(另包),葛根15 g,清半夏12 g,生姜6 g,炙甘草10 g。水煎服,日服1剂。

(6)慢性胃炎水肿:茯苓20 g,冬瓜皮30 g,防己6 g,泽泻6 g,山药12 g,茜草6 g,玉米须30 g,芡实20 g,薏苡仁30 g,大枣6枚,生姜6 g,淡竹叶6 g。水煎服,日服1剂。

(7)内耳眩晕症:茯苓30 g,桂枝6 g,炒白术15 g,姜半夏12 g,竹茹6 g,陈皮10 g,泽泻15 g,菊花15 g,天麻10 g,远志6 g,槐花3 g,黄芩6 g,生姜10 g。水煎服,日服1剂。

(8)妊娠水肿:茯苓30 g,红鲤鱼1条,水煎服汤吃鱼肉,日服1剂。

(9)肾病综合征:茯苓30 g,大腹皮15 g,木瓜30 g,厚朴10 g,焦白术15 g,草豆蔻6 g,木香6 g,干姜6 g,炮附子(先煎40 min)6 g,芡实20 g,白扁豆15 g,薏苡仁15 g,黄芩12 g,生姜10 g,大枣12枚。水煎服,日服1剂。

(10)醛固酮增多症:真武汤:茯苓12 g,白芍12 g,白术8 g,生姜15 g,炮附子10 g(先煎30 min)。水煎服,日服1剂。

7.不良反应与注意事项

(1)偶见胃肠道反应,表现为恶心、呕吐、腹痛、腹泻等。

(2)皮肤变态反应,可见红色丘疹、瘙痒。

(3)过敏性哮喘,可见流清涕、胸闷、气短、呼吸有哮鸣音、冷汗、口唇发绀等。

(4)忌与米醋同服。

(二)金钱草

1.别名

对座草、大金钱草。

2.处方名

金钱草、小金钱草。

3.常用量

常用量为 15～30 g。

4.常用炮制

取原药材,拣净杂质,切段,晒干。

5.常用配伍

(1)配茵陈:清热除黄。用于治疗急、慢性肝炎所致之面目皮肤发黄、腹胀、乏力、脘腹疼痛等症。

(2)配海金沙:清热通淋。用于治疗泌尿道结石,尿时涩痛、小便不畅等症。

(3)配小茴香:温肾消肿。用于治疗肾虚水肿、肝痛腹水肿胀等症。

6.临床应用

(1)黄疸型肝炎:金钱草 15 g,茵陈 15 g,栀子 10 g,虎杖 6 g,郁金 10 g,金银花 20 g,小蓟 20 g,五味子 8 g,柴胡 10 g,甘草 3 g。水煎服,日服 1 剂。

(2)慢性肾炎:金钱草 30 g,海金沙 9 g,郁金 9 g,白茅根 20 g,野菊花 15 g,白术 10 g,琥珀 3 g(冲服),大枣 6 枚。水煎服,日服 1 剂。

(3)胆结石:金钱草 30 g,柴胡 12 g,枳壳 10 g,白芍 15 g,海螵蛸 10 g,浙贝母 10 g,郁金 6 g,甘草 3 g。水煎服,日服 1 剂。

老年胆石症:金钱草 30 g,海金沙 15 g(另包),郁金 12 g,川楝子 10 g,柴胡 10 g,鸡内金 10 g,威灵仙 10 g,生大黄 6 g(后下),芒硝 10 g(冲服)。水煎服,日服 1 剂。

(4)慢性胆囊炎:金钱草 30 g,炒枳实 15 g,鸡内金 12 g,香附 10 g,炒山楂 15 g,白芍 15 g,郁金 10 g,川芎 12 g,大黄 6 g(后下),柴胡 6 g。水煎服,日服 1 剂。也可用胆石利胶囊(金钱草、郁金、茵陈、陈皮、黄芩、乳香、硝石、白矾、大黄、栀子、三棱、没药、甘草),口服,一次 5 粒,每天 3 次。

(5)胆管蛔虫症:金钱草 30 g,乌梅 10 g,槟榔 10 g,花椒 6 g。水煎服,日服 1 剂。

(6)泌尿系统结石:金钱草 50 g,海金沙 50 g(另包),鸡内金 10 g。水煎服,日服 1 剂。也可用金钱草 30～60 g,海金沙 10 g(另包),鸡内金 10 g,青皮 12 g,陈皮 6 g,乌药 10 g,王不留行 15 g,石韦 10 g,川牛膝 15 g,赤芍 15 g,车前子 20 g(另包)。水煎服,日服 1 剂。

(7)冠心病:金钱草 30 g,丹参 20 g,葛根 30 g,赤芍 6 g,茯苓 10 g,瓜蒌 15 g,桂枝 3 g,当归 8 g,决明子 8 g。水煎服,日服 1 剂。

(8)痢疾:金钱草 40 g,山楂 40 g,白芍 15 g,车前子 15 g(另包),黄连 6 g,干姜 6 g。水煎服,日服 1 剂。

7.不良反应与注意事项

(1)大剂量服用可产生头晕、心悸等症。

(2)变态反应,表现为皮疹、全身潮红、瘙痒、腹痛、面部肿胀等。接触或煎水外洗时,有时可引起接触性皮炎,局部红肿热痛、起疱、皮肤糜烂等。

(3)不宜与保钾利尿药螺内酯、氨苯蝶啶同服,以防引起高钾血症。

(三)泽泻

1.别名

鹄泻、及泻。

2.处方名

泽泻、川泽泻、建泽泻、盐泽泻、炒泽泻。

3.常用量

常用量为6~12 g。

4.常用炮制

(1)泽泻:取原药材洗净,加水浸泡,闷润,切片、晒干。

(2)炒泽泻:泽泻5 kg,麦麸0.7 kg。先炒麦麸冒烟时,加入泽泻炒至焦黄色。

(3)酒泽泻:泽泻50 kg,酒2.5 kg。在100 ℃热锅中加入泽泻片,翻炒数次,用酒喷匀,炒干,放冷即可。

(4)盐泽泻:泽泻片5 kg,盐100 g。取泽泻片放锅中,用微火炒热,慢慢喷入盐水,炒至均匀,焙干水气,晒干。

5.常用配伍

(1)配防己:通利小便。用于治疗水肿小便不利、脘腹胀满等症。

(2)配半夏:利湿化痰。用于治疗胃肠炎所致的恶心呕吐、腹痛腹泻、肠鸣畏寒等症。

(3)配白术:健脾除湿。用于治疗脾虚水肿、食欲缺乏食少、倦怠无力、头目眩晕等症。

(4)配车前子:利水止泻。用于治疗肠鸣水泻、腹痛畏寒以及脾虚久泻,大便溏薄等症。

(5)配决明子:清肝止眩。用于治疗高脂血症所致之头目眩晕、四肢麻木、大便不畅等症。

6.临床应用

(1)高脂血症:泽泻20 g,决明子15 g,制何首乌15 g,生大黄6 g,炒白术15 g,荷叶15 g。水煎服,日服1剂。

(2)脂肪肝:泽泻20 g,何首乌15 g,决明子15 g,丹参15 g,虎杖10 g,荷叶15 g,黄精15 g,山楂30 g,薏苡仁30 g。水煎服,日服1剂。

(3)肥胖症:泽泻30 g,决明子15 g,生山楂20 g,炒白术10 g,菊花15 g。水煎服,日服1剂。

(4)高血压:泽泻30 g,夏枯草15 g,决明子15 g,益母草10 g,牡丹皮12 g,钩藤10 g(后下),石决明20 g,黄芩12 g。水煎服,日服1剂。

(5)水肿:白术泽泻汤:泽泻30 g,炒白术30 g,猪苓15 g,大腹皮10 g,白茅根10 g。水煎服,日服1剂。

(6)内耳眩晕症:泽泻30 g,炒白术30 g,桂枝4 g,钩藤30 g(后下),菊花15 g,石决明30 g,地龙15 g,白僵蚕10 g,甘草3 g。水煎服,日服1剂。

7.不良反应与注意事项

(1)消化系统:恶心、呕吐、肠鸣、腹痛、腹泻等。大剂量对肝细胞有一定损害,可导致中毒性肝炎、黄疸、肝脾肿大。

(2)泌尿系统:大剂量或长期服用,可导致水、电解质失调及血尿。

(3)外敷可导致发疱性皮炎。

(四)猪苓

1.别名

豕苓、黑猪苓。

2.处方名

猪苓、粉猪苓。

3.常用量

常用量为6~12 g。

4.常用炮制

取原药材,加水浸泡,闷透,切片,晒干。

5.常用配伍

(1)配茯苓:增强利水渗湿功效。用于治疗肾炎、心脏病、贫血、脾虚等导致之水肿、尿少、食少倦怠等症。

(2)配大腹皮:行气消胀。用于治疗肝硬化所致之腹水、脘腹胀、小便不利等症。

(3)配玉米须:清热止渴。用于治疗糖尿病,口渴尿赤、烦躁不宁、下肢乏力等症。

6.临床应用

(1)肾炎水肿:猪苓15 g,茯苓15 g,泽泻12 g,炒白术15 g,金银花15 g,连翘15 g,白茅根15 g,地黄15 g,枸杞子10 g,川续断10 g,藕节10 g,桑白皮12 g,车前子15 g(另包),陈皮6 g,大腹皮6 g。水煎服,日服1剂。

(2)肝硬化腹水:猪苓20 g,大腹皮12 g,泽泻15 g,阿胶15 g(烊化),滑石10 g,白芍10 g,茵陈10 g,白茅根18 g,冬瓜皮30 g。水煎服,日服1剂。

(3)尿潴留:猪苓20 g,茯苓30 g,防己6 g,金钱草20 g,桃仁10 g,红花6 g,赤芍15 g,白芍10 g,滑石10 g,车前子30 g(另包),阿胶10 g(烊化),生姜6 g。水煎服,日服1剂。

(4)泌尿系统感染:猪苓20 g,黄檗15 g,海金沙30 g(另包),苦参12 g,萹蓄6 g,连翘15 g,白芍12 g,生姜6 g。水煎服,日服1剂。

(5)银屑病:猪苓注射液(每毫升相当于生药0.5 g),肌内注射,一次2 mL,每天2次。

(6)慢性肝炎:猪苓15 g,当归10 g,白芍12 g,菟丝子12 g,薏苡仁15 g,淡竹叶6 g,藕节6 g,黄精10 g,五味子6 g。水煎服,日服1剂。

(7)更年期综合征:猪苓15 g,黄芩15 g,远志5 g,柴胡10 g,清半夏10 g,泽泻6 g,决明子10 g,菊花10 g,炒杜仲10 g,荷叶6 g,玉竹6 g,天花粉10 g,山楂20 g。水煎服,日服1剂。

(8)慢性咽炎:猪苓20 g,金银花20 g,麦冬10 g,玄参10 g,沙参10 g,神曲15 g,淡豆豉20 g,清半夏10 g,黄芩12 g,甘草3 g。水煎服,日服1剂。

7.注意事项

脾胃虚弱,无水湿者慎用。

(五)薏苡仁

1.别名

起实、回回米、草珠子、六谷米、药玉米。

2.处方名

薏苡仁、苡仁、苡米、炒苡米。

3.常用量

常用量为 10～30 g。

4.常用炮制

(1)薏苡仁:取原药材,拣净杂质,筛去破壳及灰渣,洗净,晒干。

(2)炒薏苡仁:取薏苡仁置热锅中,用微火炒至黄色。

5.常用配伍

(1)配枸杞子:健脾养肝。用于治疗慢性肝炎、食少腹胀、大便不利、乏力、胁痛等症。

(2)配桃仁:化瘀止痛。用于治疗妇女附件炎小腹隐痛、倦怠乏力、午后低热等症。

(3)配败酱草:清热消肿。用于治疗慢性阑尾炎下腹疼痛、口苦尿黄、小便不利等症。

(4)配白术:健脾止泻。用于治疗脾胃虚弱、腹痛便溏、口淡不渴等症。

(5)配天花粉:健脾利湿。用于治疗糖尿病口渴尿赤、手足心热、烦躁失眠等症。

6.临床应用

(1)慢性肾炎:薏苡仁 30 g,白术 15 g,蒲公英 30 g,赤芍 15 g,桃仁 10 g,大黄 3 g,石斛 6 g,金钱草 10 g,芦根 12 g,藕节 6 g,桂枝 3 g,琥珀 3 g(冲服)。水煎服,日服 1 剂。

(2)慢性肝炎:薏苡仁 20 g,柴胡 10 g,鸡内金 10 g,猪苓 15 g,白芍 15 g,桑寄生 10 g,茵陈 6 g,神曲 15 g,生姜 6 g,甘草 3 g,太子参 15 g,葛根 10 g。水煎服,日服 1 剂。

(3)下肢无力:黄檗 10 g,薏苡仁 30 g,苍术 10 g,川牛膝 12 g,炒杜仲 10 g,菟丝子 15 g,黄芪 10 g,红花 6 g,天花粉 12 g。水煎服,日服 1 剂。

(4)结肠炎:炒薏苡仁 20 g,大黄 6 g,芡实 15 g,炒鸡内金 10 g,炒山药 20 g,焦粳米 10 g,焦糯米 10 g,土白术 15 g,炒枳壳 6 g,佩兰 6 g。水煎服,日服 1 剂。

(5)真菌性肠炎:薏苡仁 30 g,制附子 6 g(先煎),败酱草 15 g。水煎服,日服 1 剂。

(6)痛风:薏苡仁 30 g,忍冬藤 30 g,土茯苓 20 g,黄檗 12 g,怀牛膝 12 g,山慈菇 10 g,苍术 12 g,桑枝 15 g,鸡血藤 15 g,生甘草 6 g。水煎服,日服 1 剂。

(7)坐骨神经痛:薏苡仁 60 g,制附子 10 g(先煎),赤芍 18 g,炙甘草 10 g,党参 18 g,当归 10 g,鸡血藤 15 g,秦艽 12 g,海风藤 10 g,川牛膝 12 g,白芍 10 g。水煎服,日服 1 剂。

(8)扁平疣:薏苡仁 30 g,水煎连渣服,日服 1 剂。

(9)传染性软疣:薏苡仁 50 g,大青叶 30 g,板蓝根 30 g,升麻 10 g,菟丝子 15 g。水煎服,日服 1 剂。

(10)坐骨结节滑囊炎:生薏苡仁 60 g,加水 30 mL,煎至 200 mL,分 2 次口服,连用 30 d。

7.注意事项

孕妇忌用。

四、活血调经药

(一)丹参

1.别名

赤参、红根、活血根、靠山红、木羊乳。

2.处方名

丹参、紫丹参、炒丹参、丹参炭。

3.常用量

6～15 g。

4.常用炮制

(1)丹参:取原药材,洗净,闷润,去苗,切片,晒干。

(2)炒丹参:丹参片 50 kg,米 5 kg。先用水将锅湿润,加入米使贴于锅底,加热至冒烟时,倒入丹参片,炒至深紫色,筛去米即可。

(3)丹参炭:取丹参片,炒至外黑、炭存性为度。

5.常用配伍

(1)配当归:调经活血。用于治疗月经不调、痛经、产后恶露不尽等症。

(2)配乳香:活血消肿。用于治疗瘀血肿痛、胃脘疼痛、胸胁疼痛等症。

(3)配牡丹皮:清热凉血。用于治疗热证皮肤紫斑、吐衄、出血等症。

(4)配檀香:行气活血。用于治疗冠心病胸闷、心悸、心绞痛等症。

6.临床应用

(1)冠心病:丹参30 g,檀香6 g,砂仁6 g。水煎服,日服1剂。

(2)病毒性心肌炎:丹参15 g,太子参20 g,沙参10 g,苦参10 g,郁金8 g,炒酸枣仁12 g,炙甘草6 g,莲子12 g。水煎服,日服1剂。

(3)高脂血症:丹参15 g,川芎10 g,赤芍15 g,红花6 g,益母草10 g,桃仁10 g,郁金12 g,当归10 g,降香3 g,三七粉3 g(冲服)。水煎服,日服1剂。

(4)肾小球肾炎:丹参12 g,郁金10 g,川芎12 g,赤芍12 g,红花6 g,小蓟20 g,黄芪20 g,车前子20 g(另包)。水煎服,日服1剂。

(5)慢性肺源性心脏病:肺心片(丹参、红花、虎杖、制附片、淫羊藿、补骨脂、玉竹、北沙参、黄芪、姜黄、南沙参、甘草),口服,一次5片,每天3次。

(6)慢性肝炎:丹参12 g,黄芪15 g,太子参15 g,赤芍6 g,神曲15 g,鸡内金10 g,柴胡6 g,茵陈5 g,炙甘草3 g。水煎服,日服1剂。

(7)阻塞性输卵管炎:复方丹参片,每次3片,每天3次。

(8)乳腺炎:丹参20 g,蒲公英30 g,车前草30 g,甘草3 g。水煎服,日服1剂。

7.不良反应与注意事项

(1)口干、咽干、恶心、呕吐、乏力、食欲减退等。

(2)变态反应,有荨麻疹、皮疹、瘙痒、过敏性休克,可见呼吸困难,血压下降。

(3)孕妇慎用。

(二)益母草

1.别名

益母蒿、红花艾、月母草、苦纸草。

2.处方名

益母草、坤草。

3.常用量

6～15 g。

4.常用炮制

(1)益母草:取原药材,洗净,去根,切段,晒干。

(2)制益母草:益母草 0.5 kg,酒、醋、盐各 50 g,老生姜 100 g。取益母草加辅料润透后,蒸 1 h 为度。

5.常用配伍

(1)配当归:调经活血。用于治疗月经失调、经闭、不孕、痛经等病症。

(2)配桂枝:温经活血。用于治疗气血虚寒之月经延迟、经来腹痛等症。

(3)配白茅根:化瘀利水。用于治疗泌尿系统感染,小便涩痛以及慢性肾炎,下肢水肿等症。

6.临床应用

(1)慢性肾炎:益母草 30 g,板蓝根 15 g,金银花 15 g,白茅根 30 g,紫花地丁 30 g,桃仁 10 g,当归 10 g,赤芍 12 g,川芎 12 g,红花 6 g。水煎服,日服 1 剂。

(2)真性红细胞增多症:益母草 15 g,郁金 10 g,川芎 15 g,当归 10 g,红花 9 g。水煎服,日服 1 剂。

(3)月经不调:益母草注射液,每次 20~40 mg,肌内注射,每天 2 次。

(4)急性血栓性深静脉炎:益母草 30 g,紫草 30 g,赤芍 15 g,牡丹皮 15 g,紫花地丁 30 g,生甘草 15 g。水煎服,日服 1 剂。

(5)慢性宫颈炎:益母草 30 g,桂枝 6 g,赤芍 15 g,桃仁 10 g,当归 10 g,黄芪 15 g,蒲公英 30 g,枳壳 10 g,甘草 6 g。水煎服,日服 1 剂。

(6)不孕症:益母草 30 g,当归 10 g,菟丝子 15 g,红花 6 g,桑寄生 15 g,丹参 6 g,生地黄 15 g,桂枝 3 g。水煎服,日服 1 剂。

7.不良反应与注意事项

(1)大剂量可引起中毒反应,抑制、麻痹中枢神经系统,溶血等。

(2)孕妇慎用。

(三)鸡血藤

1.别名

血藤、血风藤、大活血、血筋藤。

2.处方名

鸡血藤、大血藤。

3.常用量

10~30 g。

4.常用炮制

取原药材洗净,闷润至软硬适度时,切片,晾干。

5.常用配伍

(1)配木瓜:舒筋活血。用于治疗筋骨疼痛,关节疼痛、肢体麻木等症。

(2)配当归:补血活血。用于治疗血虚头晕、四肢麻木、腰膝酸痛等症。

(3)配青风藤:舒筋通络。用于治疗四肢疼痛、关节疼痛等症。

6.临床应用

(1)闭经:鸡血藤 30 g,当归 10 g,桃仁 10 g,赤芍 15 g,泽兰 10 g。水煎服,日服 1 剂。

(2)足跟痛:鸡血藤 30 g,当归 15 g,熟地黄 30 g,龙眼肉 15 g,丹参 15 g,白芍 12 g,陈皮 6 g,桂枝 4 g,甘草 3 g。水煎服,日服 1 剂。

(3)风湿性关节炎:鸡血藤 30 g,地龙 15 g,熟地黄 20 g,穿山甲 10 g,当归 10 g,天麻 12 g,威灵仙12 g,防风10 g,桂枝6 g,桑枝10 g,制川乌6 g(先煎),络石藤15 g,忍冬藤15 g,白芍15 g,甘草6 g。水煎服,日服1剂。

(4)白细胞减少症:鸡血藤30 g,熟地黄30 g,人参10 g,川芎12 g,当归12 g,茯苓15 g,白芍12 g,骨碎补10 g,制何首乌15 g,山药30 g,黄精20 g,甘草10 g。水煎服,日服1剂。

(5)类风湿关节炎:鸡血藤20 g,当归10 g,丹参15 g,红花6 g,川牛膝15 g,桑寄生15 g,地龙12 g。水煎服,日服1剂。

(6)失眠:补血宁神片(鸡血藤、熟地黄、金樱子、何首乌藤),口服,一次5片,每天3次。

(7)高脂血症:鸡血藤30 g,虎杖10 g,泽泻6 g,山楂30 g,菊花6 g。水煎服,日服1剂。

(8)贫血:鸡血藤30 g,阿胶15 g(烊化),熟地黄15 g,白芍15 g,桂枝3 g,天冬10 g。水煎服,日服1剂。

7.注意事项

孕妇慎用。

(四)桃仁

1.别名

毛桃仁。

2.处方名

桃仁、桃仁泥、炒桃仁。

3.常用量

6～10 g。

4.常用炮制

(1)桃仁

取原药材,用开水浸泡5～10 min,剥去外皮,晒干。

(2)炒桃仁

取桃仁用微火炒至微黄色为度。

5.常用配伍

(1)配红花:活血化瘀。用于治疗月经不调、闭经、痛经等病症。

(2)配大黄:破瘀通经。用于治疗闭经、小腹硬满、大便燥结等症。

(3)配杏仁:润肠通便。用于治疗津血亏少之大便秘结、腹胀腹痛等症。

6.临床应用

(1)慢性肝炎:桃仁10 g,当归10 g,牡丹皮6 g,郁金10 g,泽兰6 g,山楂15 g,红花6 g,栀子6 g,赤芍10 g,神曲15 g。水煎服,日服1剂。

(2)体虚便秘:炒桃仁、松子仁、火麻仁、柏子仁各等份,捣料如泥,炼蜜为丸,每丸6 g重。一次1丸,每天2次。

(3)风湿性关节炎:桃仁10 g,红花6 g,川芎12 g,当归12 g,威灵仙10 g。水煎服,日服1剂。

(4)失眠:桃仁12 g,当归10 g,赤芍15 g,枳壳6 g,葛根15 g,生地黄15 g,柴胡6 g,黄芩10 g,大枣6枚,甘草6 g。水煎服,日服1剂。

(5)月经不调:桃仁12 g,生地黄15 g,赤芍12 g,白芍10 g,当归10 g,红花6 g,川芎10 g。水煎服,日服1剂。

7.不良反应与注意事项

(1)过量导致中毒反应,头晕、头痛、呕吐、心悸、神志不清、抽搐、昏迷、惊厥、呼吸麻痹等。

(2)皮肤接触变态反应,皮肤红色疹块、刺痒等。

(3)孕妇慎用。

(4)不可直接吃生品,以防中毒。

(五)红花

1.别名

红蓝花、红花菜、刺红花、草红花、红花草。

2.处方名

红花、川红花、炒红花、红花炭、醋红花。

3.常用量

3~10 g。

4.常用炮制

(1)红花:取原药材,拣去杂质,筛去土,晾干。

(2)炒红花:取红花用微火炒至略有焦斑为度。

(3)红花炭:取红花炒至红褐色存性。

(4)醋红花:红花 5 kg,醋 1 kg。取红花加醋喷匀后,以微火炒至焦红色为度。

5.常用配伍

(1)配桃仁:活血通经。用于治疗瘀血腹痛、月经失调、痛经、经闭等症。

(2)配益母草:活血化瘀。用于治疗产后恶露不尽、痛经、不孕等病症。

(3)配赤芍:活血行滞。用于治疗瘀血头痛、腹痛、肢体疼痛等症。

(4)配黄芩:清热活血。用于治疗血热皮肤斑疹、荨麻疹、皮肤瘙痒等症。

6.临床应用

(1)冠心病:红花 10 g,郁金 12 g,丹参 15 g,瓜蒌 20 g,薤白 10 g,陈皮 6 g,甘草 6 g。水煎服,日服 1 剂。

(2)黄褐斑:红花 8 g,桃仁 10 g,当归 10 g,柴胡 12 g,白芍 15 g,茯苓 15 g,川楝子 12 g,香附 15 g。水煎服,日服 1 剂。

(3)扁平疣:红花 12 g,薏苡仁 30 g,桃仁 12 g,板蓝根 30 g,大青叶 10 g,王不留行 15 g,黄芪 15 g,赭石 15 g,生甘草 6 g。水煎服,日服 1 剂。

(4)慢性咽炎:红花 9 g,当归 10 g,赤芍 12 g,川芎 12 g,桃仁 9 g,柴胡 9 g,射干 10 g,桔梗 6 g,薄荷 6 g,甘草 6 g。水煎服,日服 1 剂。

(5)带状疱疹:红花 12 g,瓜蒌 30 g,甘草 10 g。水煎服,日服 1 剂。

(6)寒冷性多形红斑:红花 9 g,制附子 6 g(先煎),陈皮 6 g,桂枝 9 g,党参 15 g,黄芪 20 g,丹参 15 g,桃仁 8 g,当归 10 g。水煎服,日服 1 剂。

(7)肌内注射后硬结:红花、甘草等份,研粉,用 70%乙醇调成糊状,外敷,每天 1 次。

(8)视网膜中央静脉阻塞:红花 10 g,桃仁 10 g,赤芍 15 g,三棱 6 g,三七粉 3 g(冲服),当归 10 g,生地黄 20 g,地龙 10 g,黄芩 15 g,法半夏 10 g,昆布 10 g,黄芪 20 g,白术 15 g,茯苓 15 g,玄参 15 g,大黄 6 g,车前草 10 g,石决明 20 g,甘草 3 g。水煎服,日服 1 剂。

(9)慢性腰肌劳损:红花 9 g,杜仲 15 g,赤芍 15 g,当归 12 g,桃仁 10 g,鸡血藤 30 g,苍术 15 g,

薏苡仁 30 g,醋延胡索12 g,木瓜 15 g,海风藤 10 g,独活 10 g,甘草 6 g。水煎服,日服 1 剂。

(10)溃疡病:红花 6 g,白及 15 g,黄芪 30 g,醋延胡索 10 g,白芷 9 g,牡蛎 30 g,车前子 30 g(另包),陈皮 6 g,大枣6 枚,甘草 9 g。水煎服,日服 1 剂。

7.不良反应与注意事项

(1)消化系统:腹痛、腹泻。大剂量可致呕血、血便。

(2)心血管系统:心律失常。

(3)生殖系统:对子宫有明显收缩作用,大剂量可出现子宫痉挛。

(4)神经系统:大剂量时可出现震颤、惊厥、呼吸抑制。

(5)偶有变态反应,皮肤丘疹、水疱、寒战、头痛、吞咽困难、眼睑水肿等。

(6)孕妇忌用。

(7)出血性疾病慎用。

(六)王不留行

1.别名

麦蓝菜子、大麦牛、怠儿草、金剪刀草。

2.处方名

王不留行、王不留、炒王不留行。

3.常用量

6～15 g。

4.常用炮制

(1)王不留行:取原药材,筛去杂质,洗净,晒干。

(2)炒王不留行:取王不留行用微火炒至爆开白花为度。

5.常用配伍

(1)配穿山甲:活血通乳。用于治疗产后乳汁不下、乳少等症。

(2)配益母草:调经利水。用于治疗月经不调、痛经及下肢水肿等症。

(3)配蒲公英:活血消肿。用于治疗乳腺炎红肿疼痛、乳汁不通之症。

6.临床应用

(1)乳少:炒王不留行 30 g,炮穿山甲 15 g。水煎服,日服 1 剂。

(2)子宫肌瘤:炒王不留行 30 g,赤芍 15 g,郁金 15 g,丹参 20 g,皂角刺 6 g,柴胡 9 g,三棱 10 g,莪术 10 g,川牛膝 15 g,昆布 6 g,海藻 6 g,鸡内金 15 g,肉桂 3 g,乌药 10 g,炙鳖虫 30 g,山慈姑 15 g,党参 15 g,黄芪 20 g,夏枯草 10 g,人参 6 g,桃仁 10 g,陈皮 6 g,茯苓 15 g,泽泻 6 g。水煎服,日服 1 剂。

(3)疮痈肿毒:王不留行 30 g,葛根 20 g,当归 10 g,金银花 30 g,白花蛇舌草 30 g,甘草 6 g。水煎服,日服 1 剂。

(4)急性乳腺炎:王不留行 30 g,蒲公英 30 g,前胡 15 g,金银花 30 g,穿山甲 12 g,皂角刺 6 g,重楼 15 g,丹参 20 g,赤芍10 g,陈皮 6 g,枳壳 6 g,甘草 6 g。水煎服,日服 1 剂。

(5)前列腺增生:炒王不留行 30 g,黄檗 12 g,知母 12 g,川牛膝 15 g,车前子 30 g(另包),肉桂 3 g,皂角刺6 g,炮穿山甲 10 g,乌药 10 g,赤芍 15 g,甘草 39。水煎服,日服 1 剂。

7.注意事项

孕妇忌用。

（杨　敏）

第三章

呼吸内科常见病的诊疗

第一节　急性上呼吸道感染

急性上呼吸道感染是指鼻腔、咽或喉部急性炎症的概称。患者不分年龄、性别、职业和地区。全年皆可发病,冬、春季节多发,可通过含有病毒的飞沫或被污染的用具传播,多数为散发性,但常在气候突变时流行。由于病毒的类型较多,人体对各种病毒感染后产生的免疫力较弱且短暂,并且无交叉免疫,同时在健康人群中有病毒携带者,故一个人一年内可有多次发病。

急性上呼吸道感染 70%～80% 由病毒引起。主要有流感病毒(甲、乙、丙型)、副流感病毒、呼吸道合胞病毒、腺病毒、鼻病毒、埃可病毒、柯萨奇病毒、麻疹病毒、风疹病毒等。细菌感染可直接或继病毒感染之后发生,以溶血性链球菌为多见,其次为流感嗜血杆菌、肺炎链球菌和葡萄球菌等。偶见革兰氏阴性杆菌。其感染的主要表现为鼻炎、咽喉炎或扁桃体炎。

当有受凉、淋雨、过度疲劳等诱发因素,使全身或呼吸道局部防御功能降低时,原已存在于上呼吸道或从外界侵入的病毒或细菌可迅速繁殖,引起本病,尤其是老幼体弱或有慢性呼吸道疾病,如鼻旁窦炎、扁桃体炎、慢性阻塞性肺疾病患者更易罹患。

本病不仅具有较强的传染性,而且可引起严重并发症,应积极防治。

一、诊断标准

根据病史、流行情况、鼻咽部发生的症状和体征,结合周围血常规和胸部 X 线检查可做出临床诊断。进行细菌培养和病毒分离,或病毒血清学检查、免疫荧光法、酶联免疫吸附法、血凝抑制试验等,可能确定病因诊断。

(一)临床表现

根据病因不同,临床表现可有不同的类型。

1.普通感冒

普通感冒俗称"伤风",又称急性鼻炎或上呼吸道卡他,以鼻咽部卡他症状为主要表现。成人多为鼻病毒引起,其次为副流感病毒、呼吸道合胞病毒、埃可病毒、柯萨奇病毒等。起病较急,初期有咽干、咽痒或烧灼感,发病同时或数小时后,可有喷嚏、鼻塞、流清水样鼻涕,经 2～3 d 变稠。

可伴咽痛,有时由于耳咽管炎使听力减退,也可出现流泪、味觉迟钝、呼吸不畅、声嘶、轻微咳嗽等。一般无发热及全身症状,或仅有低热、不适、轻度畏寒和头痛。检查可见鼻腔黏膜充血、水肿、有分泌物,咽部轻度充血。如无并发症,一般经 5～7 d 痊愈。

2.流行性感冒

流行性感冒简称"流感",是由流行性感冒病毒引起。潜伏期为 1～2 d,最短数小时,最长为 3 d。起病多急骤,症状变化很多,主要以全身中毒症状为主,呼吸道症状轻微或不明显。临床表现和轻重程度差异颇大。

(1)单纯型:最为常见,先有畏寒或寒战、发热,继之全身不适,腰背发酸,四肢疼痛,头昏、头痛。部分患者可出现食欲缺乏、恶心、便秘等消化道症状。发热可达 39 ℃～40 ℃,一般持续 2～3 d。大部分患者有轻重不同的打喷嚏、鼻塞、流涕、咽痛、干咳或伴有少量黏液痰,有时有胸骨后烧灼感、紧压感或疼痛。年老体弱的患者,症状消失后体力恢复慢,常感软弱无力、多汗,咳嗽可持续 1～2 周或更长。体格检查:患者可呈重病容,衰弱无力,面部潮红,皮肤上偶有类似麻疹、猩红热、荨麻疹样皮疹,软腭上有时有点状红斑,鼻咽部充血水肿。本型中轻者,全身和呼吸道症状均不显著,病程仅为 1～2 d,颇似一般感冒,单从临床表现颇难确诊。

(2)肺炎型:本型常发生在 2 岁以下的小儿,或原有慢性基础疾病,如二尖瓣狭窄、肺源性心脏病、免疫力低下以及孕妇、年老体弱者。其特点是在发病后 24 h 内可出现高热、烦躁、呼吸困难、咯血痰和明显发绀。全肺可有呼吸音减低、湿啰音或哮鸣音,但无肺实变体征。X 线检查可见双肺广泛小结节性浸润,近肺门较多,肺周围较少。上述症状可进行性加重,抗生素无效。病程 1 周至 1 个月余,大部分患者可逐渐恢复,也可因呼吸循环衰竭在 5～10 d 死亡。

(3)中毒型:较少见。肺部体征不明显,具有全身血管系统和神经系统损害,有时可有脑炎或脑膜炎表现。临床表现为高热不退、神志昏迷,成人常有谵妄,儿童可发生抽搐。少数患者由于血管神经系统紊乱或肾上腺出血,导致血压下降或休克。

(4)胃肠型:主要表现为恶心、呕吐和严重腹泻,病程为 2～3 d,恢复迅速。

3.以咽炎为主要表现的感染

(1)病毒性咽炎和喉炎:由鼻病毒、腺病毒、流感病毒、副流感病毒以及肠病毒、呼吸道合胞病毒等引起。临床特征为咽部发痒和灼热感,疼痛不持久,也不突出。当有吞咽疼痛时,常提示有链球菌感染,咳嗽少见。急性喉炎多为流感病毒、副流感病毒及腺病毒等引起,临床特征为声嘶、讲话困难、咳嗽时疼痛,常有发热、咽炎或咳嗽。体检可见喉部水肿、充血,局部淋巴结轻度肿大和触痛,可闻及喘鸣音。

(2)疱疹性咽峡炎:常由柯萨奇病毒 A 引起,表现为明显咽痛、发热,病程约为 1 周。检查可见咽充血,软腭、悬雍垂、咽及扁桃体表面有灰白色疱疹及浅表溃疡,周围有红晕。多于夏季发病,多见于儿童,偶见于成人。

(3)咽结膜热:主要由腺病毒、柯萨奇病毒等引起。临床表现有发热、咽痛、畏光、流泪、咽及结膜明显充血。病程为 4～6 d,常发生于夏季,游泳中传播。儿童多见。

(4)细菌性咽-扁桃体炎:多由溶血性链球菌引起,次为流感嗜血杆菌、肺炎链球菌、葡萄球菌等引起。起病急,明显咽痛、畏寒、发热,体温可达 39 ℃以上。检查可见咽部明显充血,扁桃体肿大、充血,表面有黄色点状渗出物,颌下淋巴结肿大、压痛,肺部无异常体征。

(二)实验室检查

1.血常规

病毒性感染,白细胞计数多为正常或偏低,淋巴细胞比例升高。细菌感染者白细胞计数和中性粒细胞增多以及核左移。

2.病毒和病毒抗原的测定

视需要可用免疫荧光法、酶联免疫吸附法、血清学诊断和病毒分离鉴定,以判断病毒的类型,区别病毒和细菌感染。细菌培养可判断细菌类型和进行药物敏感试验。

3.血清 PCT 测定

有条件的单位可检测血清 PCT,有助于鉴别病毒性和细菌性感染。

二、治疗原则

上呼吸道病毒感染目前尚无特殊抗病毒药物,通常以对症处理、休息、忌烟、多饮水、保持室内空气流通、防治继发细菌感染为主。

(一)对症治疗

可选用含有解热镇痛、减少鼻咽充血和分泌物、镇咳的抗感冒复合剂或中成药,如对乙酰氨基酚、双酚伪麻片、美扑伪麻片、银翘解毒片等。儿童忌用阿司匹林或含阿司匹林药物以及其他水杨酸制剂,因为此类药物与流感的肝脏和神经系统并发症(Reye 综合征)相关,偶可致死。

(二)支持治疗

休息、多饮水、注意营养,饮食要易于消化,特别是在儿童和老年患者更应重视。密切观察和监测并发症,抗生素仅在明确或有充分证据提示继发细菌感染时有应用指征。

(三)抗流感病毒药物治疗

现有抗流感病毒药物有两类:即离子通道 M_2 阻滞剂和神经氨酸酶抑制剂。其中 M_2 阻滞剂只对甲型流感病毒有效,治疗患者中约有 30% 可分离到耐药毒株,而神经氨酸酶抑制剂对甲、乙型流感病毒均有很好作用,耐药发生率低。

1.离子通道 M_2 阻滞剂

金刚烷胺和金刚乙胺。

(1)用法和剂量:见表 3-1。

表 3-1 金刚烷胺和金刚乙胺用法和剂量

药名	年龄(岁)			
	1~9	10~12	13~16	≥65
金刚烷胺	5 mg/(kg·d)(最高 150 mg/d),分 2 次	100 mg,每天 2 次	100 mg,每天 2 次	≤100 mg/d
金刚乙胺	不推荐使用	不推荐使用	100 mg,每天 2 次	100 mg 或 200 mg/d

(2)不良反应:金刚烷胺和金刚乙胺可引起中枢神经系统和胃肠不良反应。中枢神经系统不良反应有神经质、焦虑、注意力不集中和轻微头痛等,其中金刚烷胺较金刚乙胺的发生率高。胃肠道反应主要表现为恶心和呕吐,这些不良反应一般较轻,停药后大多可迅速消失。

(3)肾功能不全患者的剂量调整:金刚烷胺的剂量在肌酐清除率≤50 mL/min 时酌情减少,并密切观察其不良反应,必要时可停药,血透对金刚烷胺清除的影响不大。肌酐清除率<10 mL/min时,金刚乙胺推荐减为 100 mg/d。

2.神经氨酸酶抑制剂

目前有 2 个品种,即奥司他韦和扎那米韦。我国目前只有奥司他韦被批准临床使用。

(1)用法和剂量:①奥司他韦,成人 75 mg,每天 2 次,连服 5 d,应在症状出现 2 d 内开始用药。儿童用法见表 3-2,1 岁以内不推荐使用。②扎那米韦,6 岁以上儿童及成人剂量均为每次吸入 10 mg,每天 2 次,连用 5 d,应在症状出现 2 d 内开始用药。6 岁以下儿童不推荐作用。

表 3-2　儿童奥司他韦用量(mg)

药名	体质量(kg)			
	≤15	16～23	24～40	>40
奥司他韦	30	45	60	75

(2)不良反应:奥司他韦不良反应少,一般为恶心、呕吐等消化道症状,也有腹痛、头痛、头晕、失眠、咳嗽、乏力等不良反应的报道。扎那米韦吸入后最常见的不良反应有头痛、恶心、咽部不适、眩晕、鼻出血等。个别哮喘和慢性阻塞性肺疾病(COPD)患者使用后可出现支气管痉挛和肺功能恶化。

(3)肾功能不全的患者无须调整扎那米韦的吸入剂量。对肌酐清除率<30 mL/min 的患者,奥司他韦减量至 75 mg,每天 1 次。

(四)抗生素治疗

通常不需要抗生素治疗。如有细菌感染,可根据病原菌选用敏感的抗生素。经验用药,常选青霉素、第一代和第二代头孢菌素、大环内酯类或氟喹诺酮类。

(宫英芳)

第二节　急性气管-支气管炎

急性气管-支气管炎是由生物、物理、化学刺激或过敏等因素引起的急性气管-支气管黏膜炎症。常发生于寒冷季节或气候突变时,也可由急性上呼吸道感染迁延不愈所致。

一、病因

(一)微生物
病原体与上呼吸道感染类似。

(二)物理、化学因素
冷空气、粉尘、刺激性气体或烟雾。

(三)变态反应
常见的吸入致敏源包括化粉、有机粉尘、真菌孢子、动物毛皮排泄物;或对细菌蛋白质的过敏,钩虫、蛔虫的幼虫在肺内的移行均可引起气管-支气管急性炎症反应。

二、诊断

(一)症状

咳嗽、咳痰,先为干咳或少量黏液性痰,随后转为黏液脓性,痰量增多,咳嗽加剧,偶有痰中带血。伴有支气管痉挛时可有气促、胸骨后发紧感。可有发热(38 ℃左右)与全身不适等症状,但有自限性,经 3～5 d 消退。

(二)体征

粗糙的干啰音,局限性或散在湿啰音,常于咳痰后发生变化。

(三)实验室检查

(1)血常规检查:一般白细胞计数正常,细菌性感染较重时白细胞总数升高或中性粒细胞计数增多。

(2)痰涂片或培养可发现致病菌。

(3)胸部 X 线检查大多正常或肺纹理增粗。

(四)鉴别诊断

(1)流行性感冒:流行性感冒可引起咳嗽,但全身症状重,发热、头痛和全身酸痛明显,血白细胞数量减少。根据流行病史,补体结合试验和病毒分离可鉴别。

(2)急性上呼吸道感染:鼻咽部症状明显,咳嗽轻微,一般无痰。肺部无异常体征。胸部 X 线正常。

(3)其他:如支气管肺炎、肺结核、肺癌、肺脓肿等可表现为类似的咳嗽咳痰的多种疾病表现,应详细检查,以资鉴别。

三、治疗

(一)对症治疗

干咳无痰者可选用喷托维林(咳必清),25 mg,每天 3 次,或美沙芬,15～30 mg,每天 3 次,或可待因,15～30 mg,每天 3 次,或用含中枢性镇咳药的合剂,如联邦止咳露、止咳糖浆,10 mL,每天 3 次。其他中成药如咳特灵、克咳胶囊等均可选用,痰多不易咳出者可选用祛痰药,如溴己新(必嗽平),16 mg,每天 3 次,或用盐酸氨溴索(沐舒坦),30 mg,每天 3 次,或桃金娘油提取物化痰,也可雾化帮助祛痰有支气管痉挛或气道反应性高的患者可选用茶碱类药物,如氨茶碱,100 mg,每天 3 次,或长效茶碱舒氟美 200 mg,每天 2 次,或多索茶碱 0.2 g,每天 2 次或雾化吸入异丙托品,或口服特布他林,1.25～2.5 mg,每天 3 次。头痛、发热时可加用解热镇痛药,如阿司匹林 0.3～0.6 g,每 6～8 h1 次。

(二)有细菌感染时选用合适的抗生素

痰培养阳性,按致病菌及药敏试验选用抗菌药。在未得到病原菌阳性结果之前,可选用大环内酯类,如罗红霉素成人每天 2 次,每次 150 mg,或 β-内酰胺类,如头孢拉定成人 1～4 g/d,分 4 次服,头孢克洛成人2～4 g/d,分 4 次口服。

四、疗效标准与预后

症状体征消失,化验结果正常为痊愈。

(宫英芳)

第三节　慢性支气管炎

慢性支气管炎是由于感染或非感染因素引起气管、支气管黏膜及其周围组织的慢性非特异性炎症。临床上以慢性咳嗽、咳痰或气喘为主要症状。疾病不断进展，可并发阻塞性肺气肿、肺源性心脏病，严重影响劳动和健康。

一、病因和发病机制

病因尚未完全清楚，一般认为是多种因素长期相互作用的结果，这些因素可分为外因和内因两个方面。

(一)吸烟

大量研究证明吸烟与慢性支气管炎的发生有密切关系。吸烟时间越长、量越多，患病率也越高。戒烟可使症状减轻或消失，病情缓解，甚至痊愈。

(二)理化因素

理化因素包括刺激性烟雾、粉尘、大气污染(如二氧化硫、二氧化氮、氯气、臭氧等)的慢性刺激。这些有害气体的接触者慢性支气管炎患病率远较不接触者为高。

(三)感染因素

感染是慢性支气管炎发生、发展的重要因素，病毒感染以鼻病毒、黏液病毒、腺病毒和呼吸道合胞病毒为多见。细菌感染常继发于病毒感染之后，如肺炎链球菌、流感嗜血杆菌等。这些感染因素造成气管、支气管黏膜的损伤和慢性炎症。感染虽与慢性支气管炎的发病有密切关系，但目前尚无足够证据说明为首发病因。只认为是慢性支气管炎的继发感染和加剧病变发展的重要因素。

(四)气候

慢性支气管炎发病及急性加重常见于冬天寒冷季节，尤其是在气候突然变化时。寒冷空气可以刺激腺体，增加黏液分泌，使纤毛运动减弱，黏膜血管收缩，有利于继发感染。

(五)过敏因素

主要与喘息性支气管炎的发生有关。在患者痰液中嗜酸性粒细胞数量与组胺含量都有增高倾向，说明部分患者与过敏因素有关。尘埃、尘螨、细菌、真菌、寄生虫、花粉以及化学气体等，都可以成为过敏因素而致病。

(六)呼吸道局部免疫功能减低及自主神经功能失调

其为慢性支气管炎发病提供内在的条件。老年人常因呼吸道的免疫功能减退，免疫球蛋白的减少，呼吸道防御功能退化等导致患病率较高。副交感神经反应增高时，微弱刺激即可引起支气管收缩痉挛、分泌物增多，而产生咳嗽、咳痰、气喘等症状。

综上所述，当机体抵抗力减弱时，呼吸道在不同程度易感性的基础上，有一种或多种外因的存在，长期反复作用，可发展成为慢性支气管炎。如长期吸烟损害呼吸道黏膜，加上微生物的反复感染，可发生慢性支气管炎。

二、病理

由于炎症反复发作,引起上皮细胞变性、坏死和鳞状上皮化生,纤毛变短,参差不齐或稀疏脱落。黏液腺泡明显增多,腺管扩张,杯状细胞也明显增生。支气管壁有各种炎性细胞浸润、充血、水肿和纤维增生。支气管黏膜发生溃疡,肉芽组织增生,严重者支气管平滑肌和弹性纤维也遭破坏以致机化,引起管腔狭窄。

三、临床表现

(一)症状

起病缓慢,病程长,常反复急性发作而逐渐加重。主要表现为慢性咳嗽、咳痰、喘息。开始症状轻微,气候变冷或感冒时,则引起急性发作,这时患者咳嗽、咳痰、喘息等症状加重。

1.咳嗽

主要由支气管黏膜充血、水肿或分泌物积聚于支气管腔内而引起咳嗽。咳嗽严重程度视病情而定,一般晨间和晚间睡前咳嗽较重,有阵咳或排痰,白天则较轻。

2.咳痰

痰液一般为白色黏液或浆液泡沫性,偶可带血。起床后或体位变动可刺激排痰,因此,常以清晨排痰较多。急性发作伴有细菌感染时,则变为黏液脓性,咳嗽和痰量也随之增加。

3.喘息或气急

喘息性慢性支气管炎可有喘息,常伴有哮鸣音。早期无气急。反复发作数年,并发阻塞性肺气肿时,可伴有轻重程度不等的气急,严重时生活难以自理。

(二)体征

早期可无任何异常体征。急性发作期可有散在的干、湿性啰音,多在背部及肺底部,咳嗽后可减少或消失。喘息型可听到哮鸣音及呼气延长,而且不易完全消失。并发肺气肿时有肺气肿体征。

四、实验室和其他检查

(一)X线检查

早期可无异常。病变反复发作,可见两肺纹理增粗、紊乱,呈网状或条索状、斑点状阴影,以下肺野较明显。

(二)呼吸功能检查

早期常无异常。如有小呼吸道阻塞时,最大呼气流速-容积曲线在75%和50%肺容量时,流量明显降低,它比第1s用力呼气容积更为敏感。发展到呼吸道狭窄或有阻塞时,常有阻塞性通气功能障碍的肺功能表现,如第1s用力呼气量占用力肺活量的比值减少(<70%),最大通气量减少(低于预计值的80%);流速-容量曲线减低更为明显。

(三)血液检查

慢性支气管炎急性发作期或并发肺部感染时,可见白细胞及中性粒细胞计数增多。喘息型者嗜酸性粒细胞计数可增多。缓解期多无变化。

(四)痰液检查

涂片或培养可见致病菌。涂片中可见大量中性粒细胞,已破坏的杯状细胞,喘息型者常见较多的嗜酸性粒细胞。

五、诊断和鉴别诊断

（一）诊断标准

根据咳嗽、咳痰或伴喘息，每年发病持续 3 个月，连续 2 年或以上，并排除其他引起慢性咳嗽的心、肺疾病，可做出诊断。如每年发病持续不足 3 个月，而有明确的客观检查依据（如 X 线片、呼吸功能等）也可诊断。

（二）分型、分期

1.分型

可分为单纯型和喘息型两型。单纯型的主要表现为咳嗽、咳痰；喘息型者除有咳嗽、咳痰外尚有喘息，伴有哮鸣音，喘鸣在阵咳时加剧，睡眠时明显。

2.分期

按病情进展可分为 3 期。急性发作期是指"咳""痰""喘"等症状任何一项明显加剧，痰量明显增加并出现脓性或黏液脓性痰，或伴有发热等炎症表现 1 周之内。慢性迁延期是指有不同程度的"咳""痰""喘"症状迁延 1 个月以上者。临床缓解期是指经治疗或临床缓解，症状基本消失或偶有轻微咳嗽少量痰液，保持 2 个月以上者。

（三）鉴别诊断

慢性支气管炎需与下列疾病相鉴别。

1.支气管哮喘

常于幼年或青年突然起病，一般无慢性咳嗽、咳痰史，以发作性、呼气性呼吸困难为特征。发作时两肺布满哮鸣音，缓解后可无症状。常有个人或家族过敏性疾病史。喘息型慢性支气管炎多见于中老年患者，一般以咳嗽、咳痰伴发喘息及哮鸣音为主要症状，感染控制后症状多可缓解，但肺部可听到哮鸣音。典型病例不难区别，但哮喘并发慢性支气管炎和/或肺气肿则难以区别。

2.咳嗽变异性哮喘

以刺激性咳嗽为特征，常由受到灰尘、油烟、冷空气等刺激而诱发，多有家族史或过敏史。抗生素治疗无效，支气管激发试验阳性。

3.支气管扩张

具有咳嗽、咳痰反复发作的特点，合并感染时有大量脓痰，或反复咯血。肺部以湿啰音为主，可有杵状指（趾）。X 线检查常见下肺纹理粗乱或呈卷发状。支气管造影或 CT 检查可以鉴别。

4.肺结核

多有发热、乏力、盗汗、消瘦等结核中毒症状，咳嗽、咯血等以及局部症状。经 X 线检查和痰结核菌检查可以明确诊断。

5.肺癌

患者年龄常在 40 岁以上，特别是有多年吸烟史，发生刺激性咳嗽，常有反复发生或持续的血痰，或者慢性咳嗽性质发生改变。X 线检查可发现有块状阴影或结节状影或阻塞性肺炎。用抗生素治疗，未能完全消散，应考虑肺癌的可能，痰脱落细胞检查或经纤维支气管镜活检一般可明确诊断。

6.肺尘埃沉着病（尘肺）

有粉尘等职业接触史。X 线检查肺部可见硅结节，肺门阴影扩大及网状纹理增多，可做出诊断。

六、治疗

在急性发作期和慢性迁延期应以控制感染和祛痰、镇咳为主。伴发喘息时,应予解痉平喘治疗。对临床缓解期宜加强锻炼,增强体质,提高机体抵抗力,预防复发为主。

(一)急性发作期的治疗

1.控制感染

根据致病菌和感染严重程度或药敏试验选择抗生素。轻者可口服,较重患者用肌内注射或静脉滴注抗生素。常用的有喹诺酮类、头孢菌素类、大环内酯类、β 内酰胺类或磺胺类口服,如左氧氟沙星 0.4 g,1 次/天;罗红霉素 0.3 g,2 次/天;阿莫西林 2～4 g/d,分 2～4 次口服;头孢呋辛 1.0 g/d,分 2 次口服;复方磺胺甲噁唑 2 片,2 次/天。能单独应用窄谱抗生素应尽量避免使用广谱抗生素,以免二重感染或产生耐药菌株。

2.祛痰、镇咳

可改善患者症状,迁延期仍应坚持用药。可选用氯化铵合剂 10 mL,每天 3 次;也可加用溴己新 8～16 mg,每天 3 次;盐酸氨溴索 30 mg,每天 3 次。干咳则可选用镇咳药,如右美沙芬、那可丁等。中成药镇咳也有一定效果。对年老体弱无力咳痰者或痰量较多者,更应以祛痰为主,协助排痰,畅通呼吸道。应避免应用强的镇咳药,如可待因等,以免抑制中枢,加重呼吸道阻塞和炎症,导致病情恶化。

3.解痉、平喘

主要用于喘息明显的患者,常选用氨茶碱 0.1 g,每天 3 次,或用茶碱控释药;也可用特布他林、沙丁胺醇等 β_2 激动药加糖皮质激素吸入。

4.气雾疗法

对于痰液黏稠不易咳出的患者,雾化吸入可稀释气管内的分泌物,有利排痰。目前主要用超声雾化吸入,吸入液中可加入抗生素及痰液稀释药。

(二)缓解期治疗

(1)加强锻炼,增强体质,提高免疫功能,加强个人卫生,注意预防呼吸道感染,如感冒流行季节避免到拥挤的公共场所、出门戴口罩等。

(2)避免各种诱发因素的接触和吸入,如戒烟、脱离接触有害气体的工作岗位等。

(3)反复呼吸道感染者可试用免疫调节药或中医中药治疗,如卡介苗、多糖核酸、胸腺素等。

（宫英芳）

第四节　支气管扩张

支气管扩张是支气管慢性异常扩张的疾病,直径＞2 mm 中等大小近端支气管及其周围组织慢性炎症及支气管阻塞,引起支气管组织结构较严重的病理性破坏所致。儿童及青少年多见,常继发于麻疹、百日咳后的支气管炎,迁延不愈的支气管肺炎等。主要症状为慢性咳嗽、咳大量脓痰和/或反复咯血。

一、病因和发病机制

(一)支气管-肺组织感染

婴幼儿时期支气管肺组织感染是支气管扩张最常见的病因。由于婴幼儿支气管较细,且支气管壁发育尚未完善,管壁薄弱,易于阻塞和遭受破坏。反复感染破坏支气管壁各层组织,尤其是肌层组织及弹性组织的破坏,减弱了对管壁的支撑作用。支气管炎使支气管黏膜充血、水肿、分泌物堵塞引流不畅,从而加重感染。左下叶支气管细长且位置低,受心脏影响,感染后引流不畅,故发病率高。左舌叶支气管开口与左下叶背段支气管开口相邻,易被左下叶背段感染累及,因此两叶支气管同时扩张也常见。

支气管内膜结核引起管腔狭窄、阻塞、引流不畅,导致支气管扩张。肺结核纤维组织增生、牵拉收缩,也导致支气管变形扩张,因肺结核多发于上叶,引流好,痰量不多或无痰,所以称之为"干性"支气管扩张。其他如吸入腐蚀性气体、支气管曲霉菌感染、胸膜粘连等可损伤或牵拉支气管壁,反复继发感染,引起支气管扩张。

(二)支气管阻塞

肿瘤、支气管异物和感染均引起支气管腔内阻塞,支气管周围肿大淋巴结或肿瘤的外压可致支气管阻塞。支气管阻塞导致肺不张,失去肺泡弹性组织缓冲,胸腔负压直接牵拉支气管壁引起支气管扩张。右肺中叶支气管细长,有三组淋巴结围绕,因非特异性或结核性淋巴结炎而肿大,从而压迫支气管,引起右肺中叶肺不张和反复感染,又称"中叶综合征"。

(三)支气管先天性发育障碍和遗传因素

支气管先天发育障碍,如巨大气管-支气管症,可能是先天性结缔组织异常、管壁薄弱所致的扩张。因软骨发育不全或弹性纤维不足,导致局部管壁薄弱或弹性较差所致支气管扩张,常伴有鼻旁窦炎及内脏转位(右位心),称为 Kartagener 综合征。与遗传因素有关的肺囊性纤维化,由于支气管黏液腺分泌大量黏稠黏液,分泌物潴留在支气管内引起阻塞、肺不张和反复继发感染,可发生支气管扩张。遗传性 α_1-抗胰蛋白酶缺乏症也伴有支气管扩张。

(四)全身性疾病

近年来发现类风湿关节炎、克罗恩病、溃疡性结肠炎、系统性红斑狼疮、支气管哮喘和泛细支气管炎等疾病可同时伴有支气管扩张。一些不明原因的支气管扩张,其体液和细胞免疫功能有不同程度的异常,提示支气管扩张可能与机体免疫功能失调有关。

二、病理

发生支气管扩张的主要原因是炎症。支气管壁弹力组织、肌层及软骨均遭到破坏,由纤维组织取代,使管腔逐渐扩张。支气管扩张的形状可为柱状或囊状,也常混合存在呈囊柱状。典型的病理改变为支气管壁全层均有破坏,黏膜表面常有溃疡及急、慢性炎症,纤毛柱状上皮细胞鳞状化生、萎缩,杯状细胞和黏液腺增生,管腔变形、扭曲、扩张,腔内含有多量分泌物。常伴毛细血管扩张,或支气管动脉和肺动脉的终末支扩张与吻合,进而形成血管瘤,破裂可出现反复大量咯血。支气管扩张发生反复感染,病变范围扩大蔓延,逐渐发展影响肺通气功能及肺弥散功能,导致肺动脉高压,引起肺心病、右心衰。

三、临床表现

本病多起病于小儿或青年,呈慢性经过,多数患者在童年期有麻疹、百日咳或支气管肺炎迁延不愈的病史。早期常无症状,随病情发展可出现典型临床症状。

(一)症状

(1)慢性咳嗽、大量脓痰:与体位改变有关,每天痰量可达 100～400 mL,支气管扩张分泌物积聚,体位变动时分泌物刺激支气管黏膜,引起咳嗽和排痰。痰液静置后分 3 层:上层为泡沫,中层为黏液或脓性黏液,底层为坏死组织沉淀物。合并厌氧菌混合感染时,则痰有臭味,常见病原体为铜绿假单胞菌、金黄色葡萄球菌、流感嗜血杆菌、肺炎链球菌和卡他莫拉菌。

(2)反复咯血:50%～70%的患者有不同程度的咯血史,从痰中带血至大量咯血,咯血量与病情严重程度、病变范围不一定成比例。部分患者以反复咯血为唯一症状,平时无咳嗽、咳脓痰等症状,称为干性支气管扩张,病变多位于引流良好的上叶支气管。

(3)反复肺部感染:特点为同一肺段反复发生肺炎并迁延不愈,此由于扩张的支气管清除分泌物的功能丧失,引流差,易于反复发生感染。

(4)慢性感染中毒症状:反复感染可引起发热、乏力、头痛、食欲减退等,病程较长者可有消瘦、贫血,儿童可影响生长发育。

(二)体征

早期或干性支气管扩张可无异常肺部体征。典型者在下胸部、背部可闻及固定、持久的局限性粗湿啰音,有时可闻及哮鸣音。部分慢性患者伴有杵状指(趾),病程长者可有贫血和营养不良,出现肺炎、肺脓肿、肺气肿、肺心病等并发症时可有相应体征。

四、实验室检查及辅助检查

(一)实验室检查

白细胞总数与分类一般正常,急性感染时白细胞总数及中性粒细胞比例可增高,贫血患者血红蛋白含量下降,血沉可增快。

(二)X 线检查

早期轻症患者胸部平片可无特殊发现,典型 X 线表现为一侧或双侧卜肺纹埋增粗紊乱,其中有多个不规则的透亮阴影,或沿支气管分布的蜂窝状、卷发状阴影,急性感染时阴影内可出现小液平面。柱状支气管扩张的 X 线表现是"轨道征",系增厚的支气管壁影。胸部 CT 显示支气管管壁增厚的柱状扩张,并延伸至肺周边,或成串、成簇的囊状改变,可含气液平面。支气管造影可确诊此病,并明确支气管扩张的部位、形态、范围和病变严重程度,为手术治疗提供资料。高分辨 CT 较常规 CT 具有更高的空间和密度分辨力,能够显示以次级肺小叶为基本单位的肺内细微结构,已基本取代支气管造影(图 3-1)。

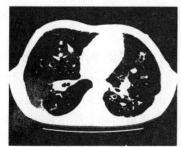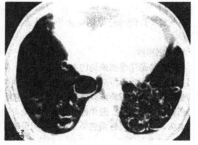

图 3-1 胸部 CT

(三)支气管镜检

可发现出血、扩张或阻塞部位及原因,可进行局部灌洗、清除阻塞、局部止血,取灌洗液行细菌学、细胞学检查,有助于诊断、鉴别诊断与治疗。

五、诊断

根据慢性咳嗽、咳大量脓痰、反复咯血和同一肺段反复感染等病史,查体于下胸部及背部可闻及固定而持久的粗湿啰音、结合童年期有诱发支气管扩张的呼吸道感染病史,X 线显示局部肺纹理增粗、紊乱或呈蜂窝状、卷发状阴影,可做出初步临床诊断,支气管造影或高分辨 CT 可明确诊断。

六、鉴别诊断

(一)慢性支气管炎

多发生于中老年吸烟者,于气候多变的冬春季节咳嗽、咳痰明显,多为白色黏液痰,感染急性发作时出现脓性痰,反复咯血症状不多见,两肺底散在的干湿啰音,咳嗽后可消失。胸片肺纹理紊乱,或有肺气肿改变。

(二)肺脓肿

起病急,全身中毒症状重,有高热、咳嗽、大量脓臭痰,X 线检查可见局部浓密炎症阴影,其中有空洞伴气液平面,有效抗生素治疗炎症可完全吸收。慢性肺脓肿则以往有急性肺脓肿的病史。支气管扩张和肺脓肿可以并存。

(三)肺结核

常有低热、盗汗、乏力等结核中毒症状,干、湿性啰音多位于上肺部,X 线胸片和痰结核菌检查可做出诊断。结核可合并支气管扩张,部位多见于双肺上叶及下叶背段支气管。

(四)先天性肺囊肿

一种先天性疾病,无感染时可无症状,X 线检查可见多个薄壁的圆形或椭圆形阴影,边界纤细,周围肺组织无炎症浸润,胸部 CT 检查和支气管造影有助于诊断。

(五)弥漫性泛细支气管炎

慢性咳嗽、咳痰,活动时呼吸困难,合并慢性鼻旁窦炎,胸片与胸 CT 有弥漫分布的边界不太清楚的小结节影。类风湿因子、抗核抗体、冷凝集试验可呈阳性,需病理学确诊。大环内酯类的抗生素治疗 2 个月以上有效。

七、治疗

支气管扩张的治疗原则是防治呼吸道反复感染,保持呼吸道引流通畅,必要时手术治疗。

(一)控制感染

控制感染是急性感染期的主要治疗措施。应根据病情参考细菌培养及药物敏感试验结果选用抗菌药物。轻者可选用氨苄西林或阿莫西林 0.5 g,每天 4 次,或用第一、二代头孢菌素;也可用氟喹诺酮类或磺胺类药物。重症患者需静脉联合用药;如三代头孢菌素加氨基糖苷类药物有协同作用。假单胞菌属细菌感染者可选用头孢他啶、头孢吡肟和亚胺培南等。若痰有臭味,多伴有厌氧菌感染,则可加用甲硝唑0.5 g静脉滴注,每天 2～3 次;或替硝唑 0.4～0.8 g 静脉滴注,一天2 次。其他抗菌药物如大环内酯类、四环素类可酌情应用。经治疗后如体温正常,脓痰明显减少,则 1 周左右考虑停药。缓解期不必常规使用抗菌药物,应适当锻炼,增强体质。

(二)清除痰液

清除痰液是控制感染和减轻全身中毒症状的关键。

(1)祛痰剂:口服氯化铵 0.3～0.6 g,或溴己新 8～16 mg,每天 3 次。

(2)支气管舒张剂:由于支气管痉挛,部分患者痰液排出困难,在无咳血的情况下,可口服氨茶碱 0.1～0.2 g,每天 3～4 次或其他缓解气道痉挛的药物,也可加用 β_2-受体激动剂或异丙托溴铵吸入。

(3)体位引流:体位引流是根据病变部位采取不同的体位,原则上使患处处于高位,引流支气管的开口朝下,以利于痰液排入大气道咳出,对于痰量多、不易咳出者更重要。每天 2～4 次,每次 15～30 min。引流前可行雾化吸入,体位引流时轻拍病变部位以提高引流效果。

(4)纤维支气管镜吸痰:若体位引流痰液难以排出,可行纤维支气管镜吸痰,清除阻塞。可用生理盐水冲洗稀释痰液,并局部应用抗生素治疗,效果明显。

(三)咯血的处理

大咯血最重要的环节是防止窒息。若经内科治疗未能控制,可行支气管动脉造影,对出血的小动脉定位后注入吸收性明胶海绵或聚乙烯醇栓,或导入钢圈进行栓塞止血。

(四)手术治疗

适用于心肺功能良好、反复呼吸道感染或大咯血内科治疗无效,病变范围局限于一叶或一侧肺组织者。危及生命的大咯血,明确出血部位时部分病患需急诊手术。

八、预防及预后

积极防治婴幼儿麻疹、百日咳、支气管肺炎及肺结核等慢性呼吸道疾病,增强机体免疫及抗病能力,防止异物及尘埃误吸,预防呼吸道感染。

病变较轻者及病灶局限内科治疗无效手术切除者预后好;病灶广泛,后期并发肺心病者预后差。

(张国宁)

第五节　支气管哮喘

支气管哮喘是全球范围内最常见的慢性呼吸道疾病,它是由多种细胞(如嗜酸性粒细胞、肥大细胞、T 细胞、中性粒细胞、气道上皮细胞等)和细胞组分参与的气道慢性炎症性疾患。这种慢性炎症导致气道高反应性的产生,通常出现广泛多变的可逆性气流受限,并引起反复发作的喘息、气急、胸闷或咳嗽等症状,常在夜间和/或清晨发作、加剧,多数患者可自行缓解或经治疗缓解。哮喘的发病率在世界范围内呈上升趋势。据统计,全世界约有 3 亿人患有哮喘,全球患病率为 1%～18%。我国有 1 000 万～3 000 万哮喘患者。2000 年我国 0～14 岁儿童哮喘患病率为 0.12%～3.34%,较 10 年前平均上升了 64.84%。

一、病因

目前认为支气管哮喘是一种有明显家族聚集倾向的多基因遗传性疾病,它的发生既受遗传因素又受环境因素的影响。

（一）遗传

近年来随着分子生物学技术的发展,对哮喘相关基因的研究也取得了一定的进展,第5、6、11、12、13、14、17、19、21号染色体可能与哮喘有关,但具体关系尚未搞清楚,哮喘的多基因遗传特征为:①外显不全;②遗传异质化;③多基因遗传;④协同作用。这就导致在一个群体中发现的遗传连锁有相关性,而在另一个不同群体中则不能发现这种相关。

国际哮喘遗传学协作研究组曾研究了3个种族共140个家系,采用360个常染色体上短小串联重复多态性遗传标记进行全基因扫描。将哮喘候选基因粗略定位于5p15、5q23-31、6p21-23、11q13、12q14-24.2、13q21.3、14q11.2-13、17p11、1q11.2、19q13.4、21q21。这些哮喘遗传易感基因大致分3类:①决定变态反应性疾病易感的HLA-Ⅱ类分子基因遗传多态性(如6p21-23);②T细胞受体(TCR)高度多样性与特异性IgE(如14q11.2);③决定IgE调节及哮喘特征性气道炎症发生发展的细胞因子基因及药物相关基因(如11q13、5q31-33)。而5q31-33区域内含有包括细胞因子簇IL-3、IL-4、IL-9、IL-13、GM-CSF和β_2-肾上腺素能受体、淋巴细胞糖皮质激素受体、白三烯C4合成酶等多个与哮喘发病相关的候选基因。这些基因对IgE调节以及对哮喘的炎症发生发展很重要,因此5q31-33又被称为细胞因子基因簇。上述染色体区域的鉴定无一显示有与一个以上种族人群存在连锁的证据,表明特异性哮喘易感基因只有相对重要性,同时表明环境因素或调节基因在疾病表达方面,对于不同种族可能存在差异,也提示哮喘和特应症具有不同的分子基础。这些遗传学染色体区域很大,平均含>20 Mb的DNA和数千个基因,而且目前由于标本量的限制,许多结果不能被重复。因此,寻找并鉴定哮喘相关基因还有大量的工作要做。

（二）变应原

1.变应原

尘螨是最常见的变应原,是哮喘在世界范围内重要的发病因素。常见的有4种,即屋尘螨、粉尘螨、宇尘螨和多毛螨。屋尘螨是持续潮湿气候中最主要的螨虫。真菌亦是存在于室内空气中的变应原之一,常见为青霉、曲霉、交链孢霉等。花粉与草粉是最常见的引起哮喘发作的室外变应原,木本植物(树花粉)常引起春季哮喘,而禾本植物的草类花粉常引起秋季哮喘。

2.职业性变应原

常见的变应原有谷物粉、面粉、动物皮毛、木材、丝、麻、木棉、饲料、蘑菇、松香、活性染料、乙二胺等。低分子量致敏物质的作用机制尚不明确,高分子量的致敏物质可能是通过与变应原相同的变态反应机制致敏患者并引起哮喘发作。

3.药物及食物添加剂

药物引起哮喘发作有特异性过敏和非特异性过敏两种,前者以生物制品过敏最常见,而后者发生于交感神经阻滞剂和增强副交感神经作用剂,如普萘洛尔、新斯的明。食物过敏大多属于Ⅰ型变态反应,如牛奶,鸡蛋,鱼、虾、蟹等海鲜及调味类食品等可作为变应原,常可诱发哮喘患者发作。

（三）促发因素

1.感染

哮喘的形成和发作与反复呼吸道感染有关,尤其是呼吸道病毒感染,最常见的是鼻病毒,其次是流感病毒、副流感病毒、呼吸道合胞病毒及冠状病毒等。病毒感染引起气道上皮细胞产生多种炎症介质,使随后吸入的变应原的炎症反应和气道收缩反应增强,亦可诱导速激肽和组胺失活减少,提高迷走神经介导的反射性支气管收缩。细菌感染在急性哮喘中的作用还未确定。近年对衣原体和支原体感染报道有所增多,部分哮喘病例治疗衣原体感染可改善症状。

2.气候改变

当气温、湿度、气压和空气中离子等发生改变时可诱发哮喘,故在寒冷季节或秋冬气候转变时较多发病。

3.环境污染

环境污染与哮喘发病关系密切。诱发哮喘的有害刺激物中,最常见的是煤气(尤其是 SO_2)、油烟、被动吸烟、杀虫喷雾剂等。烟雾可刺激处于高反应状态的哮喘患者的气道,使支气管收缩,甚至痉挛,致哮喘发作。

4.精神因素

患者紧张不安、情绪激动等,也会促使哮喘发作,一般认为是通过大脑皮层和迷走神经反射或过度换气所致。

5.运动

有 $70\%\sim80\%$ 的哮喘患者在剧烈运动后诱发哮喘发作,称为运动性哮喘。典型病例是运动 $6\sim10$ min,在停止运动后 $1\sim10$ min 出现支气管痉挛,临床表现为咳嗽、胸闷、喘鸣,听诊可闻及哮鸣音,多数患者在 $30\sim60$ min 可自行缓解。运动后约有 1 h 的不应期,$40\%\sim50\%$ 的患者在此期间再进行运动则不发生支气管痉挛。有些患者虽无哮喘症状,但是运动前后的肺功能测定能发现存在支气管痉挛,可能机制为剧烈运动后过度呼吸,使气道黏膜的水分和热量丢失,呼吸道上皮暂时出现渗透压过高,诱发支气管平滑肌痉挛。

6.药物

有些药物可引起哮喘发作,主要有包括阿司匹林在内的非甾体消炎药物(NSAID)和含碘造影剂,或交感神经阻断剂等,如误服普萘洛尔等 β_2 受体阻断剂可引发哮喘。$2.3\%\sim20\%$ 的哮喘患者因服用阿司匹林等非甾体消炎药物而诱发哮喘,称为阿司匹林哮喘(aspirin induced asthma,ASA)。在 ASA 中部分患者合并有鼻息肉,被称为阿司匹林过敏-哮喘-鼻息肉三联症。其临床特点为:①服用阿司匹林类解热镇痛药诱发剧烈哮喘,多在摄入后 30 min 到 3 h 内发生;②儿童多在 2 岁之前发病,但大多为 $30\sim40$ 岁的中年患者;③女性多于男性,男女之比约为 $2:3$;④发病无明显季节性;⑤病情较重,大多对糖皮质激素有依赖性;⑥半数以上有鼻息肉,常伴有过敏性鼻炎和/或鼻窦炎,鼻息肉切除后有时哮喘症状加重或促发;⑦变应原皮试多呈阴性反应;⑧血清总 IgE 多正常;⑨其家族中较少有过敏性疾病的患者。发病机制尚未完全明确,有人认为患者的支气管环氧化酶可能因一种传染性介质(可能是病毒)的影响,致使环氧化酶易受阿司匹林类药物的抑制,影响了花生四烯酸的代谢,抑制前列腺素的合成及生成不均衡,有气道扩张作用的前列腺素 E_2 和 I_2 明显减少,而有收缩支气管平滑肌作用的前列腺素 $F2\alpha$ 的合成较多,前列腺素 E_2、I_2/前列腺素 $F_2\alpha$ 失衡。环氧化酶被抑制后,花生四烯酸的代谢可能被转移到脂氧化酶途径,致使收缩支气管平滑肌的白三烯生成增多,导致支气管平滑肌强而持久的收缩。阿司匹林过敏的患者对其他抑制环氧化酶(COX)的 NSAID 存在交叉过敏(对乙酰氨基酚除外,主要原因考虑为 ASA 抑制COX-1,而对乙酰氨基酚通过抑制 COX-3 发挥作用)。

7.月经、妊娠等生理因素

不少女性哮喘患者在月经前 $3\sim4$ d 有哮喘加重的现象,可能与经前期孕酮的突然下降有关。如果患者每月必发且经量不多,适时地注射孕酮,有时可阻止严重的经前期哮喘。妊娠对哮喘的影响并无规律性,大多病情未见明显变化,妊娠对哮喘的作用主要表现为机械性的影响及哮喘有关的激素变化,如果处理得当,则不会对妊娠和分娩产生不良后果。

8.围生期胎儿的环境

妊9周的胎儿胸腺已可产生 T 细胞,且在整个妊娠期胎盘主要产生辅助性 Ⅱ 型 T 细胞因子,因而在肺的微环境中,Th₂ 的反应是占优势的,若母亲已有特异性体质,又在妊娠期接触大量的变应原或受到呼吸道病毒特别是合胞病毒的反复感染,即可能加重其调控的变态反应,以致出生后存在变态反应和哮喘发病的可能性。

二、发病机制

哮喘是多种炎症细胞和炎症介质参与的气道慢性炎症,该炎症过程与气道高反应性和哮喘症状密切相关;气道结构细胞特别是气道上皮细胞和上皮下基质、免疫细胞的相互作用以及气道神经调节的异常均加重气道高反应性,且直接或间接加重了气道炎症。

(一)变态反应性炎症

目前研究认为,哮喘是由 Th₂ 细胞驱动的、对变应原的一种高反应。由其产生的气道炎症可分为以下几类。

1.IgE 介导的、T 细胞依赖的炎症途径

可分为以下 3 个阶段:IgE 激活和 FcR 启动;炎症介质和细胞因子的释放;黏附分子表达促使白细胞跨膜移动。Th₂ 细胞分泌 IL-4 调控 B 细胞生成 IgE,后者结合到肥大细胞、嗜碱性粒细胞和嗜酸性粒细胞上的特异性受体,使之呈现致敏状态;当再次接触同种抗原时,抗原与特异性 IgE 交联结合,从而导致炎症介质链式释放。根据效应发生时间和持续时间,可分为早期相反应(引起速发性哮喘反应)和晚期相反应(引起迟发性哮喘反应),前者在接触变应原后数秒内发生,可持续数小时,与哮喘的急性发作有关;后者在变应原刺激后 6~12 h 发生,可持续数天,引起气道的慢性炎症。有多种炎症细胞包括肥大细胞、嗜酸性粒细胞、嗜碱性粒细胞、T 细胞、肺泡巨噬细胞、中性粒细胞和气道上皮细胞参与气道炎症的形成(表 3-3),其中肥大细胞是气道炎症的主要原发效应细胞。炎症细胞、炎症介质和细胞因子的相互作用是维持气道炎症反应的基础(表 3-4)。

表 3-3 参与气道慢性炎症的主要炎症细胞

炎症细胞	作　用
肥大细胞	致敏原刺激或渗透压变化均可活化肥大细胞,释放收缩支气管的炎症介质(组胺、巯乙胺酰白三烯、前列腺素 D₂);气道内肥大细胞增多与气道高反应性相关
嗜酸性粒细胞	破坏气道上皮细胞;参与生长因子的释放和气道重建
T 细胞	释放细胞因子 IL-4、4L-5、IL-9 和 IL-13,这些因子参与嗜酸性粒细胞炎症,刺激 B 细胞产生 IgE;参与整个气道炎症反应
树突状细胞	诱导初始型 T 细胞对吸入抗原的初级免疫反应和变态反应;还可诱导免疫耐受的形成,并在调节免疫反应和免疫耐受中起决定作用
巨噬细胞	致敏原通过低亲和力 IgE 受体激活巨噬细胞,释放细胞因子和炎症介质发挥"放大效应"
中性粒细胞	在哮喘患者的气道内、痰液中数量增加,但其病理生理作用尚不明确,可能是类固醇激素应用所致

表 3-4 调控哮喘气道慢性炎症的主要介质

介质	作用
化学因子	主要表达于气道上皮细胞,趋化炎症细胞至气道;内皮素趋化嗜酸性粒细胞;胸腺活化调控因子(TARC)和巨噬细胞源性趋化因子(MDC)趋化 Th_2 细胞
白三烯	主要由肥大细胞、嗜酸性粒细胞分泌,是潜在的支气管收缩剂,其抑制剂可改善肺功能和哮喘症状
细胞因子	参与炎症反应,IL-1β、TNF-β 扩大炎症反应;GM-CSF 延长嗜酸性粒细胞存活时间;IL-5 有助于嗜酸性粒细胞分化;IL-4 有助于 Th_2 增殖发育;IL-13 有助于 IgE 合成
组胺	由肥大细胞分泌,收缩支气管,参与炎症反应
NO	由气道上皮细胞产生,是潜在的血管扩张剂,其与气道炎症密切相关,因此呼出气 NO 常被用来监测哮喘控制状况
PGD2	由肥大细胞分泌,是支气管扩张剂,趋化 Th_2 细胞至气道

2.非 IgE 介导、T 细胞依赖的炎症途径

Th_2 细胞还可通过释放的多种细胞因子(IL-4、IL-13、IL-3、IL-5 等)直接引起各种炎症细胞的聚集和激活,以这种方式直接促发炎症反应,主要是迟发型变态反应。如嗜酸性粒细胞聚集活化(IL-5 起主要作用)分泌的主要碱基蛋白、嗜酸性粒细胞阳离子蛋白、嗜酸性粒细胞衍生的神经毒素、过氧化物酶和胶原酶等均可引起气道损伤;中性粒细胞分泌的蛋白水解酶等可进一步加重炎症反应。此外,上述炎症及其炎症介质可促使气道固有细胞活化,如肺泡巨噬细胞可释放TX、PG、PAF 等加重哮喘反应;气道上皮细胞和血管内皮细胞产生内皮素(ETs),是所知的最强的支气管平滑肌收缩剂,并且还具有促进黏膜腺体分泌和促平滑肌及成纤维细胞增殖的效应,参与气道重构。

在慢性哮喘缓解期内,气道炎症主要由 Th_2 分泌的细胞因子如 IL-5 等趋化嗜酸性粒细胞浸润所致;而在急性发作期,气道内中性粒细胞趋化因子 IL-8 浓度增加,中性粒细胞浸润。因此,对于逐渐减少吸入激素用量而引起症状加重的可通过增加吸入激素用量来抑制嗜酸性粒细胞活性;对于突然停用吸入激素而引起的哮喘加重则需加用长效的受体激动剂减弱中性粒细胞的炎症反应。

有关哮喘免疫调节紊乱的机制,得到最广泛关注的"卫生学假说"认为童年时期胃肠道暴露于细菌或细菌产物能够促进免疫系统的成熟,预防哮喘的发生。其核心为 Th_1/Th_2 细胞因子平衡学说,认为诸如哮喘等变态反应性疾病是由 Th_2 细胞驱导的、对无害抗原或变应原的一种高反应。Th_1 和 Th_2 细胞所产生的细胞因子有相互制约彼此表型分化及功能的特性。IFN 和IL-4分别为 Th_1 和 Th_2 特征性细胞因子。IFN-α、IL-12 可促使活化的 Th_0 细胞向 Th_1 方向发育,而IL-4 则促使其向 Th_2 方向发育。当 Th_1 细胞占优势时,就会抑制 Th_2 细胞的功能。如果婴幼儿时呼吸系统或消化系统受到感染,比如结核病、麻疹、寄生虫病甚至甲型肝炎病毒感染等,有可能通过巨噬细胞产生 IFN-α 和 IL-12,继而刺激 NK 细胞产生 IFN-γ,后者可增强 Th_1 细胞的发育,同时抑制 Th_2 细胞的活化,从而抑制变态反应性疾病的发生发展。

早年发现肠道寄生虫的感染虽然可以强有力的增加 Th_2 反应,但是它却同样减少了变态反应性疾病的发生。哮喘患者血清、BALF 和体外 T 细胞培养的 IFN-γ 水平是升高的,并且与肺功能的下降呈明显正相关性。一些病毒、支原体和衣原体感染可致产生 IFN-γ 的 $CD4^+$ 和

$CD8^+$ T 细胞活化,通常使哮喘恶化。这些表明 IFN-γ 在哮喘免疫病理中促炎因子的作用可能比其下调 Th_2 细胞因子的作用更明显。由此可见,基于 Th_1/Th_2 相互制约的卫生学假说并不能完全解释哮喘发生的免疫失调机制,把哮喘的免疫病理核心看成是 Th_1 和 Th_2 的失衡,试图通过上调 Th_1 纠正 Th_2 的免疫偏倚以治疗变应性哮喘的思路可能是把问题过于简单化。

目前提出了一种基于调节性 T 细胞理论的新卫生学假说。该假说认为,大多数病原体表面存在病原相关性分子(PA MPs)。当以树突状细胞为主的抗原递呈细胞接触抗原时,除抗原吞噬递呈过程外,表面一些特殊的模式识别受体(PRRs)如 Toll-like recepters(TLRs)和凝集素受体与 PA MPs 结合,可能通过抑制性刺激分子或分泌 IL-10、TGF-β 等调节性因子促进 Th_0 细胞向具有调节功能的 Treg 细胞分化,最具代表性地是表达 $CD4^+CD25^+$ 产生大量 IL-10 的 TR 亚群,还有 $CD4^+CD25^-$ 的抑制性 T 细胞如 Tr_1 和 Th_3。这些具有抑制调节功能的 T 细胞亚群会同时抑制 Th_1 和 Th_2 介导的病理过程。由于优越的卫生条件,缺乏微生物暴露,减少了细菌脂多糖(LPS)和 Cp G 基团等 PA MPs 通过 PRRs 刺激免疫调节细胞的可能性,导致后天 Th_1 或 Th_2 反应发展过程中失去 Treg 的平衡调节作用。相比之下,儿童期接触的各种感染因素可激活 Treg,可能在日后抑制病原微生物诱导的过强 Th_1 或 Th_2 反应中发挥重要的功能。

(二)气道重塑

除了气道炎症反应外,哮喘患者气道发生重塑,可导致相对不可逆的气道狭窄。研究证实,非正常愈合的损伤上皮细胞可能主动参与了哮喘气道炎症的发生发展以及气道重塑形成过程。Holgate 在上皮-间质营养单位(EMT U)学说中,提出哮喘气道上皮细胞正常修复机制受损,促纤维细胞生长因子-转化生长因子(TGF-$β_1$)与促上皮生长因子-EGF 分泌失衡,继而导致气道重塑,是难治性哮喘的重要发病机制。哮喘患者损伤的气道上皮呈现以持续高表达表皮生长因子受体(EG FR)为特征的修复延迟,可能通过内皮素-1(ET-1)和/或转化生长因子 $β_1$(TGF-$β_1$)介导早期丝裂原活化蛋白激酶(MAPK)家族(ERK1/2 和 p38 MAPK)信号网络通路而实现,诱导上皮下成纤维细胞表达 α-平滑肌肌动蛋白(α-SMA),实现成纤维细胞向肌纤维母细胞转化。上皮下成纤维细胞被活化使过量基质沉积,活化的上皮细胞与上皮下成纤维细胞还可生成释放大量的炎症介质,包括成纤维细胞生长因子(FGF-2)、胰岛素样生长因子(IGF-1)、血小板衍化生长因子(PDGF)、内皮素-1(ET-1)、转化生长因子 $β_1$(TGF-$β_1$)和 $β_2$(TGF-$β_2$),导致气道重建。由此推测,保护气道黏膜,恢复正常上皮细胞表型,可能在未来哮喘治疗中占有重要地位。

气道组织和结构细胞的重塑与 T 细胞依赖的炎症通过信号转导相互作用,屏蔽变应原诱导的机体正常的 T 细胞免疫耐受机制,可能是慢性哮喘持续发展,气道高反应性存在的根本原因。延迟愈合的重塑气道上皮高表达 ET-1 可能是诱导 Th_2 细胞在气道聚集,引起哮喘特征性嗜酸性粒细胞气道炎症的一个重要原因。因此,气道上皮细胞"重塑"有可能激活特异性的炎症信号转导通路,加速 $CD4^+$ T 细胞亚群的活化,从而使变应原诱导的局部黏膜免疫炎症持续发展。

(三)气道高反应性

气道反应性是指气道对各种化学、物理或药物刺激的收缩反应。气道高反应性(AHR)是指气道对正常不引起或仅引起轻度应答反应的刺激物出现过度的气道收缩反应。气道高反应性是哮喘的重要特征之一。气道炎症是导致气道高反应性最重要的机制,当气道受到变应原或其他刺激后,由于多种炎症细胞、炎症介质和细胞因子的参与、气道上皮和上皮内神经的损害等而导致 AHR。有人认为,气道基质细胞内皮素(ET)的自分泌及旁分泌,以及细胞因子(尤其是肿瘤坏死因子 TNF-α)与内皮素相互作用在 AHR 的形成上有重要作用。此外,AHR 与 β 肾上腺素能受体功能低下、胆碱能神经兴奋性增强和非肾上腺素能非胆碱能(NANC)神经的抑制功能缺陷有关。在病毒性呼吸道感染、冷空气、SO_2、干燥空气、低渗和高渗溶液等理化因素刺激下均可使气道反应性增高。气道高反应性程度与气道炎症密切相关,但两者并非等同。气道高反应性目前已公认是支气管哮喘患者的共同病理生理特征,然而出现气道高反应者并非都是支气管哮喘,如长期吸烟、接触臭氧、病毒性上呼吸道感染、慢性阻塞性肺疾病、过敏性鼻炎、支气管扩张、热带肺嗜酸性粒细胞增多症和过敏性肺泡炎等患者也可出现,所以应该全面地理解 AHR 的临床意义。

(四)神经因素

支气管的自主神经支配很复杂,除以前所了解的胆碱能神经、肾上腺素能神经外,还存在非肾上腺素能非胆碱能(NANC)神经系统。支气管哮喘与 β-肾上腺素能受体功能低下和迷走神经张力亢进有关,并可能存在有 α-肾上腺素能神经的反应性增加。NANC 神经系统又分为抑制性 NANC 神经系统(i-NANC)和兴奋性 NANC 神经系统(e-NANC)。i-NANC 是产生气道平滑肌松弛的主要神经系统,其神经递质尚未完全阐明,可能是血管活性肠肽(VIP)和/或组胺酸甲硫胺。VIP 具有扩张支气管、扩张血管、调节支气管腺体分泌的作用,是最强烈的内源性支气管扩张物质,而气道平滑肌的收缩可能与该系统的功能受损有关。e-NANC 是一种无髓鞘感觉神经系统,其神经递质是 P 物质,而该物质存在于气道迷走神经化学敏感性的 C 纤维传入神经中。当气道上皮损伤后暴露出 C 纤维传入神经末梢,受炎症介质的刺激,引起局部轴突反射,沿传入神经侧索逆向传导,并释放感觉神经肽,如 P 物质、神经激肽、降钙素基因相关肽,结果引起支气管平滑肌收缩、血管通透性增强、黏液分泌增多等。近年研究证明,一氧化氮(NO)是人类 NANC 的主要神经递质,在正常情况下主要产生构建型 NO(eNO)。在哮喘发病过程中,细胞因子刺激气道上皮细胞产生的诱导型 NO(iNO)则可使血管扩张,加重炎症过程。

三、病理

支气管哮喘气道的基本病理改变为气道炎症和重塑。炎症包括肥大细胞、肺巨噬细胞、嗜酸性粒细胞、淋巴细胞与中性粒细胞浸润;气道黏膜下水肿,微血管通透性增加,支气管内分泌物潴留,支气管平滑肌痉挛,纤毛上皮剥离,基底膜漏出,杯状细胞增殖及支气管分泌物增加等病理改变,称之为慢性剥脱性嗜酸性粒细胞性支气管炎。

早期表现为支气管黏膜肿胀、充血,分泌物增多,气道内炎症细胞浸润,气道平滑肌痉挛等可逆性的病理改变。上述的改变可随气道炎症的程度而变化。若哮喘长期反复发作,支气管呈现慢性炎症改变,表现为柱状上皮细胞纤毛倒伏、脱落,上皮细胞坏死,黏膜上皮层杯状细胞增多,黏液蛋白产生增多,支气管黏膜层大量炎症细胞浸润、黏液腺增生、基底膜增厚,支气管平滑肌增生,则进入气道重塑阶段,主要表现为上皮下肌纤维母细胞增多导致胶原的合成增加,形成增厚的上皮下基底膜层,可累及全部支气管树,主要发生在膜性和小的软管性气道,即中央气道,是哮喘气道重塑不同于 COPD 的特征性病理改变。具有收缩性的上皮下肌纤维母细胞增加,可能是哮喘气道高反应性形成的重要病理生理基础。

气道炎症和重塑并行,与 AHR 密切相关。后者如气道壁的厚度与气道开始收缩的阈值成反比关系,平滑肌增生使支气管对刺激的收缩反应更强烈,血管容量增加可使气道阻力增高,同时这些因素具有协同/累加效应。肉眼可见肺膨胀及肺气肿较为突出,支气管及细支气管内含有黏稠痰液及黏液栓。支气管壁增厚,黏膜充血肿胀形成皱襞,黏液栓塞局部可发生肺不张。

广泛的气道狭窄是产生哮喘临床症状的基础。气道狭窄的机制包括支气管平滑肌收缩、黏膜水肿、慢性黏液栓(含有大量的嗜酸性粒细胞和库施曼螺旋体)形成、气道重塑及肺实质弹性支持的丢失。

四、临床表现

典型的支气管哮喘出现反复发作的胸闷、气喘、呼吸困难、咳嗽等症状,在发作前常有鼻塞、打喷嚏、眼痒等先兆症状,发作严重者可短时内出现严重呼吸困难,低氧血症。有时咳嗽为唯一症状(咳嗽变异型哮喘)。在夜间或凌晨发作和加重是哮喘的特征之一。哮喘症状可在数分钟内发作,有些症状轻者可自行缓解,但大部分需积极处理。

发作时可出现两肺散在、弥漫分布的呼气相哮鸣音,呼气相延长,有时吸气、呼气相均有干啰音。严重发作时可出现呼吸音低下,哮鸣音消失,临床上称为"静止肺",预示着病情危重,随时会出现呼吸骤停。

哮喘患者在不发作时可无任何症状和体征。

五、诊断

(一)诊断标准

(1)反复发作喘息、气急、胸闷或咳嗽,多与接触变应原,冷空气,物理、化学性刺激以及病毒性上呼吸道感染、运动等有关。

(2)发作时在双肺可闻及散在或弥漫性,以呼气相为主的哮鸣音,呼气相延长。

(3)上述症状和体征可经治疗缓解或自行缓解。

(4)除外其他疾病所引起的喘息、气急、胸闷和咳嗽。

(5)临床表现不典型者,应至少具备以下一项试验阳性:①支气管激发试验或运动激发试验阳性;②支气管舒张试验阳性[第一秒钟用力呼气容积(FEV_1)增加≥12%,且 FEV_1 增加绝对值≥200 mL];③最大呼气流量(PEF)日内变异率≥20%。

符合(1)～(4)条或(4)(5)条者,可以诊断为支气管哮喘。

(二)分期

根据临床表现可分为急性发作期、慢性持续期和临床缓解期。慢性持续期是指每周均不同频度和/或不同程度地出现症状(喘息、气急、胸闷、咳嗽等);临床缓解期系指经过治疗或未经治疗,症状、体征消失,肺功能恢复到急性发作前水平,并维持 3 个月以上。

(三)相关诊断试验

1.变应原检测

有体内的变应原皮肤点刺试验和体外的特异性 IgE 检测,可明确患者的过敏症状,指导患者尽量避免接触变应原及进行特异性免疫治疗。

2.肺功能测定

肺功能测定有助于确诊支气管哮喘,也是评估哮喘控制程度的重要依据之一。主要有通气功能检测、支气管舒张试验、支气管激发试验和峰流速(PEF)及其日变异率测定。哮喘发作时呈阻塞性通气改变,呼气流速指标显著下降。第一秒用力呼气量(FEV_1)、FEV_1 占用力肺活量比值($EFV_1/FVC\%$)、最大呼气中期流速(MMEF)以及最大呼气流速(PEF)均下降。肺容量指标见用力肺活量(FVC)减少、残气量增高、功能残气量和肺容量增高,残气占肺总量百分比增高。缓解期上述指标可正常。对于有气道阻塞的患者,可行支气管舒张试验,常用药物为吸入型支气管扩张药(沙丁胺醇、特布他林),如 FEV_1 较用药前增加>12%,且绝对值增加>200 mL,为支气管舒张试验阳性,对诊断支气管哮喘有帮助。对于有哮喘症状但肺功能正常的患者,可行支气管激发试验,常用吸入激发剂为醋甲胆碱、组胺。吸入激发剂后其通气功能下降、气道阻力增加。在设定的激发剂量范围内,如 FEV_1 下降>20%,为支气管激发试验阳性,使 FEV_1 下降20%的累积剂量或累积浓度可对气道反应性增高的程度作出定量判断。PEF 及其日变异率可反映通气功能的变化,哮喘发作时 PEF 下降,并且哮喘患者常有通气功能昼夜变化,夜间或凌晨通气功能下降,如果昼夜 PEF 变异率≥20%有助于诊断为哮喘。

3.胸部 X 线检查

胸部 X 线片多无明显异常。但哮喘严重发作者应常规行胸部 X 线检查,注意有无肺部感染、肺不张、气胸、纵隔气肿等并发症的存在。

4.其他

痰液中嗜酸性粒细胞或中性粒细胞计数、呼出气 NO(FeNO)可评估与哮喘相关的气道炎症。

六、鉴别诊断

(一)上气道肿瘤、喉水肿和声带功能障碍

这些疾病可出现气喘,但主要表现为吸气性呼吸困难,肺功能测定流速-容量曲线可见吸气相流速减低。纤维喉镜或支气管镜检查可明确诊断。

(二)各种原因所致的支气管内占位

支气管内良恶性肿瘤、支气管内膜结核等导致的固定的、局限性哮鸣音,需与哮喘鉴别。胸部 CT 检查、纤维支气管检查可明确诊断。

(三)急性左心衰竭

急性左心衰竭发作时症状与哮喘相似,阵发性咳嗽、气喘,两肺可闻及广泛的湿啰音和哮鸣音,需与哮喘鉴别。但急性左心衰竭患者常有高心病、风心病、冠心病等心脏疾病史,胸片可见心影增大、肺瘀血征,有助于鉴别。

(四)嗜酸性粒细胞

嗜酸性粒细胞性肺炎、变态反应肉芽肿性血管炎、结节性多动脉炎、变应性肉芽肿(Churg-strauss 综合征)。

这类患者除有喘息外,胸部 X 线或 CT 检查提示肺内有浸润阴影,并可自行消失或复发。常有肺外的其他表现,血清免疫学检查可发现相应的异常。

(五)慢性阻塞性肺疾病(COPD)

COPD 患者亦出现呼吸困难,常与哮喘症状相似,大部分 COPD 患者对支气管扩张剂和抗炎药疗效不如哮喘,对气道阻塞的可逆性不如哮喘。但临床上约有10%的 COPD 患者对激素和支气管扩张剂反应很好,这部分患者往往同时合并有哮喘。而支气管哮喘患者晚期出现气道重塑亦可以合并 COPD。

七、治疗和管理

(一)控制目标

近年来,随着对支气管哮喘病因和发病机制认识的不断深入,明确了气道的慢性炎症是哮喘

的本质,针对气道炎症的抗感染治疗是哮喘的根本治疗。并且意识到哮喘的气道炎症持续存在于疾病的整个过程,故治疗哮喘应该与治疗糖尿病、高血压等其他慢性疾病一样,长期规范地应用药物治疗,从而预防哮喘急性发作,减少并发症的发生,改善肺功能提高生活质量,以达到并维持哮喘的临床控制。2006 年全球哮喘防治创议(GINA)明确指出,哮喘的治疗目标是达到并维持哮喘的临床控制,哮喘临床控制的定义包括以下 6 项:①无(或≤2 次/周)白天症状;②无日常活动(包括运动)受限;③无夜间症状或因哮喘憋醒;④无(或≤2 次/周)需接受缓解药物治疗;⑤肺功能正常或接近正常;⑥无哮喘急性加重。哮喘虽然不能被根治,但经过规范治疗,大多数哮喘患者都可以得到很好的控制。全球多中心 GOAL 研究结果表明,对于大多数哮喘患者(包括轻度、中度、重度),经过吸入糖皮质激素(ICS)加吸入长效 β_2 受体激动剂(LABA)(沙美特罗/氟替卡松)联合用药 1 年,有近 80% 的患者可以达到指南所定义的临床控制。

(二)治疗药物

哮喘的治疗药物根据其作用机制可分为具有扩张支气管作用和抗炎作用两大类,某些药物兼有扩张支气管和抗炎作用。

1.扩张支气管药物

(1)β_2 受体激动剂:通过对气道平滑肌和肥大细胞膜表面的 β_2 受体的兴奋,舒张气道平滑肌、减少肥大细胞和嗜碱性粒细胞脱颗粒和介质的释放、降低微血管的通透性、增加气道上皮纤毛的摆动等,从而缓解哮喘症状。此类药物较多,可分为短效(作用维持 4~6 h)和长效(作用维持 12 h)β_2 受体激动剂。后者又可分为速效(数分钟起效)和缓慢起效(30 min 起效)两种。

短效 β_2 受体激动剂(简称 SABA):常用的药物如沙丁胺醇和特布他林等。有吸入、口服、注射给药途径。①吸入:可供吸入的短效 β_2 受体激动剂有气雾剂、干粉剂和溶液。这类药物舒张气道平滑肌作用强,通常在数分钟内起效,疗效可维持数小时,是缓解轻中度急性哮喘症状的首选药物,也可用于运动性哮喘的预防。如沙丁胺醇每次吸入 100~200 μg 或特布他林 250~500 μg,必要时每 20 min 重复 1 次。这类药物应按需间歇使用,不宜长期、单一使用,也不宜过量应用,否则可引起骨骼肌震颤、低血钾、心律失常等不良反应。压力型定量手控气雾剂(pMDI)和干粉吸入装置吸入短效 β_2 受体激动剂不适用于重度哮喘发作,其溶液(如沙丁胺醇、特布他林)经雾化吸入适用于轻至重度哮喘发作。②口服:如沙丁胺醇、特布他林等,通常在服药后15~30 min 起效,疗效维持 4~6 h。如沙丁胺醇 2~4 mg,特布他林 1.25~2.5 mg,每天 3 次。使用虽较方便,但心悸、骨骼肌震颤等不良反应比吸入给药时明显。缓释剂型和控释剂型的平喘作用维持时间可达 8~12 h,适用于夜间哮喘患者的预防和治疗。长期、单一应用 β_2 受体激动剂可造成细胞膜 β_2 受体的下调,表现为临床耐药现象,应予以避免。③注射:虽然平喘作用较为迅速,但因全身不良反应的发生率较高,较少使用。

长效 β_2 受体激动剂(简称 LABA):这类 β_2 受体激动剂的分子结构中具有较长的侧链,舒张支气管平滑肌的作用可维持 12 h。有吸入、口服和透皮给药等途径,目前在我国临床使用的吸入型 LABA 有以下两种。①沙美特罗:经气雾剂或碟剂装置给药,给药后 30 min 起效,平喘作用维持 12 h 以上,推荐剂量 50 μg,每天 2 次吸入。②福莫特罗:经都保装置给药,给药后3~5 min起效,平喘作用维持 8~12 h。平喘作用具有一定的剂量依赖性,推荐剂量 4.5~9 μg,每天 2 次吸入。福莫特罗因起效迅速,可按需用于哮喘急性发作时的治疗。近年来推荐联合 ICS 和 LABA 治疗哮喘,这两者具有协同的抗炎和平喘作用,并可增加患者的依从性、减少大剂量 ICS 引起的不良反应,尤其适合于中重度持续哮喘患者的长期治疗。口服 LABA 有丙卡特罗、班布特罗,作用时间可维持 12～24 h,适用于中重度哮喘的控制治疗,尤其适用于缓解夜间症状。透皮吸收剂型现有妥洛特罗贴剂,妥洛特罗本身为中效 β₂ 受体激动剂,由于采用结晶储存系统来控制药物的释放,药物经过皮肤吸收,疗效可维持 24 h,并减轻了全身不良反应,每天只需贴附 1 次,使用方法简单,对预防夜间症状有较好疗效。LABA 不推荐长期单独使用,应该在医师指导下与 ICS 联合使用。

(2)茶碱类:具有舒张支气管平滑肌作用,并具有强心、利尿、扩张冠状动脉、兴奋呼吸中枢和呼吸肌等作用,低浓度茶碱还具有抗炎和免疫调节作用。

口服给药:包括氨茶碱和控(缓)释型茶碱。短效氨茶碱用于轻中度哮喘急性发作的治疗,控(缓)释型茶碱用于慢性哮喘的长期控制治疗。一般剂量为每天 6～10 mg/kg。控(缓)释型茶碱口服后昼夜血药浓度平稳,平喘作用可维持 12～24 h,尤适用于夜间哮喘症状的控制。茶碱与糖皮质激素和抗胆碱能药物联合应用具有协同作用。但本品与 β₂ 受体激动剂联合应用时,易出现心率增快和心律失常,应慎用并适当减少剂量。

静脉给药:氨茶碱加入葡萄糖溶液中,缓慢静脉注射[注射速度不宜超过0.25 mg/(kg·min)]或静脉滴注,适用于中重度哮喘的急性发作。负荷剂量为 4～6 mg/kg,维持剂量为 0.6～0.8 mg/(kg·h)。由于茶碱的"治疗窗"窄,茶碱代谢存在较大的个体差异,药物不良反应较多,可引起心律失常、血压下降,甚至死亡,在有条件的情况下应监测其血药浓度,及时调整浓度和滴速。对于以往长期口服茶碱的患者,更应注意其血药浓度,尽量避免静脉注射,防止茶碱中毒。茶碱的有效、安全的血药浓度范围为 6～15 mg/L。影响茶碱代谢的因素较多,如发热性疾病、妊娠、抗结核治疗可以降低茶碱的血药浓度;而肝脏疾病、充血性心力衰竭以及合用西咪替丁或喹诺酮类、大环内酯类等药物均可影响茶碱代谢而使其排泄减慢,导致茶碱的毒性增加,应引起临床医师们的重视,并酌情调整剂量。多索茶碱的作用与氨茶碱相同,但不良反应较轻。二羟丙茶碱(喘定)的作用较茶碱弱,不良反应也较少。

抗胆碱能药物:吸入型抗胆碱能药物如溴化异丙托品和噻托溴铵可阻断节后迷走神经传出支,通过降低迷走神经张力而舒张支气管。本品吸入给药有气雾剂、干粉剂和雾化溶液 3 种剂型。经 pMDI 吸入溴化异丙托品气雾剂,常用剂量为 40～80 μg,每天 3～4 次;经雾化泵吸入溴化异丙托品溶液的常用剂量为 50～125 μg,每天 3～4 次。噻托溴铵为新近上市的长效抗胆碱能药物,对 M₁ 和 M₃ 受体具有选择性抑制作用,每天 1 次吸入给药。本品与 β₂ 受体激动剂联合应用具有协同、互补作用。

2.抗炎药物

(1)糖皮质激素:糖皮质激素是最有效的抗变态反应性炎症的药物。其药理作用机制:①抑制各种炎症细胞包括巨噬细胞、嗜酸性粒细胞、T 细胞、肥大细胞、树突状细胞和气道上皮细胞等的生成、活化及其功能;②抑制 IL-2、IL-4、IL-5、IL-13、GM-CSF 等各种细胞因子的产生;③抑制磷脂酶 A2、一氧化氮合成酶、白三烯、血小板活化因子等炎症介质的产生和释放;④增加抗炎产物的合成;⑤抑制黏液分泌;⑥活化和提高气道平滑肌 β₂ 受体的反应性,增加细胞膜上 β₂ 受体的合成;⑦降低气道高反应性。糖皮质激素通过与细胞内糖皮质激素受体(GR)结合,形成 GR-激素复合体转运至核内,从而调节基因的转录,抑制各种细胞因子和炎症介质的基因转录和合成,增加各种抗炎蛋白的合成,从而发挥其强大的抗炎作用。激素的给药途径有吸入、口服和静脉给药。

吸入给药:吸入给药是哮喘治疗的主要给药途径,药物直接作用于呼吸道,起效快,所需剂量小,不良反应少。吸入糖皮质激素(ICS)的局部抗炎作用强,通过吸气过程给药,药物直接作用于呼吸道,通过消化道和呼吸道进入血液的药物大部分被肝脏灭活,因此全身不良反应少。研究证明 ICS 可以有效改善哮喘症状,提高生活质量,改善肺功能,降低气道高反应性,控制气道炎症,减少哮喘发作的频率,减轻发作的严重程度,降低病死率。ICS 的局部不良反应包括声音嘶哑、咽部不适和念珠菌感染。吸药后及时漱口、选用干粉吸入剂或加用储雾器可减少上述不良反应。ICS 全身不良反应的大小与药物剂量、药物的生物利用度、肝脏首过代谢率及全身吸收药物的半衰期等因素有关。目前有证据表明,成人哮喘患者每天吸入低中剂量激素,不会出现明显的全身不良反应。长期高剂量吸入糖皮质激素可能出现的全身不良反应包括皮肤瘀斑、肾上腺功能的抑制和骨质疏松等。目前,ICS 主要有 3 类。①定量气雾剂(MDI)。②干粉吸入剂主要有布地奈德都保、丙酸氟替卡松碟剂及含布地奈德、丙酸氟替卡松的联合制剂。干粉吸入装置比普通定量气雾剂使用方便,配合容易,吸入下呼吸道的药物量较多,局部不良反应较轻,是目前较好的剂型。③雾化溶液目前仅有布地奈德溶液,经射流装置雾化吸入,对患者吸气的配合要求不高,起效较快,适用于哮喘急性发作时的治疗。

口服给药:适用于中度哮喘发作、慢性持续哮喘吸入大剂量 ICS 治疗无效的患者和作为静脉应用激素治疗后的序贯治疗。一般使用半衰期较短的糖皮质激素,如泼尼松、泼尼松龙或甲基泼尼松龙等。对于糖皮质激素依赖型哮喘,可采用每天或隔天清晨顿服给药的方式,以减少外源性激素对脑-垂体-肾上腺轴的抑制作用。泼尼松的维持剂量最好每天≤10 mg。长期口服糖皮质激素可能会引起骨质疏松症、高血压、糖尿病、下丘脑-垂体-肾上腺轴的抑制、肥胖症、白内障、青光眼、皮肤菲薄导致皮纹和瘀斑、肌无力等不良反应。对于伴有结核病、寄生虫感染、骨质疏松、青光眼、糖尿病、严重忧郁或消化性溃疡的哮喘患者,全身给予糖皮质激素治疗时应慎重,并应密切随访。全身使用激素对于中度以上的哮喘急性发作是必需的,可以预防哮喘的恶化、减少因哮喘而急诊或住院的机会、降低病死率。建议早期、足量、短程使用。推荐剂量:泼尼松龙40～50 mg/d,3～10 d。具体使用要根据病情的严重程度,当症状缓解时应及时停药或减量。

静脉给药:哮喘重度急性发作时,应及时静脉给予琥珀酸氢化可的松(400～1 000 mg/d)或甲基泼尼松龙(80～160 mg/d)。无糖皮质激素依赖倾向者,可在短期(3～5 d)内停药;有激素依赖倾向者应延长给药时间,控制哮喘症状后改为口服给药,并逐步减少激素用量。

(2)白三烯调节剂:包括半胱氨酰白三烯受体阻滞剂和 5-脂氧化酶抑制剂,半胱氨酰白三烯受体阻滞剂通过对气道平滑肌和其他细胞表面白三烯(CysLT1)受体的拮抗,抑制肥大细胞和嗜酸性粒细胞释放的半胱氨酰白三烯的致喘和致炎作并具有较强的抗炎作用。本品可减轻哮喘症状、改善肺功能、减少哮喘的恶化。但其抗炎作用不如 ICS,不能取代 ICS。作为联合治疗中的一种药物,可减少中、重度哮喘患者每天吸入 ICS 的剂量,并可提高吸入 ICS 的临床疗效。本品与 ICS 联用的疗效比吸入 LABA 与 ICS 联用的疗效稍差。但本品服用方便,尤适用于阿司匹林哮喘、运动性哮喘和伴有变应性鼻炎哮喘患者的治疗。口服给药,扎鲁司特 20 mg,每天 2 次;孟鲁司特 10 mg,每天 1 次。

(3)色甘酸钠和尼多酸钠:是一种非皮质激素类抗炎药,可抑制 IgE 介导的肥大细胞释放介质,并可选择性抑制巨噬细胞、嗜酸性粒细胞和单核细胞等炎症细胞介质的释放。能预防变应原引起的速发和迟发反应,以及运动和过度通气引起的气道收缩。吸入给药,不良反应较少。

(4)抗 IgE 单克隆抗体:抗 IgE 单克隆抗体可以阻断肥大细胞的脱颗粒,减少炎症介质的释放,可应用于血清 IgE 水平增高的哮喘的治疗。主要用于经过 ICS 和 LABA 联合治疗后症状仍未控制的严重变应性哮喘患者。该药临床使用的时间尚短,其远期疗效与安全性有待进一步观察。

(5)抗组胺药物:酮替芬和新一代组胺 H_1 受体阻滞剂氯雷他定、阿司咪唑、曲尼司特等具有抗变态反应作用,其在哮喘治疗中作用较弱,可用于伴有变应性鼻炎的哮喘患者的治疗。

(魏振龙)

第六节　肺　炎

肺炎是指肺实质的炎症,病因以感染最常见,其他尚有理化因子、免疫损伤等。一般而言,肺炎凡未表明特定病因者均指感染性的,并常与肺部感染一词混用。但是肺部感染仅是一种分类上的表达,尚包括气道等部位的感染,不用作疾病诊断。

一、分类

(一)按解剖学或影像学分类

1.大叶性肺炎

病变起始于肺泡,经肺泡间孔(Cohn孔)蔓延至邻近肺泡,直至整个肺叶或肺段。影像学表现为肺渗出性阴影,通常不累及细支气管。当大量肺泡或肺腺泡充满炎性渗出物变得密实无气时,唯含气支气管清晰可见,称为支气管充气征。典型的大叶性肺炎呈整叶肺实变。由于抗菌药物广泛应用,典型大叶性肺炎已少见,而多数仅表现肺段或亚肺段的渗出和实变。

2.小叶性肺炎

小叶性肺炎也称支气管肺炎。基本病变亦为炎症渗出,但病变常起于支气管或细支气管,继而累及肺腺泡或肺泡。影像学特征是沿肺纹理分布的小片状或斑片阴影,密度不均匀,边缘淡薄而模糊,以两下肺、内中带多见。病灶亦可融合成片状或大片状,密度深浅不一,且不受肺叶或肺段限制,区别于大叶性肺炎。

3.间质性肺炎

病变位于肺泡壁及其支持组织,影像学上表现为弥漫性不规则条索状及网织状阴影,其间可散布有密度增高的小点状阴影。

(二)按病程分类

通常分为急性、亚急性和慢性,因其时间界定并不很明确,故应用较少。但慢性肺炎在临床上每有涉及,乃指预期病变吸收时间内,影像学上病变持续存在,且临床症状体征没有消退。其重要性在于必须进一步进行病原(因)学诊断,需要警惕某些特殊病原体或酷似感染性肺炎的非感染性肺疾病。

(三)按病原体分类

在抗感染化学治疗时代,病原学诊断对于肺炎的治疗具有决定性意义。所以在分类上更强调按病原学分类。根据病原生物学的通常分类将肺炎分为以下几种。

1.细菌性肺炎

常见细菌有肺炎链球菌、流感嗜血杆菌、卡他莫拉菌、金黄色葡萄球菌、肺炎克雷伯杆菌、铜绿假单胞菌等。此外,分类学上不属于细菌,但某些特征类似于细菌的肺炎支原体、肺炎衣原体,以及分类学上属于细菌的细胞内病原体军团菌,常被统称作"非典型病原体",也是肺炎的常见病原体。结核分枝杆菌所致肺结核病虽然有时被称作为结核性肺炎,但通常作为特殊类型独立分出,不列入细菌性肺炎。

2.病毒性肺炎

以儿童最常见,主要有腺病毒、呼吸道合胞病毒、麻疹病毒等。流感病毒和副流感病毒可以引起肺炎,但更常见者为继发细菌性肺炎。免疫抑制宿主易罹患巨细胞病毒和其他疱疹病毒肺炎。1993年在美国出现的汉坦病毒肺炎(肺出血综合征)和2002年在我国出现的严重急性呼吸综合征冠状病毒(severe acute respiratory syndrom coronavirus,SARS-Co)肺炎是两种新的、可引起流行的、病死率极高的病毒性肺炎。禽流感病毒偶尔也引起人类致病,其所致肺炎病情亦十分严重。

3.真菌性肺炎

在我国很少出现地方性致病性真菌,大多为条件致病性真菌。引起肺炎的真菌主要有念珠菌、曲霉菌、隐球菌和毛霉菌。真菌性肺炎大多为继发性的,如免疫抑制、长期应用广谱抗生素以及其他重危患者,偶尔也可在无真菌感染危险因素的健康人见到上述真菌的原发性肺部感染。卡氏肺孢子虫现在倾向于归类在真菌中,是免疫抑制宿主肺炎的常见病原体之一。

4.寄生虫性肺炎(肺寄生虫病)

阿米巴原虫、弓形虫、肺吸虫和棘球绦虫、血吸虫等均可以引起或主要引起肺部感染。某些寄生虫病如肺吸虫病、绦虫病具有地域性(疫区)特点,但现在人口流动性增加,在非疫区也应予警惕。

(四)按发病场所和宿主状态分类

虽然按病原学诊断是一种理想的分类,但是迄今肺炎的病原学诊断仍有很多技术及其实施上的困难,而在不同环境或场所以及不同宿主所发生的肺炎其病原学分布和临床表现等方面各有特点,临床处理和预后亦多差异。因此近年来关于肺炎分类倾向于按发病场所和宿主状态进行划分。

1.社区获得性肺炎

社区获得性肺炎(community acquired pneumonia,CAP)最为常见。临床病情轻重不一。80%患者可以在门诊治疗;20%患者需要住院治疗,其中占总数1%～2%的患者为重症肺炎,需要入住重症监护病房(ICU)治疗。

2.医院获得性肺炎

医院获得性肺炎(hospital acquired pneumonia,HAP):患病人数与CAP相比约为1:4。HAP在医院感染中常居第一、二位,因其高发病率、高病死率和高医疗资源消耗,目前受到很大关注。

3.护理院获得性肺炎

近20年来社会老年人口迅速增加,在发达国家老年护理院以及慢性病护理院大批建立。在护理院生活者是一组特殊人群,肺炎易感性增高,其临床特征和病原学分布介于CAP和HAP之间,常被单列为一型即护理院获得性肺炎(nursing home acquired pneumonia,NHAP)或称健康护理相关肺炎(health-care associated pneumonia,HCAP)。目前我国护理院尚少,暂无必要单独分出NHAP,可按HAP处理。

4.免疫低下宿主肺炎

免疫低下宿主肺炎（immunocompromised host pneumonia，ICHP）由于 HIV/ADIS 流行，肿瘤放、化疗以及器官移植或其他疾病而接受免疫抑制剂治疗者增多，在社会人口中不断增加的免疫低下宿主作为一组特殊人群对病原微生物极度易感，肺是最常见的感染靶器官。免疫低下宿主肺炎既可以是 HAP，亦可以是 CAP，但因其诊治特殊性，有必要单独列为一种类型。

其他尚可根据年龄分出老年人肺炎、儿童肺炎等类型。

二、诊断

(一)病史和体格检查

与任何疾病一样，详细采集病史和体检是诊断肺炎的临床基础。病史必须回答"5W"：Who、When、Where、Why 和 How。"Who"就是要了解患者的基本情况，如年龄、职业、嗜好（吸烟、酗酒、吸毒）、免疫状态、性生活史（多个性伴侣或同性恋）和职业或不良环境接触史。"When"即暴露和发病时间、是否处于某种疾病的流行期。"Where"首先要区分社区感染还是医院感染，有无疫区居留或旅游史。"Why"和"How"则要求询问患者可能的发病原因和发病方式、自觉症状及其特征。体检必须全面、细致，除详细胸部体检外，要特别注意全身状况和肺外体征，当怀疑血源性感染或对于免疫低下患者更不能忽略系统性检查。

(二)影像学检查

X 线检查是诊断肺炎的重要依据。临床表现为发热和咳嗽、咳痰，X 线检查如果未显示肺实质炎症浸润，仅能诊断急性气管-支气管炎，多数为病毒感染，没有使用抗菌药物的指征。X 线上病变范围是病情严重程度评价的重要参考指标。形态特征（叶段实变、斑片状浸润、从粟粒至大小不等的结节影、空洞形成、间质性病变等）虽然对病原学诊断并无特异性，但结合病史对推测病原(因)诊断仍有重要参考意义，可以提供进一步检查的大致方向，缩小鉴别诊断的范围。CT 对揭示病变性质、隐匿部位病变和其他伴随改变（胸腔积液、纵隔和肺内淋巴结肿大）很有帮助，适用于需要鉴别诊断时。B 超用于探测胸腔积液和贴近胸壁的肺实质病灶，并可指导穿刺抽液和经胸壁穿刺活检。

(三)病原学检查

镜检与培养是传统的、但迄今仍是最基本和最重要的病原学诊断技术。痰或下呼吸道采样标本涂片革兰氏染色镜检适用于普通细菌的检查，而特殊病原体常需借助特种染色（如姜-尼抗酸染色、吉姆萨染色等）。培养需按不同病原体（如病毒、细菌、真菌）采用相应培养技术。细菌培养根据形态和生化反应等特征可将其鉴定至种，并可进行抗菌药物敏感性测定。

肺炎病原学诊断的标本质量及其采集是影响诊断特异性和敏感性的重要环节。应注意在抗菌药物使用之前采集标本。此外，口咽部存在大量定植菌，经口咳痰标本易遭污染，其培养结果很难判断其临床意义。因此为消除或防止污染，提倡或有选择性使用以下方法。

1.痰标本

(1)细胞学筛选：必须指导或辅助患者深咳痰和及时运送至实验室。接种前应确定痰标本质量合格与否。来自下呼吸道感染患者的合格痰标本应是含脓细胞和支气管状柱上皮细胞较多，而受唾液严重污染的不合格标本则有较多来自颊黏膜的扁平鳞状上皮细胞。通用的标准是直接涂片镜检每低倍视野白细胞＞25 个，或鳞状上皮细胞＜10 个，或鳞状上皮细胞：白细胞＜1：2.5，为合格标本。仅有合格才作接种培养，可减少培养结果解释上的混乱。丢弃不合格标本，并要求临床重送。

（2）定量或半定量培养：感染性体液或渗出液（包括痰液）细菌浓度高于污染菌。痰定量培养每毫升分离的致病菌或机会致病菌浓度≥10^7菌落形成单位（cfu/mL）或半定量培养（4区画线法）4＋可以认为是肺炎的致病菌，≤10^4 cfu/mL（或1＋）为污染菌，介于上述浓度之间则应重复培养，如连续两次分离到相同细菌，浓度达到10^5～10^6 cfu/mL（或3＋）亦认为有临床意义。

2.下呼吸道标本直接采样

环甲膜穿刺经气管吸引（transtracheal aspiration，TTA）、经人工气道内吸引（endotracheal aspiration，ETA）、防污染样本毛刷（protected specimen brush，PSB）、支气管肺泡灌洗（bronchial alveolar lavage，BAL）、经胸壁穿刺肺吸引（lung aspiration，LA）等方法，属创伤性技术，仅在重症疑难以及免疫低下合并肺部感染患者选择性采用，目前比较推荐的是经纤支镜或盲式的BAL和PSB采样技术，并结合定量培养。

3.血和胸液培养

部分肺炎患者合并菌血症或胸腔积液，而血液和胸液属无污染体液标本，虽然培养阳性率不高，但特异性很高。凡住院CAP和HAP均应同时自两处静脉抽取血培养，有胸腔积液者尽可能作诊断性胸腔抽液作培养。

4.免疫学检测

用已知抗原或抗体与待测标本的抗体或抗原发生反应，借助肉眼、荧光或核素标记技术进行定性或定量测定。优点是快速、简便、不受抗菌治疗的影响。测定感染微生物的特异性抗体目前应用较多，IgM抗体通常在感染后经7～10 d达到高峰，有一定临床诊断参考价值，而IgG抗体于感染后4～6周才达到高峰，仅适用于回顾性诊断和流行病学调查。测定特定病原体的特异性抗原是一种理想的诊断技术，但目前多数尚处于研究阶段。

5.分子生物学技术

又称基因诊断，有DNA探针和体外扩增法。前者操作复杂、费用昂贵，后者常用聚合酶链反应（PCR）法，适合临床试验室使用，但其敏感性、特异性和污染问题等不少技术问题尚待解决。

除体液和分泌物标本外，在有指征的肺炎患者尚可采集肺或肺外组织活检标本同时做病理组织学和微生物学检查，适用于某些特殊病原体感染。

三、治疗

（一）抗微生物化学治疗的一般原则和合理应用

1.抗菌药物经验性治疗和靶向治疗的统一

根据病原微生物学诊断选择相应抗微生物化学治疗，是肺炎现代治疗的原则。但是微生物学诊断包括从标本采集到病原体的分离鉴定需要时间，而且诊断的敏感性和特异性不高，为等待病原学诊断延迟初始抗微生物化疗会贻误治疗时机，明显影响预后。另一方面肺炎以细菌性感染最为常见，抗菌药物的发展使抗菌治疗足以覆盖可能的病原菌，获得治疗成功。有鉴于此，在细菌性肺炎应在获得病原学诊断前尽早（4～8 h内）开始经验性抗菌治疗。经验性治疗不是凭个人的狭隘经验，而应当参考不同类型肺炎病原谱的流行病学资料，结合具体患者的临床与影像特征，估计最可能的病原菌，依据抗菌药物的基本理论知识，并尽量寻找和参考不同抗菌治疗方案的循证医学证据，从而选择药物和制订治疗方案。在经48～72 h对病情再次评价。根据治疗反应和病原学检查结果,如果病原学检查结果无肯定临床意义,而初始治疗有效则继续原方案治疗。倘若获得特异性病原学诊断结果,而初始经验治疗方案明显不足或有错,或者治疗无反应,则应根据病原学诊断结合药敏测试结果,选择敏感抗菌药物,重新拟定治疗方案,此即靶向(目标)治疗。所以经验性治疗与靶向治疗是整个治疗过程的两个阶段,是有机的统一。不应片面强调靶向治疗贻误时机;而经验性治疗也应在治疗前留取诊断标本,尽可能获取特异性病原学诊断并转为特异性病原学治疗,不应仅仅停留在经验性水平。肺炎凡治疗反应不佳的患者都应该努力确立特异性病原(因)学诊断,而不是凭经验频繁更换抗菌药物。

2.熟悉和掌握抗菌药物的基本药理学知识是合理抗菌治疗的基础

每种抗菌药物的抗菌谱、抗菌活性、药动学和药效学参数、组织穿透力及其在肺泡上皮衬液以及呼吸道分泌物中浓度、不良反应,以及药物经济学评价是正确选择药物和安排治疗方案的基础,必须熟悉和准确掌握。近年来关于药动学/药效学(PK/PD)的理论对于抗菌药物的临床合理应用有重要指导意义。β-内酰胺类和大环内酯类(除外阿奇霉素)抗菌药物属时间依赖性杀菌作用,要求血药浓度高于最低抑菌浓度的时间占给药间歇时间(T>MIC%)至少达到40%,此类药物大多半衰期较短,且抗生素后效应时间很短或没有,因此必须按半衰期所折算的给药间歇时间每天多次规则给药,不能任意减少给药次数。氨基糖苷类和喹诺酮类药物则属浓度依赖性杀菌作用,要求血药峰值浓度与最低抑菌浓度之比(C_{max}/MIC)达到8~10倍,或药时曲线下面积(AUC)与最低抑菌浓度之比(AUC/MIC,即 AUIC)在 G^+ 球菌(如肺炎链球菌)达到30、G^- 杆菌达100以上,才能取得预期临床疗效,并避免耐药性产生。因此,目前主张将过去常用的氨基糖苷类每天2次给药方案改为两次剂量集中1天1次使用;喹诺酮药物如环丙沙星治疗 G^- 杆菌或铜绿假单胞菌肺部感染至少400 mg,分两次口服给药。

3.参考指南、结合本地区耐药情况选择药物

目前许多国家包括中国都制订和颁布了社区和医院肺炎诊治指南,提供了初始经验性治疗的抗菌药物推荐意见。不少推荐意见都有循证医学的支持证据,是肺炎抗菌治疗的基本参考。但各国或一国之内各地区细菌耐药情况不同,故肺炎经验性抗菌治疗的药物选择还应当结合本国或本地区的耐药监测资料,仔细斟酌,认真选择。

(二)问题和展望

(1)肺炎的病原学诊断十分重要,但目前技术水平远远不能满足临床需求。迫切需要研究和发展新技术(包括采样和实验室处理),以提高临床抗微生物化学治疗的针对性。

(2)细菌耐药是抗菌药物治疗的重大难题,甚至是一场灾难。耐药问题需要综合治理,而合理用药是减少耐药的关键,临床医师负有重大责任。在美国抗生素处方中 3/4 系用于呼吸系统感染,其中大约一半属不合理用药。在我国则有过之而无不及。需要从教育和管理多方面入手,加强治理。

(3)新的病原微生物所致肺炎如 SARS 给中国和世界不小的震惊和足够深刻的教训,也给医学研究提出了许多重大课题,需要加强公共卫生体系建设,增加科学研究的投入与推动。

(4)特殊人群如老年人和免疫低下患者肺炎的患病率和病死率很高,相关基础和临床研究亟待加强。

(魏振龙)

第七节 肺 脓 肿

肺脓肿是由化脓性病原体引起肺组织坏死和化脓,导致肺实质局部区域破坏的化脓性感染。通常早期呈肺实质炎症。后期出现坏死和化脓。如病变区和支气管交通则有空洞形成(通常直径>2 cm),内含由微生物感染引致的坏死碎片或液体,其外周环绕炎症肺组织。和一般肺炎相比,其特点是引致的微生物负荷量多(如急性吸入),局部清除微生物能力下降(如气道阻塞),以及受肺部邻近器官感染的侵及。如肺内形成多发的较小脓肿(直径<2 cm)则称为坏死性肺炎。肺脓肿和坏死性肺炎病理机制相同,其分界是人为的。

肺脓肿通常由厌氧、需氧和兼性厌氧菌引起,也可由非细菌性病原体,如真菌、寄生虫等所致。应注意类似的影像学表现也可由其他病理改变产生,如肺肿瘤坏死后空洞形成或肺囊肿内感染等。

在抗生素出现前,肺脓肿自然病程常表现为进行性恶化,病死率曾达50%,患者存活后也往往遗留明显的临床症状,需要手术治疗,预后不理想。自有效抗生素应用后,肺脓肿的疾病过程得到显著改善。但近年来随着肾上腺皮质激素、免疫抑制剂及化疗药物的应用增加,造成口咽部内环境的改变,条件致病的肺脓肿发病率又有增多的趋势。

一、病因和发病机制

化脓性病原体进入肺内可有几种途径,最主要的途径是口咽部内容物的误吸。

(一)呼吸道误吸

口腔、鼻腔、口咽和鼻咽部隐匿着复杂的菌群,形成口咽微生态环境。健康人唾液中的细菌含量每毫升约10^8个,半数为厌氧菌。在患有牙病或牙周病的人群中厌氧菌可增加1 000倍,易感个体中还可有多种需氧菌株定植。采用放射活性物质技术显示,45%健康人睡眠时可有少量唾液吸入气道。在各种因素引起的不同程度神智改变的人群中,约有75%在睡眠时会有唾液吸入。

临床上特别易于吸入口咽分泌物的因素有全身麻醉、过度饮酒或使用镇静药物、头部损伤、脑血管意外、癫痫、咽部神经功能障碍、糖尿病昏迷或其他重症疾病,包括使用机械通气者。呼吸机治疗时,虽然人工气道上有气囊保护,但在气囊上方的积液库内容物常有机会吸入到下呼吸道。当患者神智状态进一步受到影响时,胃内容物也可吸入,酸性液体可引起化学性肺炎,促进细菌性感染。

牙周脓肿和牙龈炎时,因有高浓度的厌氧菌进入唾液可增加吸入性肺炎和肺脓肿的发病。相反,仅有10%~15%厌氧菌肺脓肿可无明显的牙周疾病或其他促使吸入的因素。没有吸入因素者常需排除肺部肿瘤的可能性。

误吸后肺脓肿形成的可能性取决于吸入量、细菌数量、吸入物的pH和患者的防御机制。院内吸入将涉及G菌,特别是在医院获得的抗生素耐药菌株。

(二)血液循环途径

通常由在体内其他部位的感染灶,经血液循环播散到肺内,如腹腔或盆腔以及牙周脓肿的厌氧菌感染可通过血液循环播散到肺。

感染栓子也可起自于下肢和盆腔的深静脉的血栓性静脉炎或表皮蜂窝织炎,或感染的静脉内导管,吸毒者静脉用药也可引起。感染性栓子可含金黄色葡萄球菌、化脓性链球菌或厌氧菌。

(三)其他途径

比较少见。

(1)慢性肺部疾病者,可在下呼吸道有化脓性病原菌定植,如支气管扩张症、囊性纤维化,而并发症肺脓肿。

(2)在肺内原有空洞基础上(肿胀或陈旧性结核空洞)合并感染,不需要有组织的坏死,空洞壁可由再生上皮覆盖。局部阻塞可在周围肺组织产生支扩或肺脓肿。

(3)邻近器官播散,如胃肠道。

(4)污染的呼吸道装置,如雾化器有可能携带化脓性病原体进入易感染着肺内。

(5)先天性肺异常的继发感染,如肺隔离症、支气管囊肿。

二、病原学

肺脓肿可由多种病原菌引起,多为混合感染,厌氧菌和需氧菌混合感染占90%。社区获得性感染和院内获得性感染的细菌出现频率不同。社区获得性感染中,厌氧菌为70%,而在院内获得性感染中,厌氧菌和铜绿假单胞菌起重要作用。

(一)厌氧菌

厌氧菌是正常菌群的主要组成部分,但可引起身体任何器官和组织感染。近年来由于厌氧菌培养技术的改进,可以及时得到分离和鉴定。在肺脓肿感染时,厌氧菌是常见的病原体。

引起肺脓肿感染的致病性厌氧菌主要指专性厌氧菌。专性厌氧菌只能在无氧或低于正常大气氧分压条件下才能生存或生长。厌氧菌分为 G^+ 厌氧球菌、G^- 厌氧球菌、G^+ 厌氧杆菌、G^- 厌氧杆菌。其中 G^- 厌氧杆菌包括类杆菌属和梭杆菌属,类杆菌属是最主要的病原菌,以脆弱类杆菌和产黑素类杆菌最常见。G^+ 厌氧球菌主要为消化球菌属和消化链球菌属。G^- 厌氧球菌主要为产碱韦荣球菌。G^+ 厌氧杆菌中产芽孢的有梭状芽孢杆菌属和产气荚膜杆菌;不产芽孢的为放线菌属、真杆菌属、丙酸杆菌属、乳酸杆菌属和双歧杆菌属。外源性厌氧菌肺炎较少见。

(二)需氧菌

需氧菌常形成坏死性肺炎,部分区域发展成肺脓肿,因而其在影像学上比典型的厌氧菌引起的肺脓肿病变分布弥散。

金黄色葡萄球菌是引起肺脓肿的主要 G^+ 需氧菌,是社区获得的呼吸道病原菌之一。通常健康人在流感后可引起严重的金黄色葡萄球菌肺炎,导致肺脓肿形成,并伴薄壁囊性气腔和肺大疱,后者多见于儿童。金黄色葡萄球菌是儿童肺脓肿的主要原因,也是老年人在基础疾病上并发院内获得性感染的主要病原菌。金黄色葡萄球菌也可由体内其他部位的感染灶经血液循环播散,在肺内引起多个病灶,形成血源性肺脓肿,有时很像是肿瘤转移。其他可引起肺脓肿的 G^+ 菌是化脓性链球菌(甲型链球菌,乙型 B 溶血性链球菌)。

最常引起坏死性肺炎伴肺脓肿的 G^- 需氧菌为肺炎克雷伯杆菌,这种肺炎形成一到多个脓肿者占25%,同时常伴菌血症。但需注意有时痰培养结果可能是口咽定植菌,该病病死率高,多见于老年人和化疗患者,肾上腺皮质激素应用者,糖尿病患者也多见。铜绿假单胞菌也影响类似的人群,如免疫功能低下患者、有严重并发症者。铜绿假单胞菌在坏死性过程中形成多发小脓肿。

其他由流感嗜血杆菌、大肠埃希菌、鲍曼不动杆菌、变形杆菌、军团菌等所致坏死性肺炎引起脓肿则少见。

三、病理

肺脓肿时,细支气管受感染物阻塞,病原菌在相应区域形成肺组织化脓性炎症,局部小血管炎性血栓形成、血供障碍,在实变肺中出现小区域散在坏死,中心逐渐液化,坏死的白细胞及死亡细菌积聚,形成脓液,并融合形成1个或多个脓肿。当液化坏死物质通过支气管排出,形成空洞、形成有液平的脓腔,空洞壁表面残留坏死组织。当脓肿腔直径达到2 cm,则称为肺脓肿。炎症累及胸膜可发生局限性胸膜炎。如果在早期及时给予适当抗生素治疗,空洞可完全愈合,胸X线检查可不留下破坏残余或纤维条索影。但若治疗不恰当,引流不畅,炎症进展,则进入慢性阶段。脓肿腔有肉芽组织和纤维组织形成,空洞壁可有血管瘤。脓肿外周细支气管变形和扩张。

四、分类

肺脓肿可按病程分为急性和慢性,或按发生途径分为原发性和继发性。急性肺脓肿通常少于4~6周,病程迁延3个月以上则为慢性肺脓肿。大多数肺脓肿是原发性,通常有促使误吸的因素,或由正常宿主肺炎感染后在肺实质炎症的坏死过程演变而来。而继发性肺脓肿则为原有局部病灶基础上出现的并发症,如支气管内肿瘤、异物或全身性疾病引起免疫功能低下所致。细菌性栓子通过血液循环引致的肺脓肿也为继发性。膈下感染经横膈直接通过淋巴管或膈缺陷进入胸腔或肺实质,也可引起肺脓肿。

五、临床表现

肺脓肿患者的临床表现差异较大。由需氧菌(金黄色葡萄球菌或肺炎克雷伯杆菌)所致的坏死性肺炎形成的肺脓肿病情急骤、严重,患者有寒战、高热、咳嗽、胸痛等症状。儿童在金黄色葡萄球菌肺炎后发生的肺脓肿也多呈急性过程。一般原发性肺脓肿患者首先表现吸入性肺炎症状,有间歇发热、畏寒、咳嗽、咳痰、胸痛、体质量减轻、全身乏力、夜间盗汗等,和一般细菌性肺炎相似,但病程相对慢性化,症状较轻,可能和其吸入物质所含病原体致病力较弱有关。甚至有的起病隐匿,到病程后期多发性肺坏死、脓肿形成,与支气管相交通,则可出现大量脓性痰,如为厌氧菌感染则伴有臭味。但痰无臭味并不能完全排除厌氧菌感染的可能性,因为有些厌氧菌并不产生导致臭味的代谢终端产物,也可能是病灶尚未和气管支气管交通。咯血常见,偶尔可为致死性的。

继发性肺脓肿先有肺外感染症状(如菌血症、心内膜炎、感染性血栓静脉炎、膈下感染),然后出现肺部症状。在原有慢性气道疾病和支气管扩张的患者则可见痰量显著改变。

体格检查无特异性,阳性体征出现与脓肿大小和部位有关。如脓肿较大或接近肺的表面,则可有叩诊浊音,呼吸音降低等实变体征,如涉及胸膜则可闻胸膜摩擦音或胸腔积液体征。

六、诊断

肺脓肿诊断的确立有赖于特征性临床表现及影像学和细菌学检查结果。

（一）病史

原发性肺脓肿有促使误吸因素或口咽部炎症和鼻窦炎的相关病史。继发性肺脓肿则有肺内原发病变或其他部位感染病史。

（二）症状与体征

由需氧菌等引起的原发性肺脓肿呈急性起病，如以厌氧菌感染为主者则呈亚急性或慢性化过程，脓肿破溃与支气管相交通后则痰量增多，出现脓痰或脓性痰，可有臭味，此时临床诊断可成立。体征则无特异性。

（三）实验室检查

1.血常规检查

血白细胞和中性粒细胞计数升高，慢性肺脓肿可有血红蛋白和红细胞计数减少。

2.胸部影像学检查

影像学异常开始表现为肺大片密度增深、边界模糊的浸润影，随后产生1个或多个比较均匀低密度阴影的圆形区。当与支气管交通时出现空腔，并有气液交界面（液平），形成典型的肺脓肿。有时仅在肺炎症渗出区出现多个小的低密度区，表现为坏死性肺炎。需氧菌引起的肺脓肿周围常有较多的浓密炎性浸润影，而以厌氧菌为主的肺脓肿外周肺组织则较少见浸润影。

病变多位于肺的低垂部位和发病时的体位有关，侧位胸X线片可帮助定位。在平卧位时吸入者75%病变见于下中位背段及后基底段，侧卧位时则位于上叶后外段（由上叶前段和后段分支形成，又称腋段）。右肺多于左肺，这是受重力影响吸入物最易进入的部位。在涉及的肺叶中，病变多分布于近肺胸膜处，室间隔鼓出常是肺炎克雷伯杆菌感染的特征。病变也可引起胸膜反应、脓胸或气胸。

当肺脓肿愈合时，肺炎性渗出影开始吸收，同时脓腔壁变薄，脓腔逐渐缩小，最后消失。在71例肺脓肿系列观察中，经适当抗生素治疗，13%脓腔在2周消失，44%为4周，59%为6周，3个月内脓腔消失可达70%，当有广泛纤维化发生时，可遗留纤维条索影。慢性肺脓肿脓腔周围有纤维组织增生，脓腔壁增厚，周围细支气管受累，继发变形或扩张。

血源性肺脓肿则见两肺多发炎性阴影，边缘较清晰，有时类似转移性肿瘤，其中可见透亮区和空洞形成。

胸部CT检查对病变定位，坏死性肺炎时肺实质的坏死、液化的判断，特别是对引起继发性肺脓肿的病因诊断均有很大的帮助。

3.微生物学监测

微生物学监测的标本包括痰液、气管吸引物、经皮肺穿刺吸引物和血液等。

（1）痰液及气管分泌物培养：在肺脓肿感染中，需氧菌所占比例正在逐渐增加，特别是在院内感染中。虽然有口咽菌污染的机会，但重复培养对确认致病菌还是有意义的。由于口咽部厌氧菌内环境，痰液培养厌氧菌无意义，但脓肿性痰标本培养阳性，而革兰氏染色却见到大量细菌，且形态较一致，则可能提示厌氧菌感染。

（2）应用防污染技术对下呼吸道分泌物标本采集：是推荐的方法，必要时可采用。厌氧菌培养标本不能接触空气，接种后应放入厌氧培养装置和仪器以维持厌氧环境。气相色谱法检查厌氧菌的挥发脂肪酸，迅速简便，可用于临床用药选择的初步参考。

（3）血液标本培养：因为在血源性肺脓肿时常可有阳性结果，需要进行血培养，但厌氧菌血培养阳性率仅为5%。

4.其他

(1)CT引导下经胸壁脓肿穿刺吸引物厌氧菌及需氧菌培养,以及其他无菌体腔标本采集及培养。

(2)纤维支气管镜检查,除通过支气管镜进行下呼吸道标本采集外,也可用于鉴别诊断,排除支气管肺癌、异物等。

七、鉴别诊断

(一)细菌性肺炎

肺脓肿早期表现和细菌性肺炎相似,但除由一些需氧菌所致的肺脓肿外,症状相对较轻,病程相对慢性化。后期脓肿破溃与支气管相交通后则痰量增多,出现脓痰或脓性痰,可有臭味,此时临床诊断则可成立。胸部影像学检查,特别是CT检查,容易发现在肺炎症渗出区出现多个小的低密度区。当与支气管交通时,出现空腔,肝有气液交界面(液平),形成典型的肺脓肿。

(二)支气管肺癌

在50岁以上男性出现肺空洞性病变时,肺癌(通常为鳞癌)和肺脓肿的鉴别常需考虑。由支气管肺癌引起的空洞性病变(癌性空洞),无吸入病史,其病灶也不一定发生在肺的低垂部位。而肺脓肿则常伴有发热、全身不适、脓性痰、血白细胞和中性粒细胞计数升高,对抗生素治疗反应好。影像学上显示偏心空洞,空洞壁厚,内壁不规则,则常提示恶性病变。痰液或支气管吸引物的细胞学检查以及微生物学涂片和培养对鉴别诊断也有帮助。如对于病灶的诊断持续存在疑问,情况允许时,也可考虑手术切除病灶及相应肺叶。其他肺内恶性病变.包括转移性肺癌和淋巴瘤也可形成空洞病变。

需注意的是肺癌和肺脓肿可能共存,特别在老年人中。因为支气管肿瘤可使其远端引流不畅,分泌物潴留。引起阻塞性肺炎和肺脓肿,一般病程较长,有反复感染史,脓痰量较少。纤维支气管镜检查对确定诊断很有帮助。

(三)肺结核

空洞继发感染肺结核常伴空洞形成,胸部X线检查空洞壁较厚,病灶周围有密度不等的散在结节病灶。合并感染时空洞内可有少量液平,临床出现黄痰,但整个病程长,起病缓慢,常有午后低热、乏力、盗汗、慢性咳嗽、食欲缺乏等慢性症状,经治疗后痰中常可找到结核分枝杆菌。

(四)局限性脓胸

局限性脓胸常伴支气管胸膜漏和肺脓肿有时在影像学上不易区别。典型的脓胸在侧位胸片呈"D"字阴影,从后胸壁向前方鼓出。CT对疑难病例有帮助,可显示脓肿壁有不同厚度,内壁边缘和外表面不规则;而脓胸腔壁则非常光滑,液性密度将增厚的壁层胸膜和受压肺组织下的脏层胸膜分开。

(五)大疱内感染

患者全身症状较胸X线片显示状态要轻。在平片和CT上常可见细而光滑的大疱边缘,和肺脓肿相比其周围肺组织清晰。以往胸片将有助于诊断。大疱内感染后有时可引起大疱消失,但很少见。

(六)先天性肺病变继发感染

支气管脓肿及其他先天性肺囊肿可能无法和肺脓肿鉴别,除非有以往胸X线片进行比较。支气管囊肿未感染时,也不和气管支气管交通,但囊肿最后会出现感染,形成和气管支气管的交通,气体进入囊肿,形成含气囊肿,可呈单发或多发含气空腔,壁薄而均一;合并感染时,其中可见气液平面。如果患者一开始就表现为感染性支气管囊肿,通常清晰的边界就会被周围肺实质炎症和实变所遮掩。囊肿的真正本质只有在周围炎症或渗血消散吸收后才能显示出来。

先天性肺隔离症感染也会同样出现鉴别诊断困难,可通过其所在部位(多位于下叶)及胸部CT扫描和磁共振成像(MRI)及造影剂增强帮助诊断,并可确定异常血管供应来源,对手术治疗有帮助。

(七)肺挫伤血肿和肺撕裂

胸部刺伤或挤压伤后,影像学可出现空洞样改变,临床无典型肺脓肿表现,有类似的创伤病史常提示此诊断。

(八)膈疝

通常在后前位胸X线片可显示"双重心影",在侧位上在心影后可见典型的胃泡,并常有液平。如有疑问可进行钡剂及胃镜检查。

(九)包囊肿和其他肺寄生虫病

包囊肿可穿破,引起复合感染,曾在羊群牧羊分布的区域居住者需考虑此诊断。乳胶凝聚试验,补体结合和酶联免疫吸附试验,也可检测血清抗体,帮助诊断。寄生虫中如肺吸虫也可有类似症状。

(十)真菌和放线菌感染

肺脓肿并不全由厌氧菌和需氧菌所致,真菌、放线菌也可引起肺脓肿。临床鉴别诊断时也需考虑。

(十一)其他

易和肺脓肿混淆的还有空洞型肺栓塞、Wegener肉芽肿、结节病等,偶尔也会形成空洞。

八、治疗

肺脓肿的治疗应根据感染的微生物种类以及促使产生感染的有关基础或伴随疾病而确定。

(一)抗感染治疗

抗生素应用已有半个世纪,肺脓肿在有效抗生素合理应用下,加上脓液通过和支气管交通向体外排出,因而大多数对抗感染治疗有效。

近年来,某些厌氧菌已产生 β-内酰胺酶,在体外或临床上对青霉素耐药,故应结合细菌培养及药敏结果,及时合理选择药物。但由于肺脓肿患者很难及时得到微生物学的阳性结果,故可根据临床表现,感染部位和涂片染色结果分析可能性最大的致病菌种类,进行经验治疗。由于大多数和误吸相关,厌氧菌感染起重要作用,因而青霉素仍是主要治疗药物,但近年来情况已有改变,特别是院内获得感染的肺脓肿。常为多种病原菌的混合感染,故应联合应用对需氧菌有效的药物。

1.青霉素 G

该药为首选药物,对厌氧菌和 G^+ 球菌等需氧菌有效。

用法:240 万 U/d 肌内注射或静脉滴注;严重病例可加量至 1 000 万 U/d 静脉滴注,分次使用。

2.克林霉素

克林霉素是林可霉素的半合成衍生物,但优于林可霉素,对大多数厌氧菌有效,如消化球菌、消化链球菌、类杆菌梭形杆菌、放线菌等。目前有 10％～20％脆弱类杆菌及某些梭形杆菌对克林霉素耐药。主要不良反应是假膜性肠炎。

用法：0.6～1.8/d,分 2～3 次静脉滴注,然后序贯改口服。

3.甲硝唑(灭滴灵)

该药是杀菌药,对 G 厌氧菌,如脆弱类杆菌有作用。多为联合应用,不单独使用。通常和青霉素、克林霉素联合用于厌氧菌感染。对微需氧菌及部分链球菌如密勒链球菌效果不佳。

用法：根据病情,一般 6～12 g/d,可加量到 24 g/d。

4.β-内酰胺类抗生素

某些厌氧菌如脆弱类杆菌可产生 β-内酰胺酶,故青霉素、羧苄西林、三代头孢中的头孢噻肟、头孢哌酮效果不佳。对其活性强的药物有碳青霉烯类,替卡西林克拉维酸、头孢西丁等,加酶联合制剂作用也强,如阿莫西林克拉维酸或联合舒巴坦等。

院内获得性感染形成的肺脓肿,多数为需氧菌,并行耐药菌株出现,故需选用 β-内酰胺抗生素的第二代、第三代头孢菌素,必要时联合氨基糖苷类。

血源性肺脓肿致病菌多为金黄色葡萄球菌,且多数对青霉素耐药,应选用耐青霉素酶的半合成青霉素的药物,对耐甲氧西林的金黄色葡萄球菌(MRSA),则应选用糖肽类及利奈唑胺等。

给药途径及疗程尚未有大规模的循证医学证据,但一般先以静脉途径给药。

和非化脓性肺炎相比,其发热呈逐渐下降,7 d 达到正常。若 1 周未能控制体温,则需再新评估。影像学改变时间长,有时达数周,并有残余纤维化改变。

治疗成功率与治疗开始时症状、存在的时间以及空洞大小有关。对治疗反应不好者,还需注意有无恶性病变存在。总的疗程要 4～6 周,可能需要 3 个月,以防止反复。

(二)引流

(1)痰液引流对于治疗肺脓肿非常重要,体位,引流有助于痰液排出。纤维支气管镜除作为诊断手段,确定继发性脓肿原因外,还可用来经气道内吸引及冲洗,促进引流,利于愈合。有时脓肿大、脓液量多时,需要硬质支气管镜进行引流,以便于保证气道通畅。

(2)合并脓胸时,除全身使用抗生素外,应局部胸腔抽脓或肋间置入导管水封并引流。

(三)外科手术处理

内科治疗无效,或疑及有肿瘤者为外科手术适应证。包括治疗经 4～6 周脓肿不关闭、大出血、合并气胸、支气管胸膜瘘。在免疫功能低下、脓肿进行性扩大时也需考虑手术处理。有效抗生素应用后,目前需外科处理病例已减少(<15％),手术时要防止脓液进入对侧,麻醉时要置入双腔导管,否则可引起对侧肺脓肿和 ARDS。

九、预后

取决于基础病变或继发的病理改变,治疗及时、恰当者,预后良好。厌氧菌和 G 杆菌引起的坏死性肺炎,多表现为脓腔大(直径>6 cm),多发性脓肿,临床多发于有免疫功能缺陷,年龄大的患者。并发症主要为脓胸、脑脓肿、大咯血等。

十、预防

应注意加强个人卫生,保持口咽内环境稳定,预防各种促使误吸的因素。

(魏振龙)

第八节　肺　水　肿

　　肺内正常的解剖和生理机制保持肺间质水分恒定和肺泡处于理想的湿润状态,以利于完成肺的各种功能。如果某些原因引起肺血管外液体量过度增多甚至渗入肺泡,引起生理功能紊乱,则称之为肺水肿。临床表现主要为呼吸困难、发绀、咳嗽、咳白色或血性泡沫痰,两肺散在湿啰音,影像学呈现为以肺门为中心的蝶状或片状模糊阴影。理解肺液体和溶质转运的基本原理是合理有效治疗肺水肿的基础。

一、肺内液体交换的形态学基础

　　肺泡表面为上皮细胞,肺泡表面约有 90% 被扁平 I 型肺泡细胞覆盖,其余为 II 型肺泡细胞(图 3-2)。细胞间连接紧密,正常情况下液体不能透过。 II 型肺泡细胞含有丰富的磷脂类物质,主要成分是二软脂酰卵磷脂,其分泌物进入肺泡,在肺泡表面形成一薄层减低肺泡表面张力的肺泡表面活性物质,维持肺泡开放,并有防止肺泡周围间质液向肺泡腔渗漏的功能。 II 型肺泡细胞除了分泌表面活性物质外,还参与钠运输。钠先通过肺泡腔侧的阿米洛利敏感性钠通道进入细胞内,再由位于基膜侧的 Na,K-ATP 酶将钠泵入肺间质。肺毛细血管内衬着薄而扁平的内皮细胞,内皮细胞间的连接较为疏松,允许少量液体和某些蛋白质颗粒通过。近年来的研究还发现,支气管肺泡上皮还表达 4 种特异性水转运蛋白或称为水通道蛋白(AQP)1、3、4、5,可加速水的转运,参与肺泡液体的交换。

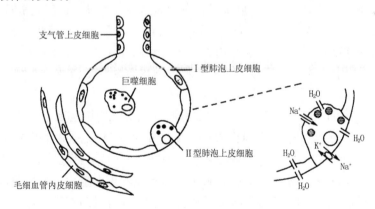

图 3-2　肺泡液体交换形态学基础示意图

　　电镜观察可见肺泡的上皮与血管的基膜之间不是完全融合,与毛细血管相关的肺泡壁存在一侧较薄和一侧较厚的边(图 3-3)。薄侧上皮与内皮的基膜相融合,即由肺泡上皮、基膜和毛细血管内皮三层所组成,有利于血与肺泡的气体交换。厚侧由肺毛细血管内皮层、基膜、胶原纤维和弹力纤维交织网、肺泡上皮、极薄的液体层和表面活性物质层组成。上皮与内皮基膜之间被间隙(肺间质)分离,该间隙与支气管血管束周围间隙、小叶间隔和脏层胸膜下的间隙相连通,以利液体交换。进入肺间质的液体主要通过淋巴系统回收。在厚侧肺泡隔中,电镜下可看到神经和点状胶原物质组成的感受器。当间质水分增加,胶原纤维肿胀刺激"J"感受器,传至中枢,反射性使呼吸加深加快,引起胸腔负压增加,淋巴管液体引流量增多。

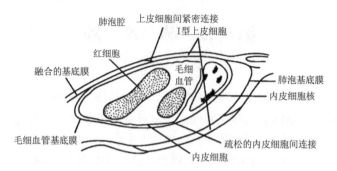

图 3-3　肺泡毛细血管结构示意图

二、发病机制

无肺泡液体清除时,控制水分通过生物半透膜的各种因素可用 Starling 公式概括,若同时考虑到滤过面积和回收液体至血管内的机制,可改写为下面公式:

$$EVLW = \{(SA \times Lp)[(P_{mv} - P_{pmv}) - \sigma(\pi_{mv} - \pi_{pmv})]\} - Flymph$$

式中:EVLW 为肺血管外液体含量;SA 为滤过面积;Lp 为水流体静力传导率;P_{mv} 和 P_{pmv} 分别为微血管内和微血管周围静水压;σ 为蛋白反射系数;π_{mv} 和 π_{pmv}。分别为微血管内和微血管周围胶体渗透压;Flymph 为淋巴流量,概括了所有将液体回收到血管内的机制。

这里之所以使用微血管而不是毛细血管这一术语,是因为液体滤出还可发生在小动脉和小静脉处。此外,$SA \times Lp = K_f$,是水过系数。虽然很难测定 SA 和 Lp,但其中强调了 SA 对肺内液体全面平衡的重要性。反射系数表示血管对蛋白的通透性。如果半透膜完全阻止可产生渗透压的蛋白通过,σ 值为 1.0,相反,如其对蛋白的滤过没有阻力,σ 值为 0。因此,σ 值可反映血管通透性变化影响渗透压梯度,进而涉及肺血管内外液体流动的作用。肺血管内皮的 σ 值为 0.9,肺泡上皮的 σ 值为 1.0。因此,在某种程度上内皮较肺泡上皮容易滤出液体,导致肺间质水肿发生在肺泡水肿前。

从公式可看出,如果 SA、Lp、P_{mv} 和 π_{pmv} 部分或全部增加,其他因素不变,EVLW 即增多。P_{pmv}、σ、π_{mv} 和 Flymph 的减少也产生同样效应。由于重力和肺机械特性的影响,肺内各部位的 P_{mv} 和 P_{pmv} 并不是均匀一致的。在低于右心房水平的肺区域中,虽然 P_{mv} 和 P_{pmv} 均可升高,但前者的升高程度大于后者,这有助于解释为什么肺水肿易首先发生在重力影响最明显的部位。

正常时,尽管肺微血管和间质静水压力受姿势、重力、肺容量乃至循环液体量变化的影响,但肺间质和肺泡均能保持理想的湿润状态。这是由于淋巴系统、肺间质蛋白和顺应性的特征有助于对抗液体潴留并连续不断地清除肺内多余的水分。肺血管静水压力和通透性增加时,淋巴流量可增加 10 倍以上对抗肺水肿的产生。起次要作用的是肺间质内蛋白的稀释效应,它由微血管内静水压力升高后致使液体滤过增多引起,效应是降低 π_{pmv},反过来减少净滤过量,但对血管通透性增加引起的肺水肿不起作用。预防肺水肿的另一因素是顺应性变化效应。肺间质中紧密连接的凝胶结构不易变形,顺应性差,肺间质轻度积液后压力即迅速升高,阻止进一步滤过。但同时由于间质腔扩张范围小,当移除肺间质内水分的速度赶不上微血管滤出的速度时,易发生肺泡水肿。

近年来的研究又发现,肺水肿的形成还受肺泡上皮液体清除功能的影响。肺泡Ⅱ型细胞在儿茶酚胺依赖性和非依赖性机制的调节下,可主动清除肺泡内的水分,改善肺水肿。据此,可以推论,肺水肿的发病机制除了 Starling 公式中概括的因素外,还受肺泡上皮主动液体转运功能的左右。只有液体漏出的作用强于回收的作用,并超过了肺泡液体的主动转运能力后才发生肺水肿。而且,肺泡液体转运功能完整也有利于肺水肿的消散。

三、分类

为便于指导临床诊断和治疗,可将肺水肿分为微血管压升高性(高压性肺水肿)、微血管压正常性(常压性肺水肿)和高微血管压合并高肺毛细血管膜通透性肺水肿(混合性肺水肿)3 类(表 3-5)。

表 3-5　肺水肿分类

分类	具体类型
高压性肺水肿	心源性:左心衰竭、二尖瓣病、左房黏液瘤
	肺静脉受累:原发性静脉闭塞性疾病、纵隔纤维化或肉芽肿病变
	神经源性:颅脑外伤、颅内压升高、癫痫发作后
常压性肺水肿	吸入有毒烟雾和可溶性气溶胶:二氧化氮、二氧化硫、一氧化碳、高浓度氧、臭氧、烟雾烧伤、氨气、氯气、光气、有机磷酸酯
	吸入有毒液体:液体性胃内容物、淹溺、高张性造影剂、乙醇
	高原肺水肿
	新生儿暂时性呼吸急促
	胸穿后肺复张胜肺水肿
	血浆胶体渗透压减少
	淋巴回流障碍
	其他:外伤性脂肪栓塞、肺挫伤急性放射性反应、循环毒素(四氧嘧啶、蛇毒)、循环的血管活性物质(组胺、激肽、前列腺素、5-羟色胺)
混合性肺水肿	吸毒或注射毒品过量
	急性呼吸窘迫综合征(ARDS)

四、病理和病理生理

肺表面苍白,含水量增多,切面有大量液体渗出。显微镜下观察,可将其分为间质期、肺泡壁期和肺泡期。

间质期是肺水肿的最早表现,液体局限在肺泡外血管和传导气道周围的疏松结缔组织中,支气管、血管周围腔隙和叶间隔增宽,淋巴管扩张。液体进一步潴留时,进入肺泡壁期。液体蓄积在厚的肺泡毛细血管膜一侧,肺泡壁进行性增厚。发展到肺泡期时,充满液体的肺泡壁会丧失其环形结构,出现褶皱。无论是微血管内压力增高还是通透性增加引起的肺水肿,肺泡腔内液体中蛋白与肺间质内相同时,提示表面活性物质破坏,而且上皮丧失了滤网能力。

肺水肿可影响肺顺应性、弥散功能、通气/血流比值和呼吸类型。其程度与病理改变有关,间质期最轻,肺泡期最重。肺含水量增加和肺表面活性物质破坏,可降低肺顺应性,增加呼吸功。间质和肺泡壁液体潴留可加宽弥散距离。肺泡内部分或全部充满液体可引起弥散面积减少和通气/血流比值降低,产生肺泡动脉血氧分压差增加和低氧血症。区域性肺顺应性差异易使吸入气体进入顺应性好的肺泡,加重通气/血流比值失调。同时由于肺间质积液刺激 J 感受器,呼吸浅速,进一步增加每分钟无效腔通气量,减少呼吸效率、增加呼吸功耗。当呼吸肌疲劳不能代偿性增加通气和保证肺泡通气量后,即出现 CO_2 潴留和呼吸性酸中毒。

此外,肺水肿间质期即可表现出对血流动力学的影响。间质静水压升高可压迫附近微血管,增加肺循环阻力,升高肺动脉压力。低氧和酸中毒还可直接收缩肺血管,进一步恶化血流动力学,加重右心负荷,引起心功能不全。

五、临床表现

高压性肺水肿体检时可发现心脏病体征,临床表现依病程而变化。在肺水肿间质期,患者可主诉咳嗽、胸闷、呼吸困难,但因为增加的水肿液体大多局限在间质腔内,只表现轻度呼吸浅速,听不到啰音。因弥散功能受影响或通气/血流比值失调而出现动脉血氧分压降低。待肺水肿液体渗入到肺泡后,患者可主诉咳白色或血性泡沫痰,出现严重的呼吸困难和端坐呼吸,体检时可听到两肺满布湿啰音。血气分析指示低氧血症加重,甚至出现 CO_2 潴留和混合性酸中毒。

常压性和混合性肺水肿的临床表现可因病因而异,而且同一病因引起肺水肿的临床表现也可依不同的患者而变化。吸入有毒气体后患者可表现为咳嗽、胸闷、气急,听诊可发现肺内干啰音或哮鸣音。吸入胃内容物后主要表现为气短、咳嗽。通常为干咳,如果经抢救患者得以存活,度过急性肺水肿期,可咳出脓性黏痰,痰培养可鉴定出不同种类的需氧菌和厌氧菌。淹溺后,由于肺泡内的水分吸收需要一定时间,可表现咳嗽、肺内湿啰音,血气分析提示严重的持续性低氧血症,部分病例表现为代谢性酸中毒,呼吸性酸中毒少见。高原肺水肿的症状发生在到达高原的 12 h 至 3 d,主要为咳嗽、呼吸困难、乏力和咯血,常合并胸骨后不适。体检可发现发绀和心动过速,吸氧或回到海平面后迅速改善。对于吸毒或注射毒品患者来讲,最严重的并发症之一即是肺水肿。过量应用海洛因后,肺水肿的发生率为 $48\%\sim75\%$,也有报道应用美沙酮、右丙氧芬、氯氮䓬和乙氯维诺可诱发肺水肿。患者送到医院时通常已昏迷,鼻腔和口腔喷出粉红色泡沫状水肿液,发生严重的低氧血症、高碳酸血症、呼吸性合并代谢性酸中毒、ARDS(见急性呼吸窘迫综合征)。

六、影像学改变

典型间质期肺水肿的 X 线表现主要为肺血管纹理模糊、增多,肺门阴影不清,肺透光度降低,肺小叶间隔增宽。两下肺肋膈角区可见 Kerley B 线,偶见 Kerley A 线。肺泡水肿主要为腺泡状致密阴影,弥漫分布或局限于一侧或一叶的不规则相互融合的模糊阴影,或呈肺门向外扩展逐渐变淡的蝴蝶状阴影。有时可伴少量胸腔积液。但肺含量增加 30% 以上才可出现上述表现。CT 和磁共振成像术可定量甚至区分肺充血和肺间质水肿,尤其是体位变化前后的对比检查更有意义。

七、诊断和鉴别诊断

根据病史、症状、体检和 X 线表现常可对肺水肿做出明确诊断,但需要肺含水量增多超过 30% 时才可出现明显的 X 线变化,必要时可应用 CT 和磁共振成像术帮助早期诊断和鉴别诊断。热传导稀释法和血浆胶体渗透压-肺毛细血管楔压梯度测定可计算肺血管外含水量及判断有无肺水肿,但均需留置肺动脉导管,为创伤性检查。用^{99m}Tc-人血球蛋白微囊或^{113}In-运铁蛋白进行肺灌注扫描时,如果通透性增加可聚集在肺间质中,通透性增加性肺水肿尤其明显。此外,高压性肺水肿与常压性肺水肿在处理上有所不同,两者应加以鉴别(表3-6)。

表3-6 高压性肺水肿与常压性肺水肿鉴别

项目	高血压肺水肿	常压性肺水肿
病史	有心脏病史	无心脏病史,但有其他基础疾病病史
体征	有心脏病体征	无心脏异常体征
发热和白细胞计数升高	较少	相对较多
X线表现	自肺门向周围蝴蝶状浸润,肺上野血管影增深	肺门不大,两肺周围弥漫性小斑片阴影
水肿液性质	蛋白含量低	蛋白含量高
水肿液胶体渗透压/血浆胶体渗透压	<0.6	>0.7
肺毛细血管楔压	出现充血性心力衰竭静脉注射时PCWP>2.4 kPa	≤1.6 kPa
肺动脉舒张压-肺毛细血管楔压差	<0.6 kPa	>0.6 kPa
利尿剂治疗效果	心影迅速缩小	心影无变化,且肺部阴影不能在1~2 d消散

八、高压性肺水肿治疗

(一)病因治疗

输液速度过快者应立即停止或减慢速度。尿毒症患者可用透析治疗。感染诱发者应立即应用恰当抗生素。毒气吸入者应立即脱离现场,给予解毒剂。麻醉剂过量摄入者应立即洗胃及给予对抗药。

(二)氧疗

肺水肿患者通常需要吸入较高浓度氧气才能改善低氧血症,最好用面罩给氧。湿化器内置75%~95%乙醇或10%硅酮有助于消除泡沫。

(三)吗啡

每剂5~10 mg皮下或静脉注射可减轻焦虑,并通过中枢性交感神经抑制作用降低周围血管阻力,使血液从肺循环转移到体循环,并可舒张呼吸道平滑肌,改善通气。对心源性肺水肿效果最好,但禁用于休克、呼吸抑制和慢性阻塞性肺疾病合并肺水肿者。

(四)利尿

静脉注射呋塞米(速尿)40~100 mg或布美他尼(丁尿胺)1 mg,可迅速利尿、减少循环血量和升高血浆胶体渗透压,减少微血管滤过液体量。此外静脉注射呋塞米还可扩张静脉,减少静脉回流,在利尿作用发挥前即可产生减轻肺水肿的作用。但不宜用于血容量不足者。

(五)血管舒张剂

血管舒张剂是治疗急性高压性肺水肿的有效药物,通过扩张静脉,促进血液向外周再分配,进而降低肺内促进液体滤出的驱动压。此外,还可扩张动脉、降低系统阻力(心脏后负荷),增加心排血量,其效果可在几分钟内出现。对肺水肿有效的血管舒张剂分别是静脉舒张剂、动脉舒张剂和混合性舒张剂。静脉舒张剂代表为硝酸甘油,以 $10\sim15~\mu g/min$ 的速度静脉给药,每 $3\sim5~min$ 增加 $5\sim10~\mu g$ 的剂量直到平均动脉压下降(通常>2.7 kPa)、肺血管压力达到一定的标准、头痛难以忍受或心绞痛减轻。混合性舒张剂代表为硝普钠,通常以 $10~\mu g/min$ 的速度静脉给药,每 $3\sim5~min$ 增加 $5\sim10~\mu g$ 的剂量直到达到理想效果。动脉舒张压不应<8.0 kPa(60 mmHg),收缩压峰值应该高于 12.0 kPa(90 mmHg),多数患者在 $50\sim100~\mu g/min$ 剂量时可以获得理想的效果。

(六)强心剂

强心剂主要适用于快速心房纤颤或扑动诱发的肺水肿。2 周内未用过洋地黄类药物者,可用毒毛花苷 K 0.25 mg 或毛花苷 C $0.4\sim0.8$ mg 溶于葡萄糖内缓慢静脉注射,也可选用氨力农静脉滴注。

(七)β_2 受体激动剂

已有研究表明雾化吸入长效、短效 β_2 受体激动剂,如特布他林或沙美特罗可能有助于预防肺水肿或加速肺水肿的吸收和消散,但其疗效还有待于进一步验证。

(八)肾上腺糖皮质激素

对肺水肿的治疗价值存在分歧。一些研究表明,它能减轻炎症反应和微血管通透性,促进表面活性物质合成,增强心肌收缩力,降低外周血管阻力和稳定溶酶体膜。可应用于高原肺水肿、中毒性肺水肿和心肌炎合并肺水肿。通常用地塞米松 $20\sim40$ mg/d 或氢化可的松 $400\sim800$ mg/d 静脉注射,连续 $2\sim3$ d,但不适合长期应用。

(九)减少肺循环血量

患者坐位,双腿下垂或四肢轮流扎缚静脉止血带,每 20 min 轮番放松一肢体 5 min,可减少静脉回心血量。适用于输液超负荷或心源性肺水肿,禁用于休克和贫血患者。

(十)机械通气

出现低氧血症和/或 CO_2 潴留时,可经面罩或人工气道机械通气,辅以 $0.3\sim0.9$ kPa 呼气末正压。可迅速改善气体交换和通气功能,但无法用于低血压和休克患者。

(魏振龙)

第九节　慢性阻塞性肺疾病

一、慢性阻塞性肺疾病概述

(一)定义

慢性阻塞性肺疾病(COPD)是一种以气流受限为特征的可以预防和治疗的疾病,气流受限不完全可逆,呈进行性发展,与肺部对香烟烟雾等有害气体或颗粒的异常炎症反应有关,COPD主要累及肺脏,但也可以引起全身(或称肺外)的不良反应。

COPD 是指具有气流受限的慢性支气管炎和/或肺气肿。慢性支气管炎或肺气肿可单独存在,但在绝大多数情况下是合并存在,无论是单独还是合并存在,只要有气流受限,均可以称为

COPD,当其合并存在时,各自所占的比重则因人而异。

慢性支气管炎的定义为"慢性咳嗽、咳痰,每年至少3个月,连续2年以上,并能除外其他肺部疾病者"。

肺气肿的定义为"终末细支气管远侧气腔异常而持久的扩大,并伴有气腔壁的破坏,而无明显的纤维化"。

以上慢性支气管炎和肺气肿的定义中都没有提到气流受限,而COPD是以气流受限为特征的疾病,因此,现在国内外均逐渐以COPD这一名称取代具有气流受限的慢性支气管炎和/或肺气肿。如果一个患者,具有COPD的危险因素,又有长期咳嗽、咳痰的症状,但肺功能检查正常,则只能视为COPD的高危对象,其中一部分患者在以后的随访过程中,可出现气流受限,但也有些患者肺功能始终正常,当其出现气流受限时,才能称为COPD。

以往有些学者认为支气管哮喘,甚至支气管扩张都应包括在COPD之内,但支气管哮喘在发病机制上与COPD完全不同,虽然也有慢性气流受限,但其程度完全可逆或可逆性比较大,支气管扩张相对来说是一种局限性病变,二者均不应包括在COPD之内。

COPD不仅累及肺,对全身也有影响,COPD晚期常有体质量下降、营养不良、骨骼肌无力、精神抑郁。由于呼吸衰竭,可并发肺源性心脏病、肺性脑病,还可伴发心肌梗死、骨质疏松等。因此COPD不仅是一种呼吸系统疾病,还是一种全身性疾病,在评定COPD的严重程度时,不仅要看肺功能,还要看全身的状况。

(二)流行病学

COPD是呼吸系统最常见的疾病之一,据世界卫生组织(WHO)调查,1990年全球COPD病死率占各种疾病病死率的第6位,到2020年上升至第3位。据2003年文献报道,亚太地区12国根据其流行病学调查推算,30岁以上人群中重度COPD的平均患病率为6.3%。近期对我国7个地区20 245个成年人进行调查,COPD患病率占40岁以上人群的8.2%,患病率之高,十分惊人。另外流行病学调查还表明,COPD患病率在吸烟者、戒烟者中比不吸烟者明显高,男性比女性高,40岁以上者比40岁以下者明显高。

二、慢性阻塞性肺疾病的病因、病理

(一)病因

COPD的病因至今仍不十分清楚,但已知与某些危险因素有关,吸烟是最主要的危险因素,但吸烟者中也只有15%～20%发生COPD,因此个体的易感性也是重要原因,环境因素与个体的易感因素相结合导致发病。

1.环境因素

(1)吸烟:已知吸烟为COPD最主要的危险因素,大多数患者均有吸烟史,吸烟数量愈大,年限愈长,则发病率愈高。被动吸烟能够增加吸入有害气体和颗粒的总量,也可以导致COPD的发生。

(2)职业性粉尘和化学物质:包括有机或无机粉尘,化学物质和烟雾,如二氧化硅、煤尘、棉尘、蔗尘、盐酸、硫酸、氯气。

(3)室内空气污染:用生物燃料如木材、畜粪等或煤炭做饭或取暖,通风不良,在不发达国家,是不吸烟而发生COPD的重要原因。

(4)室外空气污染:在城市里汽车、工厂排放的废气,如一氧化氮、二氧化氮、二氧化硫、二氧化碳,其他如臭氧等,在 COPD 的发生上,作为独立的因素,可能起的作用较小,但可以引起 COPD 的急性加重。

2.易感性

包括易感基因和后天获得的易感性。

(1)易感基因:比较明确的是表达先天性 α_1-抗胰蛋白酶缺乏的基因,是 COPD 的一个致病原因,但这种病在我国还未见报道,有报道 COPD 在一个家庭中多发,但迄今尚未发现明确的基因,COPD 的表型较多,很可能是一种多基因疾病。流行病学调查发现,吸烟者与早期慢性支气管炎患者,其 FEV_1 逐年下降率与气道反应性有关,气道反应性高者,其 FEV_1 下降率加速,因此认为气道高反应性也是 COPD 发病的危险因素。某些研究资料表明气道高反应性与基因有关,总之基因与 COPD 的关系,尚待深入研究。

(2)出生低体质量:学龄儿童调查发现出生低体质量者肺功能较差,这些儿童以后若吸烟,可能是 COPD 的一个易感因素。

(3)儿童时期下呼吸道感染:许多调查报告表明儿童时期下呼吸道感染与成年后 COPD 的发病有关,如果这些患病的儿童以后吸烟,则 COPD 的发病率显著增加,如果不吸烟,则对 COPD 的发生无明显影响,上述结果提示儿童时期下呼吸道感染可能是吸烟者发生 COPD 的易感因素,因儿童时期肺组织尚在发育,下呼吸道感染对肺组织的结构与功能均会发生不利影响,如果再吸烟,气道就更容易受到损害而发生 COPD,这种因果关系尚有待今后更多的研究资料证实。

(4)气道高反应性:气道高反应性是 COPD 的一个危险因素。气道高反应性除与基因有关外也可以是后天获得,继发于环境因素,例如氧化应激反应,可使气道反应性增高。

(二)病理

1.病理变化

COPD 特征性的病理变化见于中央气道、周围气道、肺实质和肺血管,存在着慢性炎症,在普通的吸烟者,也可以看到这种慢性炎症,是对吸入的有害物质的正常防御反应,但在 COPD 患者,这种炎症反应被放大而且持久,这种异常的炎症反应可能是由易感基因决定的。COPD 在不同的部位,有不同的炎症细胞,气道腔内中性粒细胞计数增多,气道腔、气道壁、肺实质巨噬细胞增加,气道壁和肺实质 $CD8^+$ T 淋巴细胞增加,反复的组织损伤和修复导致气道结构的重塑和狭窄。

(1)中央气道(气管和内径>2 mm 的支气管)。①炎症细胞:↑巨噬细胞,↑$CD8^+$(细胞毒) T 淋巴细胞,↑气腔内中性粒细胞。②结构变化:↑杯状细胞,黏膜下腺体增大(二者致黏液分泌增多),上皮鳞状化生。

(2)周围气道(细支气管内径<2 mm)。①炎症细胞:↑巨噬细胞,↑T 淋巴细胞($CD8^+$ >$CD4^+$),B 淋巴细胞,淋巴滤泡,↑成纤维细胞,↑气腔内中性粒细胞。②结构变化:气道壁增厚,支气管壁纤维化,腔内炎性渗出,气道狭窄(阻塞性细支气管炎)炎性反应和渗出随病情加重而加重。

(3)肺实质(呼吸性细支气管和肺泡)。①炎症细胞:↑巨噬细胞,↑$CD8^+$ T 淋巴细胞,↑肺泡腔内中性粒细胞。②结构变化:肺泡壁破坏,上皮细胞和内皮细胞凋亡。

(4)肺血管。①炎症细胞:↑巨噬细胞,↑T 淋巴细胞。②结构变化:内膜增厚,内皮细胞功能不全。↑平滑肌→肺动脉高压。

2.病理分类

各类型肺气肿如图 3-4 所示。

(1)小叶中心型肺气肿:呼吸性细支气管的破坏和扩张,常见于吸烟者和肺上部(图 3-4B)。

(2)全小叶型肺气肿:肺泡囊与呼吸性细支气管的破坏和融合,常见于先天性 α_1-抗胰蛋白酶缺乏者,也可见于吸烟者(图 3-4C)。

(3)隔旁肺气肿:为小叶远端肺泡导管、肺泡囊、肺泡的破坏与融合,位于肺内叶间隔或靠近胸壁的胸膜旁,常与以上两种肺气肿并存(图 3-4D)。

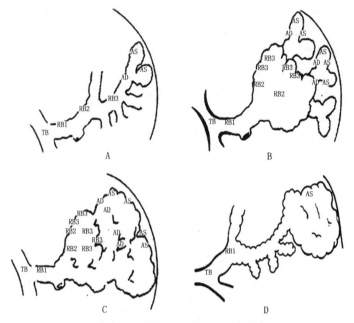

图 3-4 不同类型肺气肿示意图

A.正常肺小叶;B.小叶中心型肺气肿:呼吸性细支气管破坏融合,肺泡导管肺泡囊正常;C.全小叶型肺气肿:终末细支气管远端气腔全部破坏、融合扩大;D.隔旁肺气肿:小叶周围的肺泡腔破坏融合,靠近胸膜。TB:终末细支气管,RB1～3:呼吸性细支气管,AD:肺泡导管,AS:肺泡囊

(4)肺大疱:肺气肿可伴有肺大疱,为直径＞1 cm 的、扩张的肺气肿气腔。肺气肿应与其他肺泡过度充气相鉴别,支气管哮喘由于支气管痉挛狭窄,远端肺泡腔残气增加,肺泡扩张,但并无肺泡壁的破坏,并非肺气肿。

(5)代偿性肺气肿也是正常的肺泡过度扩张,不同于 COPD 中的肺气肿。

(6)老年性肺气肿,部分老年患者也可见到肺泡腔扩张,肺容量增加,主要是肺泡壁的弹性组织退行性变,肺泡弹性降低所致,并无肺泡壁的破坏,也无明显的症状。

三、慢性阻塞性肺疾病的发病机制

近年来对 COPD 的研究已有了很大进展,但对其发病机制至今尚不完全明了。

(一)气道炎症

香烟的烟雾与大气中的有害物质能激活气道内的肺泡巨噬细胞,巨噬细胞处在 COPD 慢性炎症的关键位置,它被激活后释放各种细胞因子,包括白介素-8(IL-8)、肿瘤坏死因子-α(TNF-α)、干扰素诱导性蛋白-10(IP-10)、单核细胞趋化肽-1(MCP-1)与白三烯 B_4(LTB$_4$)。IL-8 与 LTB$_4$ 是中性粒细胞的趋化因子,MCP-1 是巨噬细胞的趋化因子,IP-10 是 CD8$^+$T 淋巴细胞的趋化因子。这些炎症细胞被募集至气道后,在其与组织细胞相互作用下,发生了慢性炎症。TNF-α 能上调血管内皮细胞间黏附分子-1(ICAM-1)的表达,使中性粒细胞黏附于血管壁并移行至血管外并向气道内聚集,巨噬细胞与中性粒细胞释放的弹性蛋白酶与 TNF-α 均能损伤气道上皮细胞,使其释放更多的 IL-8,进一步加剧了气道炎症,蛋白酶还可刺激黏液腺增生肥大,使黏液分泌增多,上皮细胞损伤后脱纤毛以及免疫球蛋白受到蛋白酶的破坏,都能削弱气道的防御功能,容易继发感染,气道潜在的腺病毒感染,可以激活上皮细胞内的核因子 NF-κB 的转录,产生 IL-8 与 ICAM-1,吸引更多的中性粒细胞,使炎症持久不愈,这也可以解释为何 COPD 患者在戒烟以后,病情仍持续进展。CD8$^+$T 淋巴细胞也是重要的炎症细胞,其释放的 TNF-α、穿孔素等能使肺泡细胞溶解和凋亡,导致肺气肿。

气道炎症引起的分泌物增多,使气道狭窄,炎症细胞释放的介质可引起气道平滑肌的收缩,使其增生肥厚,上皮细胞与黏膜下组织损伤后的修复过程可导致气道壁的纤维化与气道重塑,以上的病理改变共同导致阻塞性通气障碍。巨噬细胞在 COPD 炎症反应中的枢纽作用如图 3-5 所示,小气道阻塞发生的机制如图 3-6 所示。

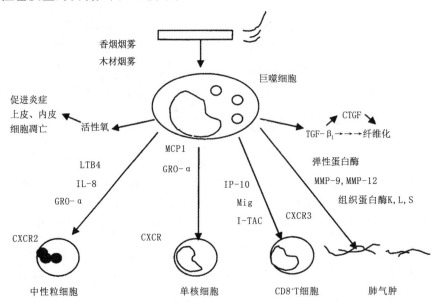

图 3-5 巨噬细胞在 COPD 炎症反应中的枢纽作用

巨噬细胞被香烟烟雾等激活后,可分泌许多炎症因子,促进了 COPD 炎症的发生,IL-8,生长相关性肿瘤基因 α(GRO-α)和白三烯 B_4(LTB$_4$)趋化中性粒细胞,巨噬细胞趋化蛋白 1(MCP$_1$)趋化单核细胞,γ-干扰素诱导性蛋白(IP-10),γ-干扰素诱导性单核细胞因子(Mig)与干扰素诱导性 T 细胞 α-趋化因子(I-TAC)趋化 CD8$^+$T 细胞。巨噬细胞释放基质金属蛋白酶(MMP)和组织蛋白酶溶解弹性蛋白并释放转化生长因子(TGF-β)和结缔组织生长因子(CTGF)导致纤维化。巨噬细胞还产生活性氧,放大炎症反应,损伤上皮和内皮细胞。CXCR:CXC 受体

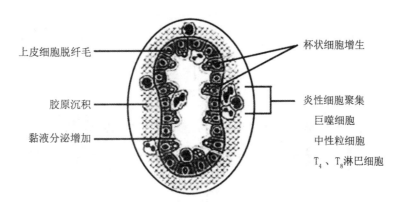

图 3-6　COPD 小气道阻塞发生机制

杯状细胞增生,气道炎症,黏液分泌增多,上皮细胞脱落纤毛,清除能力降低,胶原沉积,气道重塑

(二)蛋白酶与抗蛋白酶的失平衡

香烟等有害气体与颗粒除了引起支气管、细支气管的炎症外,还可引起肺泡的慢性炎症,肺泡腔内有多量的巨噬细胞与中性粒细胞聚集,前者可产生半胱氨酸蛋白酶与基质金属蛋白酶(MMP),后者可产生丝氨酸蛋白酶与基质金属蛋白酶。它们可水解肺泡壁中的弹性蛋白与胶原蛋白,使肺泡壁溶解破裂,许多小的肺泡腔融合成大的肺泡腔,产生肺气肿,在呼吸性细支气管,则可引起呼吸性细支气管的破坏、融合,产生小叶中心型肺气肿。

在正常情况下,由于抗蛋白酶的存在,可与蛋白酶保持平衡,使其不致对组织产生过度的破坏,血浆中的 α_2 巨球蛋白、α_1-抗胰蛋白酶能与中性粒细胞释放的丝氨酸蛋白酶结合而使其失去活性。此外,气道的黏液细胞、上皮细胞尚可分泌低分子的分泌型白细胞蛋白酶抑制剂(SLPI),能够抑制中性粒细胞释放的弹性蛋白酶的活性。许多组织能产生半胱氨酸蛋白酶抑制剂与组织基质金属蛋白酶抑制剂(TIMPs)使这两种蛋白酶失活,但在 COPD 患者,可能由于基因的多态性,影响了某些抗蛋白酶的产量或功能,使其不足以对抗蛋白酶的破坏作用而发生肺气肿(图 3-7)。

(三)氧化与抗氧化的不平衡

香烟的烟雾中含有许多活泼的氧化物,包括氮氧化物、氧自由基等。此外,炎症细胞如巨噬细胞与中性粒细胞均可产生氧自由基,它们可氧化抗蛋白酶,使其失去活性,氧化物还可激活上皮细胞中的 NF-κB,促使其进入细胞核,加强了某些炎前因子的转录,如 IL-8 与 TNF-α 等,加重了气道的炎症(图 3-8)。中性粒细胞释放的活性氧还可以上调黏附分子的表达和增加气道的反应性,放大慢性炎症。

四、慢性阻塞性肺疾病的病理生理

COPD 的主要病理生理变化是气流受限,肺泡过度充气和通气灌注比例(V/Q)不平衡。

(一)气流受限

支气管炎症导致黏膜水肿增厚,分泌物增多,支气管痉挛,平滑肌肥厚和气管壁的纤维化使支气管狭窄,阻力增加,流速变慢。

肺气肿时由于肺泡壁的弹性蛋白减少,弹性压降低,呼气时驱动压降低,故流速变慢,此外由于细支气管壁上,均有许多肺泡附着,肺泡壁的弹力纤维对其有牵拉扩张作用,当弹性蛋白减少时,扩张作用减弱,故细支气管壁萎陷,气流受限(图 3-9)。

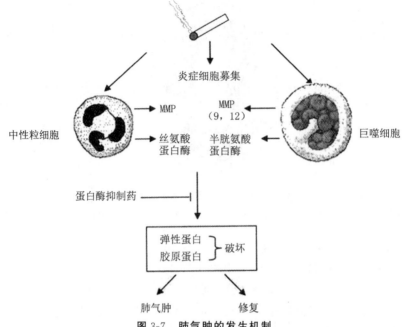

图 3-7 肺气肿的发生机制

香烟等烟雾导致炎症细胞向气道和肺泡聚集,巨噬细胞和中性粒细胞释放
多种蛋白酶,而抗蛋白酶的作用减弱,二者失去平衡。细胞外基质包括弹
性蛋白、胶原蛋白,受到破坏,发生肺气肿。MMP:基质金属蛋白酶

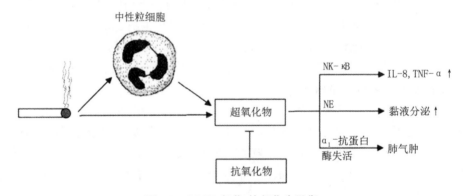

图 3-8 COPD 氧化-抗氧化失平衡

香烟烟雾与炎性细胞产生超氧化物能使上皮细胞中的 NF-κB 激活,
进入细胞核,转录 IL-8、TNF-α,中性粒细胞弹性蛋白酶(NE)可刺激
黏液腺分泌,超氧化物可使 α₁-抗蛋白酶失活,有利于肺气肿的形成

在 COPD 患者,由于肺泡弹性压的降低,支气管阻力的增加,最大呼气流速(V_{max})也明显受限。

图 3-10 为最大呼气流速容积(MEFV)曲线,从肺总量(TLC)位用力呼气至残气容积(RV)位,纵坐标为流速,横坐标为肺容积,左边线为升支,代表用力呼气的前 1/3,右边线为降支,代表用力呼气的后 2/3,顶点代表用力呼气峰流速,它是用力依赖性的,呼气愈用力,则该点愈高,而在该点以后各点的 V_{max},则是非用力依赖性的,是在该点的肺容积情况下所得到的最大流速,即

使再用力呼气,流速也不再增加,其发生的机制可以用在用力呼气时,胸腔内的气道受到的动态压迫解释(图 3-11)。

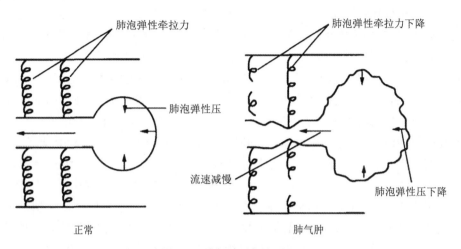

图 3-9　肺气肿时气流受限

左:正常肺泡与气道,气道壁外的弹簧表示附着在肺泡壁上的肺泡组织的弹性压力对气道壁的牵拉;右:肺气肿时,虽然肺泡容积增加,但弹性压降低,附着在气道壁外侧的肺泡由于弹性压降低,使其对气道的牵拉作用减弱,气道变窄,以上两种原因使气体流速受限。

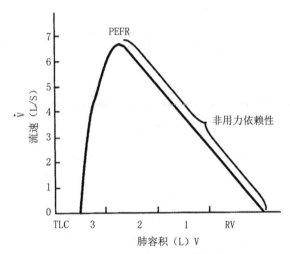

图 3-10　正常人最大呼气流速容积(MEFV)曲线

纵坐标为流速(V),横坐标为肺容积(V),曲线的顶点为呼气峰流速(PEFR),是用力依赖性的,曲线下降支各点的流速为非用力依赖性的。

图 3-11A 显示在某肺容积情况下,用力呼气时的流速受限,设肺泡弹性压(Pel)＝0.59 kPa(6 cmH$_2$O),胸膜腔压(Ppl)＝0.98 kPa(10 cmH$_2$O),肺泡压(Palv)＝Pel＋Ppl＝1.57 kPa(16 cmH$_2$O),肺泡压为驱动压,驱动肺泡气向口腔侧运动,形成气道内压,在肺泡压驱动流速前进的过程中,必须不断地克服气道的阻力,消耗能量。因此气道内压从肺泡侧到口腔侧,逐渐地减弱,最后气道内压等于大气压,流速停止,由于气道内压不断地减弱,胸腔内的气道必有一点,

气道内外的压力达到平衡,这一点称为等压点(EPP)。在图 3-11A 中,等压点的压力为 0.98 kPa(10 cmH₂O),在等压点的上游(肺泡侧),气道内压大于胸膜腔压,气道不致萎陷,但在等压点的下游(口腔侧),气道内压小于胸膜腔压,因此气道萎陷,阻力增加,流速降低(动态压迫)。在用力呼气时,胸膜腔压增加,一方面增加肺泡压,同时也增加了对胸腔内气道外侧壁的压力,而且这两个压力增加的量是相等的,因此等压点不变,即使再用力,流速也不会增加,如图 3-11B 所示,胸膜腔压由 0.98 kPa(10 cmH₂O)增加到 1.96 kPa(20 cmH₂O),肺泡压由 1.57 kPa(16 cmH₂O)变为 2.55 kPa(26 cmH₂O),气道外压也由 0.98 kPa(10 cmH₂O)变为 1.96 kPa(20 cmH₂O),气道内外增加的压力量是一样的,等压点不变,流速仍然受限,应当注意,肺容积不同,等压点的位置也不同,在高肺容积时,肺泡弹性压也加大,同时对气道壁的牵拉作用也加大,因此胸腔内气道是扩张的,此时等压点在有软骨支撑的气管附近,用力呼气,气管不致萎陷,而只会增加流速,故 V_{max} 是用力依赖性的,随着呼气的进行,肺容积越来越小,肺泡弹性压也越来越低,气道的阻力越来越大,为克服气道阻力,气道内压更早地消耗变小,气道内外的压力更早地达到平衡,也就是说,等压点逐渐向肺泡侧移位,气道壁越来越缺少软骨的支持,容易受到胸膜腔压力的压迫,使流速受限,此时 V_{max} 变为非用力依赖性的,等压点的上游,最大流速取决于肺泡弹性压与气道阻力的大小,而与用力的大小无关。

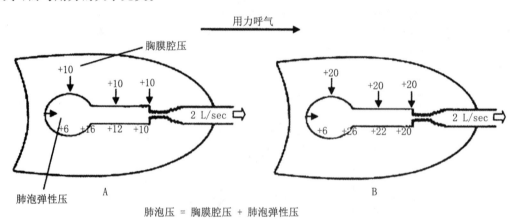

图 3-11 非用力依赖部分的流速受限

A.肺泡弹性压 = 0.6 kPa(6 cmH₂O),开始用力呼气时,胸膜腔压 = 1.0 kPa(10 cmH₂O),肺泡压 = 1.6 kPa(16 cmH₂O)。随着呼气的进行,气道内压逐渐降低,等压点为 1.0 kPa(10 cmH₂O),等压点下游的气道内压<气道外压,动态压迫变窄。B.呼气用力加大,胸膜腔压由 1.0 kPa(10 cmH₂O)增加到 2.0 kPa(20 cmH₂O),肺泡压由 1.6 kPa(16 cmH₂O)增加到 2.6 kPa(26 cmH₂O),气道内外的压力增加量是一样的,等压点不变,气道受压部位不变,流速没有增加

正常人在用力呼气时的流速容积曲线,同样也显示,开始 1/3 是用力依赖性的,后 2/3 是非用力依赖性的,但在 COPD 患者,由于肺泡弹性压降低,气道阻力增加,等压点向上游移位,比正常人更靠近肺泡侧,常常在小气道,在用力呼气时,气道容易过早地陷闭,使 RV 加大,而且在相同肺容积情况下,其 V_{max} 比正常人为小,在 MEFV 曲线上,表现为降支呈勺状向内凹陷(见图 3-10)。

图 3-12 为一重度 COPD 患者(左侧)和一正常人(右侧)MEFV 曲线的比较,纵坐标为流速,横坐标为肺容积,COPD 患者的肺容积大,PEFR 明显降低,且降支明显地呈勺状向内凹陷。

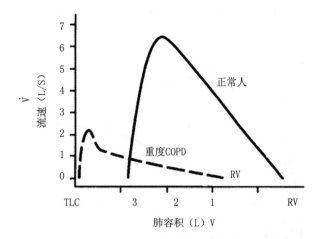

图 3-12　正常人与重度 COPD 患者的流速容积曲线

纵坐标为流速($\dot{V}$),横坐标为肺容积(V),COPD 患者 TLC 与 RV 明显增加,呼气峰流速降
低,肺容积<70%FVC 时,流速明显受限,曲线的降支呈勺状凹陷

(二)肺泡过度充气

在 COPD 患者常有 RV 和功能残气量(FRC)的增加,由于肺泡弹性压的降低和气道阻力的增加,呼气时间延长,在用力呼气末,肺泡气往往残留较多,因而 RV 增加,前述用力呼气时,小气道过早地陷闭,也是 RV 增加的原因,FRC 是潮气呼气末的肺容积,此时向外的胸壁弹性压和向内的肺泡弹性压保持平衡,肺气肿时,肺泡弹性压降低,向外扩张的力强,因而 FRC 增加,COPD 患者在潮气呼吸(平静呼吸)时,由于气道阻力的增加和呼吸频率的增快,呼气时间不够长,往往不足以排出过多的肺泡气,就要开始下一次吸气,因此 FRC 越来越高,这种情况称为动态性过度充气,随着 FRC 的增加,肺泡弹性压也增加,在呼气末,肺泡压可大于大气压,所增加的压力称为内源性呼气末正压(PEEPi),在下一次吸气时,胸膜腔的负压必须先抵消 PEEPi 后,才能有空气吸入,因而增加了呼吸功。

由于肺容积增加,横膈低平,在吸气开始时,横膈肌的肌纤维缩短,不在原始位置,因而收缩力减弱,容易发生呼吸肌疲劳。

由以上的病理生理可见,中、重度 COPD 患者由于动态性肺泡过度充气,肺泡内源性 PEEP,吸气时对膈肌不利的几何学位置,在吸气时均会加重呼吸功,因此感到呼吸困难,特别是体力活动时,需要增加通气量,更感呼吸困难,最后导致呼吸肌疲劳和呼吸衰竭。

COPD 患者,呼气的时间常数延长,时间常数=肺顺应性×气道阻力,COPD 患者常有肺顺应性与气道阻力的增加,所以时间常数延长,呼气时间常常不足以排出过多的肺泡气,使肺容积增加,肺容积过高时,肺顺应性反而降低(图 3-13),以致呼吸功增加,肺泡通气量(VA)减少,但若肺泡的血流灌注量更少,肺气肿区仍然是通气大于灌注,存在无效腔通气,无效腔通气是无效通气,陡然增加呼吸功。

(三)通气灌注比例不平衡

COPD 患者的各个肺区肺泡顺应性和气道阻力常有差异,因而时间常数也不一致,造成肺泡通气不均,有的肺泡区通气高于血流灌注(高 V/Q 区),有的肺泡区通气低于血流灌注(低 V/Q 区),高 V/Q 区有部分气体是无效通气(无效腔通气),低 V/Q 区则流经肺泡的血液得不到充分的氧合,即进入左心,产生低氧血症,这种低氧血症发生的机制是由于 V/Q 比例不平衡所致。慢性低氧血症会引起肺血管收缩,血管内皮、平滑肌增生和管壁重塑与继发性红细胞计数增多,产生肺动脉高压和肺源性心脏病。

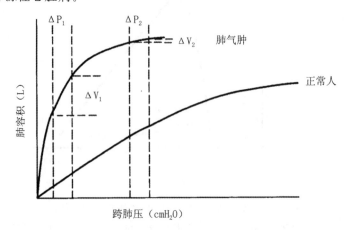

图 3-13　正常人和肺气肿时肺的压力-容积曲线

当肺容积较小时,肺气肿肺比正常人肺的顺应性(顺应性=△V/△P)大;而当肺容积过高时,其顺应性比正常人小。△P:压力的改变,△V:容积的变化

五、慢性阻塞性肺疾病的临床表现

早期患者,即使肺功能持续下降,可毫无症状,及至中晚期,出现咳嗽、咳痰、气短等症状,痰量因人而异,为白色黏液痰,合并细菌感染后则变为黏液脓性。在长期患病过程中,反复急性加重和缓解是本病的特点,病毒或细菌感染常常是急性加重的重要诱因,常发生于冬季,咯血不常见,但痰中可带血丝。若咯血量较多,则应进一步检查,以除外肺癌和支气管扩张,晚期患者气短症状常非常明显,即使是轻微的活动,都不能耐受。进行性的气短,提示肺气肿的存在。

晚期患者可见缩唇呼吸,呼气时嘴唇呈吹口哨状,以增加气道内压,使肺泡气缓慢地呼出,避免小气道过早地萎陷,以减少 RV。患者常采取上身前倾,两手支撑在椅上的特殊体位,此种姿势,可固定肩胛带,使胸大肌和背阔肌活动度增加,以协助肋骨的运动。患者胸廓前后径增加,肺底下移,呈桶状胸,呼吸运动减弱,叩诊为过清音,呼吸音减弱,肺底可有少量湿啰音,如湿性啰音较多,则应考虑合并支气管扩张、肺炎、左心衰竭等。COPD 在急性加重期,肺部可听到哮鸣音,表示支气管痉挛或黏膜水肿,黏液堵塞,但其程度常不如支气管哮喘那样严重而广泛。患者缺氧时,可出现发绀,如果有杵状指,则应考虑其他原因所致。例如,合并肺癌或支气管扩张等,因 COPD 或缺氧本身,并不会发生杵状指。合并肺源性心脏病时,可见颈静脉怒张,伴三尖瓣收缩期反流杂音,肝大、下肢水肿等,但水肿并不一定表示都有肺源性心脏病,因 COPD 呼吸衰竭伴低氧血症和高碳酸血症时,肾小球滤过率减少也可发生水肿。单纯肺源性心脏病心力衰竭时,很少有胸腔积液,如有胸腔积液则应进一步检查,以除外其他原因所致。例如,合并左心衰竭或肿瘤等,呼吸衰竭伴膈肌疲劳时可出现胸腹矛盾呼吸运动,即在吸气时,胸廓向外,腹部内陷,呼气时相反。并发肺性脑病时,患者可出现嗜睡,神志障碍,与严重的低氧血症和高碳酸血症有关。

COPD 可分两型,即慢性支气管炎型和肺气肿型。慢性支气管炎型又称紫肿型(BB),因缺氧发绀较重,常常合并肺源性心脏病,水肿明显;肺气肿型又称红喘型(PP),因缺氧相对较轻,发绀不明显,而呼吸困难、气喘较重。大多数患者,兼具这两型的特点,但临床上以某型的表现为主,确可见到。两型的特点见表 3-7。

表 3-7 COPD 慢性支气管炎型与肺气肿型临床特点的比较

项目	慢性支气管炎型	肺气肿型
气短	轻	重
咳痰	多	少
支气管感染	频繁	少
呼吸衰竭	反复出现	终末期表现
胸部 X 线	纹理增重,心脏大	肺透光度增加、肺大疱、心界小
PaO_2(mmHg)	<60	>60
$PaCO_2$(mmHg)	>50	<45
血细胞比容	高	正常
肺源性心脏病	常见	少见或终末期表现
气道阻力	高	正常至轻度
弥散能力	正常	降低

六、慢性阻塞性肺疾病的实验室检查

(一)胸部 X 线与 CT

慢性支气管炎可见肺纹理增多;如果病变以肺气肿为主,可见肺透光度增加,肺纹理稀少,肋间隙增宽,横膈低平,有时可见肺大疱,普通 X 线对肺气肿的诊断阳性率不高,即使在中重度肺气肿,其阳性率也只有 40%。薄层(1~1.5 mm)高分辨 CT 阳性率比较高,与病理表现高度相关,CT 上可见到低密度的肺泡腔、肺大疱与肺血管减少,并可区别小叶中心型肺气肿,全小叶型肺气肿或隔旁肺气肿。胸部 X 线检查的另一重要功能在于发现其他肺疾病或心脏疾病,有助于 COPD 的鉴别诊断和并发症的诊断。

(二)肺功能

COPD 的特点是慢性气流受限,要证实有无气流受限,只能依靠肺功能检查,最常用的指标是一秒钟用力呼气容积(FEV_1)占其预计值的百分比(FEV_1%预计值)和 FEV_1 与其用力肺活量(FVC)之比(FEV_1/FVC)。后者是检出早期 COPD 一项敏感的指标,而 FEV_1%预计值对中晚期 COPD 的检查比较可靠,因中晚期 COPD,FVC 的降低比 FEV_1 的降低可相对更多,如果以 FEV_1/FVC 作为检测指标,则其比值可以不低或高。在诊断 COPD 时,必须以使用支气管舒张药以后测定的 FEV_1 为准,FEV_1<80%预计值,和/或 FEV_1/FVC<70%可认为存在气流受限,FEV_1 值要求是使用支气管舒张药以后测定的,是为了去除可逆因素的影响,反映的是基础 FEV_1 值,如果基础值低于正常,则证明该气流受限不完全可逆。因 FEV_1 可反映大小气道功能,且其重复性好,最为常用,呼气峰流速(PEF)的重复性比 FEV_1 差,一般不常用。

中晚期 COPD 患者常有 TLC、FRC、RV 与 RV/TLC 比例的增加,但这些改变均非特异性的,不能区别慢性支气管炎和肺气肿。

肺气肿时由于肺泡壁破坏,肺血管床面积减少,因此肺一氧化碳弥散量(DL_{CO})降低,降低的程度与肺气肿的严重程度大致平行,如果有 DL_{CO} 的降低,则提示有肺气肿存在,但无 DL_{CO} 的降低,不能排除有肺气肿,因 DL_{CO} 不是一项敏感的指标。

肺顺应性(CL)可以用肺泡弹性压(Pel)与肺容积(V)相对应的变化表示,即 $CL = \triangle V/\triangle Pel(L/cmH_2O)$,肺气肿时,Pel 降低,CL 增加,可作为肺气肿的一个标志,但测定 Pel,需先测定胸膜腔内压,需放置食管气囊,实际工作中不易实行。

中重度 COPD 患者,常常伴有明显的气短和活动耐力的降低,但气短症状与 FEV_1、FVC 的降低常常不平行,因此许多学者认为现在 COPD 轻重程度的分级,仅根据肺功能是不全面的,还应参考呼吸困难程度(分级)、营养状况[体质量指数 = 体质量(kg)/身高²(m²)]、运动耐力(6 min步行试验)等指标,但也应指出,现在的肺功能分级,仅根据 FEV_1、FVC 的改变也是不全面的,COPD 的气短常常与肺泡的动态性过度充气,内源性 PEEP 等有关,而 FEV_1、FVC 并不是反映肺泡动态性过度充气的指标,深吸气量(IC) = TLC − FRC,因 TLC 在短期内变化不大,IC 与 FRC 成反比,IC 能间接反映 FRC 的大小,而 FRC 代表肺泡的充气程度,当肺泡过度充气时,FRC 增加,IC 减少,过度充气改善时,FRC 减少,IC 增加,它是反映气短和活动耐力程度较好的指标,当 IC 降至 40% 正常预计值以下时,常有明显的气短和活动耐力的下降,IC 的改变也可作为评价 COPD 治疗反应和预后的重要指标。

(三)动脉血气

测定的指标包括动脉氧分压(PaO_2)、二氧化碳分压($PaCO_2$)、酸碱度(pH)。平静时在海平面吸空气情况下,$PaO_2 < 8.0$ kPa(60 mmHg),$PaCO_2 \leqslant 6.0$ kPa(45 mmHg),表示 COPD 伴有Ⅰ型呼吸衰竭;$PaO_2 < 8.0$ kPa(60 mmHg),$PaCO_2 > 6.7$ kPa(50 mmHg),表示伴有Ⅱ型呼吸衰竭,pH 的正常范围为7.35~7.45,其测定可帮助判断有无酸碱失平衡。

当 PaO_2 低于正常值时,FEV_1 常在 50% 预计值以下,肺源性心脏病时,FEV_1 常在 30% 预计值以下,PaO_2 常在 7.3 kPa(55 mmHg)以下,慢性呼吸衰竭可导致肺源性心脏病的发生,当有肺源性心脏病的临床表现时,即使 $FEV_1 > 30\%$ 预计值,也提示属于第Ⅳ级极重度 COPD。

(四)血红蛋白

当 $PaO_2 < 7.3$ kPa(55 mmHg)时,常伴有红细胞的增多与血红蛋白浓度的增加,因此血红蛋白浓度高时,提示有慢性缺氧的存在。

七、慢性阻塞性肺疾病的诊断与鉴别诊断

(一)诊断

COPD 是一种渐进性疾病,经过多年的发展才发生症状,因此发病年龄多在 40 岁以后,大多数患者有吸烟史或有害气体粉尘接触史,晚期患者根据其年龄、病史、症状、体征、胸部 X 线、肺功能、血气检查结果不难做出诊断,但在诊断上应注意以下几点。

(1)COPD 患者早期可无任何症状,要做到早期诊断,必须做肺功能检查,正常人自 25 岁以后,肺功能呈自然下降趋势,FEV_1 每年下降 20 mL,但 COPD 患者每年下降 40 mL,甚至更多,如果一个吸烟者经随访数年(3~4 年),FEV_1 逐年下降明显,即应认为是在向 COPD 发展,应劝患者戒烟。FEV_1/FVC 对早期 COPD 的诊断是一个较敏感的指标。在 20 世纪 70 年代至 80 年代早期,小气道功能检查曾风靡一时,如闭合容积/N 活量%(CV/VC%),50% 肺活量时最大呼气流速(V_{50}),25% 肺活量时最大呼气流速(V_{25}),Ⅲ相斜率(AN2/L)等,当时认为这些指标的异常是早期 COPD 的表现,但经多年的观察,这些指标的异常并不能预测 COPD 的发生,而应以使用支气管舒张药后 FEV_1/FVC,FEV_1% 预计值异常作为 COPD 早期诊断的指标,如果

$FEV_1/FVC<70\%$,而 $FEV_1\geqslant80\%$ 预计值,则是早期气流受限的指征。

(2)慢性支气管炎的诊断标准是每年咳嗽、咳痰时间>3 个月,连续 2 年以上,并能除外其他心肺疾病,但这个时间标准是为做流行病学调查而人为制订的,对个体患者,要了解有无慢性气流受限及其程度,则必须做肺功能检查,如果已有肺功能异常,虽然咳嗽、咳痰时间未达到上述标准,亦应诊断为 COPD,反之,咳嗽、咳痰时间虽然达到了上述标准,但肺功能正常,亦不能诊断为COPD,而应随访观察。

(3)COPD 患者中,绝大多数慢性支气管炎与肺气肿并存,但二者的严重程度各异,肺气肿的诊断实际上是一个解剖学诊断,因根据其定义,必须有广泛的气腔壁的破坏,但在实际工作中,要求解剖诊断是不可能的,而慢性支气管炎与肺气肿都可引起慢性气流受限,二者在肺功能上较难区别,如果 DL_{CO} 减少,肺顺应性增加,则有助于肺气肿的诊断,胸部薄层高分辨率 CT 对肺气肿的诊断也有帮助。但应注意吸烟者中有相当一部分人胸部高分辨率 CT 可见肺气肿的影像,只有在肺功能检查时出现气流受限,才能诊断为 COPD。

(4)COPD 轻重程度肺功能的分级见表 3-8。

表 3-8　COPD 轻重程度肺功能的分级(FEV_1:吸入支气管舒张药后值)

级别	肺功能
Ⅰ级(轻度)	$FEV_1/FVC<70\%$,$FEV_1\geqslant80\%$预计值
Ⅱ级(中度)	$FEV_1/FVC<70\%$,$50\%\leqslant FEV_1<80\%$预计值
Ⅲ级(重度)	$FEV_1/FVC<70\%$,$30\%\leqslant FEV_1<50\%$预计值
Ⅳ级(极重度)	$FEV_1/FVC<70\%$,$FEV_1<30\%$预计值或 $30\%\leqslant FEV_1<50\%$预计值,伴有慢性呼吸衰竭

(5)COPD 发展过程中,根据病情可分为急性加重期和稳定期。急性加重期是指患者在其自然病程中咳嗽、咳痰、气短急性加重,超越了平常日与日间的变化,需要改变经常性治疗者。急性加重的诱因,主要是支气管病毒或细菌的感染和空气污染,但也有 1/3 原因不明,急性加重时,痰量增加,变为脓性或黏液脓性,肺部可出现哮鸣音或伴发热等,合并肺炎时,虽然也可诱发急性加重,但肺炎本身并不属于急性加重的范畴;稳定期患者咳嗽、咳痰、气短等症状稳定或症状轻微。

(6)晚期支气管哮喘和支气管扩张患者,肺功能可类似 COPD,不应诊断为 COPD,但可合并有 COPD。在诊断 COPD 时必须除外其他可能引起气流受限的疾病。

(二)鉴别诊断

COPD 应注意与支气管扩张、肺结核、支气管哮喘、特发性间质性肺炎等鉴别。前二者根据其临床表现和胸部 X 线不难鉴别,而 COPD 与支气管哮喘的鉴别有时比较困难,二者均有 FEV_1 的降低,通常是以慢性气流受限的可逆程度协助诊断,具体方法如下。

支气管舒张试验:①试验时患者应处于临床稳定期,无呼吸道感染。试验前 6 h、12 h 分别停用短效与长效 β_2 受体激动药,试验前 24 h 停用茶碱制剂。②试验前休息 15 min,然后测定 FEV_1 共 3 次,取其最高值,吸入沙丁胺醇,或特布他林 2~4 喷,10~15 min 后再测定 FEV_1 3次,取其最高值。③计算 FEV_1 改善值,如果 FEV_1 绝对值在吸药后增加 200 mL 以上,为支气管舒张试验阳性,表示气流受限可逆性较大,支持支气管哮喘的诊断;如吸药后 FEV_1 改善率<15%则支持 COPD 的诊断。本试验在吸药后 FEV_1 改善率愈大,则对阳性的判断可靠性愈大,如果吸药后 FEV_1 绝对值的改善>400 mL,则更有意义。

因有 10%~20%的 COPD 患者支气管舒张试验也可出现阳性,故单纯根据这一项检查来鉴别是哮喘或 COPD 是不可取的,还应结合临床表现,综合判断才比较可靠。

在临床工作中经常遇到的是关于慢性喘息型支气管炎(慢喘支)的鉴别诊断问题,慢喘支与支气管哮喘很难区别,所谓慢喘支可能包括两种情况,一种是 COPD 合并了支气管哮喘,另一种是 COPD 急性加重期时,肺部出现了哮鸣音。如果一个 COPD 患者,出现了典型的支气管哮喘症状,例如接触某些变应原或刺激性气体后,肺部出现广泛的哮鸣音,过敏性体质,皮肤变应原试验阳性,支气管舒张试验阳性,对皮质激素治疗反应良好,则应诊断为 COPD 合并支气管哮喘。哮鸣音并非支气管哮喘所独有,某些 COPD 患者在急性加重时亦可出现哮鸣音,如果不具备以上哮喘发作的特点,则不应诊断为 COPD 合并哮喘,而应诊断为单纯的 COPD。慢性喘息型支气管炎这一名词以不用为宜,因应用这一名词,容易与 COPD 合并支气管哮喘发生混淆。

COPD 还应与特发性间质性肺炎相鉴别,因二者均有慢性咳嗽,气短等症状,后者胸部 X 线上的网状纹理容易误认为是慢性支气管炎,但如果注意到其他特点则不难鉴别,COPD 的肺容积增加而特发性间质性肺炎肺容积减小,前者肺功能为阻塞性通气障碍而后者为限制性通气障碍,胸部高分辨率 CT 更容易将二者区别开来。应当注意的是 COPD 合并特发性间质性肺炎或其他限制性肺疾病时,其肺功能则兼具阻塞性通气障碍和限制性通气障碍的特点,因二者 FEV_1、FVC 都可以降低,此时诊断阻塞性通气障碍主要是根据 FEV_1/FVC 的降低,而限制性通气障碍主要是根据 TLC 的减少。

八、慢性阻塞性肺疾病的治疗

其治疗:①缓解症状;②预防疾病进展;③改善活动的耐受性;④改善全身状况;⑤预防治疗并发症;⑥预防治疗急性加重;⑦降低病死率。

(一)稳定期的治疗

1.戒烟

COPD 与吸烟的关系十分密切,应尽一切努力劝患者戒烟,戒烟以后,咳嗽、咳痰可有很大程度的好转,对已有肺功能损害的患者,即使肺功能不能逆转,但戒烟后也可以明显延缓病情的发展,提高生存率,对每一个 COPD 患者,劝其戒烟是医师应尽的职责,也是一项重要的治疗,据调查经医师 3 min 的谈话,可使 5%～10% 的患者终生戒烟,其效果是可观的。

2.预防治疗感染

病毒与细菌感染常是病情加重的诱因,因寄生于 COPD 患者下呼吸道的细菌经常为肺炎链球菌与流感嗜血杆菌,如痰色变黄,提示细菌感染,可选用阿莫西林、阿莫西林/棒酸、头孢克洛、头孢呋辛等,重症患者可根据痰培养结果,给予抗生素治疗。为预防流感与肺炎,可行流感疫苗与肺炎链球菌疫苗的预防注射,流感疫苗能减少 COPD 的重症和病死率 50% 左右,效果显著;肺炎链球菌疫苗可减少肺炎的发生,对 65 岁以上的老年人或肺功能较差者推荐应用。

3.排痰

COPD 患者的咳嗽是因痰多引起,因此应助其排痰而不是单纯镇咳,有些患者痰液黏稠,不易咳出,不仅影响通气功能,还会增加感染机会,可口服沐舒坦、氯化铵或中药祛痰药等,也可超声雾化吸入,注意补充液体,入量过少则会使痰液干燥黏稠,不易咳出。

4.抗胆碱能药物

COPD 患者的迷走神经张力较高,而支气管基础口径是由迷走神经张力决定的,迷走神经张力愈高,则支气管基础口径愈窄。此外各种刺激,均能刺激迷走神经末梢,反射性地引起支气管痉挛,抗胆碱能药物可与迷走神经末梢释放的乙酰胆碱竞争性地与平滑肌细胞表面的胆碱能受体相结合,因而可阻断乙酰胆碱所致的支气管平滑肌收缩,对 COPD 患者有舒张支气管的作用,并可与 β_2 受体激动药合用,比单一制剂作用更强。

抗胆碱能药物吸入剂有溴化异丙托品,它是阿托品的四胺衍生物,难溶于脂质,因此与阿托品不同,经呼吸道或胃肠道黏膜吸收的量很少,从而可避免吸入后类似阿托品的一些不良反应。用定量吸入器(MDI)每天喷 3～4 次,每次 2 喷,每喷 20 μg,必要时每次可喷 40～80 μg,水溶液用雾化器雾化吸入,每次剂量可用 0.025% 水溶液 2 mL(0.5 mg),用生理盐水 1 mL 稀释,吸入后起效时间为 5 min,30～60 min 达高峰,维持 4～6 h,由于此药不良反应较少,可长期吸入,但溴化异丙托品的作用时间短,疗效也不是很理想。

新近研制的长效抗胆碱能药噻托溴铵,一次吸入后,其作用＞24 h。胆碱能的受体为毒蕈碱受体,在人体主要有 M_1、M_2、M_3 3 种亚型,M_1 存在于副交感神经节,能介导乙酰胆碱的传递,M_3 分布在气道平滑肌细胞上,可能还分布在黏膜下腺体细胞上,能介导乙酰胆碱的作用,故 M_1、M_3 能促进气道平滑肌收缩和黏液腺分泌,M_2 分布在胆碱能神经末梢上,能反馈性地抑制乙酰胆碱的释放,故能部分地抵消 M_1、M_3 的作用。噻托溴铵能够竞争性地阻断乙酰胆碱与以上受体的结合,其对 M_1、M_3 的亲和力,比溴化异丙托晶强 10 倍,而其解离速度则慢 100 倍,对 M_2 的亲和力,虽然噻托溴铵也比溴化异丙托品强10 倍,但二者与 M_2 的解离速度都比与 M_1、M_3 的解离速度快得多,因此噻托溴铵对 M 受体具有选择性,对乙酰胆碱的阻断作用比溴化异丙托品强而且持久,每天吸入 18 μg,作用持续＞24 h,能够有效地舒张支气管,减少肺泡动态性过度充气,缓解呼吸困难,其治疗作用 6 周达到高峰,能够减少 COPD 的急性加重和住院率。噻托溴铵的缺点是起效时间稍慢,约为 30 min,吸入后 3 h 作用达高峰,因此在急性加重期,不宜于单独用药,其口干的不良反应较溴化异丙托品常见,但并不严重,多数患者可以耐受。

5.β_2 受体激动药

其能舒张支气管,并有刺激支气管上皮细胞纤毛运动以利排痰的作用,可以预防各种刺激引起的支气管痉挛。常用的气雾剂有沙丁胺醇、特布他林等。前者每次吸入 100～200 μg(即喷吸 1～2 次),每天3～4 次,后者每次吸入 250～500 μg,每天 3～4 次,吸入后起效时间为 5 min,1 h 作用达高峰,维持4～6 h。

6.氨茶碱

其有舒张支气管,加强支气管上皮细胞纤毛运动,改善膈肌收缩力的作用,根据病情缓急,可口服或静脉滴注,但后者可使心率增快,宜慎用,目前有长效茶碱控释片,每天 2 次,一次 1 片,可维持疗效 24 h。茶碱血浓度监测对估计疗效和不良反应有一定意义,＞5 mg/L 即有治疗作用,＞15 mg/L 时,不良反应明显增加。

7.糖皮质激素

长期吸入皮质激素并不能改变 COPD 患者 FEV_1 下降的趋势,但对 FEV_1＜50% 预计值并有症状和反复发生急性加重的 COPD 患者,规则地每天吸入布地奈德/福莫特罗,或沙美特罗/氟地卡松联合制剂可减少急性加重的发作。前者干粉每吸的剂量为 160 μg/4.5 μg,后者干粉每天吸入的剂量为 50 μg/250 μg,每次 1～2 吸,每天 2 次。

8.氧疗

氧疗的指征为:①$PaO_2 \leqslant 7.3$ kPa(55 mmHg)或动脉血氧饱和度(SaO_2)≤88%,有或无高碳酸血症;②$PaO_2$7.3～8.0 kPa(55～60 mmHg),或 SaO_2＜89%,并有肺动脉高压、心力衰竭水肿

或红细胞增多症（血细胞比容＞55%）。COPD呼吸衰竭患者除低氧血症外，常伴有二氧化碳潴留，吸入氧浓度（FiO_2）过高，会加重二氧化碳潴留，对呼吸衰竭患者应控制性给氧，氧流量 $1\sim2$ L/min。呼吸衰竭患者最大的威胁为低氧血症，因会造成脑缺氧的不可逆性损害，因此对 COPD合并明显的低氧血症患者，应首先给氧，但氧疗的目标是在静息状态下，将 PaO_2 提高到 $8.0\sim10.0$ kPa（$60\sim75$ mmHg），或使 SaO_2 升至90%$\sim$92%。如果要求更高，则需加大 FiO_2，容易发生二氧化碳麻醉。

对 COPD 所致的慢性低氧血症患者，使用长期的家庭氧疗，每天吸氧≥15 h，生存率有所改善。长期吸氧可以缓解患者的呼吸困难，改善生活质量，树立生活信心，对肺源性心脏病患者可以降低肺动脉压，改善心功能，因此应作为一个重要的治疗手段。

9.强心药与血管扩张药

对肺源性心脏病患者除伴有左心衰竭或室上性快速心律失常需用洋地黄外，一般不宜用，因缺氧时容易发生洋地黄中毒，对肺源性心脏病的治疗主要依靠纠正低氧血症和高碳酸血症，改善通气，控制感染，适当利尿等。近年来使用血管扩张药以降低肺动脉压的报道很多，其目的是减少右心室的后负荷，增加心排血量，改善氧合和组织的供氧，但使用血管扩张药后，有些患者的 PaO_2 反而下降，因 COPD 患者缺氧的主要原因，是肺内的 V/Q 比例不平衡，低 V/Q 区因为流经肺泡的血液不能充分氧合，势必降低 PaO_2，出于机体的自我保护机制，低 V/Q 区的供血小动脉发生反射性痉挛，以维持 V/Q 比例的平衡，使用血管扩张药后，低 V/Q 区的供血增加，又恢复了 V/Q 比例的不平衡，故 PaO_2 下降，而这部分增加的供血，则是由正常 V/Q 区或高 V/Q 区转来，使这两个区域的 V＞Q，增加了无效腔通气，使 $PaCO_2$ 增加。一氧化碳吸入是选择性肺血管扩张药，但对 COPD 的缺氧治疗同样无效，还会增加 V/Q 比例的不平衡，而对急性呼吸窘迫综合征（ARDS）治疗有效，是因后者的缺氧机制是肺内分流，而前者的缺氧机制是 V/Q 比例不平衡，故吸入一氧化碳对 COPD 不宜。

10.肺减容手术（LVRS）

对非均匀性肺气肿，上叶肺气肿较重而活动耐力下降的患者，切除过度扩张的部分，保留较轻的部分，可以减少 TLC、FRC，改善肺的弹性压与呼吸肌功能，改善生活质量，但由于费用昂贵，又是一种姑息手术，只能有选择地用于某些患者。

11.肺移植

对晚期 COPD 患者，经过适当的选择，肺移植可改善肺功能和生活质量，但肺移植的并发症多，成功率低，费用高，目前很难推广。

12.呼吸锻炼

对 COPD 患者应鼓励其做缓慢的深吸气深呼气运动，胸腹动作要协调，深呼气时要缩唇，以增加呼气时的阻力，防止气道萎陷，每天要有适合于自身体力的运动，以增加活动的耐力。

13.营养支持

重度 COPD 患者常有营养不良表现，可影响呼吸肌功能和呼吸道的防御功能，因此饮食中应含足够的热量和营养成分，接受呼吸机治疗的 COPD 患者，如果输入碳水化合物过多，会加重高碳酸血症，但对非呼吸机治疗患者则不必过多地限制碳水化合物，因减少碳水化合物，必然要增加脂肪含量，会引起患者厌食，营养支持是否能减少重症的发作和病死率，尚有待进一步的研究。

总之，稳定期 COPD 的治疗应根据病情而异，其分级治疗，表3-9可供参考。

表 3-9　稳定期 COPD 患者的推荐治疗

分期	特征	治疗方案
Ⅰ级(轻度)	$FEV_1/FVC<70\%$，$FEV_1\geqslant80\%$预计值	避免危险因素；接种流感疫苗；按需使用支气管扩张药
Ⅱ级(中度)	$FEV_1/FVC<70\%$，$50\%\leqslant FEV_1<80\%$预计值	在上一级治疗的基础上，规律应用一种或多种长效支气管扩张药，康复治疗
Ⅲ级(重度)	$FEV_1/FVC<70\%$，$30\%\leqslant FEV_1<50\%$预计值	在上一级治疗的基础上，反复急性发作，可吸入糖皮质激素
Ⅳ级(极重度)	$FEV_1/FVC<70\%$，$FEV_1<30\%$预计值或$30\%\leqslant FEV_1<50\%$预计值，伴有慢性呼吸衰竭	在上一级治疗的基础上，如有呼吸衰竭，长期氧疗，可考虑外科治疗

(二)急性加重期的治疗

(1)重症患者应测动脉血气,如果 pH 失代偿,说明患者的病情是近期内加重,肾脏还未来得及代偿。应当详细了解过去急性加重的诱因、频率和治疗情况,稳定期和加重期的血气情况,以作为此次治疗的参考。

(2)去除诱因。COPD 急性加重的诱因常见的有呼吸道感染(病毒或细菌)、空气污染,其他如使用镇静药、吸氧浓度过高或其他并发症,也可使病情加重,其中吸氧浓度过高,可抑制呼吸, $PaCO_2$ 上升,以致发生神志障碍,甚为常见,必须仔细询问病史,当 $PaCO_2$ 在 12.0 kPa (90 mmHg)以上,又有吸氧史,常常提示吸氧浓度过高,应采用控制性给氧。肺源性心脏病患者因使用利尿药或皮质激素,均容易造成低钾、低氯性代谢性碱中毒,代谢性碱中毒可抑制呼吸,脑血管收缩和氧解离曲线左移,加重缺氧,去除诱因后,病情自然会有所好转。其他肺炎、肺血栓栓塞、左心衰竭、自发性气胸等所产生的症状也很类似 COPD 急性加重,必须仔细鉴别,予以相应的治疗。

(3)低流量氧吸入,每分钟氧流量不大于 2 L,氧疗的目标是保持 PaO_2 在 8.0～10.0 kPa (60～75 mmHg),或 SaO_2 90%～92%,吸氧后 30～60 min 应再测血气,如果 PaO_2 上升且 pH 下降不明显,或病情好转,说明给氧适当,如果 $PaO_2>10.0$ kPa(75 mmHg),就有可能加重二氧化碳潴留和酸中毒。

(4)重症患者可经雾化器吸入支气管舒张药,0.025%溴化异丙托品水溶液 2 mL(0.5 mg)加生理盐水 1 mL 和/或 0.5%沙丁胺醇 0.5 mL 加生理盐水 2 mL 吸入,4～6 h 一次,雾化器的气源应使用压缩空气,而避免用氧气,因使用雾化器时,气源的流量近 5～7 L/min,可使 $PaCO_2$ 急剧升高,但在用雾化器时,应同时给予低流量氧吸入。在急性加重期也可联合糖皮质激素和 β_2 受体激动药治疗,或短效支气管舒张药,加用噻托溴铵。

(5)酌情静脉滴注氨茶碱 500～750 mg/d,速度宜慢,在可能条件下应动态监测氨茶碱血清浓度,使其保持在 10～15 μg/mL。

(6)应用广谱抗生素和祛痰药。

(7)如无糖尿病、溃疡、高血压等禁忌证,可口服泼尼松 30～40 mg/d,或静脉滴注其他相当剂量的糖皮质激素,共 7～10 d。延长疗程并不会增加疗效,反而增加不良反应。

(8)如有肺源性心脏病心力衰竭体征,可适当应用利尿药。

(9)机械通气治疗。目的是通过机械通气,支持生命,降低病死率,缓解症状,同时争取时间,

内科常见病诊治思维与实践

通过药物等其他治疗使病情得到逆转。机械通气包括有创或无创,近年来通过随机对照研究,证明无创通气治疗急性呼吸衰竭的成功率,能达 80%～85%,能够降低 $PaCO_2$,改善呼吸性酸中毒,减少呼吸频率和呼吸困难,缩短住院时间,因为减少了插管有创通气,避免了并发症,也就降低了病死率,但无创通气并非适合所有患者,其适应证和禁忌证见表 3-10。有创性机械通气的适应证见表 3-11。

表 3-10 无创性正压通气在 COPD 加重期的应用指征

适应证(至少符合其中两项)
中至重度呼吸困难,伴辅助呼吸肌参与呼吸并出现胸腹矛盾呼吸运动
中至重度酸中毒(pH7.30～7.35)和高碳酸血症($PaCO_2$ 6.0～8.0 kPa/45～60 mmHg)
呼吸频率>25 次/分钟
禁忌证(符合下列条件之一)
呼吸抑制或停止
心血管系统功能不稳定(低血压,心律失常,心肌梗死)
嗜睡、意识障碍或不合作者
易误吸者(吞咽反射异常,严重上消化道出血)
痰液黏稠或有大量气道分泌物
近期曾行面部或胃食管手术
头面部外伤,固有的鼻咽部异常
极度肥胖
严重的胃肠胀气

表 3-11 有创性机械通气在 COPD 加重期的应用指征

严重呼吸困难,辅助呼吸肌参与呼吸,并出现胸腹矛盾呼吸运动
呼吸频率>35 次/分钟
危及生命的低氧血症(PaO_2<5.3 kPa/40 mmHg 或 PaO_2/FiO_2<26.7 kPa/200 mmHg)
严重的呼吸性酸中毒(pH<7.25)及高碳酸血症
呼吸抑制或停止
嗜睡、意识障碍
严重心血管系统并发症(低血压、休克、心力衰竭)
其他并发症(代谢紊乱、脓毒血症、肺炎、肺血栓栓塞、气压伤、大量胸腔积液)
无创性正压通气治疗失败或存在无创性正压通气的使用禁忌证

机械通气的目标是使 PaO_2 维持在 8.0～10.0 kPa(60～75 mmHg),或 SaO_2 90%～92%,$PaCO_2$ 也不必降至正常范围,而是使其恢复至稳定期水平,pH 保持正常即可。如果要使 $PaCO_2$ 降至正常,则会增加脱机的困难,同时 $PaCO_2$ 下降过快,肾脏没有足够的时间代偿,排出体内过多的 HCO_3 由呼吸性酸中毒转为代谢性碱中毒,对机体极为不利。

(10)呼吸兴奋药。COPD 呼吸衰竭急性加重期患者,是否应使用呼吸兴奋药,尚有不同意见,呼吸衰竭患者大多有呼吸中枢兴奋性增高,对这类患者使用呼吸兴奋药,陡然增加全身的氧耗,弊多利少。

（三）预后

影响预后的因素很多，但据观察，与预后关系最为密切的是患者的年龄与初始 FEV_1 值，年龄愈大、初始 FEV_1 值愈低，则预后愈差，长期家庭氧疗已被证明可改善预后。COPD 的预后，在个体间的差异较大，因此对一个具体患者，预言其生存时间的长短是不明智的。

九、慢性阻塞性肺疾病合并急性呼吸衰竭

COPD 是一种常见的呼吸系统疾病，由于其患病人数多、死亡率高、社会经济负担重，已成为一个重要的公共卫生问题。在世界，COPD 居当前死亡原因的第四位。根据世界银行/WHO 发表的研究，至 2020 年 COPD 将成为世界疾病经济负担的第五位。在我国，COPD 同样是严重危害人民群体健康的重要慢性呼吸系统疾病。近年来对我国北部及中部地区农村 102 230 名成年人群调查，COPD 约占 15 岁以上人口的 3％，患病率之高是十分惊人的。

为了促使对 COPD 这一疾病的关注，降低 COPD 的患病率和病死率，继欧、美等各国制定 COPD 诊治指南以后，2001 年 4 月美国国立心肺血液研究所（NHLBI）和 WHO 共同发表了《慢性阻塞性肺疾病全球倡议》(Global Initiative for Chronic Obstructive Lung Disease,GOLD)。

（一）定义

COPD 是一种具有气流受限特征的疾病，气流受限不完全可逆、呈进行性发展，与肺部对有害气体或有害颗粒的异常炎症反应有关。目前 COPD 合并急性呼吸衰竭（ARF）尚无确切定义，其特征为慢性呼吸困难急性加重，常伴有喘息、胸闷、咳嗽加剧、痰量增多、痰液颜色和/或黏度改变、发热以及气体交换受损，气体交换受损表现为静息时动脉二氧化碳分压升高伴呼吸性酸中毒和低氧血症。通常情况下，ARF 患者的血气分析提示：PaO_2 低于 8.0 kPa（60 mmHg）和/或 $PaCO_2$ 高于 6.7 kPa（50 mmHg）。

（二）发病机制

COPD 合并 ARF 的发病机制尚未完全明了。目前普遍认为与 COPD 的发病机制密切相关，以气道、肺实质和肺血管的慢性炎症为特征，在肺的不同部位有肺泡巨噬细胞、T 淋巴细胞（尤其是 $CD8^+$）和中性粒细胞增加。激活的炎症细胞释放多种递质，包括白三烯 B_4（LTB_4）、白介素 8（IL-8）、肿瘤坏死因子α（TNF-α）和其他递质。这些递质能破坏肺的结构和/或促进中性粒细胞炎症反应。除炎症外，肺部的蛋白酶和抗蛋白酶失衡及氧化与抗氧化失衡也在 COPD 发病中起重要作用。吸入有害颗粒或气体可导致肺部炎症；吸烟能诱导炎症并直接损害肺脏；COPD 的各种危险因素都可产生类似的炎症过程，从而导致 COPD 的发生。

COPD 合并 ARF 时存在缺氧和二氧化碳潴留，其发病机制考虑与以下因素有关。

1.通气不足

健康成人呼吸空气时，约需 4 L/min 肺泡通气量，才能保持有效氧和二氧化碳通过血气屏障进行气体交换的气体分压差。肺泡通气量不足，肺泡氧分压下降，二氧化碳分压增加，肺泡-毛细血管分压差减少，都可诱发呼吸衰竭。

2.弥散障碍

弥散是氧和二氧化碳通过呼吸膜进行气体交换的过程。二氧化碳弥散能力是氧的 20 倍，故在病理情况下弥散障碍主要影响氧的交换，产生单纯缺氧。在临床上肺的气体弥散面积减少（如肺实质病变、肺气肿等）和弥散膜增厚（如肺间质纤维化、肺水肿等）均可引起氧的弥散障碍而导致低氧。

3.通气/血流比例失调

肺泡通气量与灌注周围毛细血管血流的比例必须协调,才能保证有效的气体交换。一般肺泡通气为 4 L/min,肺毛细血管血流量为 5 L/min,二者的比例为0.8。当通气/血流比值大于0.8时,则形成生理无效腔增加;当通气/血流比值小于 0.8 时,造成右向左分流。通气血流比例失调通常仅产生缺氧,并无二氧化碳潴留。原因如下。

(1)静-动脉血二氧化碳分压差较小,仅0.8 kPa(6 mmHg)。二氧化碳弥散能力大,约为氧气的 20 倍,可借健全的肺泡过度通气,排出较多的二氧化碳,不致出现二氧化碳潴留。然而,严重的通气/血流比例失调亦可导致二氧化碳潴留。

(2)氧解离曲线呈 S 形,健全肺泡毛细血管血氧饱和度已处于曲线的平坦段,吸空气时肺泡氧分压虽有所增加,但血氧饱和度上升极少,因此,借健全的通气过度的肺泡不能代偿通气不足的肺泡所致的摄氧不足,发生缺氧。

4.动-静脉分流

肺动静脉瘘或由于肺部病变如肺泡萎陷、肺不张、肺炎和肺水肿,均可导致肺内分流量增加,使静脉血没有接触肺泡气进行气体交换的机会,直接流入肺静脉。故提高吸氧浓度并不能增加动脉血氧分压。如分流量超过 30%,吸氧对血氧分压的影响有限。

5.氧耗量

氧耗量增加是呼吸功能不全时加重缺氧的原因之一。发热、寒战、呼吸困难和抽搐均增加氧耗量。

(三)病理及病理生理

COPD 合并 ARF 的病理学改变是在 COPD 的基础上形成的,特征性的病理学改变存在于中央气道、外周气道、肺实质和肺的血管系统。在中央气道-气管、支气管以及内径大于 4 mm 的细支气管,炎症细胞浸润表层上皮,黏液分泌腺增大和杯状细胞增多使黏液分泌增加。在外周气道内径小于 2 mm 的小支气管和细支气管内,慢性炎症导致气道壁损伤和修复过程反复循环发生。修复过程导致气道壁结构重构,胶原含量增加及瘢痕组织形成,这些病理改变造成气腔狭窄,引起固定性气道阻塞。

典型的肺实质破坏表现为小叶中央型肺气肿,涉及呼吸性细支气管的扩张和破坏。病情较轻时,这些破坏常发生于肺的上部区域,但病情发展可弥漫分布于全肺,并有肺毛细血管床的破坏。由于遗传因素或炎症细胞和递质的作用,肺内源性蛋白酶和抗蛋白酶失衡,为肺气肿性肺破坏的主要机制,氧化作用和其他炎症后果也起作用。

肺血管的改变以血管壁的增厚为特征,这种增厚始于疾病的早期。内膜增厚是最早的结构改变,接着出现平滑肌增加和血管壁炎症细胞浸润。COPD 合并急性呼吸衰竭,由于低氧导致肺动脉广泛收缩,进一步增加右心负荷。

在 COPD 肺部病理学改变的基础上出现相应 COPD 特征性病理生理学改变,包括黏液高分泌、纤毛功能失调、气流受限、肺过度充气、气体交换异常、肺动脉高压和肺源性心脏病。黏液高分泌和纤毛功能失调导致慢性咳嗽及多痰,这些症状可出现在其他症状和病理生理异常发生之前。呼气气流受限是 COPD 病理生理改变的标志,是疾病诊断的关键,主要是由气道固定性阻塞及随之发生的气道阻力增加所致。肺泡附着的破坏,使小气道维持开放的能力受损,但这在气流受限中所起的作用较小。

随着 COPD 的进展,外周气道阻塞、肺实质破坏及肺血管的异常等减少了肺气体交换容量,产生低氧血症,以后可出现高碳酸血症。长期慢性缺氧可导致肺血管广泛收缩和肺动脉高压,常伴有血管内膜增生,某些血管发生纤维化和闭塞,造成肺循环的结构重组。在肺血管结构重组的过程中可能涉及血管内皮生长因子、成纤维生成因子以及内皮素-1(ET-1)。慢性缺氧所致的肺动脉高压患者,肺血管内皮的ET-1表达显著增加。在COPD后期产生的肺动脉高压中ET-1具有一定作用。COPD晚期出现的肺动脉高压是COPD重要的心血管并发症,并进而产生慢性肺源性心脏病及右心衰竭,提示预后不良。

(四)诱因

1.降低通气驱动力

过量使用镇静药、安眠药和麻醉药,甲状腺功能减退和脑干损伤等。

2.呼吸肌群功能降低

营养不良、休克、肌病、低磷血症、低镁血症、低钙血症、低钾血症、重症肌无力、中枢和外周神经损伤、药物(氨基糖苷类、类固醇药物)和心律失常等。

3.减少胸壁弹性

肋骨骨折、胸腔积液、气胸、肠梗阻、腹胀和腹水等。

4.降低肺弹性或气体交换容积

肺不张、肺水肿和肺炎等。

5.增加气道阻力

支气管痉挛(吸入变应原等)、气道炎症(病毒、细菌感染、环境污染、吸烟等)、上呼吸道阻塞(阻塞性睡眠呼吸暂停低通气综合征等)等。

6.增加机体代谢需氧量

全身感染、甲状腺功能亢进等。

(五)临床表现

1.病史

COPD患病过程应有以下特征。①吸烟史:多有长期较大量吸烟史。②职业性或环境有害物质接触史:如较长期粉尘、烟雾、有害颗粒或有害气体接触史。③家族史:COPD有家族聚集倾向。④发病年龄及好发季节:多于中年以后发病,症状好发于秋冬寒冷季节,常有反复呼吸道感染及急性加重史。随病情进展,急性加重愈渐频繁。⑤慢性肺源性心脏病史:COPD后期出现低氧血症和/或高碳酸血症,可并发慢性肺源性心脏病和右心衰竭。

2.症状

(1)呼吸系统症状。①咳嗽、咳痰:在慢性咳嗽、咳痰的基础上痰量明显增加,呈黄绿色或脓痰。②气急、胸闷:COPD加重时呼吸困难加重,严重者不能平卧,被迫取坐位,辅助呼吸肌参与呼吸。③胸痛。④呼吸衰竭:缺氧、CO_2潴留及酸中毒的表现,呼吸节律、频率与强度都可异常。$PaCO_2$超过8.0 kPa(60 mmHg)或急剧上升时,可出现CO_2麻醉(肺性脑病)。表现为睡眠倒错,即白天思睡而夜间失眠,晨起因夜间CO_2潴留而出现头痛,后出现精神症状,如嗜睡、朦胧或不同程度的昏迷,亦可为兴奋性的,如烦躁不安、抽搐以致惊厥。

(2)心血管系统症状。主要是右心衰竭,可伴有左心衰竭。右心衰竭早期可表现为咳嗽、气急、心悸、下肢轻度水肿等,加重时可出现气急加重、上腹胀痛、食欲缺乏、尿少、腹水等。

3.体征

COPD早期体征可不明显,随疾病进展常有以下体征。

(1)视诊及触诊:胸廓形态异常,呈桶状胸,包括胸部过度膨胀、前后径增大、剑突下胸骨下角(腹上角)增宽及腹部膨凸等;常见呼吸变浅、频率增快、辅助呼吸肌如斜角肌及胸锁乳突肌参加呼吸运动,重症可出现胸腹矛盾运动;呼吸困难加重时常采取前倾坐位;低氧血症者可出现黏膜及皮肤发绀,伴右心衰者可见颈静脉充盈或怒张、肝脏增大、下肢水肿。

(2)叩诊:由于肺过度充气使心浊音界缩小,肺肝浊音界下移,肺叩诊可呈过度清音

(3)听诊:两肺呼吸音可减低,呼气延长,平静呼吸时可闻及干性啰音,两肺底或其他肺野可闻及湿啰音;心音遥远,剑突部心音较清晰响亮。

4.合并急性呼吸衰竭

(1)发热。急性感染时体温可急剧升高。

(2)发绀。常有口唇、舌、鼻尖和指甲的发绀。

(3)肺部体征。多数患者有肺气肿征象、心浊音界多缩小甚至消失。呼吸显著减弱,呼气时间延长,肺底可有干湿啰音,有时可有哮鸣音和广泛的湿啰音。

(4)心脏体征。当有肺动脉高压、右心室肥厚时可出现肺动脉第二音亢进和三尖瓣区收缩期杂音。右心衰竭时出现心率增快、胸骨左下缘和剑突下闻及收缩期吹风样杂音和舒张期奔马律。

(5)其余:常有颈静脉怒张、肝大压痛、肝颈静脉回流征阳性、下肢甚至全身皮下水肿,少数病例腹部有移动性浊音。

(六)实验室检查及特殊检查

1.血常规

长期缺氧可使血红蛋白和红细胞增多。合并呼吸道感染时白细胞计数$>10.0×10^9/L$,中性粒细胞计数$>7.5×10^9/L$。

2.肺功能检查

肺功能检查是判断气流受限且重复性好的客观指标,对COPD的诊断、严重度评价、疾病进展、预后及治疗反应等均有重要意义。气流受限是以第1 s用力呼气量(FEV_1)和FEV_1与用力肺活量(FVC)之比(FEV_1/FVC)降低来确定的。FEV_1/FVC是COPD的一项敏感指标,可检出轻度气流受限。FEV_1占预计值的百分比是中、重度气流受限的良好指标,它变异性小,易于操作,应作为COPD肺功能检查的基本项目。吸入支气管舒张剂后$FEV_1<80\%$预计值且$FEV_1/FVC<70\%$者,可确定为不能完全可逆的气流受限。呼气峰流速(PEF)及最大呼气流量-容积曲线(MEFV)也可作为气流受限的参考指标,但COPD时PEF与FEV_1的相关性不够强,PEF有可能低估气流阻塞的程度。气流受限可导致肺过度充气,使肺总量(TLC)、功能残气量(FRC)和残气容积(RV)增高,肺活量(VC)减低。TLC增加不及RV增加的程度大,故RV/TLC增高。肺泡隔破坏及肺毛细血管床丧失可使弥散功能受损,一氧化碳弥散量(DL_{CO})降低,DL_{CO}与肺泡通气量(V_A)之比(DL_{CO}/V_A)比单纯DL_{CO}更敏感。作为辅助检查,支气管舒张试验有一定价值,因为:①有利于鉴别COPD与支气管哮喘;②可获知患者能达到的最佳肺功能状态;③与预后有更好的相关性;④可预测患者对支气管舒张剂和吸入皮质激素的治疗反应。

3.胸部X线检查

X线检查对确定肺部并发症及与其他疾病(如肺间质纤维化、肺结核等)鉴别有重要意义。COPD早期胸片可无明显变化,以后出现肺纹理增多、紊乱等非特征性改变。主要X线征为肺过度充气:肺容积增大,胸腔前后径增长,肋骨走向变平,肺野透亮度增高,横膈位置低平,心脏悬

垂狭长,肺门血管纹理呈残根状,肺野外周血管纹理纤细稀少等,有时可见肺大疱形成。并发肺动脉高压和肺源性心脏病时,除右心增大的 X 线征外,还可有肺动脉圆锥膨隆,肺门血管影扩大及右下肺动脉增宽等。

4.胸部 CT 检查

CT 检查一般不作为常规检查,但当诊断有疑问时高分辨率 CT(HRCT)有助于鉴别诊断。另外,HRCT 对辨别小叶中央型或全小叶型肺气肿及确定肺大疱的大小和数量有很高的敏感性和特异性,对预计肺大疱切除或外科减容手术等的效果有一定价值。

5.血气检查

血气检查对晚期患者十分重要。$FEV_1 < 40\%$ 预计值者及具有呼吸衰竭或右心衰竭临床征象者均应做血气检查。血气异常首先表现为轻、中度低氧血症。随疾病进展,低氧血症逐渐加重,并出现高碳酸血症。呼吸衰竭的血气诊断标准为海平面吸空气时动脉血氧分压(PaO_2)降低 $[<8.0\ kPa(60\ mmHg)]$ 伴或不伴动脉血二氧化碳分压($PaCO_2$)增高 $[\geq 6.7\ kPa(60\ mmHg)]$。

6.其他化验检查

(1)肝、肾功能:急性加重期尿中可出现少量蛋白、管型和白细胞。血尿素氮可高于正常。少数患者可并发肾衰竭和肝功能损害。

(2)血电解质和酸碱平衡。①酸碱平衡紊乱:呼吸性酸中毒多见,$PaCO_2$ 升高,碳酸氢盐(HCO_3^-)相对减少,剩余碱(BE)呈负值,pH 低于 7.35。复合性酸碱失衡中以呼吸性酸中毒合并代谢性碱中毒多见,此时 pH 及 HCO_3^- 显著降低,BE 呈负值。少数患者可有呼吸性碱中毒,这是由于机械通气时通气过量,使 $PaCO_2$ 下降至正常值以下所致。②电解质紊乱:有低氯、低钾、低钠、高钾,也可有高钠、低镁、低钙等情况。

(3)痰液检查:并发感染时痰涂片可见大量白细胞,痰培养可检出各种病原菌,常见者为肺炎链球菌、流感嗜血杆菌、卡他摩拉菌、肺炎克雷伯杆菌等。

(七)诊断

根据 COPD 患病史,在慢性咳嗽、咳痰的基础上痰量明显增加,呈黄绿色或脓痰;体温可急剧升高;呼吸困难加重,严重者不能平卧,被迫取坐位,辅助呼吸肌参与呼吸;胸痛;出现缺氧、CO_2 潴留及酸中毒的表现;呼吸节律、频率与强度都可异常,$PaCO_2$ 超过 $8.0\ kPa(60\ mmHg)$ 或急剧上升时可表现为睡眠倒错,即白天思睡而夜间失眠,晨起出现头痛、嗜睡、朦胧或不同程度的昏迷,或烦躁不安、抽搐以至惊厥。合并右心衰竭时,早期可表现为咳嗽、气急、心悸、下肢轻度水肿等,加重时可出现气急加重、上腹胀痛、食欲缺乏、尿少、腹水等。常有口唇、舌、鼻尖和指甲的发绀。多数患者有肺气肿征象,心浊音界多缩小甚至消失。呼吸显著减弱,呼气时间延长,肺底可有干湿啰音,有时可有哮鸣音和广泛的湿啰音。当有肺动脉高压、右心室肥厚时出现肺动脉第二音亢进和三尖瓣区收缩期杂音。右心衰竭时可出现心率增快、胸骨左下缘和剑突下闻及收缩期吹风样杂音和舒张期奔马律。常有颈静脉怒张、肝大压痛、肝颈静脉回流征阳性、下肢甚至全身皮下水肿,少数病例腹部有移动性浊音等临床症状、体征,结合实验室检查等资料,综合分析确定。存在不完全可逆性气流受限是诊断 COPD 的必备条件。肺功能检查是诊断 COPD 的金标准。用支气管舒张剂后 $FEV_1 < 80\%$ 预计值及 $FEV_1/FVC < 70\%$ 可确定为不完全可逆性气流受限。COPD 早期轻度气流受限时可有或无临床症状。胸部 X 线检查有助于确定肺过度充气的程度及与其他肺部疾病鉴别。

（八）鉴别诊断

1.支气管哮喘

多在儿童或青少年期起病,常伴过敏体质、过敏性鼻炎和/或湿疹等,部分患者有哮喘家族史。以发作性哮喘为特征,血嗜酸粒细胞可升高,血免疫球蛋白E(IgE)增高,支气管激发或舒张试验阳性。

2.充血性心力衰竭

多有高血压、冠状动脉粥样硬化、二尖瓣狭窄等病史,发作以夜间较重,稍咳,可伴有血性泡沫痰,双肺底有湿性啰音,胸片显示心脏扩大、肺水肿。

3.支气管扩张

多数患者有大量脓性痰或反复大量咯血史。胸部X线或高分辨CT显示支气管扩张、支气管壁增厚。

4.气胸

常有突发胸部锐痛、刺激性干咳、患侧叩诊呈鼓音、呼吸音明显减弱或消失。胸部X线上显示无肺纹理的均匀透亮区,其内侧有呈弧形的线状肺压缩边缘。

5.胸腔积液

患侧液平面以下叩诊浊音,呼吸音明显减弱或消失,胸片可见肋膈角变钝,中等量积液时可见密度均匀阴影,其上缘呈下凹的弧形影。

6.肺栓塞

有栓子来源的基础病,$PaCO_2$降低,$P_{(A-a)}$增高,肺V/Q显像、肺动脉造影可确诊。

（九）治疗

COPD患者发生ARF的治疗原则:①纠正威胁生命的低氧血症,使动脉血氧饱和度(SaO_2)大于90%。②纠正威胁生命的呼吸性酸中毒,使pH>7.2。③治疗原发病。④防止和治疗并发症,营养支持治疗。具体措施如下。

1.评估病情的严重性

根据症状、血气、胸部X线等评估病情的严重性。

2.低氧血症的治疗

予控制性氧疗,30 min后复查血气,以确认氧合满意而未引起CO_2潴留或酸中毒。如果胸部X片未显示肺浸润,吸室内空气时$PaCO_2$在5.3~6.7 kPa(40~50 mmHg),可用鼻导管或鼻塞供氧,氧流量由1~2 L/min开始,以后根据动脉血气调整。如果患者存在肺炎或充血性心力衰竭,胸部X线上有新出现的肺浸润,则开始治疗时应增加供氧量(如吸氧浓度在35%~40%),$PaCO_2$>8.0 kPa(60 mmHg)或SaO_2>90%是合理的氧疗指标。若低浓度氧疗不能使SaO_2达适当水平,应提高吸氧浓度。常用的吸氧方法有以下几种。

(1)鼻导管或鼻塞给氧,此为常用的氧疗方法,吸入氧浓度(FiO_2)与吸入氧流量大致呈如下关系:$FiO_2=[21+4×吸入氧流量(L/min)]×100\%$。这只是粗略的估计值。在同样吸氧流量下,$FiO_2$还与潮气量、呼吸频率、分钟通气量和吸呼比等因素有关。总的来说每分通气量较小时,实际FiO_2要比计算值高;相反则较计算值低。张口呼吸时的计算值亦低。

(2)简易开放面罩:面罩两侧有气孔,呼出气可经气孔排出,当氧流量大于4 L/min时不会产生重复呼吸现象。增大氧流量最高FiO_2可达50%~60%。这种面罩封闭不好,FiO_2不稳定是其主要缺点。

（3）空气稀释面罩：Venturi 面罩是通过 Venturi 原理,利用氧流量产生负压,吸入空气以稀释氧,调节空气进量,可控制吸入氧浓度在 25%～50% 范围内,面罩内氧浓度相对稳定,其缺点是进食、咳痰不便。

氧疗中注意氧疗不能代替病因及其他综合治疗。如对感染和呼吸困难的患者适当应用抗生素和平喘药物,控制感染、消除气道痉挛,注意调节水、电解质平衡等。①加强氧疗监护：要观察患者的意识、发绀、呼吸、心率变化。如意识清、发绀好转、心率减少 10 次/分钟以上说明氧疗有效。对高浓度氧疗特别是正压机械通气,要防止氧中毒。氧中毒对肺和全身组织细胞都能引起损伤,引起组织细胞损伤的原因是氧化基团和过氧化氢相互作用侵犯 DNA 和细胞膜的后果。症状为头晕、疲倦乏力、全身麻木、面部肢体肌肉抽搐、顽固性咳嗽、心率增快、心律失常等。②吸入氧气湿化：应用安全加热装置,将湿化瓶内水持续加热 50 ℃～70 ℃,输出氧温度与体温接近。水蒸气含量高有利于痰咳出。③氧疗用具消毒：鼻塞、面罩、湿化瓶、气管套管等应严格消毒或更换,预防交叉感染及继发感染。严防火源靠近：氧能助燃,氧疗时要严防火源靠近,不能在其附近吸烟。

3.呼吸性酸中毒的治疗

酸中毒较轻时,通过改善低氧、纠正二氧化碳潴留,酸中毒可纠正;酸中毒严重时(pH＜7.2)可静脉内应用少量碳酸氢钠。

4.原发病的治疗

（1）急性诱因的治疗：当有细菌感染时应根据患者所在地常见病原菌类型及药敏情况积极选用抗生素。长期应用广谱抗生素和激素者易继发真菌感染,宜采取预防和抗真菌措施。①单药治疗。随着广谱 β-内酰胺和氟喹诺酮类药的问世,临床开始单用亚胺培南、头孢哌酮舒巴坦、头孢他啶、替卡西林/克拉维酸等治疗下呼吸道感染,临床治愈率常可达 80% 以上。单药疗法的明显缺点是抗菌谱不可能覆盖所有致病菌,而呼吸道感染特别是院内呼吸道感染,常由多种细菌混合感染所致。氟喹诺酮类药对肠杆菌科和流感嗜血杆菌有较强杀菌作用,但对肺炎球菌和厌氧菌作用较弱。第二代头孢菌素和氟喹诺酮类药对金黄色葡萄球菌有效,而第三代头孢菌素如头孢他啶等对其作用甚弱。头孢噻肟对铜绿假单胞菌作用较弱等。单药疗法还易出现耐药菌株和重复感染,有单用亚胺培南或氟喹诺酮类药后出现耐药金黄色葡萄球菌、铜绿假单胞菌等报道。②联合用药。应选用针对常见致呼吸道感染的革兰氏阳性或阴性病原菌的抗生素。常用方案：β-内酰胺类＋氨基糖苷类;β-内酰胺类＋氟喹诺酮类;氨基糖苷类＋氟喹诺酮类药;β-内酰胺类＋β-内酰胺类;克林霉素＋氨基糖苷类。联合用药的优点是拓宽抗菌谱、减少重复感染概率、延缓耐药菌株的出现。选用抗生素时应考虑既往用药、基础病、发病过程及治疗反应等因素。如慢性支气管炎患者易受流感嗜血杆菌感染;接受激素治疗的神经外科患者以金黄色葡萄球菌感染常见、肺囊性纤维化和接受机械通气治疗者常有铜绿假单胞菌感染;治疗术后呼吸道感染应兼顾抗厌氧菌等。因此,临床上必须根据药物的作用特点及抗菌范围,并参照本地区细菌耐药情况,选择有效的抗生素治疗呼吸道感染。目前肺炎链球菌对青霉素仍相当敏感,有报道对耐药菌株大剂量青霉素仍有效,故对肺炎链球菌感染仍首选青霉素。对于金黄色葡萄球菌感染,90% 菌株对青霉素耐药,50% 菌株对苯唑西林耐药,临床上常选苯唑西林、头孢唑啉、头孢美唑、氟喹诺酮类等加一种氨基糖苷类药联用。亚胺培南、头孢哌酮/舒巴坦及第四代头孢菌素如头孢吡肟等也可选用。对于耐甲氧苯青霉素的金黄色葡萄球菌(MR-SA)感染,一般首选万古霉素。对于铜绿假单胞菌感染,可选择哌拉西林、头孢哌酮、头孢他啶、环丙沙星等与氨基糖苷类联用。第三代头孢菌素中以头孢他啶抗铜绿假单胞菌活性最强。亚胺培南、第四代头孢菌素、单环菌素类如氨曲南等也可选用。近年来,国内报道革兰氏阴性菌产生超广谱 β-内酰胺酶(ESBL)日益增多,以克雷伯菌属及大肠埃希菌等肠杆菌科细菌为多见,对第三代头孢菌素普遍耐药,已引起临床高度重视。当怀疑细菌产生 ESBL 时,应考虑使用碳青霉烯类抗生素和 ESBL 抑制剂治疗。③抗厌氧菌治疗。厌氧菌所致的呼吸道感染常有下列特征:痰液呈臭味;标本涂片革兰氏染色有大量形态较一致的细菌,但普通细菌培养呈阴性;多有原发疾病和诱发因素如肺癌、支气管扩张症、意识障碍、胃肠道或生殖道手术后、长期应用免疫抑制剂或氨基糖苷类药等。目前常选用的抗厌氧菌药为青霉素、甲硝唑、克林霉素、替硝唑等。替硝唑为咪唑类药,对大多数厌氧菌有效,其中对脆弱拟杆菌和梭杆菌属的活性较甲硝唑强,常用剂量为 800 mg 静脉滴注,每天 1 次,连用 5~7 d。④抗真菌治疗。呼吸道感染经多种抗生素治疗无效,可能存在下列因素:长期应用广谱抗生素或抗生素,导致菌群失调;应用肾上腺皮质激素、免疫抑制剂、抗癌药物、放射治疗;恶性肿瘤、糖尿病、尿毒症、大面积烧伤、COPD 等,需高度怀疑真菌感染。应及时行痰找真菌丝或孢子、真菌培养及相关血清学检查。临床常用氟康唑、伊曲康唑、大蒜素、两性霉素 B 等。此外,青霉素为治疗放线菌病的首选药,磺胺药(复方 SMZ)为治疗奴卡菌病的首选药。部分慢性呼吸衰竭患者因年老体弱、机体反应性差,当出现呼吸道感染时常仅有咳嗽和咳痰或气道分泌物增加(机械通气时)的表现,或呼吸频率增快、PaO$_2$ 降低。而较少有发热及外周血白细胞的升高,胸部 X 线检查可缺乏特征性改变。此时,观察咳嗽和咳痰或气道分泌物的变化常成为判断抗感染治疗是否有效的重要指标。

(2)慢性气流阻塞的治疗:①支气管舒张剂,COPD 患者发生 ARF 时首选短效、吸入性 β$_2$ 受体激动剂。疗效不显著者加用抗胆碱能药物。以使用贮雾器或气动雾化器吸入比较合适。对于较为严重的 COPD 患者可考虑静脉滴注茶碱类药物;监测血茶碱浓度对估计疗效和不良反应有一定意义。口服茶碱缓释片,100 mg,每天 2 次,或静脉滴注氨茶碱,一般每天总量不超过 1 g。氨茶碱除松弛支气管平滑肌外,尚有抗炎、兴奋呼吸中枢、增强膈肌收缩力的作用。因茶碱可使患者出现心慌甚至心律失常,静脉使用时输液速度不宜过快。近年来,国内使用定量气雾器(MDI)和雾化器吸入 β$_2$ 受体激动剂(常用沙丁胺醇或特布他林)治疗,效果较好,临床使用时需注意心脏的不良反应。国外将吸入抗胆碱能药物作为治疗 COPD 患者的首选治疗药物,常用溴化异丙托品(爱全乐)气雾剂,该药吸入后 5~10 min 起效,30~90 min 时达血峰值,持续 4~6 h。患者宜在应用支气管舒张剂基础上加服或静脉使用糖皮质激素。激素的剂量要权衡疗效及安全性,建议口服泼尼松龙每天 30~40 mg,连续 10~14 d。也可静脉给予甲泼尼龙。延长给药时间不能增加疗效,反而使不良反应增加。②增加分泌物的排出,咳嗽是清除支气管分泌物的最有效方法。坐位咳嗽及应用支气管扩张剂后立即咳嗽可增加咳嗽的有效性。叩击背部及体位引流对痰量超过 25 mL/d 的患者或有肺叶不张的患者可能有效。对于痰多黏稠难以咳出的患者可用祛痰药使痰液稀释,常选用溴己新(必嗽平)16 mg,每天 3 次,或溴环己胺醇(沐舒坦)30 mg,每天 3 次。溴环己胺醇的祛痰作用较前者强,它不仅降低痰液黏度,而且增强黏膜纤毛运动,促进痰液排出。另外可选用中药鲜竹沥液,或使用 α-糜蛋白酶雾化吸入。对于神志清楚的患者应鼓励咳嗽,多翻身叩背,促进痰液排出。对于无力咳嗽的患者可间断经鼻气管吸引痰液。对于建立人工气道的患者应定时吸引气道内分泌物,定期湿化气道。

5.呼吸兴奋剂的应用

对呼吸衰竭患者是否应使用呼吸兴奋剂,学者们一直有争议。由于其使用简单、经济,且有一定疗效,故仍较广泛使用于临床。呼吸兴奋剂刺激呼吸中枢或周围化学感受器通过增强呼吸中枢驱动,增加呼吸频率和潮气量,改善肺泡通气。与此同时,患者的氧耗量和 CO_2 产生量亦相应增加,且与通气量呈正相关。故应掌握好其临床适应证。

在慢性 CO_2 潴留患者,呼吸中枢对 CO_2 的敏感性已降低,吸氧后缺氧的刺激被消除,呼吸中枢受限制,$PaCO_2$ 升高,应用呼吸兴奋剂可降低 $PaCO_2$,增加氧合作用,促使患者清醒,有利于咳嗽、排痰。呼吸兴奋剂需与支气管扩张剂、抗感染、增强呼吸肌收缩力药物并用,使潮气量加大,方能发挥作用。常用的呼吸兴奋剂为尼可刹米,在 $PaCO_2$ 显著增高伴意识障碍者,先用 0.75 g 静脉注射,继以 $1.875 \sim 3.75$ g 加入 5% 葡萄糖液中持续静脉滴注,可使呼吸深度及频率增加而改善通气,有利于 CO_2 排除,同时可促进神志恢复,提高咳嗽反射和改善排痰能力。少数患者可出现皮肤瘙痒、烦躁不安,此时可减慢滴速或降低药物浓度。个别还出现肌颤及抽搐,则应停用。纳洛酮是阿片受体阻滞药,有兴奋呼吸中枢作用,可行肌内注射或静脉注射,每次 $0.4 \sim 0.8$ mg 或 $1.2 \sim 2.8$ mg 加入 5% 葡萄糖液 250 mL 中静脉滴注。

因呼吸兴奋剂能引起烦躁不安、肌肉颤动、心悸等不良反应。因此,在应用呼吸兴奋剂的同时必须采取措施减轻通气阻力,如控制感染、吸痰、应用支气管解痉剂等,并密切随访动脉血气,如动脉血气无改善应立即停药。

6.呼吸肌疲劳的防治

应采取措施纠正诱发呼吸肌疲劳的原因,如痰液湿化引流、支气管解痉剂的应用、控制肺部感染、改善营养状态、纠正水和电解质失衡,发热患者应用退热药物。经鼻面罩机械通气,使呼吸肌得到适当休息。

辅酶 Q_{10} 能改善心肌和呼吸肌氧的利用,从而提高其收缩力,每天 60 mg 可使最大吸气力上升。茶碱类药物能增加细胞质内的钙离子浓度,提高呼吸肌的储备能力,可用于防治膈肌疲劳。咖啡因增加膈肌收缩力,优于氨茶碱,长期口服可延缓呼吸肌疲劳的发生。洋地黄类药物亦有增加膈肌收缩力的作用,对呼吸衰竭患者有一定危险性,宜慎用。由于缺氧、营养不良、呼吸负荷过重可造成呼吸肌损伤、膈肌萎缩,因此对慢阻肺患者纠正缺氧、补充营养、保证能量供应至关重要。糖类过多会产生大量 CO_2,糖的呼吸商为 1,过多的糖分解,呼吸商增大,呼吸肌负荷加重;脂肪的呼吸商为 0.7,在饮食和静脉营养中,增加脂肪与蛋白质,可减少 CO_2 的产生。呼吸肌训练,采用腹式呼吸,可增加潮气量,减少无效腔通气,提高通气效率。

7.机械通气

(1)无创性机械通气(NIPPV):无创性机械通气可用于 COPD 慢性呼吸衰竭急性加重,还可用于有效撤机,作为从机械通气向自主呼吸过渡的桥梁。

COPD 急性加重期患者应用无创性正压通气(NIPPV)可以降低 $PaCO_2$,减轻呼吸困难,从而降低气管插管和有创机械通气的使用,缩短住院天数,降低患者的病死率。使用 NIPPV 要注意掌握合理的操作方法,避免漏气,从低压力开始逐渐增加辅助吸气压和采用有利于降低 $PaCO_2$ 的方法,从而提高 NIPPV 的效果。NIPPV 的应用指征目前尚不统一,表 3-12 所列标准可作为参考。

辅助通气应从低压力开始,吸气压力从 $0.392 \sim 0.785$ kPa($4 \sim 8$ cmH_2O)开始,呼气压力从 $0.196 \sim 0.294$ kPa($2 \sim 3$ cmH_2O)开始,经过 $5 \sim 20$ min 逐渐增加到合适的治疗水平。为了避免胃胀气,应在保证疗效的前提下避免吸气压力过高。另外应避免饱餐后应用 NIPPV,适当的头高位或半坐卧位和应用促进胃动力的药物有利于减少误吸。

表 3-12　NIPPV 在 COPD 合并急性呼吸衰竭时选用和排除标准

选用标准(至少符合其中 2 项)

- 中至重度呼吸困难,伴辅助呼吸肌参与呼吸并出现胸腹矛盾运动
- 中至重度酸中毒(pH7.30～7.35)和高碳酸血症($PaCO_2$ 6～8 kPa)
- 呼吸频率超过 25 次/分钟

排除标准(符合下列条件之一)

- 呼吸抑制或停止
- 心血管系统功能不稳定(低血压、心律失常、心肌梗死)
- 嗜睡、神志障碍及不合作者
- 易误吸者(吞咽反射异常,严重上消化道出血)
- 痰液黏稠或有大量气道分泌物
- 近期曾行面部或胃食管手术
- 头面部外伤,固有的鼻咽部异常
- 极度肥胖
- 严重的胃肠胀气

使用无创通气可明显降低气管插管率。如果无创通气后患者的临床及血气无改善[$PaCO_2$ 下降至小于 16%,pH<7.30,$PaCO_2$≤5.3 kPa(40 mmHg)],应尽快调整治疗方案或改为气管插管和常规有创机械通气。

(2)有创性(常规)机械通气:在积极药物治疗的条件下,患者呼吸衰竭仍进行性恶化,出现危及生命的酸碱异常和/或神志改变时宜用有创性机械通气治疗。有创性机械通气具体应用指征见表 3-13。

表 3-13　有创性机械通气在 COPD 合并急性呼吸衰竭的应用指征

- 严重呼吸困难,辅助呼吸肌参与呼吸,并出现胸腹矛盾呼吸
- 呼吸频率超过 35 次/分钟
- 危及生命的低氧血症(PaO_2<5.3 kPa 或 PaO_2/FiO_2<200)
- 严重的呼吸性酸中毒(pH<7.25)及高碳酸血症
- 呼吸抑制或停止
- 嗜睡、神志障碍
- 严重心血管系统并发症(低血压、休克、心力衰竭)
- 其他并发症(代谢紊乱、脓毒血症、肺炎、肺血栓栓塞症、气压伤、大量胸腔积液)
- NIPPV 失败或存在 NIPPV 的排除指征

在决定患者是否使用机械通气时还需参考病情好转的可能性,患者自身意愿及强化治疗的条件。

使用最广泛的 3 种通气模式包括辅助-控制通气(A-CMV)、压力支持通气(PSV)或同步间歇强制通气(SIMV)与 PSV 联合模式(SIMV＋PSV)。因 COPD 患者广泛存在内源性呼气末正压(PEEPi),为减少因 PEEPi 所致吸气功耗增加和人-机不协调,可常规加用-适度水平(为 PEEPi 的 70%～80%)的外源性呼气末正压(PEEP)。

COPD病例的撤机可能会遇到困难,需设计和实施一个周密的方案。解决呼吸机撤离困难的原则是尽早撤机,避免有害并发症的发生。需引起重视的3个因素:首先应避免碱血症,碱血症存在时不能撤机;呼吸性酸中毒和HCO_3^-潴留可在低V_A时撤机。避免使用过量镇静剂。撤机过程中呼吸功一定要减小。给予患者足够的潮气量,保持充足的通气支持,以使患者的呼吸频率保持在30~35次/分钟。

8.并发症的治疗

(1)肺性脑病:COPD Ⅱ型呼吸衰竭,严重的缺氧和二氧化碳潴留[$PaCO_2 \leq 5.3$ kPa(40 mmHg),$PaCO_2 > 8.0$ kPa(60 mmHg),pH<7.30],常出现脑水肿、脑血管扩张、颅压升高甚至并发脑疝。患者可出现意识丧失、昏迷、抽搐、呼吸节律及频率异常,进而发生呼吸心搏骤停。治疗上应积极改善呼吸衰竭,当患者意识障碍进行性恶化时,出现缓脉、呕吐、视盘水肿、脑脊液压力升高时应给予脱水治疗,可给予甘露醇、清蛋白、地塞米松、利尿剂以减轻脑疝、降低颅压。出现神经精神症状和颅内高压的表现,原则上以改善呼吸功能、纠正缺氧和CO_2潴留为主,仅当脑水肿症状明显或有脑疝时可短期使用20%甘露醇,按每次0.5~1.0 g/kg快速静脉滴注,每天1~2次,心功能不好的患者用量宜少。使用脱水剂时应注意电解质的变化,并防止痰液变黏稠不易排出。

(2)心力衰竭(简称心衰):慢性肺动脉高压,使右心负荷加重,左心室肥大,严重或长期缺氧招致心肌收缩力减弱,每搏输出量减少,最后导致心力衰竭。治疗:①减轻右心前后负荷,早期肺源性心脏病应降低肺动脉高压,减轻右室后负荷。已有心衰者给予硝酸异山梨酯(消心痛)、硝苯地平(心痛定)、卡托普利(开博通)等,减轻右心前后负荷,改善左心功能,从而降低肺动脉压,使右室功能得到改善。②利尿剂的应用,给予氢氯噻嗪或呋塞米(速尿),并用氨苯蝶啶或螺内酯(安体舒通),小剂量、短疗程,注意电解质紊乱,及时纠正。如氢氯噻嗪25 mg,每天1~3次,螺内酯40 mg,每天1~2次。对肺性脑病出现脑水肿或重度水肿者可选用呋塞米20 mg缓慢静脉注射。应注意利尿剂可引起低血钾、低血氯,诱发或加重代谢性碱中毒;利尿过多可致血液浓缩、痰液黏稠加重气道阻塞。③强心剂的应用,洋地黄制剂可直接作用于心肌,增加心排血量,减慢心率,增加膈肌收缩力及利尿效果,对并发左心衰竭者疗效明显。由于在缺氧、电解质紊乱等情况下易出现中毒症状,一般选用速效制剂,剂量为正常的1/2~2/3,长期应用时宜定期监测血药浓度。对难治性心衰可并用辅酶Q_{10}、多巴胺等,能增加心排血量,加强利尿。④血管扩张剂的应用,血管扩张剂可降低肺血管阻力和肺动脉压,减轻右心负荷,减轻右心衰竭的发作和加剧,是治疗COPD急性发作期右心衰竭的重要措施。目前临床常用的有α受体阻滞剂、血管紧张素转化酶抑制剂、钙通道阻滞剂、磷酸二酯酶抑制剂、NO吸入等。血管扩张剂在降低肺动脉压力和肺血管阻力的同时也降低体循环血压,应引起注意。

(3)心律失常:患者常因传导系统和心肌损害,或因缺氧、酸碱失衡、电解质紊乱和应用药物发生各种心律失常,严重者可发生猝死。主要是识别和治疗引起心律失常的代谢原因,如低氧血症、低钾血症、低镁血症、呼吸性酸中毒或碱中毒及治疗原发病。纠正上述原因心律失常多可消失。当诱因不能去除或纠正上述原因后仍有心律失常,可考虑应用抗心律失常药物。如未用过洋地黄类药物,可考虑以毛花苷C(西地兰)0.2~0.4 mg或毒毛花苷K 0.125~0.25 mg加入葡萄糖液20 mL内缓慢静脉注射(20 min)。应注意纠正缺氧、防治低血钾,不宜依据心率的快慢观察疗效。如患者血压稳定可考虑使用血管紧张素转化酶抑制剂治疗。也可选用维拉帕米(异搏定)5 mg缓慢静脉注射,或口服40~80 mg,每天3次;出现室性异位心律时可用利多卡因50~

100 mg 静脉注射,必要时 15 min 再注射 1 次,亦可应用其他抗心律失常药物。

(4)消化道出血:患者常并发消化道出血,低氧导致胃肠道黏膜糜烂,广泛渗血。由于严重缺氧,胃肠道血管收缩,微循环障碍,黏膜防御功能减低,高碳酸血症又使氢离子增多,胃酸分泌增加,以及胃肠道淤血、药物刺激、弥散性血管内凝血(DIC)等招致应激性溃疡、黏膜糜烂,患者先有进行性腹胀,相继发生大出血。治疗:①制酸剂,给予质子泵抑制剂奥美拉唑(洛赛克)或新 H_2 受体阻滞剂西咪替丁/法莫替丁等,山莨菪碱能抑制胃酸,改善微循环,兴奋呼吸中枢,可以并用。②黏膜保护剂,枸橼酸铋钾(得乐)可保护胃黏膜、减少出血。③止血剂,如无 DIC 并存,可给酚磺乙胺(止血敏)、6-氨基己酸等;局部止血采用冰盐水加去甲肾上腺素洗胃后给予黏膜保护剂,亦可用凝血酶口服。

(5)休克:并发休克常由于急性严重感染、消化道大出血、严重心律失常或心力衰竭(心衰)、低血容量等,或综合因素所引起,进行血流动力学监测,有助于诊断。低血容量休克患者,血压、中心静脉压、心排血量均降低,心率快,体循环阻力升高;继发感染休克时,心率快,血压、体循环阻力下降,而中心静脉压不降低,心排血量上升或下降;心源性休克时,血压、心排血量下降,肺小动脉嵌压升高,中心静脉压、体循环阻力多上升。治疗:找出病因,采取相应措施。低血容量或感染性休克可给予平衡液,增加有效细胞外液量,纠正酸中毒,改善微循环;血浆、清蛋白可提高胶体渗透压,增加有效循环血量,降低颅压、利尿;低分子右旋糖酐、羟乙基淀粉除扩容外,可降低血黏度,改善微循环。失血性休克应及时输新鲜全血,纠正电解质紊乱与酸碱失衡。休克患者当血容量补足后血压仍低时,可给予血管活性药物多巴胺或并用间羟胺静脉滴注,维持血压在 10.7~12.0 kPa(80~90 mmHg),脉压大于 2.7 kPa(20 mmHg),尿量大于 25 mL/h。心源性休克、心功能不全者可给多巴酚丁胺、洋地黄等增强心肌收缩力。感染性休克时大剂量激素可改善中毒症状,减少毛细血管通透性,阻滞 α 受体使血管扩张,稳定溶酶体膜,保护细胞,防止细胞自溶。

(6)DIC:肺源性心脏病患者由于感染、缺氧、酸中毒、休克等可激活凝血因子,引起内源系统的凝血连锁反应,使患者进入高凝状态,微血管内发生广泛血栓,致使血小板、纤维蛋白原等凝血因子大量消耗,继而引起纤维蛋白溶解。临床表现为皮肤、黏膜、脏器的栓塞出血,血小板进行性减少,凝血酶原时间较正常对照延长 3 s 以上,纤维蛋白原小于 1.5 g/L,3P 试验阳性或 FDP>20 mg/L。治疗:①控制原发病。②肝素,抗凝治疗是阻断 DIC 病理过程的重要措施,早期给予肝素50 mg,每天 2 次,缓慢静脉滴注,或以 10~15 U/(kg·h)静脉滴注,使凝血时间维持在 20 min 左右。有局部大出血者如溃疡病、支气管扩张、脑出血患者禁用。③抗血小板凝聚药,双嘧达莫每天400 mg,低分子右旋糖酐500 mL,每天 1~2 次静脉滴注,用于高凝状态期。④补充凝血因子,输新鲜血、新鲜冰冻血浆、纤维蛋白原等均应与肝素同时使用。⑤抗纤溶药物,DIC 晚期,纤溶亢进已占主要地位,可在肝素化的基础上给氨甲苯酸(抗血纤溶芳酸)或 6-氨基己酸等。

(7)高黏血症:慢性缺氧继发红细胞增多,血黏度增加,招致微循环障碍,影响组织供氧,加重多脏器衰竭。治疗:给予低分子右旋糖酐及肝素治疗。低分子右旋糖酐可抑制红细胞聚集,改善微循环,每次500 mL静脉滴注;肝素能降低血黏度,促进肺循环,并可阻止血小板释放 5-羟色胺等介质,缓解支气管痉挛,每天 50 mg 静脉滴注。血细胞比容大于 0.60 时采用血液稀释疗法,每次放血300 mL,输入低分子右旋糖酐 500 mL。

(8)肝损害:严重心衰、缺氧可致淤血性肝大,肝小叶中心坏死和退变,$PaO_2 < 5.3$ kPa(40 mmHg),可使谷丙转氨酶、谷草转氨酶、胆红素上升,凝血酶原时间延长,缺氧纠正后肝功能

恢复者称为功能性肝损伤。治疗:纠正缺氧,心衰患者给予利尿剂、多巴胺静脉滴注可增加肝血流量,高渗葡萄糖和氨基酸静脉滴注能提高血中支链/芳氨基酸比例,避免或慎用对肝功能可能损害的药物,加强护肝药物治疗,还原型谷胱甘肽每天 0.6 g 静脉给药。肝性昏迷者可行人工肝治疗。

(9)肾衰竭:严重缺氧、心衰可导致肾功能损害,PaO_2<5.3 kPa(40 mmHg)时,肾血流量降低,尿量减少,血肌酐、尿素氮升高,心力衰竭时肾脏可有淤血变性。随着病情好转肾功能恢复者,称为功能性肾损害。治疗:①避免肾毒性药物。②纠正缺氧,改善心功能,给予利尿、强心剂,增加肾血流量。低分子右旋糖酐可改善肾循环。③纠正水、电解质平衡失调,控制蛋白质摄入。④使用利尿剂。⑤透析治疗,当血尿素氮 > 29 mmol/L,血肌酐 > 707 μmol/L,血钾 >6.5 mmol/L时,应行腹膜或血液透析。

(10)肺源性心脏病合并肺栓塞:肺源性心脏病心衰患者长期卧床,血黏稠度增高,易引起深部静脉血栓形成,血栓脱落可造成肺栓塞,或肺内炎症侵蚀,使肺动脉分支闭塞。患者表现为呼吸困难突然加重,胸痛、胸闷、烦躁不安,进行性右心衰竭,氧分压、二氧化碳分压下降等。

(张国宁)

第四章

心内科常见病的诊疗

第一节　原发性高血压

　　高血压是一种以体循环动脉压升高为主要表现的临床综合征,是最常见的心血管疾病。可分为原发性及继发性两大类。在绝大多数患者中,高血压的病因不明,称之为原发性高血压,占总高血压患者的 95% 以上;在不足 5% 的患者中,血压升高是某些疾病的一种临床表现,本身有明确而独立的病因,称之为继发性高血压。

　　我国高血压的发病率较高,1991 年全国高血压的抽样普查显示,血压＞18.7/12.0 kPa(140/90 mmHg)的人占 13.49%,美国＞18.7/12.0 kPa(140/90 mmHg)的人占 24%。在我国高血压的致死率和致残率也较高。

　　我国高血压的知晓率、治疗率和控制率均较低。据 2000 年的资料统计,我国高血压的知晓率为 26.3%,治疗率为 21.2%,控制率为 2.8%。

一、病因和发病机制

　　原发性高血压的病因尚未完全阐明。目前,认为是在一定的遗传背景下由于多种后天环境因素作用使正常血压调节机制失代偿所致。

(一)遗传和基因因素

　　高血压有明显的遗传倾向。据估计,人群中 20%~40% 的血压变异是由遗传决定的。流行病学研究提示高血压发病有明显的家族聚集性。双亲无高血压、一方有高血压或双亲均有高血压,其子女高血压发生率分别为 3%、28% 和 46%。单卵双生同胞的血压一致性较双卵双生同胞的更为明显。

(二)环境因素

　　高血压可能是遗传易感性和环境因素相互影响的结果。体质量超重、膳食中高盐和中度以上饮酒是国际上已确定且亦为我国的流行病学研究证实的与高血压发病密切相关的危险因素。

　　国人平均体质量指数(BMI)中年男性和女性分别为 21~24.5 和 21~25,近 10 年国人的BMI 均值及超重率有增加的趋势。BMI 与血压呈显著相关,前瞻性研究表明,基线 BMI 每增加

$1\ kg/m^2$，高血压的发生危险 5 年内增加 9%。每天饮酒量与血压呈线性相关。

膳食中钠盐摄入量与人群血压水平和高血压患病率呈显著相关性。每天为满足人体生理平衡仅需摄入 0.5 g 氯化钠。国人食盐量每天北方为 12～18 g，南方为 7～8 g，高于西方国家。每人每天食盐平均摄入量增加 2 g，收缩压和舒张压分别增高 0.3 kPa（2 mmHg）和 0.2 kPa（1.2 mmHg）。我国膳食钙摄入量低于中位数人群中，膳食钠/钾比值亦与血压呈显著相关。

（三）交感神经活性亢进

交感神经活性亢进是高血压发病机制中的重要环节。动物实验表明，条件反射可形成狗的神经精神源性高血压。长期处于应激状态如从事驾驶员、飞行员、外科医师、会计师、电脑等职业者，其高血压的患病率明显增加。原发性高血压患者中约 40% 循环中儿茶酚胺水平升高。长期的精神紧张、焦虑、压抑等所致的反复应激状态及对应激的反应性增强，使大脑皮质下神经中枢功能紊乱，交感神经和副交感神经之间的平衡失调，交感神经兴奋性增加，其末梢释放儿茶酚胺增多。

（四）肾素-血管紧张素-醛固酮系统（RAAS）

体内存在两种 RAAS，即循环 RAAS 和局部 RAAS。血管紧张素 II（Ang II）是循环 RAAS 的最重要成分，通过强有力的直接收缩小动脉或通过刺激肾上腺皮质球状带分泌醛固酮而扩大血容量，或通过促进肾上腺髓质和交感神经末梢释放儿茶酚胺，均可显著升高血压。此外，体内其他激素如糖皮质激素、生长激素、雌激素等升高血压的途径亦主要经 RAAS 而产生。近年来发现，很多组织，例如血管壁、心脏、中枢神经、肾脏肾上腺中均有 RAAS 各成分的 mRNA 表达，并有 Ang II 受体和盐皮质激素受体存在。

引起 RAS 激活的主要因素：肾灌注减低，肾小管内液钠浓度减少，血容量降低，低钾血症，利尿剂及精神紧张，寒冷，直立运动等。

目前认为，醛固酮在 RAAS 中占有不可缺少的重要地位。它具有依赖于 Ang II 的一面，又有不完全依赖于 Ang II 的独立作用，特别是在心肌和血管重塑方面。它除了受 Ang II 的调节外，还受低钾、ACTH 等的调节。

（五）血管重塑

血管重塑既是高血压所致的病理改变，也是高血压维持的结构基础。血管壁具有感受和整合急、慢性刺激并做出反应的能力，其结构处于持续的变化状态。高血压伴发的阻力血管重塑包括营养性重塑和肥厚性重塑两类。血压因素、血管活性物质和生长因子及遗传因素共同参与了高血压血管重塑的过程。

（六）内皮细胞功能受损

血管管腔的表面均覆盖着内皮组织，其细胞总数几乎和肝脏相当，可看做人体内最大的脏器之一。内皮细胞不仅是一种屏障结构，而且具有调节血管舒缩功能、血流稳定性和血管重塑的重要作用。血压升高使血管壁剪切力和应力增加，去甲肾上腺素等血管活性物质增多，可明显损害内皮及其功能。内皮功能障碍可能是高血压导致靶器官损害及其并发症的重要原因。

（七）胰岛素抵抗

高血压患者中约有半数存在胰岛素抵抗现象。胰岛素抵抗指的是机体组织对胰岛素作用敏感性和/或反应性降低的一种病理生理反应，还使血管对体内升压物质反应增强，血中儿茶酚胺水平增加。高胰岛素血症可影响跨膜阳离子转运，使细胞内钙升高，加强缩血管作用。此外，还可影响糖、脂代谢及脂质代谢。上述这些改变均能促使血压升高，诱发动脉粥样硬化病变。

二、病理解剖

高血压的主要病理改变是动脉的病变和左心室的肥厚。随着病程的进展,心、脑、肾等重要脏器均可累及,其结构和功能因此发生不同程度的改变。

(一)心脏

高血压引起的心脏改变主要包括左心室肥厚和冠状动脉粥样硬化。血压升高和其他代谢内分泌因素引起心肌细胞体积增大和间质增生,使左心室体积和重量增加,从而导致左心室肥厚。血压升高和冠状动脉粥样硬化有密切的关系。冠状动脉粥样硬化病变的特点为动脉壁上出现纤维素性和纤维脂肪性斑块,并有血栓附着。随斑块的扩大和管腔狭窄的加重,可产生心肌缺血;斑块的破裂、出血及继发性血栓形成等可堵塞管腔造成心肌梗死。

(二)脑

脑小动脉尤其颅底动脉环是高血压动脉粥样硬化的好发部位,可造成脑卒中,颈动脉的粥样硬化可导致同样的后果。近半数高血压患者脑内小动脉有许多微小动脉瘤,这是导致脑出血的重要原因。

(三)肾

高血压持续 5~10 年,即可引起肾脏小动脉硬化(弓状动脉硬化及小叶间动脉内膜增厚,入球小动脉玻璃样变),管壁增厚,管腔变窄,进而继发肾实质缺血性损害(肾小球缺血性皱缩、硬化,肾小管萎缩,肾间质炎性细胞浸润及纤维化),造成良性小动脉性肾硬化症。良性小动脉性肾硬化症发生后,由于部分肾单位被破坏,残存肾单位为代偿排泄废物,肾小球即会出现高压、高灌注及高滤过("三高"),而此"三高"又有两面性,若持续存在又会促使残存肾小球本身硬化,加速肾损害的进展,最终引起肾衰竭。

三、临床特点

(一)血压变化

高血压初期血压呈波动性,血压可暂时性升高,但仍可自行下降和恢复正常。血压升高与情绪激动、精神紧张、焦虑及体力活动有关,休息或去除诱因血压便下降。随病情迁延,尤其是在并发靶器官损害或有并发症之后,血压逐渐呈稳定和持久升高,此时血压仍可波动,但多数时间血压处于正常水平以上,情绪和精神变化可使血压进一步升高,休息或去除诱因并不能使之满意下降和恢复正常。

(二)症状

大多数患者起病隐袭,症状阙如或不明显,仅在体检或因其他疾病就医时才被发现。有的患者可出现头痛、心悸、后颈部或颞部搏动感,还有表现为神经症症状,如失眠、健忘或记忆力减退、注意力不集中、耳鸣、情绪易波动或发怒及神经质等。病程后期心脑肾等靶器官受损或有并发症时,可出现相应的症状。

(三)并发症的表现

左心室肥厚的可靠体征为抬举性心尖冲动,表现为心尖冲动明显增强,搏动范围扩大及心尖冲动左移,提示左心室增大。主动脉瓣区第二心音可增加,带有金属音调。合并冠心病时可发生心绞痛,心肌梗死甚至猝死。晚期可发生心力衰竭。

脑血管并发症是我国高血压最为常见的并发症,年发病率为(120～180)/10万,是急性心肌梗死的4～6倍。早期可有一过性脑缺血发作(TIA),还可发生脑血栓形成、脑栓塞(包括腔隙性脑梗死)、高血压脑病及颅内出血等。长期持久血压升高可引起良性小动脉性肾硬化症,从而导致肾实质的损害,可出现蛋白尿、肾功能损害,严重者可出现肾衰竭。

眼底血管被累及可出现视力进行性减退,严重高血压可促使形成主动脉夹层并破裂,常可致命。

四、实验室和特殊检查

(一)血压的测量

测量血压是诊断高血压和评估其严重程度的主要依据。目前评价血压水平的方法有以下3种。

1.诊所偶测血压

诊所偶测血压(简称偶测血压)系由医护人员在标准条件下按统一的规范进行测量,是目前诊断高血压和分级的标准方法。应相隔2 min重复测量,以2次读数平均值为准,如2次测量的收缩压或舒张压读数相差超过0.7 kPa(5 mmHg),应再次测量,并取3次读数的平均值。

2.自测血压

采用无创半自动或全自动电子血压计在家中或其他环境中患者给自己,或家属给患者测量血压,称为自测血压,它是偶测血压的重要补充,在诊断单纯性诊所高血压、评价降压治疗的效果、改善治疗的依从性等方面均极其有益。

3.动态血压监测

一般监测的时间为24 h,测压时间间隔白天为30 min,夜间为60 min。动态血压监测提供24 h,白天和夜间各时间段血压的平均值和离散度,可较为客观和敏感地反映患者的实际血压水平,且可了解血压的变异性和昼夜变化的节律性,估计靶器官损害与预后,比偶测血压更为准确。

动态血压监测的参考标准正常值为:24 h低于17.3/10.7 kPa(130/80 mmHg),白天低于18.0/11.3 kPa(135/85 mmHg),夜间低于16.7/10.0 kPa(125/75 mmHg)。夜间血压均值一般较白天均值低10%～20%。正常血压波动曲线形状如长柄勺,夜间2～3时处于低谷,凌晨迅速上升,上午6～8时和下午4～6时出现两个高峰,尔后缓慢下降。早期高血压患者的动态血压曲线波动幅度较大,晚期患者波动幅度较小。

(二)尿液检查

肉眼观察尿的透明度、颜色,有无血尿;测比重、pH、蛋白和糖含量,并做镜检。尿比重降低(<1.010)提示肾小管浓缩功能障碍。正常尿液pH在5.0～7.0。某些肾脏疾病如慢性肾炎并发的高血压可在血糖正常的情况下出现糖尿,系由于近端肾小管重吸收障碍引起。尿微量蛋白可采用放射免疫分析法或酶联免疫法测定,其升高程度,与高血压病程及合并的肾功能损害有密切关系。尿转铁蛋白排泄率更为敏感。

(三)血液生化检查

测定血钾、尿素氮、肌酐、尿酸、空腹血糖、血脂,还可检测一些选择性项目如血浆肾素活性(PRA)、醛固酮。

(四)胸部 X 线片

早期高血压患者可无特殊异常,后期患者可见主动脉弓迂曲延长、左心室增大。胸部 X 线片对主动脉夹层、胸主动脉及腹主动脉缩窄有一定的帮助,但进一步确诊还需做相关检查。

(五)心电图检查

体表心电图对诊断高血压患者是否合并左心室肥厚、左心房负荷过重和心律失常有一定帮助。心电图诊断左心室肥厚的敏感性不如超声心动图,但对评估预后有帮助。

(六)超声心动图(UCG)检查

UCG 能可靠地诊断左心室肥厚,其敏感性较心电图高 7～10 倍。左心室重量指数(LVMI)是一项反映左心肥厚及其程度的较为准确的指标,与病理解剖的符合率和相关性较高。UCG 还可评价高血压患者的心脏功能,包括收缩功能、舒张功能。如疑有颈动脉、外周动脉和主动脉病变,应做血管超声检查;疑有肾脏疾病的患者,应做肾脏 B 超。

(七)眼底检查

可发现眼底的血管病变和视网膜病变。血管病变包括变细、扭曲、反光增强、交叉压迫及动静脉比例降低。视网膜病变包括出血、渗出、视盘水肿等。高血压眼底改变可分为 4 级。

(1)Ⅰ级:视网膜小动脉出现轻度狭窄、硬化、痉挛和变细。

(2)Ⅱ级:小动脉呈中度硬化和狭窄,出现动脉交叉压迫症,视网膜静脉阻塞。

(3)Ⅲ级:动脉中度以上狭窄伴局部收缩,视网膜有棉絮状渗出、出血和水肿。

(4)Ⅳ级:视神经乳盘水肿并有Ⅲ级眼底的各种表现。

高血压眼底改变与病情的严重程度和预后相关。Ⅲ和Ⅳ级眼底,是急进型和恶性高血压诊断的重要依据。

五、诊断和鉴别诊断

高血压患者应进行全面的临床评估。评估的方法是详细询问病史、做体格检查和实验室检查,必要时还要进行一些特殊的器械检查。

(一)诊断标准和分类

《中国高血压防治指南》是我国高血压临床实践的主要依据。2022 年 3 月,在中国高血压年会暨第 24 届国际高血压及相关疾病学术研讨会上,中国专家学者参与了《中国高血压防治指南》的修订工作,具体如下(表 4-1)。

表 4-1　基于诊室血压的血压分类和高血压分级(2022 年)

类别	收缩压(mmHg)		舒张压(mmHg)
正常血压	<120	和	<80
正常高值	120～139	和/或	80～89
高血压	≥140	和/或	≥90
1 级高血压(轻度)	140～159	和/或	90～99
2 级高血压(中度)	160～179	和/或	100～109
3 级高血压(重度)	≥180	和/或	≥110
单纯收缩期高血压	≥140	和/或	<90

注:1 mmHg≈0.133 kPa。

(二)高血压的危险分层

高血压是脑卒中和冠心病的独立危险因素。高血压患者的预后和治疗决策不仅要考虑血压水平,还要考虑到心血管疾病的危险因素、靶器官损害和相关的临床状况,并可根据某几项因素合并存在时对心血管事件绝对危险的影响,做出危险分层的评估,即将心血管事件的绝对危险性分为4类:低危、中危、高危和极高危。在随后的10年中发生一种主要心血管事件的危险性低危组、中危组、高危组和极高危组分别为低于15%、15%~20%、20%~30%和高于30%(表4-2)。

高血压危险分层的主要根据是弗明翰研究中心的平均年龄60岁(45~80岁)患者随访10年心血管疾病死亡、非致死性脑卒中和心肌梗死的资料。但西方国家高血压人群中并发的脑卒中发病率相对较低,而心力衰竭或肾脏疾病较常见,故这一危险性分层仅供我们参考(表4-3)。

表 4-2　影响预后的因素

心血管疾病的危险因素	靶器官损害	合并的临床情况
用于危险性分层的危险因素:	1.左心室肥厚(心电图、超声心动图或X线)	脑血管疾病:
1.收缩压和舒张压的水平(1~3级)	2.蛋白尿和/或血浆肌酐水平升高 106~	1.缺血性脑卒中
2.男性>55岁	177 μmol/L(1.2~2.0 mg/dL)	2.脑出血
3.女性>65岁	3.超声或X线证实有动脉粥样硬化斑块(颈、	3.短暂性脑缺血发作(TIA)
4.吸烟	髂、股或主动脉)	心脏疾病:
5.胆固醇>5.72 mmol/L(2.2 mg/dL)	4.视网膜普遍或灶性动脉狭窄	1.心肌梗死
6.糖尿病		2.心绞痛
7.早发心血管疾病家族史(发病年龄		3.冠状动脉血运重建
<55岁,女<65岁)		4.充血性心力衰竭
加重预后的其他因素:		肾脏疾病:
1.高密度脂蛋白胆固醇降低		1.糖尿病肾病
2.低密度脂蛋白胆固醇升高		2.肾衰竭(血肌酐水平
3.糖尿病伴微量白蛋白尿		>177 μmol/L或 2.0 mg/dL)
4.葡萄糖耐量降低		血管疾病:
5.肥胖		1.夹层动脉瘤
6.以静息为主的生活方式		2.症状性动脉疾病
7.血浆纤维蛋白原增高		重度高血压性视网膜病变
		1.出血或渗出
		2.视盘水肿

表 4-3　高血压的危险分层

危险因素和病史	血压(kPa)		
	1 级	2 级	3 级
Ⅰ无其他危险因素	低危	中危	高危
Ⅱ1~2 危险因素	中危	中危	极高危
Ⅲ≥3 个危险因素或靶器官损害或糖尿病	高危	高危	极高危
Ⅳ并存的临床情况	极高危	极高危	极高危

（三）鉴别诊断

在确诊高血压之前应排除各种类型的继发性高血压，因为有些继发性高血压的病因可消除，其原发疾病治愈后，血压即可恢复正常。常见的继发性高血压有下列几种类型。

1.肾实质性疾病

慢性肾小球肾炎、慢性肾盂肾炎、多囊肾和糖尿病肾病等均可引起高血压。这些疾病早期均有明显的肾脏病变的临床表现，在病程的中后期出现高血压，至终末期肾病阶段高血压几乎都和肾功能不全相伴发。因此，根据病史、尿常规和尿沉渣细胞计数不难与原发性高血压的肾脏损害相鉴别。肾穿刺病理检查有助于诊断慢性肾小球肾炎；多次尿细菌培养和静脉肾盂造影对诊断慢性肾盂肾炎有价值。糖尿病肾病者均有多年糖尿病史。

2.肾血管性高血压

单侧或双侧肾动脉主干或分支病变可导致高血压。肾动脉病变可为先天性或后天性。先天性肾动脉狭窄主要为肾动脉肌纤维发育不良所致；后天性狭窄由大动脉炎、肾动脉粥样硬化、动脉内膜纤维组织增生等病变所致，此外，肾动脉周围粘连或肾蒂扭曲也可导致肾动脉狭窄。此病在成人高血压中不足 1%，但在骤发的重度高血压和临床上有可疑诊断线索的患者中则有较高的发病率。如有骤发的高血压并迅速进展至急进性高血压、中青年尤其是 30 岁以下的高血压且无其他原因、腹部或肋脊角闻及血管杂音，提示肾血管性高血压的可能。可疑病例可做肾动脉多普勒超声、口服卡托普利激发后做同位素肾图和肾素测定、肾动脉造影，数字减影血管造影术（DSA），有助于做出诊断。

3.嗜铬细胞瘤

嗜铬细胞瘤 90% 位于肾上腺髓质，右侧多于左侧。交感神经节和体内其他部位的嗜铬组织也可发生此病。肿瘤释放出大量儿茶酚胺，引起血压升高和代谢紊乱。高血压可为持续性，亦可呈阵发性。阵发性高血压发作的持续时间从十多分钟至数天，间歇期亦长短不等。发作频繁者一天可数次。发作时除血压骤然升高外，还有头痛、心悸、恶心、多汗、四肢冰冷和麻木感、视力减退、上腹或胸骨后疼痛等。典型的发作可由于情绪改变如兴奋、恐惧、发怒而诱发。年轻人难以控制的高血压，应注意与此病相鉴别。此病如表现为持续性高血压则难与原发性高血压相鉴别。血和尿儿茶酚胺及其代谢产物香草基杏仁酸（VMA）的测定、酚妥拉明试验、胰高血糖素激发试验、可乐定抑制试验、甲氧氯普胺（灭吐灵）试验有助于做出诊断。超声、放射性核素及电子计算机 X 线体层显像（CT）、磁共振显像可显示肿瘤的部位。

4.原发性醛固酮增多症

病因为肾上腺肿瘤或增生所致的醛固酮分泌过多，典型的症状和体征见以下 3 个方面。

（1）轻至中度高血压。

（2）多尿尤其夜尿增多、口渴、尿比重下降、碱性尿和蛋白尿。

（3）发作性肌无力或瘫痪、肌痛、抽搐或手足麻木感等。

凡高血压者合并上述 3 项临床表现，并有低钾血症、高血钠性碱中毒而无其他原因可解释的，应考虑此病之可能。实验室检查可发现血和尿醛固酮升高，血浆肾素降低、尿醛固酮排泄增多等。

5.皮质醇增多症

皮质醇增多症系肾上腺皮质肿瘤或增生分泌糖皮质激素过多所致。除高血压外，有向心性肥胖、满月脸、水牛背、皮肤紫纹、毛发增多、血糖增高等特征，诊断一般并不困难。24 h 尿中

17-羟及 17-酮类固醇增多,地塞米松抑制试验及肾上腺皮质激素兴奋试验阳性有助于诊断。颅内蝶鞍 X 线检查、肾上腺 CT 扫描及放射性碘化胆固醇肾上腺扫描可用于病变定位。

6.主动脉缩窄

多数为先天性血管畸形,少数为多发性大动脉炎所引起。特点为上肢血压增高而下肢血压不高或降低,呈上肢血压高于下肢血压的反常现象。肩胛间区、胸骨旁、腋部可有侧支循环动脉的搏动和杂音或腹部听诊有血管杂音。胸部 X 线片可显示肋骨受侧支动脉侵蚀引起的切迹。主动脉造影可确定诊断。

六、治疗

(一)高血压患者的评估和监测程序

如图 4-1 所示,确诊高血压的患者应根据其危险因素、靶器官损害及相关的临床情况做出危险分层。高危和极高危者应立即开始用药物治疗。中危和低危患者则先监测血压和其他危险因素,而后再根据血压状况决定是否开始药物治疗。

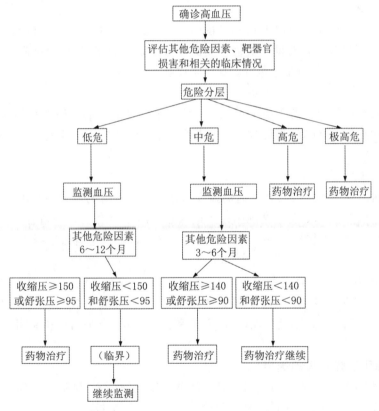

图 4-1 高血压患者评估和处理程序(血压单位为 mmHg)

(二)降压的目标

根据新指南的精神,中青年高血压患者血压应降至 17.3/11.3 kPa(130/85 mmHg)以下。HOT 研究表明,舒张压达到较低目标血压组的糖尿病患者,其心血管病危险明显降低,故伴糖尿病者应把血压降至 17.3/10.7 kPa(130/80 mmHg)以下;高血压合并肾功能不全、尿蛋白超过 1 g/24 h,至少应将血压降至 17.3/10.7 kPa(130/80 mmHg),甚至 16.7/10.0 kPa

(125/75 mmHg)以下；老年高血压患者的血压应控制在 18.7/12.0 kPa(140/90 mmHg)以下，且尤应重视降低收缩压。

(三)非药物治疗

高血压应采取综合措施治疗，任何治疗方案都应以非药物疗法为基础。积极有效的非药物治疗可通过多种途径干扰高血压的发病机制，起到一定的降压作用，并有助于减少靶器官损害的发生。非药物治疗的具体内容包括以下几项。

1.戒烟

吸烟所致的加压效应使高血压并发症如脑卒中、心肌梗死和猝死的危险性显著增加，并降低或抵消降压治疗的疗效，加重脂质代谢紊乱，降低胰岛素敏感性，减弱内皮细胞依赖性血管扩张效应和增加左心室肥厚的倾向。戒烟对心血管的良好益处，任何年龄组在戒烟 1 年后即可显示出来。

2.戒酒或限制饮酒

戒酒和减少饮酒可使血压显著降低。

3.减轻和控制体质量

体质量减轻 10%，收缩压可降低 0.9 kPa(6.6 mmHg)。超重 10% 以上的高血压患者体质量减少 5 kg，血压便明显降低且有助于改善伴发的危险因素如糖尿病、高脂血症、胰岛素抵抗和左心室肥厚。新指南中建议体质量指数(kg/m^2)应控制在 24 以下。

4.合理膳食

按 WHO 的建议，钠摄入每天应少于 2.4 g(相当于氯化钠 6 g)。通过食用含钾丰富的水果(如香蕉、橘子)和蔬菜(如油菜、苋菜、香菇、大枣等)，增加钾的摄入。要减少膳食中的脂肪，适量补充优质蛋白质。

5.增加体力活动

根据新指南提供的参考标准，常用运动强度指标可用运动时的最大心率达到 180 次/分钟或170 次/分钟减去平时心率，如要求精确则采用最大心率的 85% 作为运动适宜心率。运动频度一般要求每周 3~5 次，每次持续 20~60 min 即可。中老年高血压患者可选择步行、慢跑、上楼梯、骑自行车等。

6.减轻精神压力，保持心理平衡

长期精神压力和情绪忧郁既是导致高血压，又是降压治疗效果欠佳的重要原因。应对患者作耐心的劝导和心理疏导，鼓励其参加体育/文化和社交活动，鼓励高血压患者保持宽松、平和、乐观的健康心态。

(四)初始降压治疗药物的选择

高血压的治疗应采取个体化的原则。应根据高血压危险因素、靶器官损害及合并疾病等情况选择初始降压药物。

(五)高血压的药物治疗

1.药物治疗原则

(1)采用最小的有效剂量以获得可能有的疗效而使不良反应减至最小。

(2)为了有效防止靶器官损害，要求一天 24 h 内稳定降压，并能防止从夜间较低血压到清晨血压突然升高而导致猝死、脑卒中和心脏病发作。要达到此目的，最好使用每天一次给药而有持续降压作用的药物。

（3）单一药物疗效不佳时不宜过多增加单种药物的剂量，而应及早采用两种或两种以上药物联合治疗，这样有助于提高降压效果而不增加不良反应。

（4）判断某一种或几种降压药物是否有效及是否需要更改治疗方案时，应充分考虑该药物达到最大疗效所需的时间。在药物发挥最大效果前过于频繁地改变治疗方案是不合理的。

（5）高血压是一种终身性疾病，一旦确诊后应坚持终身治疗。

2.降压药物的选择

目前临床常用的降压药物有许多种类。无论选用何种药物，其治疗目的均是将血压控制在理想范围，预防或减轻靶器官损害。"新指南"强调，降压药物的选用应根据治疗对象的个体情况、药物的作用、代谢、不良反应和药物的相互作用确定。

3.临床常用的降压药物

临床常用的药物主要有六大类：利尿剂、α受体阻滞剂、钙通道阻滞剂、血管紧张素转换酶抑制剂（ACEI）、β受体阻滞剂及血管紧张素Ⅱ受体拮抗剂。降压药物的疗效和不良反应情况个体间差异很大，临床应用时要充分注意。具体选用哪一种或几种药物就参照前述的用药原则全面考虑。

（1）利尿剂：此类药物可减少细胞外液容量、降低心排血量，并通过利钠作用降低血压。降压作用较弱，起作用较缓慢，但与其他降压药物联合应用时常有相加或协同作用，常可作为高血压的基础治疗。螺内酯不仅可以降压，而且能抑制心肌及血管的纤维化。

种类和应用方法：有噻嗪类、保钾利尿剂和襻利尿剂3类。降压治疗中比较常用的利尿剂有下列几种：氢氯噻嗪12.5～25 mg，每天1次；阿米洛利5～10 mg，每天1次；吲达帕胺1.25～2.5 mg，每天1次；氯噻酮12.5～25 mg，每天1次；螺内酯20 mg，每天1次；氨苯蝶啶25～50 mg，每天1次。在少数情况下用呋塞米（速尿）20～40 mg，每天2次。

主要适应证：利尿剂可作为无并发症高血压患者的首选药物，主要适用于轻中度高血压，尤其是老年高血压包括老年单纯性收缩期高血压、肥胖及并发心力衰竭患者。襻利尿剂作用迅速，肾功能不全时应用较多。

注意事项：利尿剂应用可降低血钾，尤以噻嗪类和呋塞米为明显，长期应用者应适量补钾（每天1～3 g），并鼓励多吃水果和富含钾的绿色蔬菜。此外，噻嗪类药物可干扰糖、脂和尿酸代谢，故应慎用于糖尿病和血脂代谢失调者，禁用于痛风患者。保钾利尿剂因可升高血钾，应尽量避免与ACEI合用，禁用于肾功能不全者。利尿剂的不良反应与剂量密切相关，故宜采用小剂量。

（2）β受体阻滞剂：通过减慢心率、减低心肌收缩力、降低心排血量、减低血浆肾素活性等多种机制发挥降压作用。其降压作用较弱，起效时间较长（1～2周）。

主要适应证：主要适用于轻中度高血压，尤其是在静息时心率较快（＞80次/分钟）的中青年患者，也适用于高肾素活性的高血压、伴心绞痛或心肌梗死后及伴室上性快速心律失常者。

种类和应用方法：常用于降压治疗的β_1受体阻滞剂有以下3种。美托洛尔25～50 mg，每天1～2次；阿替洛尔25 mg，每天1～2次；比索洛尔2.5～10 mg，每天1次。选择性α_1和非选择性β受体阻滞剂有以下2种。拉贝洛尔每次0.1 g，每天3～4次，以后按需增至0.6～0.8 g，重症高血压可达每天1.2～2.4 g；卡维地洛6.25～12.5 mg，每天2次。拉贝洛尔和美托洛尔均有静脉制剂，可用于重症高血压或高血压危象而需要较迅速降压治疗的患者。

注意事项：常见的不良反应有疲乏和肢体冷感，可出现躁动不安、胃肠功能不良等。还可能影响糖代谢、脂代谢，因此伴有心脏传导阻滞、哮喘、慢性阻塞性肺部疾病及周围血管疾病患者应列为禁忌;因此类药可掩盖低血糖反应,因此应慎用于胰岛素依赖性糖尿病患者。长期应用者突然停药可发生反跳现象,即原有的症状加重、恶化或出现新的表现,较常见有血压反跳性升高,伴头痛、焦虑、震颤、出汗等,称之为撤药综合征。

(3)钙通道阻滞剂(CCB):主要通过阻滞细胞质膜的钙离子通道、松弛周围动脉血管的平滑肌,使外周血管阻力下降而发挥降压作用。

主要适应证:可用于各种程度的高血压,尤其是老年高血压、伴冠心病心绞痛、周围血管病、糖尿病或糖耐量异常妊娠期高血压及合并有肾脏损害的患者。

种类和应用方法:应优先考虑使用长效制剂如非洛地平缓释片 2.5～5 mg,每天 1 次;硝苯地平控释片 30 mg,每天 1 次;氨氯地平 5 mg,每天 1 次;拉西地平 4 mg,每天 1～2 次;维拉帕米缓释片 120～240 mg,每天 1 次;地尔硫草缓释片 90～180 mg,每天 1 次。由于有诱发猝死之嫌,速效二氢吡啶类钙通道阻滞剂的临床使用正在逐渐减少,而提倡应用长效制剂。其价格一般较低廉,在经济条件落后的农村及边远地区速效制剂仍不失为一种可供选择的抗高血压药物,可使用硝苯地平或尼群地平普通片剂 10 mg,每天 2～3 次。

注意事项:主要不良反应为血管扩张所致的头痛、颜面潮红和踝部水肿,发生率在 10% 以下,需要停药的只占极少数。踝部水肿系由于毛细血管前血管扩张而非水、钠潴留所致。硝苯地平的不良反应较明显且可引起反射性心率加快,但若从小剂量开始逐渐加大剂量,可明显减轻或减少这些不良反应。非二氢吡啶类对传导功能及心肌收缩力有负性影响,因此禁用于心脏传导阻滞和心力衰竭时。

(4)血管紧张素转换酶抑制剂(ACEI):通过抑制血管紧张素转换酶使血管紧张素Ⅱ生成减少,并抑制缓激肽,使缓激肽降解。这类药物可抑制循环和组织的 RAAS,减少神经末梢释放去甲肾上腺素和血管内皮形成内皮素;还可作用于缓激肽系统,抑制缓激肽降解,增加缓激肽和扩张血管的前列腺素的形成。这些作用不仅能有效降低血压,而且具有靶器官保护的功能。

ACEI 对糖代谢和脂代谢无影响,血浆尿酸可能降低。即使合用利尿剂亦可维持血钾稳定,因 ACEI 可防止利尿剂所致的继发性高醛固酮血症。此外,ACEI 在产生降压作用时不会引起反射性心动过速。

种类和应用方法:常用的 ACEI 有以下几种。卡托普利 25～50 mg,每天 2～3 次;依那普利 5～10 mg,每天 1～2 次;贝那普利 5～20 mg,雷米普利 2.5～5 mg,培哚普利 4～8 mg,西那普利 2.5～10 mg,福辛普利 10～20 mg,均每天 1 次。

主要适应证:ACEI 可用来治疗轻中度或严重高血压,尤其适用于伴左心室肥厚、左心室功能不全或心力衰竭、糖尿病并有微量蛋白尿、肾脏损害(血肌酐<265 μmol/L)并有蛋白尿等患者。本药还可安全地使用于伴有慢性阻塞性肺部疾病或哮喘、周围血管疾病或雷诺现象、抑郁症及胰岛素依赖性糖尿病患者。

注意事项:最常见不良反应为持续性干咳,发生率为 3%～22%。多见于用药早期(数天至几周),亦可出现于治疗的后期,其机制可能由于 ACEI 抑制了激肽酶Ⅱ,使缓激肽的作用增强和前列腺素形成。症状不重应坚持服药,半数可在 2～3 月内咳嗽消失。改用其他 ACEI,咳嗽可能不出现。福辛普利和西拉普利引起干咳少见。其他可能发生不良反应有低血压、高钾血症、血管神经性水肿(偶尔可致喉痉挛、喉或声带水肿)、皮疹及味觉障碍。

双侧肾动脉狭窄或单侧肾动脉严重狭窄、合并高血钾血症或严重肾衰竭等患者 ACEI 应列为禁忌。因有致畸危险也不能用于合并妊娠的妇女。

(5)血管紧张素Ⅱ受体拮抗剂(ARB):这类药物可选择性阻断 AngⅡ的Ⅰ型受体而起作用,具有 ACEI 相似的血流动力学效应。从理论上讲,其比 ACEI 存在如下优点:①作用不受 ACE 基因多态性的影响。②还能抑制非 ACE 催化产生的 AngⅡ的致病作用。③促进 AngⅡ与血管紧张素Ⅱ型受体(AT$_2$)结合发挥"有益"效应。这 3 项优点结合起来将可能使 ARB 的降血压及对靶器官保护作用更有效,但需要大规模的临床试验进一步证实,目前尚无循证医学的证据表明 ARB 的疗效优于或等同于 ACEI。

种类和应用方法:目前在国内上市的 ARB 有 3 类。第一、二、三代分别为氯沙坦、缬沙坦、依贝沙坦。氯沙坦 50～100 mg,每天 1 次,氯沙坦和小剂量氢氯噻嗪(25 mg/d)合用,可明显增强降压效应;缬沙坦 80～160 mg,每天 1 次;依贝沙坦 150 mg,每天 1 次;替米沙坦 80 mg,每天 1 次;坎地沙坦 1 mg,每天 1 次。

主要适应证:适用对象与 ACEI 相同。目前主要用于 ACEI 治疗后发生干咳等不良反应且不能耐受的患者。氯沙坦有降低血尿酸作用,尤其适用于伴高尿酸血症或痛风的高血压患者。

注意事项:此类药物的不良反应轻微而短暂,因不良反应需中止治疗者极少。不良反应为头晕、与剂量有关的直立性低血压、皮疹、血管神经性水肿、腹泻、肝功能异常、肌痛和偏头痛等。禁用对象与 ACEI 相同。

(6)α$_1$ 受体阻滞剂:这类药可选择性阻滞血管平滑肌突触后膜 α$_1$-受体,使小动脉和静脉扩张,外周阻力降低。长期应用对糖代谢并无不良影响,且可改善脂代谢,升高 HDL-C 水平,还能减轻前列腺增生患者的排尿困难,缓解症状。降压作用较可靠,但是否与利尿剂、受体阻滞剂一样具有降低病死率的效益,尚不清楚。

种类和应用方法:常用制剂有哌唑嗪 1 mg,每天 1 次;多沙唑嗪 1～6 mg,每天 1 次;特拉唑嗪 1～8 mg,每天 1 次;苯哌地尔 25～50 mg,每天 2 次。

适应证:目前一般用于轻中度高血压,尤其适用于伴高脂血症或前列腺肥大患者。

注意事项:主要不良反应为"首剂现象",多见于首次给药后 30～90 min,表现为严重的直立性低血压、眩晕、晕厥、心悸等,系由于内脏交感神经的收缩血管作用被阻滞后,静脉舒张使回心血量减少。首剂现象以哌唑嗪较多见,特拉唑嗪较少见。合用 β 受体阻滞剂、低钠饮食或曾用过利尿剂者较易发生。防治方法是首剂量减半,临睡前服用,服用后平卧或半卧休息 60～90 min,并在给药前至少一天停用利尿剂。其他不良反应有头痛、嗜睡、口干、心悸、鼻塞、乏力、性功能障碍等,常可在连续用药过程中自行减轻或缓解。有研究表明哌唑嗪能增加高血压患者的病死率,因此现在临床上已很少应用。

(六)降压药物的联合应用

降压药物的联合应用已公认为是较好和合理的治疗方案。

1.联合用药的意义

研究表明,单药治疗使高血压患者血压达标＜18.7/12.0 kPa(140/90 mmHg)比率仅为 40%～50%,而两种药物的合用可使 70%～80% 的患者血压达标。HOT 试验结果表明,达到预定血压目标水平的患者中,采用单一药物、两药合用或三药合用的患者分别占 30%～40%、40%～50% 和少于 10%,处于联合用药状态约占 68%。

联合用药可减少单一药物剂量,提高患者的耐受性和依从性。单药治疗如效果欠佳,只能加大剂量,这就增加不良反应发生的危险性,且有的药物随剂量增加,不良反应增大的危险性超过了降压作用增加的效益,亦即药物的危险/效益比转向不利的一面。联合用药可避免此种两难局面。

联合用药还可使不同的药物互相取长补短,有可能减轻或抵消某些不良反应。任何药物在长期治疗中均难以完全避免其不良反应,如 β 受体阻滞剂的减慢心率作用,CCB 可引起踝部水肿和心率加快。这些不良反应如能选择适当的合并用药就有可能被矫正或消除。

2.利尿剂为基础的两种药物联合应用

大型临床试验表明,噻嗪类利尿剂可与其他降压药有效地合用,故在需要合并用药时利尿剂可作为基础药物。常采用下列合用方法。

(1)利尿剂＋ACEI 或血管紧张素 Ⅱ 受体拮抗剂:利尿剂的不良反应是激活肾素-血管紧张素醛固酮(RAAS),造成一系列不利于降低血压的负面作用。然而,这反而增强了 ACEI 或血管紧张素 Ⅱ 受体拮抗剂对 RAAS 的阻断作用,亦即这两种药物通过利尿剂对 RAAS 的激活,可产生更强有力的降压效果。此外,ACEI 和血管紧张素 Ⅱ 受体拮抗剂由于可使血钾水平稍上升,从而能防止利尿剂长期应用所致的电解质紊乱,尤其是低血钾等不良反应。

(2)利尿剂＋β 受体阻滞剂或 α$_1$ 受体阻滞剂:β 受体阻滞剂可抵消利尿剂所致的交感神经兴奋和心率增快作用,而噻嗪类利尿剂又可消除 β 受体阻滞剂或 α$_1$ 受体阻滞剂的促肾滞钠作用。此外,在对血管的舒缩作用上噻嗪类利尿剂可加强 α$_1$ 受体阻滞剂的扩血管效应,而抵消 β 受体阻滞剂的缩血管作用。

3.CCB 为基础的两药合用

我国临床上初治药物中仍以 CCB 最为常用。国人对此类药一般均有良好反应,CCB 为基础的联合用药在我国有广泛的基础。

(1)CCB＋ACEI:前者具有直接扩张动脉的作用,后者通过阻断 RAAS 和降低交感活性,既扩张动脉,又扩张静脉,故两药在扩张血管上有协同降压作用。二氢吡啶类 CCB 产生的踝部水肿可被 ACEI 消除。两药在心肾和血管保护上、在抗增生和减少蛋白尿上亦均有协同作用。此外,ACEI 可阻断 CCB 所致反射性交感神经张力增加和心率加快的不良反应。

(2)二氢吡啶类 CCB＋β 受体阻滞剂:前者具有的扩张血管和轻度增加心排血量的作用,正好抵消 β 受体阻滞剂的缩血管及降低心排血量作用。两药对心率的相反作用可使患者心率不受影响。

4.其他的联合应用方法

如两药合用仍不能奏效,可考虑采用 3 种药物合用,例如噻嗪类利尿剂加 ACEI 加水溶性 β 受体阻滞剂(阿替洛尔),或噻嗪类利尿剂加 ACEI 加 CCB,及利尿剂加 β 受体阻滞剂加其他血管扩张剂(肼屈嗪)。

七、高血压危象

(一)定义和分类

已经有许多不同的名词被用于血压重度急性升高的情况。但多数研究者将高血压急症定义为收缩压或舒张压急剧增高[如舒张压增高到 16.0～17.3 kPa(120～130 mmHg)],同时伴有中枢神经系统、心脏或肾脏等靶器官损伤。高血压急症较少见,此类患者需要在严密监测下通过静脉给药的方法使血压立即降低。与高血压急症不同,如果患者的血压重度增高,但无急性靶器官损害的证据,则定义为高血压次急症。对此类患者,需在 24～48 h 使血压逐渐下降。两者统称为高血压危象(表 4-4)。

表 4-4 高血压危象的分类

高血压急症	高血压次急症
高血压脑病	急进性恶性高血压
颅内出血	循环中儿茶酚胺水平过高
动脉硬化栓塞性脑梗死	降压药物的撤药综合征
急性肺水肿	服用拟交感神经药物
急性冠脉综合征	食物或药物与单胺氧化酶抑制剂相互作用
急性主动脉夹层	围术期高血压
急性肾衰竭	
肾上腺素能危象	
子痫	

(二)临床表现

高血压危象的症状和体征的轻重往往因人而异。一般症状可有出汗、潮红、苍白、眩晕、濒死感、耳鸣、鼻出血;心脏症状可有心悸、心律失常、胸痛、呼吸困难、肺水肿;脑部症状可有头痛、头晕、恶心、炫目、局部症状、痛性痉挛、昏迷等;肾脏症状有少尿、血尿、蛋白尿、电解质紊乱、氮质血症、尿毒症;眼部症状有闪光、点状视觉、视力模糊、视觉缺陷、复视、失明。

(三)高血压危象的治疗

1.治疗的一般原则

对高血压急症患者,需在 ICU 中严密监测(必要时进行动脉内血压监测),通过静脉给药迅速控制血压(但并非降至正常水平)。对高血压次急症患者,应在 24～48 h 逐渐降低血压(通常给予口服降压药)。

静脉用药控制血压的即刻目标是在 30～60 min 将舒张压降低 10%～15%,或降到14.7 kPa(110 mmHg)左右。对急性主动脉夹层患者,应于 15～30 min 达到这一目标。以后用口服降压药维持。

2.高血压急症的治疗

导致高血压急症的疾病基础很多。目前有多种静脉用药可作降压之用(表 4-5)。

表 4-5 高血压急症静脉用药的选择

疾病基础	药物选择
急性肺水肿	硝普钠或乌拉地尔,与硝酸甘油和一种襻利尿剂合用
急性心肌缺血	柳胺苄心定或美托洛尔,与硝酸甘油合用。如血压控制不满意,可加用尼卡地平或非诺多泮
脑卒中	柳胺苄心定、尼卡地平或非诺多泮
急性主动脉夹层	柳胺苄心定或硝普钠加美托洛尔
子痫	肼屈嗪,亦可选用柳胺苄心定或尼卡地平
急性肾衰竭/微血管性贫血	非诺多泮或尼卡地平
儿茶酚胺危象	尼卡地平、维拉帕米或非诺多泮

（1）高血压脑病：高血压脑病的首选治疗包括静脉注射硝普钠、柳胺苄心定、乌拉地尔或尼卡地平。

（2）脑血管意外：对任何种类的急性脑卒中患者给予紧急降压治疗所能得到的益处目前还都是推测性的，还缺少充分的临床和实验研究证据。①颅内出血：血压＜24.0/14.0 kPa（180/105 mmHg）无须降压。血压＞30.7/16.0 kPa（230/120 mmHg）可静脉给予柳胺苄心定、拉贝洛尔、硝普钠、乌拉地尔。血压在24.0～30.7/20.0～16.0 kPa（180～230/150～120 mmHg）之间可静脉给药，也可口服给药。②急性缺血性脑卒中（中风）：参照颅内出血的治疗方案。

（3）急性主动脉夹层：一旦确定为主动脉夹层的诊断，即应力图在15～30 min使血压降至最低可以耐受的水平（即保持足够的器官灌注）。最初的治疗应包括联合使用静脉硝普钠和一种静脉给予的β受体阻滞剂，其中美托洛尔最为常用。尼卡地平或非诺多泮也可使用。柳胺苄心定兼有α和β受体阻滞作用，可作为硝普钠和β受体阻滞剂联合方案的替代。另外，地尔硫草静脉滴注也可用于主动脉夹层。

（4）急性左心室衰竭和肺水肿：严重高血压可诱发急性左心室衰竭。在这种情况下，可给予扩血管药如硝普钠直接减轻心脏后负荷。也可选用硝酸甘油。

（5）冠心病和急性心肌梗死：静脉给予硝酸甘油是这种高血压危象时的首选药物。次选药为柳胺苄心定，静脉给予。如血压控制不满意，可加用尼卡地平或非诺多泮。

（6）围术期高血压：降压药物的选用应根据患者的背景情况，在密切观察下可选用乌拉地尔、柳胺苄心定、硝普钠和硝酸甘油等。

（7）子痫：近年来，在舒张压超过15.3 kPa（115 mmHg）或发生子痫时，传统上采用肼屈嗪（肼苯哒嗪）静脉注射，此药能有效降低血压而不减少胎盘血流。现今在有重症监护的条件下，静脉给予柳胺苄心定和尼卡地平被认为更安全有效。如惊厥出现或迫近，可注射硫酸镁。

3.高血压次急症的治疗

对高血压次急症患者，过快降压会影响心脏和脑的血流供应（尤其是老年人），引起严重的不良反应。如果血压暂时升高的原因是容易识别的，如疼痛或急性焦虑，则合适的治疗是止痛药或抗焦虑药。如果血压增高的原因不明，可给予各种口服降压药（表4-6）。降压治疗的目的是使增高的血压在24～48 h内逐渐降低，这种治疗方法需要在发病后头几天对患者进行密切的随访。

表4-6　治疗高血压次急症常用的口服药

药名	作用机制	剂量(mg)	说明
卡托普利	ACE抑制剂	25～50	口服或舌下给药。最大作用见于给药后30～90 min。在体液容量不足者，易有血压过度下降。肾动脉狭窄患者禁用
硝酸甘油	血管扩张剂	1.25～2.5	舌下给药，最大作用见于15～30 min。推荐用于冠心病患者
尼卡地平	钙通道阻滞剂	30	口服或舌下给药。仅有少量心率增快。比硝苯地平起效慢而降压时间更长。可致低血压的潮红
柳胺苄心定	α和β受体阻滞剂	200～1 200	口服给药。禁用于慢性阻塞性肺病、充血性心力衰竭恶化、心动过缓的患者。可引起低血压、眩晕、头痛、呕吐、潮红
可乐定	α-激动剂	0.1，每20 min 1次	口服后30 min至2 h起效，最大作用见于1～4 h，作用维持6～8 h。不良反应为嗜睡、眩晕、口干和停药后血压反跳
呋塞米（速尿）	襻利尿剂	40～80	口服给药。可继其他抗高血压措施之后给药

在目前缺少任何对各种高血压药物长期疗效进行比较的资料的情况下,药物品种的选择应根据其作用机制、疗效和安全性资料确定。

硝苯地平和卡托普利加快心率,可乐定和柳胺苄心定则减慢心率。这对于冠心病患者特别重要。其他应注意的问题包括:柳胺苄心定慎用于支气管痉挛和心动过缓及二度以上房室传导阻滞患者;卡托普利不可用于双侧肾动脉狭窄患者。在血容量不足的患者,抗高血压药的使用均应小心。

（宋荣刚）

第二节　继发性高血压

继发性高血压也称症状性高血压,是指由一定的基础疾病引起的高血压,占所有高血压患者的1%～5%。由于继发性高血压的出现与某些确定的疾病和原因有关,一旦这些原发疾病(如原发性醛固酮增多症、嗜铬细胞瘤、肾动脉狭窄等)治愈后,高血压即可消失。所以临床上,对一个高血压患者(尤其是初发病例),应给予全面详细评估,以发现有可能的继发性高血压的病因,以利于进一步治疗。

一、继发性高血压的基础疾病

(一)肾性高血压
(1)肾实质性:急、慢性肾小球肾炎,多囊肾,糖尿病肾病,肾积水。
(2)肾血管性:肾动脉狭窄、肾内血管炎。
(3)肾素分泌性肿瘤。
(4)原发性钠潴留(Liddles综合征)。

(二)内分泌性高血压
(1)肢端肥大症。
(2)甲状腺功能亢进症。
(3)甲状腺功能减退症。
(4)甲状旁腺功能亢进症。
(5)肾上腺皮质:库欣综合征、原发性醛固酮增多症、嗜铬细胞瘤。
(6)女性长期口服避孕药。
(7)绝经期综合征等。

(三)血管病变
主动脉缩窄、多发性大动脉炎。

(四)颅脑病变
脑肿瘤、颅内压增高、脑外伤、脑干感染等。

(五)药物
如糖皮质激素、拟交感神经药、甘草等。

(六)其他

高原病、红细胞增多症、高血钙等。

二、常见的继发性高血压几种类型的特点

(一)肾实质性疾病所致的高血压

1.急性肾小球肾炎

(1)多见于青少年。

(2)起病急。

(3)有链球菌感染史。

(4)发热、血尿,水肿等表现。

2.慢性肾小球肾炎

应注意与高血压引起的肾脏损害相鉴别。

(1)反复水肿史。

(2)贫血明显。

(3)血浆蛋白低。

(4)蛋白尿出现早而血压升高相对轻。

(5)眼底病变不明显。

3.糖尿病肾病

无论是1型糖尿病还是2型糖尿病,均可发生肾损害而有高血压,肾小球硬化、肾小球毛细血管基膜增厚为主要的病理改变,早期肾功能正常,仅有微量蛋白尿,血压也可能正常;病情发展,出现明显蛋白尿及肾功能不全时血压升高。

对于肾实质病变引起的高血压,可以应用 ACEI 治疗,对肾脏有保护作用,除降低血压外,还可减少蛋白尿,延缓肾功能恶化。

(二)嗜铬细胞瘤

肾上腺髓质或交感神经节等嗜铬细胞肿瘤,间歇或持续分泌过多的肾上腺素和去甲肾上腺素,出现阵发性或持续性血压升高。其临床特点包括以下几个方面。

(1)有剧烈头痛,心动过速、出汗、面色苍白、血糖增高、代谢亢进等特征。

(2)对一般降压药物无效。

(3)血压增高期测定血或尿中儿茶酚胺及其代谢产物香草基杏仁酸(VMA),显著增高。

(4)超声、放射性核素、CT、磁共振显像可显示肿瘤的部位。

(5)大多数肿瘤为良性,可作手术切除。

(三)原发性醛固酮增多症

此病系肾上腺皮质增生或肿瘤分泌过多醛固酮所致。其特征包括以下几点。

(1)长期高血压伴顽固的低血钾。

(2)肌无力、周期性瘫痪、烦渴、多尿等。

(3)血压多为轻、中度增高。

(4)实验室检查:有低血钾、高血钠、代谢性碱中毒、血浆肾素活性降低、尿醛固酮排泄增多。

(5)螺内酯(安体舒通)试验(+)具有诊断价值。

(6)超声、放射性核素、CT 可做定位诊断。

(7)大多数原发性醛固酮增多症是由单一肾上腺皮质腺瘤所致,手术切除是最好的治疗方法。

(8)螺内酯是醛固酮拮抗剂,可使血压降低,血钾升高,症状减轻。

(四)皮质醇增多症(库欣综合征)

由于肾上腺皮质肿瘤或增生,导致皮质醇分泌过多。其临床特点表现为以下几点。

(1)水、钠潴留,高血压。

(2)向心性肥胖、满月脸,多毛、皮肤纹、血糖升高。

(3)24 h 尿中 17-羟类固醇或 17-酮类固醇增多。

(4)肾上腺皮质激素兴奋者试验阳性。

(5)地塞米松抑制试验阳性。

(6)颅内蝶鞍 X 线检查、肾上腺 CT 扫描及放射性碘化胆固醇肾上腺扫描可用于病变定位。

(五)肾动脉狭窄

(1)可为单侧或双侧。

(2)青少年患者的病变性质多为先天性或炎症性,老年患者多为动脉粥样硬化性。

(3)高血压进展迅速或高血压突然加重,呈恶性高血压表现。

(4)舒张压中、重度升高。

(5)四肢血压多不对称,差别大,有时呈无脉症。

(6)体检时可在上腹部或背部肋脊角处闻及血管杂音。

(7)眼底呈缺血性进行性改变。

(8)对各类降压药物疗效较差。

(9)大剂量断层静脉肾盂造影,放射性核素肾图有助诊断。

(10)肾动脉造影可明确诊断。

(11)药物治疗可选用 ACEI 或钙通道阻滞剂,但双侧肾动脉狭窄者不宜应用,以避免可能使肾小球滤过率进一步降低,肾功能恶化。

(12)经皮肾动脉成形术(PTRA)手术简便,疗效好,为首选治疗。

(13)必要时,可行血流重建术、肾移植术、肾切除术。

(六)主动脉缩窄

为先天性血管畸形,少数为多发性大动脉炎引起。其临床特点表现为以下几点。

(1)上肢血压增高而下肢血压不高或降低,呈上肢血压高于下肢的反常现象。

(2)肩胛间区、胸骨旁、腋部可有侧支循环动脉的搏动和杂音或腹部听诊有血管杂音。

(3)胸部 X 线片可显示肋骨受侧支动脉侵蚀引起的切迹。

(4)主动脉造影可确定诊断。

(宋荣刚)

第三节　肺动脉高压

肺动脉高压(pulmonary hypertention,PH)是不同病因导致的,以肺动脉压力和肺血管阻力升高为特点的一组临床病理生理综合征,肺动脉高压可导致右心室负荷增加,最终右心衰竭。临床常见、多发且致残、致死率均很高。目前肺动脉高压的诊断标准采用美国国立卫生研究院规定的血流动力学标准,即右心导管测得的肺动脉平均压力在静息脉高压状态下≥3.3 kPa (25 mmHg),运动状态下≥4.0 kPa (30 mmHg)(高原地区除外)。

依据肺动脉高压的病理生理、临床表现及治疗策略的不同将肺动脉高压进行分类。最新的肺动脉高压的分类是2003年在意大利威尼斯举行的第三届世界肺动脉高压大会上制定的(表4-7)。

表 4-7　肺动脉高压分类(2003 年,威尼斯)

1.动脉型肺动脉高压(pulmonary arterial hypertention,PAH)

　(1)特发性肺动脉高压

　(2)家族性肺动脉高压

　(3)相关因素所致的肺动脉高压

　　结缔组织疾病

　　先天性体-肺分流

　　门静脉高压

　　HIV 感染

　　药物/毒素

　　其他:甲状腺疾病,戈谢病,糖原蓄积症,遗传性出血性毛细血管扩张症,血红蛋白病,脾切除术,骨髓增生异常

　(4)肺静脉或毛细血管病变:肺静脉闭塞病,肺毛细血管瘤

　(5)新生儿持续性肺动脉高压

2.左心疾病相关性肺动脉高压

　(1)主要累及左心房或左心室性的心脏疾病

　(2)二尖瓣或主动脉瓣瓣膜疾病

3.呼吸系统疾病和/或低氧血症均相关性肺动脉高压

　(1)慢性阻塞性肺疾病

　(2)间质性肺疾病

　(3)睡眠呼吸障碍

　(4)肺泡低通气综合征

　(5)慢性高原病

　(6)肺发育异常

4.慢性血栓和/或栓塞性肺动脉高压

　(1)肺动脉近端血栓栓塞

　(2)肺动脉远端血栓栓塞

　(3)非血栓性肺阻塞(肿瘤,寄生虫,异物)

5.混合性肺动脉高压

　(1)结节病

　(2)肺朗汉斯细胞增生症

　(3)淋巴管肌瘤病

　(4)肺血管受压(淋巴结肿大,肿瘤,纤维素性纵隔炎)

一、特发性肺动脉高压

(一)定义

特发性肺动脉高压(idiopathic pulmonary arterial hypertension,IPAH)是指原因不明的肺血管阻力增加引起持续性肺动脉压力升高,肺动脉平均压力在静息状态下＞3.3 kPa(25 mmHg),在运动状态下＞4.0 kPa(30 mmHg),肺毛细血管嵌压＜2.0 kPa(15 mmHg),心排血量正常或降低,排除所有引起肺动脉高压的已知病因和相关因素所致。特发性肺动脉高压这个名词在2003年威尼斯第三届肺动脉高压会议上第一次提出。在此之前,特发性肺动脉高压曾与家族性肺动脉高压统称为原发性肺动脉高压(primary pulmonary hypertension,PPH)。

(二)流行病学

目前国外的统计数据表明 PPH 的发病率为(15～35)/100 万。90％以上的患者为 IPAH。IPAH 患者一般在出现症状后 2～3 年死亡。老人及幼儿皆可发病,但是多见于中青年人,平均患病年龄为36 岁,女性多发,女男发病比例为(2～3)∶1。易感因素包括药物因素、病毒感染和其他因素及遗传因素。

(三)病理与病理生理学

1.病理

主要累及肺动脉和右心,表现为右心室肥大,右心房扩张。肺动脉主干扩张,周围肺小动脉稀疏。特征性的改变为肺小动脉内皮细胞、平滑肌细胞增生肥大,血管内膜纤维化增大,中膜肥厚,管腔狭窄、闭塞,扭曲变形,呈丛样改变。

2.病理生理

其机制尚未完全清楚,目前认为与肺动脉内皮细胞功能失调(肺血管收缩和舒张功能异常、内皮细胞依赖性凝血和纤溶系统功能异常)、血管壁平滑肌细胞钾离子通道缺陷、肺动脉重构等多种因素引起血管收缩、血管重构和原位血栓形成有关。

(四)临床表现

1.症状

患者早期无明显症状。最常见的症状为劳力性呼吸困难,其他常见症状包括胸痛、咯血、晕厥、下肢水肿。约 10％患者(几乎均为女性)呈现雷诺现象,提示预后较差。也可有声嘶。

2.体征

主要是肺动脉高压和右心功能不全的表现,具体表现取决于病情的严重程度。

(1)肺动脉高压的表现:最常见的是肺动脉瓣区第二心音亢进及时限不等的分裂,可闻及 Graham-Steell 杂音。

(2)右心室肥大和右心功能不全的表现:右心室肥大严重者在胸骨左缘可触及搏动。右心衰竭时可见颈静脉怒张、三尖瓣反流杂音、右心第四心音、肝大搏动、心包积液(32％的患者可发生)、腹水、双下肢水肿等体征。

(3)其他体征:①20％的患者可出现发绀。②低血压、脉压变小及肢体末端皮温降低。

(五)辅助检查

确诊特发性肺动脉高压必须要排除各种原因引起的已知病因和相关因素所致肺动脉高压。

实验室检查需进行自身抗体的检查、肝功能与肝炎病毒标志物、HIV 抗体、甲状腺功能检查、血气分析、凝血酶原时间与活动度及心电图、胸部 X 线、超声心动图、肺功能测定、肺通气灌注扫描、肺部 CT、肺动脉造影术、多导睡眠监测以除外继发性因素引起。右心导管术是唯一准确测定肺血管血流动力学状态的方法,同时进行急性血管扩张试验能够估测肺血管反应性及药物的长期疗效。另外还有胸腔镜肺活检及基因诊断等方法。

(六)诊断及鉴别诊断

不仅要确定 IPAH 诊断、明确严重程度和预后,还应对 IPAH 进行功能分级和运动耐力判断,对血管扩张药的急性反应情况等进行评价,以指导治疗。

1.诊断

由于 IPAH 患者早期无特异的临床症状,诊断有时颇为困难。早期肺动脉压轻度升高时多无自觉症状,随病情进展出现运动后呼吸困难、疲乏、胸痛、昏厥、咯血、水肿等症状。本病体征主要是由于肺动脉高压,右心房、右心室肥大进而右心衰竭引起。常见体征是颈静脉搏动,肺动脉瓣听诊区第二心音亢进、分裂,三尖瓣区反流性杂音,右心第四心音,肝大、腹水等。依靠右心导管及心血管造影检查确诊 IPAH。IPAH 诊断标准为肺动脉平均压在静息状态下≥3.3 kPa(25 mmHg),在活动状态下≥4.0 kPa(30 mmHg),而肺毛细血管压或左心房压力<2.0 kPa(15 mmHg),心排血量正常或降低,并排除已知所有引起肺动脉压力升高的疾病。IPAH 确诊依靠右心导管及心血管造影检查。心导管检查不仅可以明确诊断,而且对估计预后有很大帮助。特发性肺动脉高压是一个排除性的诊断,要想确诊,必须将可能引起肺动脉高压的病因一一排除(图 4-2)。具体可参考肺动脉高压的鉴别诊断。

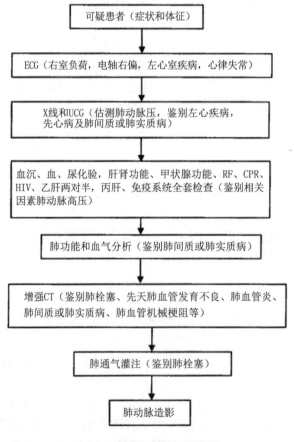

图 4-2 **肺动脉高压诊断流程**

2.鉴别诊断

IPAH 是一个排除性的诊断,鉴别诊断很重要。主要是应与其他已知病因和相关因素所致肺动脉高压相鉴别。正确诊断 IPAH 必须首先熟悉可引起肺动脉高压的各种疾病的临床特点,掌握构成已知病因和相关因素所致肺动脉高压的疾病谱,熟悉肺动脉高压的病理生理,然后从病史采集、体格检查方面细致捕捉诊断线索,再合理安排实验室检查,一一排除。通过 X 线、心电图、超声心动图、肺功能测定及放射性核素肺通气/灌注扫描,排除肺实质性疾病、肺静脉高压性疾病、先天性心脏病及肺栓塞。血清学检查可明确有无胶原血管性疾病及 HIV 感染。

3.病情评估

(1)肺动脉高压分级:见表 4-8。

表 4-8 WHO 对肺动脉高压患者的心功能分级

分级	描述
I	日常体力活动不受限,一般体力活动不引起呼吸困难、乏力、胸痛或晕厥
II	日常体力活动轻度受限,休息时无不适,但一般体力活动会引起呼吸困难、乏力、胸痛或晕厥
III	日常体力活动明显受限,休息时无不适,但轻微体力活动就可引起呼吸困难、乏力、胸痛和晕厥
IV	不能进行体力活动,休息时就有呼吸困难、乏力,有右心衰竭表现

(2)运动耐量评价:6 min 步行试验简单易行,可用于肺动脉高压患者活动能力和预后的评价。

(3)急性血管扩张试验:检测患者对血管扩张药的急性反应情况。用于指导治疗,对 IPAH 患者进行血管扩张试验的首要目标是筛选可能对口服钙通道阻滞药治疗有效的患者。血管扩张试验阳性标准:应用血管扩张药物后肺动脉平均压下降≥1.3 kPa(10 mmHg),且肺动脉平均压绝对值≤5.3 kPa(40 mmHg),心排血量不变或升高。

(七)治疗

治疗原则:由于 IPAH 是一种进展性疾病,目前还没有根治方法。治疗主要应针对血管收缩、血管重构、血栓形成及心功能不全等方面进行,旨在降低肺血管阻力和压力,改善心功能,增加心排血量,提高生活质量,改善症状及预后。

1.一般治疗

(1)健康教育:包括加强 IPAH 的宣传教育及生活指导以增强患者战胜疾病的信心,平衡膳食,合理运动等。

(2)吸氧:氧疗可用于预防和治疗低氧血症,IPAH 患者的动脉血氧饱和度宜长期维持在90%以上。但氧疗的长期效应尚需进一步研究评估。

(3)抗凝:口服抗凝药可提高 IPAH 患者的生存率。IPAH 患者应用华法林治疗时,INR 目标值为 2.0～3.0。但是咯血或其他有出血倾向的患者应避免使用抗凝药。

2.针对肺动脉高压发病机制的药物治疗

确诊为 IPAH 后应对其进行功能分级和急性血管反应试验,根据功能分级和急性血管反应性试验制定肺动脉高压的阶梯治疗方案。急性血管反应试验阳性且心功能 I ～ II 级的患者可给予口服钙通道阻滞药治疗。急性血管反应试验阴性且心功能 II 级的患者可给予磷酸二酯酶-5抑制药治疗;急性血管反应试验阴性且心功能 III 级的患者给予磷酸二酯酶-5 抑制药、内皮素受体拮抗药或前列环素及其类似物;心功能 IV 级的患者应用前列环素及其类似物、磷酸二酯酶-5

抑制药或内皮素受体拮抗药,必要时予以联合治疗。如病情没有改善或恶化,考虑行外科手术治疗。

(1)钙通道阻滞药:钙通道阻滞药(CCBs)可用于治疗急性血管反应试验阳性且心功能Ⅰ～Ⅱ级的IPAH患者。CCBs使肺动脉压下降,心排血量增加,肺血管阻力降低。心排血指数>2.1 L/(min·m²)和/或混合静脉血氧饱和度>63%、右心房压力低于1.3 kPa(10 mmHg),而且对急性扩血管药物试验呈明显的阳性反应的患者,在密切监控下可开始用CCBs治疗,并应逐渐增加剂量至最大可耐受量且无不良反应表现。对于不满足上述标准的患者,不推荐使用CCBs。最常用的CCBs包括地尔硫䓬、氨氯地平和长效硝苯地平。应避免选择有明显负性肌力作用的药物(如维拉帕米)。国内以应用地尔硫䓬和氨氯地平经验较多。应用CCBs需十分谨慎,从小剂量开始,逐渐摸索患者的耐受剂量,且要注意药物不良反应,主要不良反应包括低血压、急性肺水肿以及负性肌力作用。

(2)前列环素及其类似物:前列环素是很强的肺血管舒张药和血小板凝集抑制药,还具有细胞保护和抗增生的特性。在改善肺血管重塑方面,具有减轻内皮细胞损伤和减少血栓形成等作用。目前临床应用的前列环素制剂包括吸入制剂依洛前列环素、静脉用的依前列醇、皮下注射制剂曲前列环素、口服制剂贝前列环素。

依洛前列环素:依洛前列环素是一种更加稳定的前列环素类似物,可通过吸入方式给药。通过吸入方式给药不仅可充分扩张通气良好的肺血管,更好地改善通气/血流比值,而且可减少或避免全身不良反应,并发症也更少。治疗方法是每次雾化吸入10～20 μg,每天吸入6～9次。主要不良反应是少数患者有呼吸道局部刺激症状等。已有大样本、随机双盲、安慰剂对照、对中心临床研究证实了依洛前列环素治疗心功能Ⅲ～Ⅳ级肺动脉高压患者的安全性和有效性。该药于2006年4月在我国上市。

其他前列环素类似物:①依前列醇。1995年美国FDA已同意将该药物用于治疗IPAH的患者[纽约心脏协会(NYHA)心功能分级为Ⅲ和Ⅳ级],是FDA批准第一种用于治疗IPAH的前列环素药物。依前列醇半衰期短,只有1～2 min,故需连续静脉输入。主要不良反应有头痛、潮热、恶心、腹泻。其他的慢性不良反应包括血栓栓塞、体质量减轻、肢体疼痛、胃痛和水肿,但大多数症状较轻,可以耐受。依前列醇必须通过输液泵持续静脉输注需要长期置入静脉导管,临床应用有很大不便,并增加了感染机会,在治疗过程中短暂的中断也会导致肺动脉压的反弹,且往往是致命的。②曲前列环素。皮下注射制剂,其半衰期比前列环素长,为2～4 h。常见的不良反应是用药局部疼痛。美国FDA已批准将曲前列环素用于治疗按NYHA心功能分级为Ⅱ～Ⅳ级的肺动脉高压患者。③贝前列环素。口服制剂,贝前列环素在日本已用于治疗IPAH。口服贝前列环素将可能成为临床表现更轻的肺动脉高压患者的一种治疗选择。

(3)内皮素受体拮抗药:内皮素-1是强烈的血管收缩药和血管平滑肌细胞增生的刺激药,参与了肺动脉高压的形成。在肺动脉高压患者的血浆和肺组织中ET-1表达水平和浓度都升高。波生坦是非选择性的ET-A和ET-B受体拮抗药,已有临床试验证实该药能改善NYHA心功能分级为Ⅲ和Ⅳ级的IPAH患者的运动能力和血流动力学指标。治疗方法是起始剂量每次62.5 mg,每天2次,治疗4周,第5周加量至125 mg,每天2次。用药过程应严密监测患者的肝肾功能及其他不良反应。2006年10月在我国上市。选择性内皮素受体拮抗药包括西他生坦和安贝生坦,目前在国内尚未上市。

(4)磷酸二酯酶-5抑制药:磷酸二酯酶-5抑制药(phospho diest erase inhibitors,PDEI)可抑

制肺血管磷酸二酯酶-5 对环磷酸鸟苷(cyclic guanosine monophos phate,cGMP)的降解,提高cGMP 浓度,通过一氧化氮通路舒张肺动脉血管,降低肺动脉压力,改善重构。在国外包括美国FDA 批准上市治疗肺动脉高压的磷酸二酯酶-5 抑制药有西地那非。西地那非的推荐用量为每次 20~25 mg,每天 3 次,饭前 30~60 min 空腹服用。主要不良反应为头痛、面部潮红、消化不良、鼻塞、视觉异常等。

(5)一氧化氮:一氧化氮(nitric oxide,NO)由血管内皮细胞Ⅲ型一氧化氮合酶(nitric oxide synthase,NOS)分解精氨酸而生成,有舒张血管、抑制血管平滑肌增生和血小板黏附的重要生理作用。吸入一氧化氮已用于诊断性的急性肺血管扩张试验,也已用于治疗围术期的肺动脉高压,该方法治疗肺动脉高压选择性高,起效快,但应用于临床时最大缺点是不仅需要一个持续吸入的监测装置,而且吸入的一氧化氮氧化成二氧化氮还有潜在毒性。已发现通过外源给予 L-精氨酸可促进内源性一氧化氮的生成,目前国外已出现 L-精氨酸的片剂和针剂,临床试验研究尚在进行中。

3.心功能不全的治疗

IPAH 可引起右心室功能不全。然而,标准的治疗充血性心力衰竭的方法对严重肺动脉高压或右心室功能不全的患者却作用有限。

利尿药是治疗合并右心衰竭(如有外周水肿和/或腹水)IPAH 的适应证。一般认为应用利尿药使血容量维持在接近正常水平,谨慎限制水钠摄入对 IPAH 患者的长期治疗十分重要。但利尿药应慎重使用,以避免出现电解质平衡紊乱、心律失常、血容量不足。

洋地黄治疗能使 IPAH 患者循环中的去甲肾上腺素迅速减少,心排血量增加,但长期治疗的效果尚不肯定,可用于治疗难治性右心衰竭,右心功能障碍伴发房性心律失常或者右心功能障碍并发左心室功能衰竭的患者。应用过程中需密切监测患者的血药浓度,尤其是对肾功能受损的患者更应警惕。

血管紧张素转化酶抑制药和血管紧张素受体拮抗药只推荐用于右心衰竭引起左心衰竭的患者,在多数肺动脉高压右心衰竭者不适用。

有研究表明,重症肺动脉高压患者改善心功能和微循环的血管活性药物首选多巴胺。

4.介入治疗

经皮球囊房间隔造口术(balloon atrial septostomy,BAS)是一种侵袭性的手术,是通过建立心房内缺损使产生心内从右到左的分流,达到减轻症状的目的。目前认为只适用于那些在接受最佳血管扩张药物治疗方案前提下仍出现发作性晕厥和/或有严重心力衰竭的患者。可作为肺移植治疗前的一种过度治疗。

5.外科手术治疗

治疗肺动脉高压的新药开发及其令人乐观的初步临床结果,使得肺移植和心肺联合移植术仅在严重 IPAH 且内科治疗无效的患者中继续应用。

(八)预后

IPAH 进展迅速,若未及时诊断、积极干预,预后险恶。IPAH 是一种进行性血管病,晚期IPAH 患者出现进行性右心功能障碍,血流动力学指标出现心排血量下降、右心房压力上升以及右心室舒张末压力升高表现,最终导致心力衰竭和死亡。随着科学技术的发展,IPAH 患者的预后有望得到改善。

二、其他类型肺动脉高压

(一)家族性肺动脉高压

家族中有两个或两个以上成员患肺动脉高压,并除外其他引起肺动脉高压的原因时可诊断为家族性肺动脉高压(familial pulmonary arterial hypertension,FPAH)。据统计,PPH 中有6%~10%是家族性的。目前认为多数患者与由骨形成蛋白Ⅱ型受体(BMPR-Ⅱ)基因突变有关,以常染色体显性遗传,具有外显率不完全、女性发病率高和发病年龄变异的特点,大多数基因携带者并不发病。对怀疑有 FPAH 患者,应进行基因突变的遗传学筛查。治疗方法同 IPAH。

(二)结缔组织病相关性肺动脉高压

结缔组织病是引起肺动脉高压的常见原因之一。肺动脉高压可以继发于任何一种结缔组织病,总体发生率约占 2%,但是不同结缔组织病合并肺动脉高压的发生率不同,以硬皮病、混合性结缔组织病、系统性红斑狼疮多见。结缔组织病相关性肺动脉高压的发病机制尚不十分清楚,可能与肺的雷诺现象(肺血管痉挛)、自身免疫因素、肺间质病变和血栓栓塞或原位血栓有关。患者有一些特殊表现,如雷诺现象和自身抗体阳性。结缔组织病合并肺动脉高压对患者基础疾病的预后有较大影响,常常提示预后差。应定期对结缔组织病患者进行心脏超声检查。肺 CT 检查有助于明确有无肺栓塞或肺间质病变的存在。要积极治疗原发病,根据病情使用皮质激素和免疫抑制药治疗结缔组织病。前列环素类、西地那非、波生坦等药物对肺动脉高压的治疗均有一定效果。长期预后不如 IPAH 患者。由于此类患者常合并多系统病变,并使用过免疫抑制药治疗,肺移植治疗要慎重。

(三)先天性体-肺循环分流疾病相关性肺动脉高压

当心脏和血管在胚胎发育时出现先天畸形和缺损,会发生体-肺循环分流,由于肺循环血容量增加、低氧血症、肺静脉回流受阻、肺血管收缩等因素导致肺动脉高压。疾病早中期以动力性因素为主,肺动脉高压可逆,晚期发展到肺血管结构重塑,肺动脉高压难以逆转。

各种不同体-肺循环分流先心病的临床表现不同,相应肺动脉高压出现的时间、轻重程度和进展速度也不同。根据病史、临床表现、心电图、胸部 X 线和心脏超声检查,大部分患者可明确诊断,少数复杂的先心病患者需要做 CT、磁共振。心导管检查和心血管造影是评价体肺分流性肺动脉高压和血流动力学改变最准确的方法,并且也是原发疾病手术适应证选择的重要依据。早期治疗原发疾病先心病,避免肺动脉高压的发生是预防的关键。各种体-肺循环分流合并肺动脉高压的先心病患者,需要尽早外科手术和/或介入治疗以防止出现肺血管结构重塑。正确地评估患者的临床情况是决定治疗选择和预后的关键,一旦出现艾森门格综合征就不能做原发先心病的矫正手术。此外,新型肺血管扩张药物前列环素类似物、磷酸二酯酶-5 抑制药、波生坦、一氧化氮对治疗先天性体—肺循环分流疾病相关性肺动脉高压有一定效果。此类患者的预后较IPAH 好。

(四)门静脉高压相关性肺动脉高压

慢性肝病和肝硬化门静脉高压患者中肺动脉高压的发生率为 3%~5%。其发生机制可能是由于门脉分流使肺循环血流增加和未经肝脏代谢的血管活性物质直接进入肺循环引起血管增生、血管收缩、原位血栓形成,从而引起肺动脉高压。超声心动图是筛查的首选无创检查,但仅肺动脉平均压力增加而肺血管阻力正常,不能诊断门静脉高压相关性肺动脉高压(portopulmonary hypertension,POPH),右心导管检查是确诊的"金标准"。对于 POPH 患者行急性血管扩张试验推荐使用依洛前列环素或依前列醇。钙通道阻滞药可以使门静脉高压恶化。由于 POPH 患者有出血倾向,抗凝药使用应权衡利弊。降低 POPH 肺动脉压力药物主要为前列环素类、西地那非,在肝损患者中应注意波生坦的肝毒性。POPH 预后较差。肝移植对 POPH 预后尚有争议。

(五)HIV 感染相关性肺动脉高压

HIV 感染是肺动脉高压的明确致病因素,肺动脉高压在 HIV 感染患者中的年发病率约为 0.1%,至少较普通人群高 500 倍。其发生机制可能是 HIV 通过反转录病毒导致炎症因子和生长因子释放,诱导细胞增生和内皮细胞损伤,引起肺动脉高压。HIV 感染相关性肺动脉高压(pulmonary arterial hypertension related to HIV infection,PAHRH)的病理改变和临床表现与 IPAH 相似。PAHRH 的治疗包括抗反转录病毒治疗和对肺动脉高压的治疗。PAHRH 的预后比 IPAH 还差,HIV 感染者一旦出现肺动脉高压,肺动脉高压就成为其主要死亡原因。

(六)食欲抑制药物相关性肺动脉高压

食欲抑制药物中阿米雷司、芬氟拉明、右芬氟拉明可以明确导致肺动脉高压,苯丙胺类药物可能会导致肺动脉高压且停药后很少逆转。食欲抑制药物引起肺动脉高压的机制可能与 5-羟色胺通道的影响有关,血游离增高的 5-羟色胺使肺血管收缩和肺血管平滑肌细胞增生。食欲抑制药物相关性肺动脉高压在病理和临床与 IPAH 相似。

(七)甲状腺疾病相关性肺动脉高压

国外文献报道,IPAH 患者中各类甲状腺疾病的发病率高达 49%,其中合并甲状腺功能减退症的发病率为 10%～24%,因此应对所有 IPAH 患者进行甲状腺功能指标的筛查。发病机制可能与自身免疫反应和高循环血流动力学状态导致肺血管内皮损伤及功能紊乱等因素有关。对此类患者不仅应针对甲状腺功能紊乱进行治疗,同时也应针对肺动脉高压进行治疗。

(八)肺静脉闭塞病和肺毛细血管瘤样增生症

这两种疾病是罕见的、以肺动脉高压为表现的疾病,临床表现与 IPAH 相似。肺静脉闭塞病(pulmonary veno-occlusive disease,PVOD)主要影响肺毛细血管后静脉,病理表现为肺静脉内膜增厚、纤维化,严重的肺淤血和间质性纤维化形成的小病灶是其特征性改变。PVOD 的胸部 CT 扫描显示肺部出现磨玻璃样变,伴或不伴边界不清的结节影,叶间胸膜增厚,纵隔肺门淋巴结肿大,这些征象对于 IPAH 鉴别有特征意义。肺毛细血管瘤样增生症(pulmonary capillary hemangioma,PCH)病理表现为大量灶状增生的薄壁毛细血管浸润肺泡组织,累及胸膜、支气管和血管壁,有特征的 X 线表现是弥漫分布的网状结节影。这两种疾病的确诊很困难,需要开胸肺活检。它们的治疗与 IPAH 不同,使用扩张肺动脉的药物会加重肺动脉高压,甚至导致严重的肺水肿和死亡。这两种疾病的预后差,肺移植是唯一有效的治疗方法。

(九)左心疾病相关性肺动脉高压

各种左心疾病,如冠心病、心肌病、瓣膜病、心包狭窄等会引起肺静脉压力增加,进而使肺动脉压力增高,又称肺静脉高压。肺静脉高压对呼吸功能的影响较明显,使肺的通气、换气、弥散功能下降。临床表现不仅有劳力性呼吸困难,而且有端坐呼吸和夜间阵发性呼吸困难。胸部 X 线检查显示左心衰竭征象。超声心动图检查对原发疾病有确诊价值。治疗主要针对原发疾病,瓣膜病、心包疾病患者适时手术治疗。内科药物治疗减低心脏负荷、改善心功能。

(十)呼吸疾病和/或缺氧相关的肺动脉高压

患有各种慢性肺疾病的患者由于长期缺氧肺血管收缩、肺血管内皮功能失衡、肺血管结构破坏(管壁增厚)、血管内微小血栓形成以及患者的遗传因素使之易发,这些最终造成各种慢性肺疾病的患者发生肺动脉高压。慢性肺部疾病引起的肺动脉高压有一些与其他类型肺动脉高压不同的特点:肺动脉高压的程度较轻,多为轻至中度增高,间质性肺病可为中度至重度增高;肺动脉高压的发展通常缓慢;在一些特殊情况下,如活动、肺部感染加重,肺动脉压力会突然增加;基础肺疾病好转后,肺动脉高压也会明显缓解。临床表现既有基础肺疾病又有肺动脉高压的症状和体征,肺部听诊有助于判断肺疾病的严重程度。肺功能检查和血气分析提示呼吸功能障碍和呼吸衰竭的类型和程度。肺动脉高压影响慢性肺疾病患者的预后。积极治疗基础肺疾病能够使肺动脉高压明显缓解,长程氧疗对降低肺动脉压力有益并能提高患者的生存率。新型肺血管扩张药对此类患者肺动脉高压的治疗价值有限。晚期患者可考虑肺移植。

(十一)慢性血栓栓塞性肺动脉高压

肺动脉及其分支的血栓不能溶解或反复发生血栓栓塞,血栓机化,肺动脉内膜慢性增厚,肺动脉血流受阻;未栓塞的肺血管在长期高血流量的切应力等流体力学因素的作用下,血管内皮损伤,肺血管重构。上述两方面的因素使血管阻力增加,导致肺动脉高压。由于非特异的症状和缺乏静脉血栓栓塞症的病史,其发生率和患病率尚无准确的数据。以往的尸检报道表明,慢性血栓栓塞性肺动脉高压(chronic thromboembolism pulmonary hypertension,CTEPH)的总发生率为1%～3%,其中急性肺栓塞幸存者的发生率为0.1%～0.5%。临床表现缺乏特异性,易漏诊和误诊。渐进性劳力性呼吸困难是最常见症状。心电图、胸部X线、血气分析、超声心动图是初筛检查,核素肺通气灌注显像、CT肺动脉造影、右心导管和肺动脉造影可进一步明确诊断。核素肺通气灌注显像诊断亚段及以下的CTEPH有独到价值,但也可能低估血栓栓塞程度。多排螺旋CT与常规肺动脉造影相比,有较高的敏感性和特异性,但可能低估亚段及以下的CTEPH。需要同时做下肢血管超声、下肢核素静脉显像确定有无下肢深静脉血栓形成。CTEPH患者病死率很高,自然预后差,肺动脉平均压力＞5.3 kPa(40 mmHg),病死率为70%;肺动脉平均压力＞6.7 kPa(50 mmHg),病死率为90%。传统的内科治疗手段,如利尿、强心和抗凝治疗以及新型扩张肺动脉的药物对CTEPH有一定效果。肺动脉血管内球囊扩张及支架置入术对部分CTEPH患者也有一定效果。肺动脉血栓内膜剥脱术是治疗CTEPH的重要而有效方法,术后大多数患者肺动脉压力和肺血管阻力持续下降,心排血量和右心功能提高。手术死亡率为5%～24%。对于不能做肺动脉血栓内膜剥脱术的患者,可考虑肺移植。

(宋荣刚)

第四节　心包缩窄

心包狭窄是多种心包疾病的最终结果,表现为心包纤维化、钙化、粘连和增厚,导致各房室充盈障碍,类似于右心衰竭的临床表现。

由于心包缩窄,心脏舒张期充盈受限,舒张终末期压力升高,容量减少,尽管收缩功能正常,但每搏量降低,心排血量减少。然而,由于代偿性心率增快,心排血量降低不明显,因此,与心力衰竭比较右房压升高明显,而心排血量降低较少,右房压可达1.0～2.0 kPa(10～20 cmH_2O)。由于右房压力升高,体循环淤血,静脉压升高。

在欧美和日本,心包缩窄的主要病因为特发性心包炎,在南非和一些热带国家,结核性仍是最常见的病因,我国结核性心包狭窄,约占心包狭窄病因的 40%。心包缩窄的其他病因主要包括心脏手术后、接受血液透析的慢性肾衰竭、结缔组织病和肿瘤浸润。化脓性心包炎引流不畅可发展为心包狭窄,亦可是真菌感染和寄生虫感染的并发症。偶可见于心肌梗死、心包切开术后综合征及石棉沉着病引起的心包炎后。

一、心包缩窄的病理生理

增厚致密的心包较坚硬并固缩压迫心脏,限制了两侧心脏于舒张期充分扩张,使舒张期回心血量减少,每搏输出量因之而下降。每搏输出量减少必然造成输血量减少,故血压一般偏低,机体为了维持一定的输血量,必须增加心室率而达代偿目的。心排血量减少也导致肾血流量不足,使肾脏水、钠潴留增多,循环血容量增加。另一方面静脉血液回流障碍,因此出现静脉压力升高,其升高的程度常较心力衰竭时更为明显,故临床上出现颈静脉怒张、肝大、腹水、胸腔积液、下肢水肿等体征。因左心室受缩窄心包的影响可出现肺循环瘀血,临床上有呼吸困难等症状。

心包缩窄时,血流动力学改变主要来自大静脉和心房受压抑或来自心室受缩窄的结果,在过去曾有不同意见,目前认为是心室受压的结果,实验动物心脏全部受缩窄后,仅解除心房的瘢痕组织,血流动力学并无改善,而将心室部分瘢痕解除后,则有明显改善。另外,右心室受压后即可产生体循环静脉高压的表现。因此临床上行心包剥脱术时,应剥除心室部位的增厚心包。

二、心包缩窄的临床特征

心包缩窄形成的时间长短不一,通常将急性心包炎发生后 1 年内演变为心包缩窄者称急性缩窄,1 年以上者称为慢性缩窄。演变过程有 3 种形式。①持续型,急性心包炎经治疗后在数天内其全身反应和症状,如发热胸痛等可逐渐缓解,甚至完全消失,但肝大、颈静脉怒张等静脉瘀血体征不减反而加重,故在这类患者中很难确定急性期和缩窄期的界限,这与渗液在吸收的同时,心包增厚和缩窄形成几乎同时存在有关,因此难以区分两期的界限。②间歇型,心包炎急性期的症状和体征可在一定时间完全消退,患者以为病变痊愈,但数月后重新出现心包缩窄的症状和体征,这与心包的反应较慢,在较长时间内形成缩窄有关。③缓起型,这类患者急性心包炎的临床表现较轻甚至无病史,但有渐进性疲乏无力、腹胀、下肢水肿等症状,在 1～2 年间出现心包缩窄。

(一)症状

心包缩窄的主要症状为腹胀、下肢水肿,这与静脉压增高有关,虽有呼吸困难或端坐呼吸,其并非由于心功能不全所致,而是由于腹水或胸腔积液压迫所致。此外,患者常诉疲乏、食欲缺乏、上腹部胀痛等。

(二)体征

(1)血压低,脉搏快,1/3 出现奇脉,30% 并心房颤动。

(2)静脉压明显升高,即使利尿后静脉压仍保持较高水平。颈静脉怒张,吸气时更明显(Kussmaul 征),扩张的颈静脉舒张早期突然塌陷(Freidreich 征)。Kussmaul 征和 Freidreich 征均属非特异性体征,心脏压塞和任何原因的严重右心衰竭,皆可见到。

(3)心脏视诊见收缩期心尖回缩,舒张早期心尖冲动。触诊有舒张期搏动撞击感。叩诊心浊音界正常或稍扩大。胸骨左缘 3、4 肋间听到心包叩击音,无杂音。

(4)其他体征,如黄疸、肺底湿啰音、肝大、腹水比下肢水肿更明显,与肝硬化相似。

(三)辅助检查

1.颈静脉搏动图检查

见 X(心房主动扩张)和 Y(右房血向右室排空,相当于右室突发而短促的充盈期)波槽明显加深,以 Y 降支变化最明显。

2.心电图检查

胸导联 QRS 波呈低电压,P 波双峰,T 波浅倒,如倒置较深表示心包受累严重,缩窄累及右室流出道致使右室肥厚,心房颤动通常见于重症者。广泛心包钙化可见宽 Q 波。

3.胸部 X 线检查

心影正常或稍扩大,心脏边缘不规则、僵硬。透视下见心脏搏动减弱或消失。上腔静脉充血使上纵隔影增宽,心房扩大,心包钙化者占 40%,在心脏侧位观察房室沟、右心前缘和纵隔有钙化阴影,但心包钙化不一定有缩窄。肺无明显充血,如有充血征示左心受累。50%患者见胸腔积液。

4.超声心动图检查

M 型和二维超声心动图表现均属非特异性变化。M 型超声心动图表现为左室壁舒张中晚期回声运动平坦;二尖瓣舒张早期快速开放(DE 速加快);舒张期关闭斜率(EF 斜率)加快;室间隔在心房充盈期过度向前运动,肺动脉瓣过早开放。

二维超声心动图表现心室腔受限变小,心房正常或稍大,心包膜回声增强,下腔静脉扩张,心脏外形固定,房室瓣活动度大,当快速到缓慢充盈过渡期,见到心室充盈突然停止。吸气时回心血量增加,因右室舒张受限使房、室间隔被推向左侧。

5.CT 或 MRI 检查

心包膜增厚比超声心动图更清晰,厚度可达 5 mm,右室畸形。左室后壁纤维化增厚,上下腔静脉和肝静脉也见特征性改变。

6.心导管检查

通过左、右心导管同时记录到上腔静脉压、右房平均压、肺毛细血管楔压、肺动脉舒张压,左、右室压力升高,升高水平大致相等。左、右室升高,升高水平大致相等。左、右室升高的舒张压相差不超过 0.8 kPa(6 mmHg)。右房压力曲线 a、v 波振幅增高,x、y 波加深形成"M"型"W"型。右室压力曲线,舒张早期迅速下陷接近基线,随后上升维持高平原波呈"平方根"样符号,高平原波时压力常超过右室收缩压的 25%,约等于右房平均压。肺动脉收缩压<6.6 kPa(50 mmHg)。

三、心包缩窄的诊断与鉴别诊断

(一)心包缩窄的诊断依据

心包疾病病史,结合颈静脉怒张、肝大、腹水,但心界不大、心音遥远伴有心包叩击音,可初步建立心包缩窄的诊断。再经胸部 X 线检查发现心包钙化,心电图表现为低电压和 T 波改变则可确定诊断。对不典型病例行心导管检查,可获得心腔内压力曲线以协助诊断。

(二)心包缩窄的鉴别诊断

1.肝硬化门静脉高压伴腹水

患者虽有肝大、腹水和水肿,与心包狭窄表现相似,但无颈静脉怒张和周围静脉压升高现象,无奇脉,心尖冲动正常;食管钡餐透视显示食管静脉曲张;肝功能损害及低蛋白血症。

2.肺心病

右心衰竭时颈静脉怒张、肝大、腹水、水肿,与心包狭窄鉴别。肺心病有慢性呼吸道疾病史;休息状态下仍有呼吸困难;两肺湿啰音;吸气时颈静脉下陷,Kussmaul 征阴性;血气分析低氧血症及代偿或非代偿性呼吸性酸中毒;心电图右室肥厚;胸部 X 线片见肺纹理粗乱或肺淤血,右下肺动脉段增宽,心影往往扩大等,可与心包狭窄鉴别。

3.心脏瓣膜疾病

局限性心包缩窄由于其缩窄部位局限于房室沟和大血管出入口,可产生与瓣膜病及腔静脉阻塞病相似的体征。如缩窄局限于左房室沟,形成外压性房室口通道狭窄,体征及血流动力学变化酷似二尖瓣狭窄。风湿性心脏病二尖瓣狭窄可有风湿热史而无心包炎病史。心脏杂音存在时间较久。超声心动图示二尖瓣增厚或城墙样改变,瓣膜活动受限与左室后壁呈同向运动。胸部 X 线检查,心脏搏动正常无心包钙化。心导管检查,心包狭窄有特征性的压力曲线,再结合心血管造影有助于与先天性或后天获得性瓣膜病鉴别。

4.心力衰竭

患者往往有心脏瓣膜病或其他类型心脏病,虽有颈静脉怒张和静脉压升高,但 Kussmaul 征阴性;心脏扩大或伴有心脏瓣膜病变的杂音;且下肢水肿较腹水明显均可帮助鉴别。

5.限制型心肌病

原发性或继发性限制型心肌病由于心内膜和心肌受浸润或纤维瘢痕化,心肌顺应性丧失引起心室舒张期充盈受限。血流动力学和临床表现与心包狭窄相似,鉴别诊断极为困难。因两者的治疗方法、预后截然不同,故鉴别诊断很重要,确实难以鉴别时可采用开胸探查明确诊断。

四、心包缩窄的治疗

心包剥离术是治疗心包狭窄的有效方法,术后存活者 90% 症状明显改善,恢复劳动力。故目前主张早期手术,即在临床上心包感染基本上已控制时就可施行手术,过迟手术患者心肌常有萎缩及纤维变性,手术虽成功但因心肌病变致术后情况改善不多,甚至因变性的心肌不能适应进入心脏血流的增多而发生心力衰竭,此外过迟手术也因一般情况不佳会增加患者手术的危险性。内科疗法主要是减轻患者症状及手术前准备。患者术前数周应休息,进低盐饮食,有贫血或低蛋白血症者可小量输血或给予清蛋白。腹水较多者可适量放水和给予利尿剂,除非有快速心房颤动一般不给予洋地黄制剂。术前 1～2 d 开始用青霉素,结核病例术前数天就应开始用抗结核药。

五、心包狭窄

(一)渗出心包狭窄

渗出心包狭窄是指既有心包腔积液产生心脏压塞,又有心包膜增厚粘连引起心包缩窄的两者临床特征。本病进展缓慢,病程持续 1 年左右,可发展为心包狭窄。

1.病因

结核感染、肿瘤、放射性损伤及非特异性心包炎。

2.临床表现

胸痛,劳力性呼吸困难,颈静脉及中心静脉压升高,常出现奇脉,心包叩击音少见。胸部X线示心脏增大,无心包钙化影。CT 检查心包壁层增厚,心包积液。心包穿刺抽液前心房压力曲线

以 x 支下降明显,抽液后转为 y 降支下降更显著。右室压力曲线抽液前后均呈现"平方根"征。抽液后心包腔内压虽下降,而中心静脉压仍保持较高的水平。

3.治疗

除继续治疗原发病外,激素和心包穿刺抽液治疗可暂时缓解症状。有时心包切除术是最有效的治疗方法。

(二)隐匿性心包狭窄

此病少见。患者可有急性心包炎病史。常诉胸痛,劳累后呼吸困难,体查无心包狭窄体征。超声心动图检查也无心包积液和缩窄的征象。右心导管,心房心室压力曲线正常。若为明确诊断和行心包切开术前,可采用较少用的增加血容量方法,诱发血流动力学改变。在 10 min 内静脉滴注大约 1 L 盐水,此时右房压力曲线显出心包狭窄的"M"型或"W"型特征,而左、右心室舒张压相等。

(三)慢性钙化心包狭窄

目前慢性钙化心包狭窄较罕见,属心包狭窄晚期的一种特殊类型。临床特点:严重恶病质;巩膜、皮肤黄疸、蜘蛛痣、肝掌;静脉压极度升高;心律不齐,心房颤动,肝大,腹水,甚至出现意识障碍;射血分数极低,心包切除手术治疗危险性大,即使手术治疗,术后心功能也得不到改善。

(四)心包切开术后及心外科手术后心包狭窄

心包切开术后心包狭窄发生率在 0.2% 以下。心脏手术时心包膜损害、出血、手术操作的刺激、局部低温等因素,导致心包无菌性炎症。约 25% 患者术后经超声心动图检查可发现心包积液,但经数周可逐渐吸收。部分大量血性心包积液者,虽经心包穿刺抽引治疗,由于血性渗液的组织机化,很快出现心包狭窄临床表现。如心脏手术后数月内出现似右心衰竭表现,静脉压升高、肝大、腹水,应注意心包切开术后心包狭窄。一旦明确诊断,需进行心包切除术治疗。

心外科手术后心包狭窄是心脏外科手术的一种并发症,从心脏手术到确诊的时间通常为 1 年,但其范围由少于 1 个月至 15 年以上。5 207 例成年患者外科手术后 0.2%(11 例)并发心包狭窄,行心导管检查,平均术后 82 d 并发。心脏移植的患者中,超过 12% 者可能发生延迟性心包积液和缩窄,易与慢性排斥反应而发生的心肌病相混淆。

1.病因

聚乙烯酮碘冲洗心脏被假定为对某些患者的诱发因素,许多报告并未提到这一因素,似乎心包腔出血和浆膜损伤是主要因素。一组报告暂时性心包切开术后综合征是手术后心包狭窄的病因,约占 60%。现已有证据证明,手术后心包狭窄,可能包括旁路血管移植术和移植血管早期闭塞,及切开心包时损害移植血管。发生心包狭窄,还可能与隐藏的心包积血和心外膜安装 AICD 后数月,电极异物刺激心包的反应或电极局部感染的因素有关。

2.临床表现

外科术后心包狭窄的重要临床特征,包括呼吸困难、胸痛、颈静脉扩张、足部水肿、X 线胸片心脏扩大、超声心动图证明心包增厚并心包大量积液。另 MRI 和 CT 检查可证实一些患者心包增厚。

3.治疗

若怀疑某些患者患有此综合征,在其心包探查术之前应用心导管术以确诊心包狭窄。这些患者大多数是心包出血引起的纤维化,常伴有心脏后壁血肿,约有 85% 在施行广泛心包切除术后可以好转。这类患者心包切除的死亡率高,为 5%～14%。

(宋荣刚)

第五节 急性病毒性心肌炎

急性病毒性心肌炎是指嗜心性病毒感染引起的,以心肌非特异性间质性炎症为主,伴有心肌细胞变性、溶解或坏死病变的心肌炎。病变可累及心脏传导和起搏系统,亦可累及心包膜。临床上以肠道病毒(如柯萨奇病毒 B 组 2、4 两型最多见,其次为 5、3、1 型及 A 组的 1、4、9、16、23 型,艾柯病毒和脊髓灰质炎病毒等)和流感病毒较为常见。此外,麻疹、腮腺炎、乙型脑炎、肝炎和巨细胞病毒等也可引起心肌炎。

一、发病机制

病毒如何引起心肌损伤的机制迄今尚未阐明,可能途径包括以下 2 条。

(一)病毒直接侵犯心肌

病毒感染后可引起病毒血症,经血流直接侵犯心肌,导致心肌纤维溶解、坏死、水肿及炎性细胞浸润。有人认为,急性暴发性病毒性心肌炎和病毒感染后 1~4 周内猝死者,病毒直接侵犯心肌可能是主要的发病机制。

(二)免疫变态反应

对于大多数病毒性心肌炎,尤其是慢性心肌炎,目前认为主要是通过免疫变态反应而致病。参与免疫反应可能是病毒本身,也可能是病毒-心肌抗体复合物。既有体液免疫参与,又有细胞免疫参与。此外,患者免疫功能低下在发病中也起重要作用。

二、诊断

(一)临床表现特点

(1)起病前 1~3 周内常有上呼吸道或消化道感染史。

(2)心脏受累表现:心悸、气促、心前区疼痛等。体检:轻者心界不扩大,重者心浊音界扩大,心率增快且与体温升高不相称,可出现舒张期奔马律,心律失常以频发期前收缩多见,亦可表现为房室传导阻滞,以至出现心动过缓、心尖区第一心音低钝。可闻及收缩期吹风样杂音。重症患者可短期内出现心力衰竭或心源性休克,少数因严重心律失常而猝死。

(3)老幼均可发病,但以儿童和年轻人较易发病。

(二)实验室检查及其他辅助检查特点

(1)心电图常有各种心律失常表现,以心室性期前收缩最常见,其次为房室传导阻滞、束支及室内阻滞、心动过速等。心肌损害可表现为 ST 段降低、T 波低平或倒置、Q-T 间期延长等。暴发性病毒性心肌炎可有异常 Q 波、阵发性室性心动过速、高度房室传导阻滞,甚至心室颤动等。心电图改变对心肌炎的诊断并无特异性。

(2)血清酶学检查可有 CK 及其同工酶(CK-MB)、AST 或 LDH 及其同工酶(LDH1)增高。

(3)X 线、超声心动图检查示心脏轻至中度增大,搏动减弱,有时可伴有心包积液,此时称心肌心包炎。

(4)血白细胞可轻至中度增多,血沉加速。

(5)从咽拭、尿、粪、血液及心包穿刺液中分离出病毒,且在恢复期血清中同型病毒抗体滴度较初期或急性期(第一份)血清升高或下降 4 倍以上,可认为是新近有病毒感染。

诊断病毒性心肌炎必须排除可能引起心肌损害的其他疾病,常见的如风湿性心肌炎、中毒性心肌炎、结缔组织和代谢性疾病所致心肌损害,以及原发性心肌病等。

三、治疗

目前,对急性病毒性心肌炎尚缺乏特异性治疗方法,但多数患者经过一段时间休息及对症治疗后能自行痊愈,少数可演变为慢性心肌炎或遗留不同程度心律失常表现,个别暴发型重症病例可导致死亡。本病主要治疗措施如下。

(一)充分休息,防止过劳

本病一旦确诊,应卧床休息,进食易消化和富含维生素、蛋白质的食物。充分休息在急性期应列为主要治疗措施之一。早期不重视卧床休息,可能会导致心脏进行性增大和带来较多的后遗症,一般需休息3个月左右。心脏已经扩大或曾出现过心功能不全者应延长至半年,直至心脏不再缩小、心功能不全症状消失后,在密切观察下逐渐增加活动量,恢复期仍应适当限制活动3~6个月。

(二)酌情应用改善心肌细胞营养与代谢的药物

辅酶 A 50~100 U 或肌苷 200~400 mg,每天 1~2 次,肌内注射或静脉注射;细胞色素 C 15~30 mg,每天1~2 次,静脉注射,该药应先做皮试,无过敏者才能注射。ATP 或三磷酸胞苷(CTP)20~40 mg,每天 1~2 次,肌内注射,前者尚有口服或静脉制剂,剂量相同。辅酶 Q_{10},每天 30~60 mg,口服;或 10 mg,每天 2 次,肌内注射及静脉注射。FDP 5~10 g,每天 1~2 次,静脉滴注,对重症病毒性心肌炎可能有效。一般情况下,上述药物视病情可适当搭配或联合应用 2 或 3 种即可,10~14 d 为 1 个疗程。此外,极化液疗法:氯化钾 1~1.5 g,普通胰岛素 8~12 U,加入 10%葡萄糖液 500 mL 内,每天 1 次,静脉滴注,尤适用于频发室性期前收缩者。在极化液基础上再加入 25%硫酸镁 5~10 mL,对快速型心律失常疗效更佳,7~14 d 为 1 个疗程。大剂量维生素 C,每天5~10 g静脉滴注,以及丹参酮注射液40~80 mg,分 2 次加入 50%葡萄糖液 20 mL内静脉注射或稀释后静脉滴注,连用 2 周,也有一定疗效。

(三)肾上腺皮质激素

激素有抑制炎性反应、降低血管通透性、减轻组织水肿及抗过敏作用,但可抑制免疫反应和干扰素的合成、促进病毒繁殖和炎症扩散、加重心肌损害,因此应用激素有利有弊。为此,多数学者主张病毒性心肌炎急性期,尤其是最初 2 周内,病情并非危重者不用激素。但短期内心脏急剧增大、高热不退、急性心力衰竭、严重心律失常、休克、全身中毒症状严重合并多脏器损害或高度房室传导阻滞者,可试用地塞米松,每天 10~30 mg,分次静脉注射,或用氢化可的松,每天200~300 mg,静脉滴注,连用 3~7 d,待病情改善后改口服,并迅速减量至停,一般疗程不宜超过2 周。若用药 1 周仍无效,则停用。激素对重症病毒性心肌炎有效,其可能原因与抑制了心肌炎症、水肿,消除过度、强烈的免疫反应和减轻毒素作用有关。

(四)抗生素

急性病毒性心肌炎可使用广谱抗生素,如氨苄西林、头孢菌素等,以防止继发性细菌感染,因后者常是诱发病毒感染的条件,特别是流感、柯萨奇及腮腺炎病毒感染,且可加重病毒性心肌炎的病情。

（五）抗病毒药物

疗效不肯定，因为病毒性心肌炎主要是免疫反应的结果。即使是由于病毒直接侵犯所致，但抗病毒药物能否进入心肌细胞内杀灭病毒也尚有疑问。流感病毒所致心肌炎可试用吗啉胍（ABOB）100～200 mg，每天 3 次；金刚烷胺 100 mg，每天 2 次。疱疹病毒性心肌炎可试用阿糖胞苷和利巴韦林（三氮唑核苷），前者剂量为每天 50～100 mg，静脉滴注，连用 1 周；后者为100 mg，每天 3 次，视病情连用数天至 1 周，必要时亦可静脉滴注，剂量为每天 300 mg。此外，中草药如板蓝根、连翘、大青叶、黄连、黄芩、虎杖等也具抗病毒作用。

（六）免疫调节剂

（1）人白细胞干扰素 1.5 万～2.5 万 U，每天 1 次，肌内注射，7～10 d 为 1 个疗程，间隔 2～3 d，视病情可再用 1～2 个疗程。

（2）应用基因工程制成的干扰素 100 万 U，每天 1 次，肌内注射，2 周为 1 个疗程。

（3）聚肌胞每天 1～2 mg，每 2～3 d 1 次，肌内注射，2～3 个月为 1 个疗程。

（4）简化胸腺素 10 mg，每天肌内注射 1 次，共 3 个月，以后改为 10 mg，隔天肌内注射 1 次，共半年。

（5）免疫核糖核酸（IRNA）3 mg，每 2 周 1 次，皮下注射或肌内注射，共 3 个月，以后每月肌内注射 3 mg，连续 6～12 个月。

（6）转移因子（TF）1 mg，加注射水 2 mL，每周 1～2 次，于上臂内侧或两侧腋部皮下或臀部肌内注射。

（7）黄芪有抗病毒及调节免疫功能，对干扰素系统有激活作用，在淋巴细胞中可诱生 γ 干扰素，还能改善内皮细胞生长及正性肌力作用，可口服、肌内注射或静脉内给药。用量为黄芪口服液（每支含生黄芪 15 g）1 支，每天 2 次，口服；或黄芪注射液（每支含生黄芪 4 g/2 mL）2 支，每天 1～2 次，肌内注射；或在 5% 葡萄糖液 500 mL 内加黄芪注射液 4～5 支，每天 1 次，3 周为 1 个疗程。

（七）纠正心律失常

基本上按一般心律失常治疗。对于室性期前收缩、快速型心房颤动可用胺碘酮 0.2 g，每天 3 次，经 1～2 周或有效后改为每天 0.1～0.2 g 维持。阵发性室性心动过速、心室扑动或颤动，应尽早采用直流电电击复律，亦可迅速静脉注射利多卡因 50～100 mg，必要时隔 5～10 min 再注，有效后静脉滴注维持 24～72 h。心动过缓可用阿托品治疗，也可加用激素。对于莫氏Ⅱ型和三度房室传导阻滞，尤其是有脑供血不足表现或有阿-斯综合征发作者，应及时安置人工心脏起搏器。

（八）心力衰竭和休克的防治

重症急性病毒性心肌炎可并发心力衰竭或休克。有心力衰竭者应给予低盐饮食、供氧，视病情缓急可选用口服或静脉注射洋地黄类制剂，但剂量应控制在常规负荷量的 1/2～2/3，必要时可并用利尿剂、血管扩张剂和非洋地黄类正性肌力药物，同时注意水、电解质平衡。

（宋荣刚）

第六节　急性左心衰竭

急性左心衰竭（以下简称 AHF）是临床医师面临的最常见的心脏急症之一。许多国家随着人口老龄化及急性心肌梗死患者存活率的升高，慢性心力衰竭患者的数量快速增长，同时也增加了心功能失代偿的患者数量。AHF 60%~70%是由冠心病所致,尤其是老年人。在年轻患者,AHF 的原因更多见于扩张型心肌病、心律失常、先天性或瓣膜性心脏病、心肌炎等。

AHF 患者预后不良。急性心肌梗死伴有严重心力衰竭患者的病死率非常高,12 个月的病死率为 30%。据报道:急性肺水肿院内病死率为 12%,1 年病死率为 40%。

2008 年,欧洲心脏病学会更新了急性和慢性心力衰竭指南。2010 年,中华医学会心血管病分会发布了我国急性心力衰竭诊断和治疗指南。

一、急性心力衰竭的临床表现

AHF 是指由于心脏功能异常而出现的急性临床发作。无论既往有无心脏病病史,均可发生。心功能异常可以是收缩功能异常,亦可为舒张功能异常,还可以是心律失常或心脏前负荷和后负荷失调。它通常是致命的,需要紧急治疗。

急性心力衰竭可以在既往没有心功能异常者中首次发病,也可以是患者慢性心力衰竭(CHF)的急性失代偿。以下为急性心力衰竭患者的临床表现。

(一)基础心血管疾病的病史和表现

大多数患者有各种心脏病的病史,存在引起急性心力衰竭的各种病因。老年人中的主要病因为冠心病、高血压和老年性退行性心瓣膜病,而在年轻人中多由风湿性心瓣膜病、扩张型心肌病、急性重症心肌炎等所致。

(二)诱发因素

常见的诱因有:①慢性心力衰竭药物治疗缺乏依从性。②心脏容量超负荷。③严重感染,尤其肺炎和败血症。④严重颅脑损害或剧烈的精神心理紧张与波动。⑤大手术后。⑥肾功能减退。⑦急性心律失常如室性心动过速(室速)、心室颤动(室颤)、心房颤动(房颤)或心房扑动(房扑)伴快速心室率、室上性心动过速及严重的心动过缓等。⑧支气管哮喘发作。⑨肺栓塞。⑩高心排血量综合征,如甲状腺功能亢进危象、严重贫血等。⑪应用负性肌力药物如维拉帕米、地尔硫䓬、β受体阻滞剂等。⑫应用非甾体消炎药。⑬心肌缺血。⑭老年急性舒张功能减退。⑮吸毒。⑯酗酒。⑰嗜铬细胞瘤。以上这些诱因可使心功能原来尚可代偿的患者骤发心力衰竭,或者使已有心力衰竭的患者病情加重。

(三)早期表现

原来心功能正常的患者出现急性失代偿的心力衰竭(首发或慢性心力衰竭急性失代偿)伴有急性心力衰竭的症状和体征,出现原因不明的疲乏或运动耐力明显降低及心率增加 15~20 次/分钟,可能是左心功能降低的最早期征兆。继续发展可出现劳力性呼吸困难、夜间阵发性呼吸困难、睡觉需用枕头抬高头部等,检查可发现左心室增大、闻及舒张早期或中期奔马律、肺动脉第二心音亢进、两肺尤其肺底部有细湿啰音,还可有干性啰音和哮鸣音,提示已有左心功能障碍。

(四)急性肺水肿

起病急骤,病情可迅速发展至危重状态。突发的严重呼吸困难、端坐呼吸、喘息不止、烦躁不安并有恐惧感,呼吸频率可达 30~50 次/分钟;频繁咳嗽并咯出大量粉红色泡沫样血痰;听诊心率快,心尖部常可闻及奔马律;双肺满布湿啰音和哮鸣音。

(五)心源性休克

(1)患者持续低血压,收缩压降至 12.0 kPa(90 mmHg)以下,或原有高血压的患者收缩压降幅≥8.0 kPa(60 mmHg),且持续 30 min 以上。

（2）患者组织低灌注状态，可有：①皮肤湿冷、苍白和发绀，出现紫色条纹；②心动过速＞110次/分钟；③尿量显著减少（＜20 mL/h），甚至无尿；④意识障碍，常有烦躁不安、激动焦虑、恐惧和濒死感，收缩压低于9.3 kPa（70 mmHg），可出现抑制症状如神志恍惚、表情淡漠、反应迟钝，逐渐发展至意识模糊甚至昏迷。

（3）血流动力学障碍：肺毛细血管楔压（PCWP）≥2.4 kPa（18 mmHg），心排血指数（CI）≤36.7 mL/（s·m²）[≤2.2 L/（min·m²）]。

（4）低氧血症和代谢性酸中毒。

二、急性左心衰竭严重程度分级

主要分级有 Killip 法（表4-9）、Forrester 法（表4-10）和临床程度分级（表4-11）3种。Killip法主要用于急性心肌梗死患者，分级依据临床表现和胸部X线检查的结果。

Forrester 分级依据临床表现和血流动力学指标，可用于急性心肌梗死后 AHF，最适用于首次发作的急性心力衰竭。临床程度的分类法适用于心肌病患者，主要依据临床发现，最适用于慢性失代偿性心力衰竭。

表4-9　急性心肌梗死的 Killip 法分级

分级	症状与体征
Ⅰ	无心力衰竭
Ⅱ	有心力衰竭，两肺中下部有湿啰音，占肺野下1/2，可闻及奔马律。X线胸片有肺淤血
Ⅲ	严重心力衰竭，有肺水肿，细湿啰音遍布两肺（超过肺野下1/2）
Ⅳ	心源性休克、低血压[收缩压＜12.0 kPa（90 mmHg）]、发绀、出汗、少尿

注：1 mmHg≈0.133 kPa。

表4-10　急性左心衰竭的 Forrester 法分级

分级	PCWP(mmHg)	CI[mL/（s·m²）]	组织灌注状态
Ⅰ	≤18	＞36.7	无肺淤血，无组织灌注不良
Ⅱ	＞18	＞36.7	有肺淤血
Ⅲ	＜18	≤36.7	无肺淤血，有组织灌注不良
Ⅳ	＞18	≤36.7	有肺淤血，有组织灌注不良

注：PCWP，肺毛细血管楔压；CI，心排血指数，其法定单位[mL/（s·m²）]与旧制单位[L/（min·m²）]的换算因数为16.67。1 mmHg≈0.133 kPa。

表4-11　急性左心衰竭的临床程度分级

分级	皮肤	肺部啰音
Ⅰ	干、暖	无
Ⅱ	湿、暖	有
Ⅲ	干、冷	无/有
Ⅳ	湿、冷	有

三、急性心力衰竭的诊断

AHF 的诊断主要依据症状和临床表现,同时辅以相应的实验室检查,例如 ECG、胸片、生化标志物、多普勒超声心动图等。诊断的流程见图 4-3。

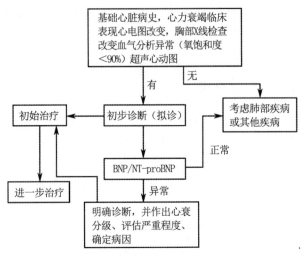

图 4-3 急性左心衰竭的诊断流程

急性心力衰竭患者发作时,需要系统地评估外周循环、静脉充盈、肢端体温。

在患者心力衰竭失代偿时,右心室充盈压通常可通过中心静脉压评估。AHF 时中心静脉压升高应谨慎分析,因为在静脉顺应性下降合并右室顺应性下降时,即便右室充盈压很低也会出现中心静脉压的升高。

左室充盈压可通过对患者肺部听诊来评估,肺部存在湿啰音常提示左室充盈压升高。进一步的确诊、严重程度的分级及随后可能出现的肺淤血、胸腔积液应进行胸部 X 线检查。左室充盈压的临床评估常被迅速变化的临床征象所误导。应进行心脏的触诊和听诊,了解有无室性和房性奔马律(第三心音,第四心音)。

四、实验室检查及辅助检查

(一)心电图(ECG)检查

急性心力衰竭时 ECG 多有异常改变。ECG 可以辨别节律,可以帮助确定 AHF 的病因及了解患者心室的负荷情况。这在急性冠脉综合征中尤为重要。ECG 还可了解患者左右心室/心房的劳损情况、有无心包炎及既往存在的病变如左右心室的肥大情况。心律失常时应分析 12 导联心电图,同时应进行连续的 ECG 监测。

(二)胸片及影像学检查

对于所有 AHF 的患者,胸片和其他影像学检查宜尽早完成,以便及时评估已经存在的肺部和心脏病变(心脏的大小及形状)及肺淤血的程度。它不但可以用于明确诊断,还可用于了解随后的治疗效果。胸片还可用作左心衰竭的鉴别诊断,除外肺部炎症或感染性疾病。胸部 CT 或放射性核素扫描可用于判断肺部疾病和诊断大的肺栓塞。CT、经食管超声心动图可用于诊断主动脉夹层。

(三)实验室检查

AHF 时应进行一些实验室检查。动脉血气分析可以评估氧合情况(氧分压 PaO_2)、通气情况(二氧化碳分压 $PaCO_2$)、酸碱平衡(pH)和碱缺失,严重 AHF 患者应进行此项检查。脉搏血氧测定及潮气末 CO_2 测定等无创性检测方法可以替代动脉血气分析,但不适用于低心排血量及血管收缩性休克状态。静脉血氧饱和度(如颈静脉内)的测定对于评价全身的氧供需平衡很有价值。

血浆脑钠尿肽(B型钠尿肽,BNP)是在心室室壁张力增加和容量负荷过重时由心室释放的,现在已用于急诊室呼吸困难的患者作为排除或确立心力衰竭诊断的指标。BNP 对于排除心力衰竭有着很高的阴性预测价值。如果心力衰竭的诊断已经明确,升高的血浆 BNP 和 N 末端脑钠尿肽前体(NT-proBNP)可以预测患者预后情况。

(四)超声心动图检查

超声心动图对于评价基础心脏病变及与 AHF 相关的心脏结构和功能改变是极其重要的,同时对急性冠脉综合征也有重要的评估值。

多普勒超声心动图应用于评估左右心室的局部或全心功能改变、瓣膜结构和功能、心包病变、急性心肌梗死的机械性并发症和比较少见的占位性病变。通过多普勒超声心动图测定主动脉或肺动脉的血流时速曲线可以估测心排血量。多普勒超声心动图还可估计肺动脉压力(三尖瓣反流射速),同时可监测左室前负荷。

(五)其他检查

在涉及与冠状动脉相关的病变,如不稳定型心绞痛或心肌梗死时,血管造影是非常重要的,现已明确血运重建能够改善患者预后。

五、急性心力衰竭患者的监护

急性心力衰竭患者应在进入急诊室后就应尽快地开始监护,同时给予相应的诊断性检查以明确基础病因。

(一)无创性监护

在所有的危重患者,必须监测的项目有血压、体温、心率、呼吸、心电图。有些实验室检查应重复做,例如电解质、肌酐、血糖及有关感染和代谢障碍的指标。必须纠正低钾或高钾血症。如果患者情况恶化,这些指标的监测频率也应增加。

1.心电监测

患者在急性失代偿阶段 ECG 的监测是必需的(监测心律失常和 ST 段变化),尤其是心肌缺血或心律失常是导致急性心力衰竭的主要原因时。

2.血压监测

患者开始治疗时维持正常的血压很重要,其后也应定时测量(如每 5 min 测量 1 次),直到血管活性药、利尿药、正性肌力药剂量稳定时。在并无强烈的血管收缩和不伴有极快心率时,无创性自动袖带血压测量是可靠的。

3.血氧饱和度监测

脉搏血氧计是测量动脉氧与血红蛋白结合饱和度的无创性装置(SaO_2)。通常从联合血氧计测得的 SaO_2 的误差在 2% 以内,除非患者处于心源性休克状态。

4.心排血量和前负荷

患者心排血量和前负荷代测量,可应用多普勒超声的方法监测。

(二)有创性监测

1.动脉置管

置入动脉导管的指征是因血流动力学不稳定需要连续监测动脉血压或需进行多次动脉血气分析。

2.中心静脉置管

中心静脉置管联通了中心静脉循环,所以可用于输注液体和药物,也可监测中心静脉压(CVP)及静脉氧饱和度(SvO_2)(上腔静脉或右心房处),后者用以评估氧的运输情况。

在分析患者右房压力时应谨慎,避免过分注重右房压力,因为右房压力几乎与左房压力无关,因此也与 AHF 时的左室充盈压无关。CVP 也会受到重度三尖瓣关闭不全及呼气末正压通气(PEEP)的影响。

3.肺动脉导管

肺动脉导管(PAC)是一种漂浮导管,用于测量上腔静脉(SVC)、右房、右室、肺动脉压力、肺毛细血管楔压及心排血量。现代导管能够半连续性地测量心排血量及混合静脉血氧饱和度、右室舒张末容积和射血分数。

虽然置入肺动脉导管用于急性左心衰竭的诊断通常不是必需的,但对于伴发有复杂心肺疾病的患者,它可以用来鉴别是心源性机制还是非心源性机制。对于二尖瓣狭窄、主动脉关闭不全、高气道压或左室僵硬(如左室肥厚、糖尿病、纤维化、使用正性肌力药、肥胖、缺血)的患者,肺毛细血管楔压并不能真实反映左室舒张末压。

建议 PAC 用于对传统治疗未产生预期疗效的血流动力学不稳定的患者,以及合并淤血和低灌注的患者。在这些情况下,置入肺动脉导管以保证左室最恰当的液体负荷量,并指导血管活性药物和正性肌力药物的使用。

六、急性心力衰竭的治疗

(一)临床评估

对患者均应根据上述各种检查方法及病情变化作出临床评估,包括:①基础心血管疾病;②急性心力衰竭发生的诱因;③病情的严重程度和分级,并估计预后;④治疗的效果。此种评估应多次和动态进行,以调整治疗方案。

(二)治疗目标

(1)控制基础病因和矫治引起心力衰竭的诱因:应用静脉和/或口服降压药物以控制高血压;选择有效抗生素控制感染;积极治疗各种影响血流动力学的快速性或缓慢性心律失常;应用硝酸酯类药物改善心肌缺血。糖尿病伴血糖升高者应有效控制血糖水平,同时,要防止出现低血糖。对血红蛋白低于 60 g/L 的严重贫血者,可输注浓缩红细胞悬液或全血。

(2)缓解各种严重症状:①低氧血症和呼吸困难采用不同方式的吸氧,包括鼻导管吸氧、面罩吸氧及无创或气管插管的呼吸机辅助通气治疗。②胸痛和焦虑应用吗啡。③呼吸道痉挛应用支气管解痉药物。④利尿药有助于减轻肺淤血和肺水肿,亦可缓解呼吸困难。

(3)稳定血流动力学状态,维持收缩压≥12.0 kPa(90 mmHg),纠正和防止低血压可应用各种正性肌力药物。血压过高者的降压治疗可选择血管扩张药物。

(4)纠正水、电解质紊乱和维持酸碱平衡。

(5)保护重要脏器,如肺、肾、肝和大脑,防止功能损害。

（6）降低死亡危险,改善近期和远期预后。

(三)急性左心衰竭的处理流程

急性左心衰竭确诊后,即按图 4-4 的流程处理。初始治疗后症状未获明显改善或病情严重者应行进一步治疗。

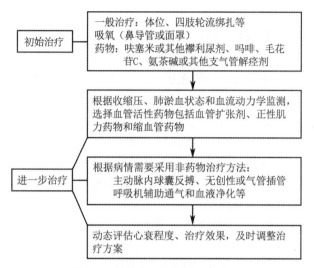

图 4-4　急性左心衰竭的处理流程

1.急性左心衰竭的一般处理

（1）体位:静息时明显呼吸困难者应半卧位或端坐位,双腿下垂以减少回心血量,降低心脏前负荷。

（2）四肢交换加压:患者四肢轮流绑扎止血带或血压计袖带,通常同一时间只绑扎三肢,每隔 15~20 min轮流放松一肢。血压计袖带的充气压力应较舒张压低 1.3 kPa(10 mmHg),使动脉血流仍可顺利通过,而静脉血回流受阻。此法可降低前负荷,减轻患者肺淤血和肺水肿。

（3）吸氧:适用于低氧血症和呼吸困难明显(尤其指端血氧饱和度<90%)的患者。应尽早采用,使患者 SaO_2≥95%(伴 COPD 者 SaO_2>90%)。可采用不同的方式:①鼻导管吸氧,低氧流量(1~2 L/min)开始,如仅为低氧血症,动脉血气分析未见二氧化碳潴留,可采用高流量给氧 6~8 L/min。乙醇吸氧可使肺泡内的泡沫表面张力降低而破裂,改善肺泡的通气。方法是在氧气通过的湿化瓶中加 50%~70%乙醇或有机硅消泡剂,用于肺水肿患者。②面罩吸氧适用于伴呼吸性碱中毒患者。必要时还可采用无创性或气管插管呼吸机辅助通气治疗。

（4）做好患者救治的准备工作:至少开放 2 条静脉通道,并保持通畅。必要时可采用深静脉穿刺置管,以随时满足用药的需要。血管活性药物一般应用微量泵泵入,以维持稳定的速度和正确的剂量。固定和维护好漂浮导管、深静脉置管、心电监护的电极和导联线、鼻导管或面罩、导尿管及指端无创血氧仪测定电极等。保持室内适宜的温度、湿度,灯光柔和,环境幽静。

（5）患者饮食:进易消化食物,避免一次大量进食,在总量控制下,可少量多餐(6~8 次/天)。应用襻利尿药情况下不要过分限制钠盐摄入量,以避免低钠血症,导致低血压。利尿药应用时间较长的患者要补充多种维生素和微量元素。

（6）患者出入量管理:肺淤血、体循环淤血及水肿明显者应严格限制饮水量和静脉输液速度,对无明显低血容量因素(大出血、严重脱水、大汗淋漓等)者的每天摄入液体量一般宜在

1 500 mL以内,不要超过2 000 mL。保持每天水出入量负平衡约500 mL/d,严重肺水肿者的水负平衡为1 000～2 000 mL/d,甚至可达3 000～5 000 mL/d,以减少水、钠潴留和缓解症状。经3～5 d,如淤血、水肿明显消退,应减少水负平衡量,逐渐过渡到出入水量大体平衡。在水负平衡下应注意防止发生低血容量、低血钾和低血钠等。

2.药物治疗

(1)AHF时吗啡及其类似物的使用:吗啡一般用于严重AHF患者的早期阶段,特别是患者不安和呼吸困难时。吗啡能够使静脉扩张,也能使动脉轻度扩张,并降低心率。应密切观察疗效和呼吸抑制的不良反应。伴明显和持续低血压、休克、意识障碍、COPD等患者禁忌使用。老年患者慎用或减量。也可应用哌替啶50～100 mg肌内注射。

(2)AHF患者治疗中血管扩张药的使用:对大多数AHF患者,血管扩张药常作为一线药,它可以用来开放外周循环,降低前及或后负荷。

酸酯类药物:急性心力衰竭时此类药在不减少每搏心排血量和不增加心肌氧耗情况下能减轻肺淤血,特别适用于急性冠状动脉综合征伴心力衰竭的患者。临床研究已证实,硝酸酯类静脉制剂与呋塞米合用治疗急性心力衰竭有效;应用大剂量硝酸酯类药物联合小剂量呋塞米的疗效优于单纯大剂量的利尿药。静脉应用硝酸酯类药物应十分小心滴注剂量,经常测量血压,防止血压过度下降。硝酸甘油静脉滴注起始剂量5～10 μg/min,每5～10 min递增5～10 μg/min,最大剂量200 μg/min;亦可每10～15 min喷雾1次(400 μg),或舌下含服每次0.3～0.6 mg。硝酸异山梨酯静脉滴注剂量5～10 mg/h,亦可舌下含服每次2.5 mg。

硝普钠(SNP):适用于严重心力衰竭患者。临床应用宜从小剂量10 μg/min开始,可酌情逐渐增加剂量至50～250 μg/min。由于其强效降压作用,应用过程中要密切监测血压,根据血压调整合适的维持剂量。长期使用时其代谢产物(硫代氰化物和氰化物)会产生毒性反应,特别是严重肝肾衰竭的患者应避免使用。减量时,硝普钠应该缓慢减量,并加用口服血管扩张药,以避免反跳。AHF时硝普钠的使用尚缺乏对照试验,而且在AMI时使用,病死率增高。在急性冠脉综合征所致的心力衰竭患者,因为SNP可引起冠脉窃血,故在此类患者中硝酸酯类的使用优于硝普钠。

奈西立肽:这是一类新的血管扩张药肽类,近期被用以治疗AHF患者。它是人脑钠尿肽(BNP)的重组体,是一种内源性激素物质。它能够扩张静脉、动脉、冠状动脉,由此降低前负荷和后负荷,在无直接正性肌力的情况下增加心排血量。慢性心力衰竭患者输注奈西立肽对血流动力学产生有益的作用,可以增加钠排泄,抑制肾素-血管紧张素-醛固酮和交感神经系统。它和静脉使用硝酸甘油相比,能更有效地促进血流动力学改善,并且不良反应更少。该药临床试验的结果尚不一致。根据近期的两项研究(VMAC和PROACTION)表明,该药的应用可以带来临床和血流动力学的改善,推荐应用于急性失代偿性心力衰竭。国内一项Ⅱ期临床研究提示,该药较硝酸甘油静脉制剂能够更显著降低PCWP,缓解患者的呼吸困难。应用方法:先给予负荷剂量1.5 μg/kg,静脉缓慢推注,继以0.007 5～0.015 0 μg/(kg·min)静脉滴注;也可不用负荷剂量而直接静脉滴注。疗程一般3 d,不建议连续用药超过7 d。

乌拉地尔:该药具有外周和中枢双重扩血管作用,可有效降低血管阻力,降低后负荷,增加心排血量,但不影响心率,从而减少心肌耗氧量。适用于高血压心脏病、缺血性心肌病(包括急性心肌梗死)和扩张型心肌病引起的急性左心衰竭患者;可用于CO降低、PCWP＞2.40 kPa(18 mmHg)的患者。通常静脉滴注100～400 μg/min,可逐渐增加剂量,并根据血压和临床状况予以调整。伴严重高血压者可缓慢静脉注射12.5～25.0 mg。

应用血管扩张药的注意事项：下列情况下患者禁用血管扩张药物：①收缩压＜12.0 kPa（90 mmHg），或持续低血压并伴症状尤其有肾功能不全的患者，以避免重要脏器灌注减少；②严重阻塞性心瓣膜疾病患者，如主动脉瓣狭窄、二尖瓣狭窄患者，有可能出现显著的低血压，应慎用；③梗阻性肥厚型心肌病。

（3）急性心力衰竭时血管紧张素转化酶抑制剂（ACEI）的使用：ACEI 在急性心力衰竭中的应用仍存在诸多争议。急性心力衰竭的急性期、病情尚未稳定的患者不宜应用。急性心肌梗死后的急性心力衰竭可以试用，但须避免静脉应用，口服起始剂量宜小。在急性期病情稳定 48 h 后逐渐加量，疗程至少 6 周，不能耐受 ACEI 者可以应用 ARB 治疗。

在心排血量处于边缘状况时，ACE 抑制剂应谨慎使用，因为它可以明显降低肾小球滤过率。当联合使用非甾体消炎药，及出现双侧肾动脉狭窄时，不能耐受 ACE 抑制剂的风险增加。

（4）利尿药。

适应证：AHF 和失代偿心力衰竭的急性发作，伴有液体潴留的情况是应用利尿药的指征。利尿药缓解症状的益处及其在临床上被广泛认可，无需再进行大规模的随机临床试验来评估。

作用效应：静脉使用襻利尿药也有扩张血管效应，在使用早期（5～30 min）它降低肺阻抗的同时也降低右房压和肺毛细血管楔压。如果快速静脉注射大剂量（＞1 mg/kg）时，就有反射性血管收缩的可能。它与慢性心力衰竭时使用利尿药不同，在严重失代偿性心力衰竭使用利尿药能使容量负荷恢复正常，可以在短期内减少神经内分泌系统的激活。特别是在急性冠脉综合征的患者，应使用低剂量的利尿药，最好已给予扩血管治疗。

实际应用：静脉使用襻利尿药（呋塞米、托拉塞米），它有强效快速的利尿效果，对 AHF 患者优先考虑使用。在入院以前就可安全使用，应根据利尿效果和淤血症状的缓解情况来选择剂量。开始使用负荷剂量，然后继续静脉滴注呋塞米或托拉塞米，静脉滴注比一次性静脉注射更有效。噻嗪类和螺内酯可以联合襻利尿药使用，低剂量联合使用比高剂量使用一种药更有效，而且继发反应也更少。将襻利尿药和多巴酚丁胺、多巴胺或硝酸盐联合使用也是一种治疗方法，它比仅仅增加利尿药更有效，不良反应也更少。

不良反应、药物的相互作用：虽然利尿药可安全地用于大多数患者，但它的不良反应也很常见，甚至可威胁生命。它们包括：神经内分泌系统的激活，特别是肾素-血管紧张素-醛固酮系统和交感神经系统的激活；低血钾、低血镁和低氯性碱中毒可能导致严重的心律失常；可以产生肾毒性及加剧肾衰竭。过度利尿可过分降低静脉压、肺毛细血管楔压及舒张期灌注，由此导致每搏输出量和心排血量下降，特别见于严重心力衰竭和以舒张功能不全为主的心力衰竭或缺血所致的右室功能障碍。

（5）β受体阻滞剂。

适应证和基本原理：目前尚无应用β受体阻滞剂治疗 AHF 患者，改善其症状的研究。相反，AHF 患者时是禁止使用β受体阻滞剂的。急性心肌梗死后早期肺部啰音超过基底部的患者，及低血压患者均被排除在应用β受体阻滞剂的临床试验之外。急性心肌梗死患者没有明显心力衰竭或低血压，使用β受体阻滞剂能限制心肌梗死范围，减少致命性心律失常，并缓解疼痛。

当患者出现缺血性胸痛对阿片制剂无效、反复发生缺血、高血压、心动过速或心律失常时，可考虑静脉使用β受体阻滞剂。在 Gothenburg 美托洛尔研究中发现，急性心肌梗死发作早期应静脉使用美托洛尔或安慰剂，接着口服治疗 3 个月。美托洛尔的研究发现使心力衰竭的患者明显减少。如果患者有肺底部啰音的肺淤血征象,联合使用呋塞米、美托洛尔治疗可产生更好的疗效,降低病死率和并发症。

实际应用:当患者伴有明显急性心力衰竭,肺部啰音超过基底部时,应慎用β受体阻滞剂。对出现进行性心肌缺血和心动过速的患者,可以考虑静脉使用美托洛尔。

但是,对急性心肌梗死伴发急性心力衰竭的患者,其病情稳定后,应早期使用β受体阻滞剂。对于慢性心力衰竭患者,在急性发作稳定后(通常4 d后),应早期使用β受体阻滞剂。

在大规模临床试验中,比索洛尔、卡维地洛或美托洛尔的初始剂量很小,然后逐渐缓慢增加到目标剂量。应个体化增加剂量。β受体阻滞剂可能过度降低患者血压,减慢心率。一般原则是,在服用β受体阻滞剂的患者由于心力衰竭加重而住院,除非必须用正性肌力药物维持,否则应继续服用β受体阻滞剂。但如果疑为β受体阻滞剂剂量过大(如有心动过缓和低血压)时,可减量继续用药。

(6)正性肌力药:此类药物适用于低心排血量综合征患者,如伴症状性低血压或CO降低伴有循环淤血的患者,可缓解组织低灌注所致的症状,保证重要脏器的血液供应。血压较低和对血管扩张药物及利尿药不耐受或反应不佳的患者尤其有效。使用正性肌力药有潜在的危害性,因为它能增加耗氧量、增加钙负荷,所以应谨慎使用。

对于失代偿的慢性心力衰竭患者,其症状、临床过程和预后很大程度上取决于血流动力学。所以,改善血流动力学参数成为治疗的目的。在这种情况下,正性肌力药可能对患者有效,甚至挽救生命。但它改善血流动力学参数的益处,部分被它增加心律失常的危险抵消了。而且在某些病例,由于过度增加能量消耗引起心肌缺血和心力衰竭的慢性进展。但正性肌力药使用时的利弊比率,不同的药结果并不相同。对于那些兴奋β₁受体的药物,可以增加心肌细胞胞内钙的浓度,可能有更高的危险性。有关正性肌力药用于急性心力衰竭治疗的对照试验研究较少,特别是对预后的远期效应的评估更少。

洋地黄类:此类药物能轻度增加CO和降低左心室充盈压;对急性左心衰竭患者的治疗有一定帮助。一般应用毛花苷C 0.2～0.4 mg,缓慢静脉注射,经2～4 h,可以再用0.2 mg,伴快速心室率的房颤患者可酌情适当增加剂量。

多巴胺:小剂量<2 μg/(kg·min)的多巴胺仅作用于外周多巴胺受体,直接或间接降低外周阻力。在此剂量下,对于肾脏低灌注和肾衰竭的患者,它能增加肾血流量、肾小球滤过率、利尿和增加钠的排泄,并增强对利尿药的反应。当剂量>2 μg/(kg·min)时,多巴胺直接或间接刺激β受体,增加心肌的收缩力和心排血量。当剂量>5 μg/(kg·min)时,它作用于α受体,增加外周血管阻力。此时,虽然它对低血压患者很有效,但它对AHF患者可能有害,因为它增加了左室后负荷,增加了肺动脉压和肺阻力。

多巴胺可以作为正性肌力药[>2 μg/(kg·min)]用于AHF伴有低血压的患者。当静脉滴注低剂量≤2 μg/(kg·min)时,它可以使失代偿性心力衰竭伴有低血压和尿量减少的患者增加肾血流量、增加尿量。但如果无反应,则应停止使用。

多巴酚丁胺:多巴酚丁胺的主要作用在于,通过刺激β₁受体和β₂受体产生剂量依赖性的正性变时、正性变力作用,并反射性地降低交感张力和血管阻力,其最终结果依个体而不同。小剂量时,多巴酚丁胺能产生轻度的血管扩张反应,通过降低后负荷而增加射血量。大剂量时,它可以引起血管收缩。心率通常呈剂量依赖性增加,但增加的程度弱于其他儿茶酚胺类药物。但在房颤的患者,心率可能增加到难以预料的水平,因为它可以加速房室传导。全身收缩压通常轻度增加,但也可能不变或降低。心力衰竭患者静脉滴注多巴酚丁胺后,观察到尿量增多,这可能是它提高心排血量而增加肾血流量的结果。

多巴酚丁胺用于患者外周低灌注(低血压,肾功能下降)伴或不伴有淤血或肺水肿、使用最佳剂量的利尿药和扩血管药无效时。

多巴酚丁胺常用来增加患者心排血量。它的起始静脉滴注速度为 $2\sim3\ \mu g/(kg\cdot min)$,可以逐渐增加到 $20\ \mu g/(kg\cdot min)$。无须负荷量。静脉滴注速度根据症状、尿量反应或血流动力学监测结果来调整。它的血流动力学作用和剂量成正比,在静脉滴注停止后,它的清除也很快。

在接受 β 受体阻滞剂治疗的患者,需要增加多巴酚丁胺的剂量,才能恢复它的正性肌力作用。

单从血流动力学看,多巴酚丁胺的正性肌力作用增加了磷酸二酯酶抑制剂(PDEI)作用。PDEI 和多巴酚丁胺的联合使用能产生比单一用药更强的正性肌力作用。

长时间地持续静脉滴注多巴酚丁胺($24\sim48\ h$ 以上)会出现耐药,部分血流动力学效应消失。长时间应用应逐渐减量。

静脉滴注多巴酚丁胺常伴有心律失常发生率的增加,可来源于心室和心房。这种影响呈剂量依赖性,可能比使用 PDEI 时更明显。在使用利尿药时应及时补钾。心动过速时使用多巴酚丁胺要慎重,多巴酚丁胺静脉滴注可以促发冠心病患者的胸痛。现在还没有关于 AHF 患者使用多巴酚丁胺的对照试验,一些试验显示它的增加不利心血管事件。

磷酸二酯酶抑制剂:米力农和依诺昔酮是两种临床上使用的Ⅲ型磷酸二酶抑制剂(PDEI)。在 AHF 患者使用时,它们能产生明显的正性肌力、松弛性及外周扩血管效应,由此增加心排血量和搏出量,同时伴随有肺动脉压、肺毛细血管楔压的下降,全身和肺血管阻力下降。它在血流动力学方面,介于纯粹的扩血管剂(如硝普钠)和正性肌力药(如多巴酚丁胺)之间。因为它们的作用部位远离 β 受体,所以在使用 β 受体阻滞剂的同时,PDEI 仍能够保留其效应。

Ⅲ型 PDEI 用于低灌注伴或不伴有淤血患者,其使用最佳剂量的利尿药和扩血管剂无效时应用。

当患者在使用 β 受体阻滞剂时,和/或对多巴酚丁胺没有足够的反应时,Ⅲ型 PDEIs 可能优于多巴酚丁胺。

由于其过度的外周扩血管效应可引起的低血压,静脉推注较静脉滴注时更常见。有关PDEI 治疗对 AHF 患者的远期疗效目前数据尚不充分,但人们已提高了对其安全性的重视,特别是对缺血性心脏病心力衰竭患者。

左西孟旦:这是一种钙增敏剂,通过结合于心肌细胞上的肌钙蛋白 C 促进心肌收缩,还通过介导 ATP 敏感的钾离子通道而发挥血管舒张作用和轻度抑制磷酸二酯酶的效应。其正性肌力作用独立于 β 肾上腺素能刺激,可用于正接受 β 受体阻滞剂治疗的患者。左西孟旦的乙酰化代谢产物,仍然具有药理活性,半衰期约 80 h,停药后作用可持续 48 h。

临床研究表明,急性心力衰竭患者应用本药静脉滴注可明显增加 CO 和每搏输出量,降低PCWP、全身血管阻力和肺血管阻力;冠心病患者不会增加病死率。用法:首剂 $12\sim24\ \mu g/kg$ 静脉注射(大于 10 min),继以 $0.1\ \mu g/(kg\cdot min)$ 静脉滴注,可酌情减半或加倍。对于收缩压 $<13.3\ kPa(100\ mmHg)$ 的患者,不需要负荷剂量,可直接用维持剂量,以防止发生低血压。

在比较左西孟旦和多巴酚丁胺的随机对照试验中,已显示左西孟旦能改善患者呼吸困难和疲劳等症状,并产生很好的结果。不同于多巴酚丁胺的是,当联合使用 β 受体阻滞剂时,左西孟且的血流动力学效应不会减弱,甚至会更强。

在大剂量使用左西孟旦静脉滴注时,患者可能会出现心动过速、低血压,对收缩压低于11.3 kPa(85 mmHg)的患者不推荐使用。在与其他安慰剂或多巴酚丁胺比较的对照试验中显示,左西孟旦并没有增加患者恶性心律失常的发生率。

3.非药物治疗

(1)IABP:临床研究表明,这是一种有效改善患者心肌灌注同时又降低心肌耗氧量和增加CO 的治疗手段。

IABP 的适应证:①急性心肌梗死或严重心肌缺血并发心源性休克,且不能由药物治疗纠正;②伴血流动力学障碍的严重冠心病(如急性心肌梗死伴机械并发症);③心肌缺血伴顽固性肺水肿。

IABP 的禁忌证:①存在严重的外周血管疾病;②主动脉瘤;③主动脉瓣关闭不全;④活动性出血或其他抗凝禁忌证;⑤严重血小板缺乏。

(2)机械通气。急性心力衰竭者行机械通气的指征:①出现心跳呼吸骤停而进行心肺复苏时;②合并Ⅰ型或Ⅱ型呼吸衰竭。机械通气的方式有以下两种。

无创呼吸机辅助通气:这是一种无需气管插管、经口/鼻面罩给患者供氧、由患者自主呼吸触发的机械通气治疗。分为持续气道正压通气(CPAP)和双相间歇气道正压通气(BiPAP)两种模式。

作用机制:通过气道正压通气可改善患者的通气状况,减轻肺水肿,纠正缺氧和二氧化碳潴留,从而缓解Ⅰ型或Ⅱ型呼吸衰竭。

适用对象:Ⅰ型或Ⅱ型呼吸衰竭患者经常规吸氧和药物治疗仍不能纠正时应及早应用。主要用于呼吸频率≤25 次/分钟、能配合呼吸机通气的早期呼吸衰竭患者。在下列情况下患者应用受限:不能耐受和合作的患者、有严重认知障碍和焦虑的患者、呼吸急促(频率>25 次/分钟)、呼吸微弱和呼吸道分泌物多的患者。

气道插管和人工机械通气:应用指征为心肺复苏时、严重呼吸衰竭经常规治疗不能改善者,尤其是出现明显的呼吸性和代谢性酸中毒并影响到意识状态的患者。

(3)血液净化治疗。

机制:此法不仅可维持患者水、电解质和酸碱平衡,稳定内环境,还可清除尿毒症毒素(肌酐、尿素、尿酸等)、细胞因子、炎症介质及心脏抑制因子等。治疗中的物质交换可通过血液滤过(超滤)、血液透析、连续血液净化和血液灌流等来完成。

适应证:本法对急性心力衰竭有益,但并非常规应用的手段。患者出现下列情况之一时可以考虑采用:①高容量负荷如肺水肿或严重的外周组织水肿,且对襻利尿药和噻嗪类利尿药抵抗;②低钠血症(血钠<110 mmol/L)且有相应的临床症状,如神志障碍、肌张力减退、腱反射减弱或消失、呕吐及肺水肿等,在上述两种情况应用单纯血液滤过即可;③肾功能进行性减退,血肌酐>500 μmol/L或符合急性血液透析指征的其他情况。

患者不良反应和处理:建立患者体外循环的血液净化均存在与体外循环相关的不良反应,如生物不相容、出血、凝血、血管通路相关并发症、感染、机器相关并发症等。应避免出现新的内环境紊乱,连续血液净化治疗时应注意热量及蛋白的丢失。

(4)心室机械辅助装置:患者经常规药物治疗急性心力衰竭无明显改善时,有条件的可应用此种技术。此类装置有体外膜式氧合(ECMO)、心室辅助泵(如可置入式电动左心辅助泵、全人工心脏)。根据急性心力衰竭的不同类型,可选择应用心室辅助装置,在积极纠治基础心脏病的前提下,短期辅助心脏功能,可作为心脏移植或心肺移植的过渡。ECMO 可以部分或全部代替心肺功能。临床研究表明,短期循环呼吸支持(如应用 ECMO)可以明显改善预后。

(宋荣刚)

第七节　急性右心衰竭

急性右心衰竭又称急性右心功能不全,它是由于某些原因使患者的心脏在短时间内发生急性功能障碍,同时其代偿功能不能满足实际需要而导致的、以急性右心排血量减低和体循环淤血为主要表现的临床综合征。该病很少单独出现,多见于急性大面积肺栓塞、急性右心室 MI 等,或继发于急性左心衰竭及慢性右心功能不全者由于各种诱因病情加重所致。因临床较为多见,若处理不及时也可威胁患者生命,故需引起临床医师特别是心血管病专科医师的足够重视。

一、病因

(一)急性肺栓塞

在急性右心功能不全的病因中,急性肺栓塞占有十分重要的地位。患者由于下肢静脉曲张、长时间卧床、机体高凝状态及手术、创伤、肿瘤甚至矛盾性栓塞等原因,使右心或周围静脉系统内栓子(矛盾性栓塞除外)脱落,回心后突然阻塞主肺动脉或左右肺动脉主干,造成肺循环阻力急剧升高,心排血量显著降低,引起右心室迅速扩张,一般认为栓塞造成肺血流减少>50%时临床上即可发生急性右心衰竭。

(二)急性右心室 MI

在急性心肌梗死累及右室时,可造成右心排血量下降,右室充盈压升高,容量负荷增大。上述变化发生迅速,右心室尚无代偿能力,易出现急性右心衰竭。

(三)特发性肺动脉高压

特发性肺动脉高压的基本病变是致丛性肺动脉病,即由动脉中层肥厚、细胞性内膜增生、向心性板层性内膜纤维化、扩张性病变、类纤维素坏死和丛样病变形成等构成的疾病,迄今为止,其病因不明。该病存在广泛的肺肌型动脉和细动脉管腔狭窄和阻塞,导致肺循环阻力明显增加,可超过正常的 12～18 倍,由于右心室后负荷增加,右室肥厚和扩张,当心室代偿功能低下时,右心室舒张末期压和右房压明显升高,心排血量逐渐下降,病情加重时即可出现急性右心功能不全。

(四)慢性肺源性心脏病急性加重

慢性阻塞性肺疾病(COPD)由于低氧性肺血管收缩、继发性红细胞增多、肺血管慢性炎症重构及血管床的破坏等原因可造成肺动脉高压,加重右室后负荷,造成右室肥大及扩张,形成肺源性心脏病。当存在感染、右心室容量负荷过重等诱因时,即可出现急性右心功能不全。

(五)瓣膜性心脏病

肺动脉瓣狭窄等造成患者右心室流出道受阻的疾病可增加右心室收缩阻力;三尖瓣大量反流增加右心室前负荷并造成体循环淤血;二尖瓣或主动脉病变使肺静脉压增高,间接增加肺血管阻力,加重右心后负荷。上述原因均可导致患者右心功能不全,严重时出现急性右心衰竭。

(六)继发于左心系统疾病

如冠心病急性心肌梗死、扩张型心肌病、急性心肌炎等疾病,由于左心室收缩功能障碍,造成不同程度的肺淤血,使患者肺静脉压升高,晚期可引起不同程度的肺动脉高压,形成急性右心功能不全。

(七)心脏移植术后急性右心衰竭

急性右心衰竭是当前困扰心脏移植手术的一大难题。据报道,移植术前肺动脉高压是移植的高危因素,因此术前需常规经 Swan-Ganz 导管测定血流动力学参数。肺血管阻力 4 wu[32×10^3(Pa·s/L)],肺血管阻力指数 6 wu/m² [48×10^3 Pa·s/(L·m²)],肺动脉峰压值>8.0 kPa(60 mmHg)或跨肺压力差 2.0 kPa(15 mmHg)均是肯定的高危人群,而有不可逆肺血管阻力升高者其术后病死率较可逆者高4倍。术前正常的肺血管阻力并不绝对预示患者术后不发生右心衰竭。因为离体心脏的损伤,体外循环对心肌、肺血管的影响等,也可引起植入心脏不适应绝对或相对的肺动脉高压、肺血管高阻力而发生右心衰竭。右心衰竭所致心腔扩大、心肌缺血、肺循环血量减少及向左偏移的室间隔等又能干扰左心回血,从而诱发全心衰竭。

二、病理生理

正常肺循环包括右心室、肺动脉、毛细血管及肺静脉,其主要功能是进行气体交换,血流动力学有以下 4 个特点:第一,压力低,肺动脉压力约为正常主动脉压力的 1/10～1/7;第二,阻力小,正常人肺血管阻力为体循环阻力的 1/10～1/5;第三,流速快,肺脏接受心脏搏出的全部血液,但其流程远较体循环为短,故流速快;第四,容量大,肺血管床面积大,可容纳 900 mL 血液,约占全身血量的 9%。由于肺血管有适应其生理需要的、不同于体循环的自身特点,所以其血管的组织结构功能也与体循环血管不同。此外,右心室室壁较薄,心腔较小,心室顺应性良好,其解剖结构特点有利于右室射血,适应高容量及低压力的肺循环系统,却不耐受高压力。同时右心室与左心室拥有共同的室间隔和心包,其过度扩张会改变室间隔的位置及心腔构形,影响左心室的容积和压力,从而使左心室回心血量及射血能力发生变化,因此左、右心室在功能上是相互依赖的。

当各种原因造成患者体循环重度淤血,右心室前/后负荷迅速增加,或原有的异常负荷在某种诱因下突然加重,及右心室急性缺血功能障碍时,均可出现患者急性右心功能不全。临床常见如前负荷增加的急性水、钠潴留和三尖瓣大量反流,后负荷增加的急性肺栓塞、慢性肺动脉高压急性加重,急性左心衰竭致肺循环阻力明显升高,及右心功能受损的急性右心室 MI 等。急性右心衰竭发生时患者肺毛细血管楔压和左房压可正常或升高,多数出现右室肥厚和扩张,当超出心室代偿功能时(右心室 MI 则为右室本身功能下降),右室舒张末期压和右房压明显升高,表现为体循环淤血的体征,扩大的右室还可压迫左室造成心排血量逐渐下降,重症患者常低于正常的50%以下,同时体循环血压下降,收缩压常降至 12.0～13.3 kPa(90～100 mmHg)或更低,脉压变窄,组织灌注不良,甚至会出现周围性发绀。对于心脏移植的患者,术前均存在严重的心力衰竭,肺动脉压力可有一定程度的升高,受体心脏(尤其是右心室)已对其产生了部分代偿能力,而供体是一个完全正常的心脏,当开始工作时右心室对增加的后负荷无任何适应性,加之离体心脏的损伤,体外循环对心肌、肺血管的影响等,也可引起植入心脏不适应绝对或相对的肺动脉高压、肺血管高阻力而发生右心衰竭。

三、临床表现

(一)症状

1.胸闷气短,活动耐量下降

患者胸闷气短,活动耐量下降,可由于肺通气/血流比例失调,低氧血症造成,多见于急性肺栓塞、肺心病等。

2.上腹部胀痛

患者上腹部胀痛是右心衰竭较早的症状。常伴有食欲缺乏、恶心、呕吐,此多由于肝、脾及胃肠道淤血所引起,腹痛严重时可被误诊为急腹症。

3.周围性水肿

右心衰竭早期,由于体内先有水、钠潴留,故在水肿出现前先有体质量的增加,随后可出现双下肢、会阴及腰骶部等下垂部位的凹陷性水肿,重症者可波及全身。

4.胸腔积液

患者急性右心衰竭时,由于静脉压的急剧升高,常出现胸腔积液及腹水,一般为漏出液。胸腔积液可同时见于左、右两侧胸腔,但以右侧较多,其原因不甚明了。由于壁层胸膜静脉回流至腔静脉,脏层胸膜静脉回流至肺静脉,因而胸腔积液多见于全心衰竭者。患者腹水大多发生于晚期,由于心源性肝硬化所致。

5.发绀

患者右心衰竭出现可有不同程度的发绀,最早见于指端、口唇和耳郭,较左心衰竭者为明显。其原因除血液中血红蛋白在肺部氧合不全外,常与血流缓慢,组织从毛细血管中摄取较多的氧而使血液中还原血红蛋白增加有关(周围型发绀)。严重贫血者发绀可不明显。

6.神经系统症状

患者神经系统症状可有神经过敏、失眠、嗜睡等症状,重者可发生精神错乱。其可能由于脑出血、缺氧或电解质紊乱等原因引起。

7.不同原发病各自的症状

如急性肺栓塞患者可有呼吸困难、胸痛、咯血、血压下降;右心室 MI 可有胸痛;慢性肺心病可有咳嗽、咳痰、发热;瓣膜病可有活动耐力下降等表现。

(二)体征

1.皮肤及巩膜黄染

患者长期慢性肝淤血缺氧,可引起肝细胞变性、坏死并最终发展为心源性肝硬化,肝功能呈现不正常,胆红素异常升高并出现黄疸。

2.颈静脉怒张

患者颈静脉怒张是右心衰竭的一个较明显征象。其出现常较皮下水肿或肝肿大为早,同时可见舌下、手臂等浅表静脉异常充盈,压迫充血肿大的肝脏时,颈静脉怒张更加明显,此称肝-颈静脉回流征阳性。

3.心脏体征

主要为原有心脏病表现,由于患者右心衰竭常继发于左心衰竭,因而左、右心室均可扩大。患者右心室扩大引起三尖瓣关闭不全时,在三尖瓣听诊可听到吹风性收缩期杂音,剑突下可有收缩期抬举性搏动。在肺动脉压升高时可出现肺动脉瓣区第二心音增强及分裂,有响亮收缩期喷射性杂音伴震颤,可有舒张期杂音,心前区可有奔马律,可有阵发性心动过速,心房扑动或颤动等心律失常。由左心衰竭引起的肺淤血症状和肺动脉瓣区第二心音亢进,可因右心衰竭的出现而减轻。

4.胸腔积液、腹水

患者胸腔积液、腹水可有单侧或双侧下肺呼吸音减低,叩诊呈浊音;腹水征可为阳性。

5.肝脾肿大

患者肝脏肿大、质硬并有压痛。若有三尖瓣关闭不全并存,触诊肝脏可感到有扩张性搏动。

6.外周水肿

患者由于体内水、钠潴留,可于下垂部位如双下肢、会阴及腰骶部等出现凹陷性水肿。

7.发绀

患者慢性右心功能不全急性加重时常因基础病的不同存在发绀,甚至可有杵状指。

四、实验室检查

(一)血常规

缺乏特异性。长期缺氧者可有红细胞、血红蛋白的升高,白细胞计数可正常或增高。

(二)血生化

患者血清丙氨酸氨基转移酶及胆红素常升高,乳酸脱氢酶、肌酸激酶亦可增高,常伴有低蛋白血症、电解质紊乱等。

(三)凝血指标

患者血液多处于高凝状态,国际标准化比值(INR)可正常或缩短,急性肺栓塞时 D-二聚体明显升高。

(四)血气分析

患者动脉血氧分压、氧饱和度多降低,二氧化碳分压在急性肺栓塞时降低,在肺心病、先天性心脏病时可升高。

五、辅助检查

(一)心电图检查

多显示右心房、室的增大或肥厚。此外还可见肺型 P 波、电轴右偏、右束支传导阻滞和 Ⅱ、Ⅲ、aVF 及右胸前导联 ST-T 改变。急性肺栓塞时心电图变化由急性右心室扩张所致,常示电轴显著右偏,极度顺时针转位。Ⅰ 导联 S 波深、ST 段呈 J 点压低,Ⅲ 导联 Q 波显著和 T 波倒置,呈 $S_I Q_{III} T_{III}$ 波形。aVF 和 Ⅲ 导联相似,aVR 导联 R 波常增高,右胸导联 R 波增高、T 波倒置。可出现房性或室性心律失常。急性右心室 MI 时右胸导联可有 ST 段抬高。

(二)胸部 X 线检查

急性右心功能不全患者 X 线表现的特异性不强,可具有各自基础病的特征。肺动脉高压时可有肺动脉段突出(>3 mm),右下肺动脉横径增宽(>15 mm),肺门动脉扩张与外围纹理纤细形成鲜明的对比或呈"残根状";右心房、室扩大,心胸比率增加,右心回流障碍致奇静脉和上腔静脉扩张。肺栓塞在起病经 12~36 h 后肺部可出现肺下叶卵圆形或三角形浸润阴影,底部常与胸膜相连;也有肋膈角模糊或胸腔积液阴影;膈肌提升及呼吸幅度减弱。

（三）超声心动图检查

患者急性右心功能不全时，UCG 检查可发现右心室收缩期和舒张期超负荷，表现为右室壁增厚及运动异常，右心排血量减少，右心室增大（右室舒张末面积/左室舒张末面积比值＞0.6），室间隔运动障碍，三尖瓣反流和肺动脉高压。常见的肺动脉高压征象有：右室肥厚和扩大，中心肺动脉扩张，肺动脉壁顺应性随压力的增加而下降，三尖瓣和肺动脉瓣反流。右心室 MI 除右心室腔增大外，常出现左心室后壁或下壁运动异常。患者心脏瓣膜病或扩张型心肌病引起慢性左心室扩张时，不能通过测定心室舒张面积比率评价右心室扩张程度。某些基础性心脏病患者，如先心病、瓣膜病等心脏结构异常的，也可经超声心动图明确诊断。

（四）其他检查

肺部放射性核素通气/灌注扫描显示不匹配及肺血管增强 CT 对肺栓塞患者的诊断有指导意义。CT 检查亦可帮助患者鉴别心肌炎、心肌病、COPD 等疾病，是临床常用的检查方法。做选择性肺动脉造影可准确地了解患者栓塞所在部位和范围，但此检查属有创伤性，存在一定的危险，只宜在有条件的医院及考虑手术治疗的患者中做术前检查。

六、鉴别诊断

急性右心功能不全是一组较为常见的临床综合征，包括腹胀、肝脾大、胸腹水、下肢水肿等。由于患者病因的不同，其主要表现存在一定的差异。除急性右心衰竭表现外，如突然发病、呼吸困难、窒息、心悸、发绀、剧烈胸痛、晕厥和休克，尤其是发生于长期卧床或手术后的患者，应考虑大块肺动脉栓塞引起急性肺源性心脏病的可能；如胸骨后呈压榨性或窒息性疼痛并放射至左肩、臂，一般无咯血，心电图有右心导联 ST-T 特征性改变，伴心肌酶学或特异性标志物的升高，应考虑为急性右心室 MI；如患者既往有慢性支气管炎、肺气肿病史，此次为各种诱因病情加重，应考虑为慢性肺心病急性发作；如结合患者体格检查及超声心动图资料，发现有先天性心脏病或瓣膜病证据，应考虑为原有基础心脏病所致。限制型心肌病或心包狭窄等疾病由于心室舒张功能下降或心室充盈受限，使得患者静脉回流障碍，在肺静脉压升高的同时体循环重度淤血，某些诱因下（如入量过多或出量不足）即出现肝脾大、下肢水肿等症状，也应与急性右心功能不全相鉴别。

七、治疗

（一）一般治疗

应卧床休息及吸氧，并严格限制入液量。若患者急性心肌梗死或肺栓塞剧烈胸痛时，可给予吗啡 3～5 mg 静脉推注或罂粟碱 30～60 mg 皮下或肌内注射以止痛及解痉。当患者存在低蛋白血症时应静脉输入清蛋白治疗，同时注意纠正电解质及酸碱平衡紊乱。

（二）强心治疗

患者心力衰竭时应使用直接加强心肌收缩力的洋地黄类药物，如将快速作用的去乙酰毛花苷注射液 0.4 mg 加入 5% 的葡萄糖溶液 20 mL 中，缓慢静脉注射，必要时 2～4 h 再给该药0.2～0.4 mg；同时可给予地高辛 0.125～0.25 mg，每天 1 次治疗。

（三）抗休克治疗

患者出现心源性休克症状时可应用直接兴奋心脏 β-肾上腺素受体，增强心肌收缩力和每搏输出量的药物，如将多巴胺 20～40 mg 加入 200 mL 5%葡萄糖溶液中静脉滴注，或 2～10 μg/（kg·min）以微量泵静脉维持输入，依血压情况逐渐调整剂量；也可用多巴酚丁胺 2.5～15 μg/（kg·min）微量泵静脉输入或滴注。

（四）利尿治疗

患者急性期多应用襻利尿药，如呋塞米（速尿）20～80 mg、布美他尼（丁尿胺）1～3 mg、托拉塞米（特苏尼）20～60 mg 等静脉推注以减轻前负荷，并每天口服上述药物辅助利尿。同时可服用有醛固酮拮抗作用的保钾利尿药，如螺内酯（安体舒通）20 mg，每天 3 次，以加强利尿效果，减少电解质紊乱。症状稳定后可应用噻嗪类利尿药，如氢氯噻嗪 50～100 mg 与上述襻利尿药隔天交替口服，减少耐药性。

（五）扩血管治疗

应从小剂量起谨慎应用，以免引起低血压。若合并左心衰竭可应用硝普钠 6.25 μg/min 起微量泵静脉维持输入，依病情及血压数值逐渐调整剂量，起到同时扩张小动脉和静脉的作用，有效地减低心室前、后负荷；合并急性心肌梗死可应用硝酸甘油 5～10 μg/min 或硝酸异山梨酯 50～100 μg/min，静脉滴注或微量泵维持输入，以扩张静脉系统，降低心脏前负荷。口服硝酸酯类或 ACEI 类等药物的患者也可根据病情适当加用，剂量依个体调整。

（六）保肝治疗

对于肝脏淤血肿大，肝功能异常伴黄疸或腹水的患者，可将还原型谷胱甘肽 600 mg 加入 250 mL 5％葡萄糖溶液中，每天 2 次，静脉滴注，或多烯磷脂酰胆碱（易善复）465 mg（10 mL）加入 250 mL 5％葡萄糖溶液中，每天 1～2 次，静脉滴注，可同时静脉注射维生素 C 5～10 g，每天 1 次，并辅以口服葡醛内酯（肝太乐）、肌苷等药物，加强患者肝脏保护，逆传肝细胞损害。

（七）针对原发病的治疗

由于引起急性右心功能不全的原发疾病各不相同，治疗时需有一定的针对性。如急性肺栓塞应考虑 rt-PA 或尿激酶溶栓及抗凝治疗，必要时行急诊介入或外科手术；特发性肺动脉高压患者应考虑前列环素、内皮素-1 受体拮抗剂、磷酸二酯酶抑制剂、一氧化氮吸入等针对性降低肺动脉压及扩血管治疗；急性右心室 MI 应考虑急诊介入或 rt-PA、尿激酶溶栓治疗；慢性肺源性心脏病急性发作患者应考虑抗感染及改善通气、稀释痰液等治疗；先心病、瓣膜性心脏病患者应考虑在心力衰竭症状改善后进一步进行外科手术治疗；心脏移植患者，术前应严格评价血流的动力学参数，判断肺血管阻力及经扩血管治疗的可逆性，并要求患者术前肺血管处于最大限度的舒张状态，术后长时间应用血管活性药物，如前列环素等。

总之，随着诊断及治疗水平的提高，急性右心功能不全已在临床工作中得到广泛认识，且治疗效果明显改善，对患者整体病情的控制起到了一定的帮助。

（宋荣刚）

第八节　舒张性心力衰竭

心力衰竭是一个包括多种病因和发病机制的临床综合征。其中，舒张性心力衰竭（diastolic heart failure，DHF）是近 20 年才得到研究和认识的一类心力衰竭。其主要特点：有典型的心力衰竭的临床症状、体征和实验室检查证据（如胸部 X 线检查肺淤血表现），而超声心动图等影像检查显示左心室射血分数（LVEF）正常，并除外了瓣膜病和单纯右心衰竭。研究发现，DHF 患者约占所有心力衰竭患者的 50%。与收缩性心力衰竭（SHF）比较，DHF 有更长的生存期，而且两者的治疗措施不尽相同。

一、舒张性心力衰竭的临床特点

(一)病因特点

DHF 通常发生于年龄较大的患者，女性比男性发病率和患病率更高。最常发生于高血压患者，特别是有严重心肌肥厚的患者。冠心病也是常见病因，特别是由一过性缺血发作造成的可逆性损伤及急性心肌梗死早期，心肌顺应性急剧下降，左室舒张功能损害。DHF 还见于肥厚型心肌病、糖尿病性心肌病、心内膜弹力纤维增生症、浸润型心肌病（如心肌淀粉样变性）等。DHF 急性发生常由血压短期内急性升高和快速心率的心房颤动发作引起。DHF 与 SHF 可以合并存在，这种情况见于冠心病心力衰竭，既可以因心肌梗死造成的心肌丧失或急性缺血发作导致心肌收缩力急剧下降而致 SHF，也可以由非扩张性的纤维瘢痕替代了正常的可舒张心肌组织，心室的顺应性下降而引起 DHF。长期慢性 DHF 的患者，如同 SHF 患者一样，逐渐出现劳动耐力、生活质量下降。瓣膜性心脏病同样会引起左心室舒张功能异常，特别是在瓣膜病的早期，表现为舒张时间延长，心肌僵硬度增加，甚至换瓣术后的部分患者，舒张功能不全也会持续数年之久，即使此刻患者的收缩功能正常。通常所说的 DHF 是不包括瓣膜性心脏病等的单纯 DHF。

(二)病理生理特点

心脏的舒张功能取决于心室肌的主动松弛和被动舒张的特性。被动舒张特性的异常通常是由心脏的质量增加和心肌内的胶原网络变化共同导致的，心肌主动松弛性的异常与各种原因造成的细胞内钙离子调节异常有关。其结果是心肌的顺应性下降，左心室充盈时间变化，左心室舒张末压增加，表现为左心室舒张末压力与容量的关系曲线变得更加陡直。在这种情况下，中心血容量、静脉张力或心房僵硬度的轻度增加，或它们共同增加即可导致左心房或肺静脉压力骤然增加，甚至引起急性肺水肿。

心率对舒张功能有明显影响，心率增快时心肌耗氧量增加，同时使冠状动脉灌注时间缩短，即使是在没有冠心病的情况下，也可引起缺血性舒张功能不全。心率过快时舒张期缩短，使心肌松弛不完全，心室充盈压升高，产生舒张功能不全。

舒张功能不全时的血流动力学改变和代偿机制：舒张功能不全时舒张中晚期左心室内压力升高，左室充盈受限，虽然射血分数正常，但每搏输出量降低，心排血量减少。左心房代偿性收缩增强，以增加左室充盈。长期代偿结果是左房内压力增加，左心房逐渐扩大，到一定程度时发生心房颤动。在前、后负荷突然增加，急性应激，快速房颤等使左室充盈压突然升高时，发生急性失代偿心力衰竭，出现急性肺淤血、水肿，表现出急性心力衰竭的症状和体征。

舒张功能不全的患者，不论有无严重的心力衰竭临床表现，其劳动耐力均是下降的，主要有两个原因：一是左心室舒张压和肺静脉压升高，导致肺的顺应性下降，这可引起呼吸做功增加或呼吸困难的症状；二是运动时心排血量不能充分代偿性增加，结果导致下肢和辅助呼吸肌的显著乏力。这一机制解释了较低的运动耐力和肺毛细血管楔压（PCWP）变化之间的关系。

(三)临床表现

舒张性心力衰竭的临床表现与收缩性心力衰竭近似，主要为肺循环淤血和体循环淤血的症状和体征，如劳动耐力下降，劳力性呼吸困难，夜间阵发性呼吸困难，颈静脉怒张，淤血性肝大和下肢水肿等。X 线胸片可显示肺淤血，甚至肺水肿的改变。超声心动图显示 LVEF>50% 和左心室舒张功能减低的证据。

（四）诊断

对于有典型的心力衰竭的临床表现，而超声心动图显示左心室射血分数正常（LVEF>50%）或近乎正常（LVEF 40%～50%）的患者，在除外了瓣膜性心脏病、各种先天性心脏病、各种原因的肺心病、高动力状态的心力衰竭（严重贫血、甲状腺功能亢进症、动静脉瘘等）、心脏肿瘤、心包缩窄或压塞等疾病后，可初步诊断为舒张性心力衰竭，并在进一步检查获得左室舒张功能不全的证据后，确定舒张性心力衰竭的诊断。

超声心动图在心力衰竭的诊断中起着重要的作用，因为物理检查、心电图、X线胸片等都不能够提供用于鉴别收缩或舒张功能不全的证据。超声心动图所测的左心室射血分数正常（LVEF>50%）或近乎正常（LVEF 40%～50%）是诊断 DHF 的必需条件。超声心动图能够简便、快速地用于鉴别诊断，如明确是否有急性二尖瓣、主动脉瓣反流或心包狭窄等。

多普勒超声能够测量心内的血流速度，这有助于评价心脏的舒张功能。在正常窦性心律条件下，穿过二尖瓣的血流频谱从左心房到左心室有两个波形。E 波：反映左心室舒张早期充盈；A 波：反映舒张晚期心房的收缩。因为跨二尖瓣的血流速度有赖于二尖瓣的跨瓣压差，E 波的速率受到左心室早期舒张和左心房压力的影响。而且，研究发现，仅在轻度舒张功能不全时可以看出 E/A<1，一旦患者的舒张功能达到中度或严重损害，则由于左心房压的显著升高，其超声的表现仍为 E/A>1，近似于正常的图像。由此也可以看出，二尖瓣标准的血流模式对容量状态（特别是左心房压）极度敏感，但是这一速率的变化图像还是能够部分反映左心室的舒张功能（特别是在轻度左心室舒张功能减低时）。其他评价舒张功能的无创检测方法有：多普勒超声评价由肺静脉到左心房的血流状态，组织多普勒显像能够直接测定心肌长度的变化速率。而对于缺血性心脏病患者，心导管技术则可以反映左心室充盈压的增高，在实际应用中，更适合于由心绞痛发作诱发的心力衰竭患者的评价。

DHF 的诊断标准目前还不完全统一。美国心脏病学会和美国心脏病协会（ACC/AHA）建议的诊断标准是：有典型的心力衰竭症状和体征，同时超声心动图显示患者没有心脏瓣膜异常，左心室射血分数正常。欧洲心脏病学会建议 DHF 的诊断应当符合下面 3 个条件：①有心力衰竭的证据；②左心室收缩功能正常或轻度异常；③左心室松弛、充盈、舒张性或舒张僵硬度异常的证据。欧洲心力衰竭工作组和 ACC/AHA 使用的术语"舒张性心力衰竭"有别于广义的"有正常射血分数的心力衰竭"，后者包括了急性二尖瓣反流和其他原因的循环充血状态。

在实际工作中，临床医师诊断 DHF 时常常面临挑战。主要是要取得心力衰竭的临床证据，其中，胸片在肺水肿的诊断中有很高的价值。血浆 BNP 和 NT-proBNP 的检测也有重要诊断价值，心源性呼吸困难患者的血浆 BNP 水平升高，尽管有资料显示，DHF 患者的 BNP 水平增加不如 SHF 患者的增加显著。

二、舒张性心力衰竭的治疗

DHF 的治疗目的同其他各种心力衰竭，即缓解心力衰竭的症状，减少住院次数，增加运动耐量，改善生活质量和预后。治疗措施也同其他心力衰竭，包括三方面的内容：①对症治疗，缓解肺循环和体循环淤血的症状和体征。②针对病因和诱因的治疗，即积极治疗导致 DHF 的危险因素或原发病，如高血压、左心室肥厚、冠心病、心肌缺血、糖尿病及心动过速等，对阻止或延缓 DHF 的进展至关重要。③针对病理生理机制的治疗。在具体的治疗方法上 DHF 有其自己的特点。

(一)急性期治疗的特点

在急性肺水肿时,可以给予氧疗(鼻导管或面罩吸氧)、吗啡、静脉用利尿药和硝酸甘油。需要注意的是,对于 DHF 患者过度利尿可能会导致严重的低血压,因为 DHF 时左心室舒张压与容量的关系呈一个陡直的曲线。如果有严重的高血压,则有必要使用硝普钠等血管活性药物。如果有缺血发作,则使用硝酸甘油和相关的药物治疗。心动过速能够导致心肌耗氧量增加和降低冠状动脉的灌注时间,容易导致心肌缺血,即使是在非冠心病患者;还可因缩短了舒张时间而使左心室的充盈受损,所以,在舒张功能不全的患者,快心室率的心房颤动常常会导致肺水肿和低血压,在一些病例中需要进行紧急心脏电复律。预防心动过速的发生或降低患者的心率,可以积极应用β受体阻滞剂(如比索洛尔、美托洛尔和卡维地洛)或非二氢吡啶类钙通道阻滞药(如地尔硫䓬),剂量依据患者的心率和血压调整,这点与 SHF 时不同,因为 SHF 时β受体阻滞剂要谨慎应用、逐渐加量,并禁用非二氢吡啶类钙通道阻滞药。对大多数 DHF 患者,无论是在急性期与慢性期,都不能从正性肌力药物治疗中获益。重组人脑钠尿肽(rh-BNP)是近年来用于治疗急性心力衰竭疗效显著的药物,它具有排钠利尿和扩展血管的作用,对那些急性发作或加重的 SHF 的临床应用收到了肯定的疗效。但对 DHF 的临床研究尚不多。从药理作用上看,它有促进心肌早期舒张的作用,加上排钠利尿、减轻肺淤血的作用,对 DHF 的急性发作可收到显著效果。

(二)长期药物治疗的特点

1.血管紧张素转化酶抑制剂(ACEI)和血管紧张素Ⅱ受体阻断药(ARB)

不但可降低血压,而且对心肌局部的 RAAS 也有直接的作用,可减轻左心室肥厚,改善心肌松弛性。非常适合用于治疗高血压合并的 DHF,在血压降低程度相同时,ACEI 和 ARB 减轻心肌肥厚的程度优于其他抗高血压药物。

2.β受体阻滞剂

具有降低心率和负性肌力作用。对左心室舒张功能障碍有益的机制可能是:①降低心率可使舒张期延长,改善左心室充盈,增加舒张期末容积。②负性肌力作用可降低耗氧量,改善心肌缺血及心肌活动的异常非均一性。③抑制交感神经的血管收缩作用,降低心脏后负荷,也可改善冠状动脉的灌注。④能阻止通过儿茶酚胺引起的心肌损害和灶性坏死。已有研究证明,此类药物可使左心室容积-压力曲线下移,具有改善左心室舒张功能的作用。

目前认为,β受体阻滞剂对改善舒张功能最主要的作用来自减慢心率和延长舒张期。在具体应用时可以根据患者的具体情况选择较大的初始剂量和较快地增加剂量。这与 SHF 有明显的不同。在 SHF 患者,β受体阻滞剂的机制是长期应用后上调β受体,改善心肌重塑,应从小剂量开始,剂量调整常需要2～4周。应用β受体阻滞剂时一般将基础心率维持在60～70次/分钟。

3.钙通道阻滞药

可减低细胞质内钙浓度,改善心肌的舒张和舒张期充盈,并能减轻后负荷和心肌肥厚,在扩张血管降低血压的同时可改善心肌缺血,维拉帕米和地尔硫䓬等还可通过减慢心率而改善心肌的舒张功能。因此在 DHF 的治疗中,钙通道阻滞药发挥着重要的作用。这与 SHF 不同,由于钙通道阻滞药有一定程度的负性肌力作用而不宜应用于 SHF 的治疗。

4.利尿药

通过利尿能减轻水、钠潴留,减少循环血量,降低肺及体循环静脉压力,改善心力衰竭症状。当舒张性心力衰竭为代偿期时,左心房及肺静脉压增高虽为舒张功能障碍的结果,但同时也是其重要的代偿机制,可以缓解因心室舒张期充盈不足所致的舒张期末容积不足和心排血量的减少,从而保证全身各组织的基本血液供应。如此时过量使用利尿药,可能加重已存在的舒张功能不全,使其由代偿转为失代偿。当 DHF 患者出现明显充血性心力衰竭的临床表现并发生肺水肿时,利尿药则可通过减少部分血容量使症状得以缓解。

5.血管扩张药

由于静脉血管扩张药能扩张静脉,使回心血量及左室舒张期末容积减小,故对代偿期 DHF 可能进一步降低心排血量;而对容量负荷显著增加的失代偿期患者,可减轻肺循环、体循环压力,缓解充血症状。动脉血管扩张药能有效地降低心脏后负荷,对周围血管阻力增加的患者(如高血压心脏病)可能有效改善心室舒张功能,但对左心室流出道梗阻的肥厚型心肌病患者可能加重梗阻,使心排血量进一步减少。因此,扩张剂的应用应结合实际病情并慎重应用。

6.正性肌力药物

由于单纯 DHF 患者的左心室射血分数通常正常,因而正性肌力药物没有应用的指征,而且有使舒张性心功能不全恶化的危险,尤其是在老年急性失代偿 DHF 患者中。例如,洋地黄类药物通过抑制Na^+-K^+-ATP酶,并通过 Na^+-Ca^{2+} 交换的机制增加细胞内钙离子浓度,在心脏收缩期增加能量需求,而在心脏舒张期增加钙负荷,可能会促进舒张功能不全的恶化。DIG 研究的数据也显示,在使用地高辛过程中,与心肌缺血及室性心律失常相关的终点事件增加。对于那些伴有快室率房颤的 DHF 患者,应用洋地黄是有指征也有益处的。因为可以通过控制心室率改善肺充血及心排血量。

7.抗心律失常药物

心律失常,特别是快速性心律失常对 DHF 患者的血流动力学常产生很大影响,故预防心律失常的发生对 DHF 患者有重要意义:①快速心律失常增加心肌氧耗,减少冠状动脉供血时间,从而可诱发心肌缺血,加重 DHF,在左心室肥厚者尤为重要;②舒张期缩短使心肌舒张不完全,导致舒张期心室内容量相对增加;③DHF 患者,左心室舒张速度和心率呈相对平坦甚至负性关系,当心率增加时,舒张速度不增加甚至减慢,从而引起舒张末期压力增加。因此当 DHF 患者伴有心律失常时,应根据其不同的病因和病情特点来选用抗心律失常药物。

8.其他药物

抑制心肌收缩的药物如丙吡胺,具有较强的负性肌力作用,可用于左室流出道梗阻的肥厚型心肌病。此药缩短射血时间,增加心排血量,降低左室舒张期末压。多数患者长期服用此药有效。丙吡胺的另一个作用是抗心律失常,而严重肥厚型心肌病患者,尤其是静息时有流出道梗阻者,常有心律失常,此时用丙吡胺可达到一举两得的效果。

目前,我们尚无充分的随机临床试验来评价不同药物对 CHF 或其他心血管事件的疗效,也没有充分的证据说明某一单药或某一组药物比其他的优越。专家已经建议,将那些有生物学效应的药物用于 DHF 的治疗,治疗心动过速和心肌缺血,如 β 受体阻滞剂或非二氢吡啶类钙通道阻滞药;逆转左心室重塑,如利尿药和血管紧张素转化酶抑制剂;减轻心肌纤维化,如螺内酯;阻断肾素-血管紧张素-醛固酮系统的药物能够产生这样一些生物学效应,还需要更多的资料来说明这些生物学效应能够降低心力衰竭的危险。

总之,在现阶段,对于 DHF 的发病机制、病理生理、直到诊断和治疗还需要有更多的临床试验和实验证据来不断完善。

（宋荣刚）

第九节　急性心肌梗死并发心力衰竭

近几年北京地区急性心肌梗死住院病例的统计资料表明,心力衰竭的发生率为 19.5％～25.1％。合并心力衰竭者预后较差。心力衰竭在急性心肌梗死早期和恢复期都可出现,85％发生在 1 周之内,其中半数以上在 24 h 以内。急性心肌梗死合并心力衰竭主要是左心衰竭,但随着左室重构的持续发展,迟早会影响右侧心脏,导致发生全心衰竭(也可发生室间隔穿孔、乳头肌断裂等而突然出现全心衰竭),右室梗死则主要表现为右室衰竭,部分患者过去有左心衰竭发作史,或有慢性心力衰竭,发生心肌梗死后,可表现为心力衰竭突然加重。

一、发病机制和血流动力学改变

(一)泵衰竭造成心排血下降

急性心肌梗死后,血流动力学紊乱程度与梗死范围直接相关;梗死使左心室心肌丧失 20％以上时,则易并发心力衰竭;丧失 40％以上时,极易并发心源性休克。显然,心肌丧失越多,就愈难维持其正常的排血功能。急性心肌梗死后,梗死周围缺血区心肌的收缩性亦可发生暂时性减弱,这也有碍于心脏射血。心脏排血减少后,血液蓄积于左心室,致使左心室容积和舒张末压力升高(心脏扩大)。这是一种代偿机制,可使尚有功能的心肌最大限度地利用 Frank-Starling 原理以维持足够的心排血量。测定表明,急性心肌梗死患者要维持正常的心排血量,最适宜的左心室舒张末压一般为 1.9～2.4 kPa(14～18 mmHg),有时可高达 2.7 kPa(20 mmHg)。当过度提高左心室充盈压也不能维持足够的心排血量,并且心排血指数低于2.2 L/(min・m²)时,则会出现肺淤血和周围组织灌流不足的临床表现,即心源性休克,为心力衰竭的极重型表现。

(二)急性心肌梗死并发心源性休克

多数患者有严重的多支病变,急件心肌梗死后大量心肌坏死,坏死部分收缩期向外膨出,形成急性壁瘤,使左室射血分数严重下降,之后坏死心肌水肿、僵硬,顺应性降低,心室舒张功能障碍,左室舒张末压升高。在急性心肌梗死时,往往同时存在上述两个过程,加重心功能损害。既往的多次陈旧心肌梗死或长期慢性缺血后的心肌纤维化,也都会加重心功能的损害,或在急性心肌梗死前已形成缺血性心肌病或已存在心力衰竭。当心肌损害的累积数量(新鲜＋陈旧)超过左室功能性心肌的 40％时,即会发生严重的心力衰竭或心源性休克。

(三)其他因素

促发心力衰竭的因素包括急性心肌梗死时的机械性并发症:①乳头肌断裂致严重二尖瓣反流。②室间隔破裂致大量左向右分流。③心室游离壁破裂致急性心包压塞;左心室游离壁破裂的患者常迅速死亡;发生较缓者,称亚急性心脏破裂,可存活数十分钟至数小时。④下壁心肌梗死伴右室梗死。右室梗死时因右心功能严重减低,左心室充盈压下降,使心室功能减低进一步恶化。

心源性休克时(严重心力衰竭＋休克),左心室舒张末压增高,使肺毛细血管压升高,肺间质或肺泡水肿;心排血量减低使器官和组织灌注减少,器官严重缺氧;肺泡水肿引起肺内右向左分流,使动脉氧分压下降,进一步加重组织缺氧,促发全身的无氧代谢和乳酸酸中毒。

(四)急性心肌梗死并发左心衰竭的主要因素

1.前负荷

前负荷是指左室收缩前所承受的负荷,可用左室舒张末容量、左室舒张末压力代表。前者可通过两维超声心动图测定左室舒张末期周边纤维长度或容量表示之。测定后者不太方便,当无二尖瓣狭窄、肺血管病变时,肺毛细血管压(肺动脉楔压)可代替左室舒张末压。临床上采用Swan-Ganz导管在床旁经外周静脉在压力监测下送抵右房、右室、肺动脉,气囊嵌顿在肺动脉分支内,通过连通器的原理,测得肺小动脉嵌顿压(肺毛细血管压),即可代表左室舒张末压。

2.后负荷

后负荷为左室射血后承受的负荷,取决于动脉压。

3.心肌收缩状态和左室壁的顺应性

急性心肌梗死后,左心室因心肌缺血、坏死,其收缩性及舒张期顺应性均降低,心排血量低于正常,可使血压下降,这样便刺激主动脉及颈动脉内压力感受器,使其发生冲动增强,通过交感-肾上腺素能神经系统及肾素-血管紧张素系统的作用,导致全身小动脉收缩,血流重新分布。这本来是反射性自身保护机制,以保证重要生命器官的供血。但对心功能障碍的患者,则使后负荷加大,心排血量进而减少。同时,也使左室舒张末容量和左室舒张末压增加,进而导致肺淤血和肺水肿。

急性心肌梗死后,多数患者是由于左室舒张末压增加或左室顺应性突然下降,其中左室舒张末压增加是更重要的机制。如果左室有大约20%的心肌无运动,则收缩末残留血量增多,射血分数降低,左室舒张末容量也会显著增多。射血分数是代表左室射血或收缩性能的指标,为每搏血量与舒张末容量的比值。梗死早期、坏死节段的顺应性增加,可使收缩期坏死节段延展和向外膨出,是产生上述血流动力学变化的重要因素。尔后,顺应性降低,则减低了整个左室的顺应性,并减少梗死节段的膨出,可有利于提高左室射血分数,使心力衰竭程度获得某些改善,但最终顺应性降低要使左室舒张末压增加,心力衰竭加重。

左室射血分数降低的重要决定因素是梗死面积的大小。若是左室损失功能心肌数量的25%时,则表现为明显的心力衰竭。射血分数在梗死后24 h内变化较大,之后则相对恒定。若发生新的梗死(梗死扩大)、梗死区延展变薄(梗死伸展)或有新的缺血区添加时,可使射血分数进一步下降。

(五)心肌顿抑和心肌冬眠

最近明确,缺血或梗死心肌发生心功能不全尚有另外的机制。此种情况包括心肌顿抑和心肌冬眠。心肌顿抑是指急性心肌梗死后,应用溶栓治疗、经皮冠状动脉内成形术,或心肌梗死后血栓溶解,自发再通,缺血心肌虽得到血流灌注,但可引起收缩功能不全及舒张功能不全,持续数天或数周。产生机制可能与心肌再灌注损伤后氧自由基、钙离子失衡、兴奋-收缩脱耦联有关。心肌冬眠是指由狭窄冠状动脉供血的心肌,虽有生命力,但收缩性长期受到抑制。这实际上是缺血心肌的一种保护性机制,可使供氧不足的心肌减低氧耗量,免受损害。因此,在梗死后心肌内可能存在"顿抑区"和"冬眠区",可能参与心肌梗死后心力衰竭的形成机制。左室舒张末压增加可增加心肌纤维的初长,即增加前负荷。可使梗死后尚存活的心肌充分利用Frankstarling机制,增加心排血量。用肺毛细血管压代替左室舒张末压,其临界高度为2.4 kPa(18 mmHg)。在此之前,随左室舒张末压增加,心排血量呈线性增加,以后则呈平台状并进而下降。一般从2.4～2.7 kPa(18～20 mmHg)开始有肺淤血表现;2.7～3.3 kPa(20～25 mmHg)为中度肺淤血;3.3～4.0 kPa(25～30 mmHg)为重度肺淤血;>4.0 kPa(30 mmHg)则发生肺水肿。

心源性休克是心力衰竭的极重型表现,左室功能性心肌损失超过40%。这时除肺毛细血管压高于2.4 kPa(18 mmHg)外,心排血指数会降至 2.2 L/(min·m²)以下。不但有明显的肺淤血表现,还表现出淡漠、衰竭、尿少、发绀、肢冷等周围循环衰竭表现。

二、心力衰竭的发病因素

(一)梗阻时间和梗死面积

急性心肌梗死合并心力衰竭,与缺血区域大小及心肌丧失量密切相关。实验证明,冠状动脉梗阻 1 min 内,缺血中心就出现矛盾运动,缺血边缘区收缩力微弱。心肌坏死达左室的 20%～25%时,即有明显心力衰竭表现;当心肌丧失达左心室功能心肌的 40%时,往往导致心源性休克。

(二)既往心肌受损情况

心力衰竭发生与既往心肌受损的情况密切相关。长期心肌缺血,可引起心肌纤维化,使心肌收缩力减弱,急性心肌梗死后即易于发生心力衰竭。既往有陈旧性心肌梗死或心力衰竭史的患者,心肌梗死后再次出现心力衰竭的可能性则相对较大。

(三)并发症

有高血压史或梗死后血压持续增高者,心脏后负荷过重,易于发生心力衰竭。心肌梗死如并发乳头肌功能不全、室壁瘤、室间隔穿孔等,都可使心脏负荷加重,诱发心力衰竭和恶化心力衰竭。心力衰竭与心律失常并存,互相促进或加重。其他如输液速度过快、合并感染、用药不当或延误诊治、未及时休息等,均为心力衰竭的诱发因素。

在心肌梗死合并心力衰竭的患者中,前壁心肌梗死较多见,Q波梗死多见。一般Q波梗死多为冠状动脉内新鲜血栓形成所致,因心肌内多无侧支循环的保护,梗死面积较非Q波梗死为大。通常前壁梗死较下壁梗死面积大,梗死伸展或室壁瘤出现的可能性较下壁梗死多见。因此,心力衰竭是前壁梗死的常见并发症,左室射血分数在下壁梗死时平均为 0.55(0.30～0.60),而在前壁梗死时为 0.30～0.45(0.15～0.55)。下壁梗死时射血分数最低者为前壁导联出现明显 ST 段压低的病例,提示前壁严重缺血受累。当患者出现下壁心肌梗死并发心力衰竭时,应考虑下述可能性:并发二尖瓣反流或室间隔穿孔;同时存在下壁和前壁远隔部位的梗死,新鲜梗死加陈旧梗死;或有冠心病以外致心力衰竭的病因或发病因素。

少数病例的肺水肿并非来自心肌梗死,而是来自较长时间持续的心肌缺血。在心肌缺血缓解后,复测左室射血分数正常或接近正常。这些患者有较高的死亡率。因此,应注意识别这些患者,早日行冠状动脉腔内成型术或冠状动脉旁路移植术。或者采用较大剂量的抗心肌缺血药物,对心肌缺血进行强化治疗。

三、心力衰竭的临床表现

急性心肌梗死并发心力衰竭以左心衰竭为主。由于前向衰竭,可出现重要脏器供血不足,表现为头晕、无力、气短、肢冷、发绀、尿少、烦躁、淡漠,甚至昏迷。后向衰竭可出现肺淤血的症状和体征。

(一)左心衰竭

1.肺脏表现

呼吸困难是最主要的临床表现,患者感到呼吸费力、短促,需垫高枕头,采取半卧位或端坐呼吸,往往增加供氧亦不能缓解。肺部湿啰音是最主要体征,可表现为肺底湿啰音,或两肺满布干性或湿啰音、哮鸣音,甚至在急性肺水肿时,两肺可"状如煮粥"。胸片可依据心力衰竭程度不同,表现为以下特点。

(1)上肺野血管纹理粗重,下肺野纤细、模糊。

(2)两肺野透光度减低。

(3)出现 Kerley A、B、C 线:A 线为肺野外围斜行引向肺门的线状阴影;B 线多见于肋膈角区,长为 2～3 cm,宽为 1～3 cm,为水肿液潴留而增厚的小叶间隔与X线呈切线时的投影;C 线为中下肺野的网格状阴影。

(4)肺门周围阴影模糊、增大,出现蝶翼状阴影,两肺野出现边缘模糊的片状阴影。

(5)出现叶间胸膜增厚、积液或少量胸膜积液。急性心肌梗死并发心力衰竭时,多数不能摄取常规胸片,床头片往往质量差,但可参考上述影像表现决定诊断与治疗。

2.心脏表现

急性心肌梗死后,左心衰竭主要表现为窦性心动过速、交替脉、第三心音或第四心音奔马律。第一心音往往低钝,第二心音可亢进或有逆分裂。急性心肌梗死后大约 1/2 可闻及心尖部收缩期杂音,随治疗或病程进展消失。若有乳头肌功能失调,可出现心前区向左腋部传导的收缩期杂音;室间隔穿孔的杂音往往在胸骨下端左缘3～5肋间,可向右侧传导。

心电图 V_1 导联 P 波的终末电势($PTF-V_1$)是判断左室功能的敏感指标。正常人 $PTF-V_1$ 很少低于 -0.02 mm/s,<-0.04 mm/s 者为心力衰竭。$PTF-V_1$ 呈负值增大,与肺毛细血管压升高呈线性关系。

(二)右心衰竭

急性心肌梗死后主要表现右心衰竭者,见于右室梗死。急性前壁心肌梗死一般不并发右室梗死,急性下壁心肌梗死并发右室梗死相当多见,占 17%～43%。梗死通常由左室后壁直接延伸至右室后游离壁,甚至前侧部分。在下壁心肌梗死患者中,右胸前导联 V_{3R}、V_{4R} ST 段抬高伴病理性 Q 波,是诊断右室梗死颇为敏感和特异的指标。少数患者右室梗死面积大,ST 段抬高可出现在 V_1～V_3 导联。右室梗死患者右室射血分数明显压低(<0.40),右室扩张甚至超过左室,并压迫左室,使左室功能受损。大约半数患者有明显右心衰竭,出现肝大、颈静脉怒张和低垂部位水肿、低血压或休克。房室传导阻滞是常见并发症。

实验室检查发现,CPK 释放量与下壁心肌梗死面积不相称。超声心动图和放射性核素心室造影会发现右室扩张,甚至超过左室。右室射血分数明显降低,右室充盈压明显增高,而左室充盈压正常或仅轻度增高($RVFP/LVFP>0.65$),说明有右室功能障碍,心房压力曲线有深的 X 和 Y 凹隐(后者>前者),并且吸气时右房平均压增高,而肺毛细血管压正常或仅轻度增高。右房平均压/肺毛细血管楔压≥0.86。

(三)心肌梗死后心脏功能的临床评价

急性心肌梗死后的心功能评价,要求简便易行,适合床边进行。因此,广泛应用 Killip 分型和 Forrester 血流动力学分类。

Killip 分型(表 4-12),其优点为主要根据临床资料分类,与病死率相结合,适合在心肌梗死的急性期应用。

表 4-12　Killip 分型与病死率的关系

分类	病死率(%)	
	Killip	日本国立循环疾病中心
Ⅰ型:肺野无啰音,无 S3 及心功能不全症状	6	5
Ⅱ型:肺部啰音占肺野 50% 以下,有第三心音	17	16
Ⅲ型:湿啰音占肺野 50% 以上(肺水肿)	38	21
Ⅳ型:心源性休克	81	86

在床边插入 Swan-Ganz 导管,根据测定的血流动力学指标,进行分型并指导治疗。在心肌梗死的急性期,Suan-Ganz 导管血流动力学监测对于血流动力学不稳定或危重患者是十分必要的。可按 Forrester 的分型给予不同的治疗(表 4-13)。

表 4-13　Forrester 血流动力学分类

PCWP kPa(mmHg)	CI(L/min·m²)	治疗措施
Ⅰ型≤2.4(18)	>2.2	吸氧、镇痛、镇静
Ⅱ型>2.4(18)	>2.2	利尿剂、血管扩张剂
Ⅲ型≤2.4(18)	≤2.2	输液、儿茶酚胺药物、起搏器
Ⅳ型>2.4(18)	≤2.2	儿茶酚胺药物、血管扩张剂、利尿剂、主动脉内气囊泵

四、心力衰竭的治疗

急性心肌梗死并发心力衰竭为 Killip 分型的Ⅱ型和Ⅲ型。若同时有低心排血量,则可能属于Ⅳ型,即心源性休克。因此,对患者除采用常规的吸氧、镇静、镇痛、采用半卧位的一般治疗措施外,最好在床边插入 Swan-Ganz 导管,确定血流动力学类型,以指导治疗。若病情危重,严重呼吸困难,血压不能测出,处于心源性休克状态,或无进行血流动力学监测的条件,可按 Killip 分型进行治疗。

根据日本管原的资料,24 h 内入院的 457 例急性心肌梗死病例,KillipⅠ型占 67.6%,KillipⅡ、Ⅲ型共占 17.3%,KillipⅣ型占 15.1%。国内虽未通行 Killip 分型,但与我国北京地区统计资料中心力衰竭所占比例相近。

(一)一般治疗

患者采用最舒适的体位,有呼吸困难者采用半卧位,头部抬高程度根据肺淤血程度决定,以使患者舒适为度。严重肺水肿患者,可能需前屈坐位,胸前重叠几个枕头,俯在上面。若处于休克时,则需抬高下肢,放低头部。

胸痛、呼吸困难、不安感强烈时,给予盐酸吗啡每次 3~5 mg,每次 5~30 min,直至胸痛缓解。吗啡可缓解交感张力,增高引起的动静脉收缩,减轻心脏前后负荷,减轻肺淤血和肺水肿程度。

吸氧应该>6 L/min,采用鼻导管或面罩给氧。患者患有严重肺水肿、心力衰竭,或有机械并发症时,单纯鼻导管给氧可能难以纠正低氧血症。经充分吸氧,若氧分压仍低于 6.7 kPa

(50 mmHg)以下时,给予气管内插管和机械通气。

(二)药物治疗

1.利尿剂

心力衰竭时最常应用的利尿剂为呋塞米。呋塞米兼有利尿作用和静脉扩张作用,在改善肺淤血的同时,降低左室充盈压,减低心肌耗氧量。结果使心肌收缩状态得到改善,心排血量增加。根据心力衰竭程度可给予 20～40 mg 静脉注射,以心力衰竭缓解为度。强力利尿可致低钾血症和低血容量,而引起休克或降低心脏功能。

2.血管扩张剂

采用利尿剂使肺毛细血管压不能充分降低,或临床症状未得到充分改善时,应并用血管扩张剂。以肺淤血为主要表现者,主要应用扩张小静脉的硝酸酯制剂;以低心排血量为主要表现者,主要应用扩张小动脉制剂,减轻心脏后负荷。目前,单纯小动脉扩张剂如肼屈嗪、硝苯地平不宜用于急性心肌梗死,可考虑应用对动静脉均有扩张作用的血管紧张素转换酶抑制剂及硝普钠等。急性心肌梗死期间若伴有心室扩大或心力衰竭表现,则毫无例外地应该应用血管紧张素转移酶抑制剂。已证实该药能明显改善左室重构和心力衰竭患者的预后。

3.硝酸酯

为心肌缺血的主要治疗药物,改善心肌氧的供求平衡,增加缺血心肌的供血,并有利于侧支循环的建立。扩张全身小静脉,减轻心脏前负荷和肺淤血。急性心肌梗死常用硝酸甘油静点,由 0.1～0.2 $\mu g/(kg \cdot min)$ 开始,在监测血压和心率的同时,每隔 5～10 min 递增 1 次,递增 5～10 $\mu g/min$,最大剂量为 200 $\mu g/min$。输注过程中应避光,并避免使用聚乙烯管道,因该管道大量吸收硝酸甘油。增剂量的终点应为临床症状控制;血压正常的患者平均压降低 10% 以内,高血压患者降低 30% 以内,但收缩压绝不能低于 12.0 kPa(90 mmHg);心率增加不超过 110 次/分钟。

4.硝普钠

对小动脉和小静脉有同等扩张作用,通过降低体动脉压,减轻前负荷和后负荷,减低心肌耗氧量,而增加心排血量,改善心脏功能。硝普钠作用很快,一旦达到有效剂量,在 2～5 min 即可出现治疗作用。停止滴注 5～15 min,其效应消失。口服无效。不能直接静脉注射,而是配成 2.5～20 mg/100 mL 溶液静脉滴注,可溶于 5%～10% 葡萄糖或低分子右旋糖酐内,药液内不能加入其他药物。平均需要量 1 $\mu g/(min \cdot kg)$,一般输液速度介于 20～200 $\mu g/min$,个别需要 300～500 $\mu g/min$。用药以 10 $\mu g/min$ 开始,以后每 5 min 以 5～10 $\mu g/min$ 的速度增加至所需剂量。治疗过程中应密切监测血压,如不能监测肺毛细血管压,则以体动脉压和其他体征为依据。收缩压在 14.7 kPa(110 mmHg)以上者,可以下降 15%～20%,一般不应低于 12.7 kPa(95 mmHg)。治疗达到效果后,维持输液 12～48 h。如病情改善,可以停药。因其起效快及作用短暂,停药后如有必要,可以随时恢复治疗,仍然有效。硝普钠应在给药前新鲜配制,输液瓶用黑纸包裹避光,配制药液如超过 8 h,应重新配制。硝普钠的不良反应有头痛、头晕,还可发生意识模糊、惊厥、肌肉抽搐、恶心、呕吐、不安、出汗等,这些不良反应多与治疗药物过量有关。对持续用药超过 72 h 者,应测血中硫氰酸盐含量,并以此作为判断中毒的指标,>12 ng/dL 为中毒水平,应予停药。本药在急性心肌梗死时应用,有学者报道可致缺血区供血减少,因此不利于侧支循环建立并挽救缺血心肌,应予注意。如有急性二尖瓣反流或室间隔穿孔时,本药通过减轻左室射血阻抗,可明显增加心排血量,并减少血流反流,有利于改善病情。

5.酚妥拉明

为 α-肾上腺素能受体阻滞剂,对 α_1-和 α_2-受体均有阻滞作用。以扩张小动脉为主,同时也扩张小静脉。因此,可减轻心脏前后负荷,减少心肌耗氧量,而增加心排血量。对急性心肌梗死并发心力衰竭、急性肺水肿及心源性休克均有明显的治疗作用。此外,它能解除心力衰竭时的胰岛素抑制,增加心肌对葡萄糖的利用。酚妥拉明静脉滴注后,80%的心肌梗死患者发生心动过速,可能与该药阻滞 α_2-受体,使儿茶酚胺递质释放增多有关。

用法:10 mg 溶于 10%葡萄糖液 100~200 mL,静脉滴注,初始剂量 0.1~0.3 mg/min,效果不明显时,可每 5 min 递增 1 次 0.1~0.5 mg 的剂量,最高剂量可达 2 mg/min。起效时间 2~5 min,停药后 10~15 min 作用消失。

6.儿茶酚胺类药物

该类药物兴奋心肌 β_1 受体,有正性变力作用。因此,急性心肌梗死时可能增加心肌耗氧量,并加重心肌缺血。若对以上治疗措施反应不佳时,可给予多巴胺和多巴酚丁胺静脉滴注治疗。根据我们的经验,急性心肌梗死时,由于对洋地黄的作用反应差,并易发生毒性反应,而儿茶酚胺类药物作为主要的增强心肌收缩力的药物,可与硝酸甘油同用,以减轻该类药物的某些不良作用,增加心排血量,减低肺毛细血管压、心肌耗氧量,以发挥更有效的抗心力衰竭作用。

多巴胺同时具有 α 受体和 β 受体刺激作用,因此,除具有正性变力作用外,尚具有血管收缩作用。以 2~5 μg/(kg·min)给药,兴奋肾脏多巴胺受体,增加肾血流量,可有明显利尿作用。5~20 μg/(kg·min)同时具有 α 受体和 β 受体兴奋作用,可用于维持血压和增加心排血量,>20 μg/(kg·min)主要表现 α 受体兴奋作用,增加左室射血阻力,对纠治心力衰竭不利。心源性休克时主要给予多巴胺,以增加血管收缩作用,维持血压。

多巴酚丁胺主要兴奋心肌的 β_1 受体,增强心肌收缩力,而增加心率的作用弱,与多巴胺相比,末梢血管收缩作用小,可使左充盈压降低,肺毛细血管压降低,肺淤血改善。一般用量为 2.5~10 μg/(kg·min),也可增至 15 μg(kg·min)。

7.硝普钠+多巴胺或多巴酚丁胺

两者合用可使血流动力学和临床症状明显改善,部分垂危患者得到挽救。但两药合用时必须单独设立液路,并注意输液后血压不能降得过低。

8.洋地黄强心苷

洋地黄强心苷至今仍是治疗心力衰竭的重要药物,但近年来的研究及临床实践表明,使用洋地黄治疗急性心肌梗死并发心力衰竭时,需做特殊考虑。

洋地黄增加心肌收缩性,改善泵血功能和射血分数,可使左室舒张末容量减少、左室舒张末压降低,因此有利于减低心肌耗氧。洋地黄有一定的血管收缩作用,其增加心肌收缩力的结果,可增加心肌需氧。但随着心力衰竭的改善,可解除交感神经反射活动引起的血管收缩和心率增快。血管舒张作用常超过血管收缩作用,最终效应常呈血管普遍扩张,心脏后负荷得以减轻。上述情况表明,洋地黄治疗心力衰竭,在出现疗效前,首先通过增强心肌收缩力付出过多耗氧的代价,之后随心功能改善、前负荷及后负荷降低、心率减慢,才使耗氧减少。若心腔明显扩张,根据 Laplace 定律($T=Pr/h$。P:血管内压力;r:腔内半径;h:室壁厚度),室壁张力(T)与心室内压和心室内径成正比。洋地黄可缩小心室内径,增加室壁厚度。因此使室壁张力明显下降,故可明显减低心肌耗氧。

急性心肌梗死时,使用洋地黄治疗的下列不利因素值得考虑。

(1)急性心肌梗死早期治疗中需要解决迫切的是改善心肌氧的供求失衡,任何增加心肌耗氧量的措施,都将会扩大梗死范围;而洋地黄的正性肌力作用首先要付出增加心肌耗氧的代价,故早期使用有扩大梗死范围的危险。

(2)急性心肌缺血,首先是膜的通透性改变,细胞内钾离子外溢,细胞内钾离子浓度降低,静息膜电位负值减小,趋向阈电位,是形成异位心律的重要病理基础。洋地黄抑制心肌细胞膜 Na^+,K^+-ATP 酶活性,使钾-钠离子泵使用减弱。心肌收缩过程中,由细胞内溢出的钾离子不能泵回,细胞外钾离子浓度进一步升高,加重细胞内外钾离子比例失调,更易促进心律失常。

(3)梗死的心肌已丧失收缩功能,对洋地黄的正性肌力作用无反应;正常心肌或缺血心肌由于心脏交感神经的兴奋及血中内源性儿茶酚胺的浓度增高,早已处于收缩活动的顶峰。这时洋地黄的正性肌力作用将加剧左心室收缩失调的性质和范围。对于伴有心源性休克的患者,左心室坏死区太大,洋地黄难以发挥改善血流动力学的效应。

综上所述,对急性心肌梗死合并心力衰竭者使用洋地黄时,必须持慎重态度。目前认为,急性心肌梗死后 24 h 内,应避免应用洋地黄。对于合并急性左心衰竭者,可选用血管扩张剂和利尿剂。24 h 以后,一般认为梗死过程多已完成,方可考虑应用,但应尽量推迟为宜。剂量应较通常减少 1/3～1/2,选用快速作用制剂毛花苷 C(西地兰)较好。如有不良反应,应立即停药,其药效消失亦较快。最大剂量 0.4 mg,加入 10%～50% 葡萄糖 20～40 mL,缓慢静脉推注,或毒毛花苷 K 0.125～0.25 mg,按上述方法加入葡萄糖液中静脉推注。

实际上,急性心肌梗死时应用洋地黄仍有争议,某些研究提示应用后使病死率增加,而另一些研究提示对病死率无影响。近期研究证实,洋地黄对左室收缩功能障碍的患者可改善症状,并且对神经内分泌的作用良好。DIG(Digitalis lnvestigator Group)近期报道对 7 788 例充血性心力衰竭(70% 是缺血性心脏病)伴窦性心律患者的研究,与安慰剂组比较,观察地高辛对各种病因病死率的影响,90% 以上还给予转换酶抑制剂和/或利尿剂,第二指标是因心力衰竭住院、心血管死亡率和死于心力衰竭。该试验结果证实,使用地高辛不能降低总死亡率。但是地高辛治疗的患者心力衰竭病死率降低,与心力衰竭有关的死亡及住院减少。在地高辛治疗组观察到死于心律失常和/或心肌梗死有增加趋势。目前主张急性心肌梗死恢复期伴有室上性心动过速和/或转换酶抑制剂或利尿剂无效的心力衰竭患者使用洋地黄。

9.β 受体阻滞剂

急性心肌梗死并发轻度心力衰竭时,仍可用应用 β 受体阻滞剂。若无禁忌证,可用美托洛尔 6.25 mg,每天 2～3 次;若能耐受可逐渐增加剂量,最大可用至 100 mg,每天 2～3 次。β 受体阻滞剂应用过程中应密切监测病情变化,病情改善则继续用药,病情加重时则减药或停用。急性心肌梗死后病情稳定、心腔扩大和/或 LVEF 明显降低者,应用选择性 $β_1$ 受体阻滞剂,可降低心功能不全患者的病死率并改善预后。

(三)右室梗死并发休克和心力衰竭的治疗

右室梗死,右房和右室舒张压增高>1.3 kPa(10 mmHg),心排血指数<2.5 L/(min·m²),收缩压<13.3 kPa(100 mmHg),左室充盈压正常或升高,是重要的、值得充分认识的综合征。这些患者对利尿剂非常敏感,而对液体负荷疗法有良好反应。虽有明显的颈静脉怒张、肝大,也不能给予利尿剂或大剂量血管扩张剂。这些患者通常为下壁心肌梗死延及右室,左室功能障碍多数为轻至中度。治疗原则与左室梗死并发心力衰竭不同,必须迅速给予液体负荷,直至血压稳定,左室充盈压>2.7 kPa(20 mmHg)或右房压>2.7 kPa(20 mmHg)。儿茶酚胺类药物可以应用,多巴酚丁胺优于多巴胺,因后者可增加肺血管阻力。如对上述措施仍反应不佳,可采用动脉内气囊泵治疗。右室梗死必须与心脏亚急性破裂时心包压塞相鉴别,后者可见于右室梗死后右室破裂或左室梗死后破孔较小且发生过程缓慢时。后者只需及时心包穿刺、心肌补片、手术缝补破孔,即可成功。亚急性心脏破裂通过手术可望获救。

(四)主动脉内气囊泵治疗心力衰竭

主动脉内气囊泵导管现在可细至 9.5F,可经皮穿刺股动脉,插至胸降主动脉左锁骨下动脉开口以下。心室舒张期气囊膨胀以加强主动脉内压和冠状动脉灌流压,有利于心肌供氧;收缩期气囊收缩,以减少左室射血阻抗,以增加心排血量,并减少心肌氧耗量,改善心肌氧的供需平衡。本法对急性心肌梗死合并机械性并发症,如空间隔穿孔、乳头肌断裂等所致急性心力衰竭有明显改善病情、支持手术的疗效。对心源性休克、低心排血量综合征,也可望改善病情及预后。一般先用其他强心、利尿及血管扩张剂,若无明显疗效,可考虑使用主动脉内气囊泵。现在国内也积极使用该措施,已取得明显稳定病情的疗效。日本高野等认为,给予儿茶酚胺强心药 1 h 后,若每搏指数仍达不到 20 mL/m^2,即有 70% 可能性死亡,这时即为主动脉内气囊泵的适应证。

(五)急性心肌梗死溶栓治疗与冠状动脉腔内成形术(PFCA)

急性心肌梗死发病早期,使用尿激酶、链激酶或组织型纤溶酶原激活剂(t-PA),使血栓溶解,或者采用球囊将闭塞部位扩开,可使缺血和梗死部位得到血流再灌注,缩小梗死范围,改善或预防心力衰竭。PTCA 不受病程制约,急性心肌梗死患者入院后可直接进行 PTCA,也可在溶栓后仍发作缺血的病例做挽救性 PTCA。患者存在缺血心肌并且心力衰竭症状明显时,可行挽救性 PTCA 或择期 PTCA,以挽救缺血濒死心肌。实践证明,这两项措施对改善心功能有利。

此外,急性心肌梗死并发心力衰竭时应为抗凝治疗的适应证。在心力衰竭时,尤其是老年患者,更易形成心腔内血栓和深静脉血栓。低分子量肝素(50 mg,腹部皮下注射,每天 2~3 次)在急性心肌梗死发病后 12~18 h 开始应用,持续应用 5~7 d,可成功地减少静脉血栓的发生率,并发心力衰竭者可望获得明显益处。抗血小板聚集药物阿司匹林也应使用,可望减少冠状动脉血栓形成的发生率。可用小剂量(每天为 50~150 mg)口服。

(宋荣刚)

第五章

内分泌科常见病的诊疗

第一节 糖 尿 病

糖尿病(CDM)是一组由遗传和环境因素相互作用而引起的临床综合征。因胰岛素分泌绝对或相对不足以及靶组织细胞对胰岛素敏感性降低,引起糖、蛋白质、脂肪、水和电解质等一系列代谢紊乱。临床以高血糖为主要表现,多数情况下会同时合并脂代谢异常和高血压等,久病可引起多个系统损害。病情严重或应激时可发生急性代谢紊乱如酮症酸中毒等。

糖尿病患者的心血管危险是普通人群的 4 倍,超过 75％的糖尿病患者最终死于心血管疾病。NCEP ATPⅢ认为,糖尿病是冠心病的等危症;有学者甚至认为糖尿病是"代谢性血管病"。

一、分类

(一)1 型糖尿病

该型多发生于儿童和青少年。临床症状较明显,有发生酮症酸中毒的倾向,胰岛素分泌缺乏,需终身用胰岛素治疗。

(二)2 型糖尿病

2 型糖尿病多发生于 40 岁以后的中、老年人。临床症状较轻,无酮症酸中毒倾向,胰岛素水平可正常、轻度降低或高于正常,分泌高峰延迟。部分肥胖患者可出现高胰岛素血症,非肥胖者有的胰岛素分泌水平低,需用胰岛素治疗。

(三)其他特殊类型的糖尿病

其他特殊类型的糖尿病包括以下 3 种。

(1)B 细胞遗传性缺陷:①家族有 3 代或更多代的成员在 25 岁以前发病,呈常染色体显性遗传,临床症状较轻,无酮症酸中毒倾向,称青年人中成年发病型糖尿病(简称 MODY)。②线粒体基因突变糖尿病。

(2)内分泌病。

(3)胰腺外分泌疾病等。

(四)妊娠糖尿病(GDM)

GDM 是指妇女在妊娠期发生的糖尿病。

二、临床表现

(一)代谢紊乱综合征

多尿、多饮、多食、体质量减轻(三多一少),部分患者外阴瘙痒、视物模糊。1 型糖尿病起病急,病情较重,症状明显;2 型糖尿病起病缓慢,病情相对较轻或出现餐后反应性低血糖。反应性低血糖是由于糖尿病患者进食后胰岛素分泌高峰延迟,餐后 3～5 h 血浆胰岛素水平不适当地升高,其所引起的反应性低血糖可成为这些患者的首发表现。患者首先出现多尿,继而出现口渴、多饮,食欲亢进,但体质量减轻,形成典型的"三多一少"表现。患者可有皮肤瘙痒,尤其是外阴瘙痒。高血糖可使眼房水、晶状体渗透压改变而引起屈光改变致视物模糊。患者可出现诸多并发症和伴发病、反应性低血糖等。

(二)糖尿病自然病程

1.1 型糖尿病

1 型糖尿病多于 30 岁以前的青少年期起病,起病急,症状明显,有酮症倾向,患者对胰岛素敏感。在患病初期经胰岛素治疗后,部分患者胰岛功能有不同程度的改善,胰岛素用量可减少甚至停用,称蜜月期。蜜月期一般不超过 1 年。10 年以上长期高血糖患者,可出现慢性并发症。强化治疗可减低或延缓并发症的发生。

2.2 型糖尿病

2 型糖尿病多发生于 40 岁以上中、老年人,患者多肥胖,起病缓慢,病情轻,口服降糖药物有效,对胰岛素不敏感;但在长期的病程中,胰岛 β 细胞功能逐渐减退,以至于需要胰岛素治疗。

(三)并发症

1.急性并发症

(1)糖尿病酮症酸中毒(DKA)是糖尿病的急性并发症。多发生于 1 型糖尿病患者,也可发生在 2 型糖尿病血糖长期控制不好者。其病因有感染,饮食不当,胰岛素治疗中断或不足,应激情况如创伤、手术、脑血管意外、麻醉、妊娠和分娩等。有时可无明显的诱因,多见于胰岛素的作用下降。患者表现为原有的糖尿病症状加重,尤其是口渴和多尿明显,胃肠道症状、乏力、头痛、萎靡、酸中毒深大呼吸,严重脱水、血压下降、心率加快、嗜睡、昏迷。少数患者既往无糖尿病史,还有少数患者有剧烈腹痛、消化道出血等表现。

(2)高渗性非酮症糖尿病昏迷(HNDC):简称高渗性昏迷,是糖尿病急性代谢紊乱的表现之一,多发生在老年人。可因各种原因导致大量失水,发生高渗状态,病情危重。患者易并发脑血管意外、心肌梗死、心律失常等并发症,病死率达 40％～70％。有些患者发病前无糖尿病史。常见的诱因有感染、急性胃肠炎、胰腺炎、血液或腹膜透析、不合理限制水分、脑血管意外,某些药物如糖皮质激素、利尿、输入大量葡萄糖液或饮用大量含糖饮料等。患者的早期表现为原有糖尿病症状逐渐加重,可有呕吐,腹泻,轻度腹痛,食欲缺乏,恶心,尿量减少,无尿,呼吸加速,表情迟钝、神志淡漠,不同程度的意识障碍;随后可出现嗜睡、木僵、幻觉、定向障碍、昏睡以至昏迷。患者体质量明显下降,皮肤黏膜干燥,皮肤弹性差,眼压低、眼球软,血压正常或下降,脉搏细速,腱反射可减弱。并发脑卒中时,有不同程度的偏瘫、失语、眼球震颤、斜视、癫痫样发作,反射常消失,前庭功能障碍,有时有幻觉。

（3）感染：糖尿病患者常发生疖、痈等皮肤化脓性感染，可反复发生，有时可引起败血症或脓毒血症；尿路感染中以肾盂肾炎和膀胱炎最常见，尤其是多见于女性患者，反复发作可转为慢性；皮肤真菌感染，如足癣也常见；真菌性阴道炎和巴氏腺炎是女性糖尿病患者常见并发症，多为白念珠菌感染所致；糖尿病合并肺结核的发生率较高，易扩展播散形成空洞，下叶病灶较多见。

2.慢性并发症

（1）大血管病变：大、中动脉粥样硬化主要侵犯主动脉、冠状动脉、大脑动脉、肾动脉和肢体外周动脉等，临床上引起冠心病、缺血性或出血性脑血管病、高血压，肢体外周动脉粥样硬化常以下肢动脉病变为主，表现为下肢疼痛、感觉异常和间歇性跛行，严重者可导致肢体坏疽。

（2）糖尿病视网膜病变：是常见的并发症，其发病率随年龄和糖尿病的病程增长而增加，病史超过10年者，半数以上有视网膜病变，是成年人失明的主要原因。此外，糖尿病还可引起白内障、屈光不正、虹膜睫状体炎。

（3）糖尿病肾病：又称肾小球硬化症，病史常超过10年以上。1型糖尿病患者30%～40%发生肾病，是主要死因；2型糖尿病患者约20%发生肾病，在死因中列在心、脑血管病变之后。

（4）糖尿病性神经病变：糖尿病性神经病变常见于40岁以上血糖未能很好控制和病程较长的糖尿病患者。但有时糖尿病性神经病变也可以是糖尿病的首发症状，也可在糖尿病初期或经治疗后血糖控制比较满意的情况下发生。

（5）糖尿病足（肢端坏疽）：在血管、神经病变的基础上，肢端缺血，在外伤、感染后可发生肢端坏疽。糖尿病患者的截肢率是非糖尿病者的25倍。

三、诊断

（一）辅助检查

1.尿糖测定

尿糖阳性是诊断线索，肾糖阈升高时（并发肾小球硬化症）尿糖可阴性。肾糖阈降低时（妊娠），尿糖可阳性。尿糖定性检查和24 h尿糖定量可判断疗效，指导调整降糖药物。

2.血葡萄糖（血糖）测定

血糖测定常用葡萄糖氧化酶法测定。空腹静脉正常血糖3.3～5.6 mmol/L（全血）或3.9～6.4 mmol/L（血浆、血清）。血浆、血清血糖比全血血糖高1.1 mmol/L。

3.葡萄糖耐量试验

葡萄糖耐量试验有口服和静脉注射2种。当血糖高于正常值但未达到诊断糖尿病标准者，须进行口服葡萄糖耐量试验（OGTT）。成人口服葡萄糖75 g，溶于250～300 mL水中，5 min内饮完，2 h后再测静脉血血糖含量。儿童按1.75 g/kg计算。

4.糖化血红蛋白A1（GHbA1）

其量与血糖浓度呈正相关，且为不可逆反应，正常人HbA1c为3%～6%。病情控制不良的DM患者GHbA1c较高。因红细胞在血液循环中的寿命约为120 d，因此GHbA1测定反映取血前8～12周的血糖状况，是糖尿病患者病情监测的指标。

5.血浆胰岛素和C-肽测定

血浆胰岛素和C-肽测定有助于了解胰岛B细胞功能和指导治疗。①血浆胰岛素水平测定：正常人口服葡萄糖后，血浆胰岛素在30～60 min达高峰，为基础值的5～10倍，3～4 h恢复基础水平。②C-肽：正常人基础血浆 C-肽水平约为 0.4 nmol/L。C-肽水平在刺激后则升高 5~6 倍。

6.尿酮体测定

尿酮体测定对新发病者尿酮体阳性 1 型糖尿病的可能性大。

7.其他

血脂、肾功能、电解质及渗透压、尿微量清蛋白测定等应列入常规检查。

（二）诊断要点

1.诊断标准

首先确定是否患糖尿病，然后对被做出糖尿病诊断者在排除继发性等特殊性糖尿病后，做出 1 型糖尿病或 2 型糖尿病的分型，并对有无并发症及伴发病做出判定。1999 年10 月我国糖尿病学会采纳的诊断标准如下。

（1）空腹血浆葡萄糖（FPG）：低于 6.0 mmol/L 为正常，FPG 高于 6.1 mmol/L 且低于 7.0 mmol/L（126 mg/dL）为空腹葡萄糖异常（IFG），FPG 高于 7.0 mmol/L 暂时诊断为糖尿病。

（2）服糖后 2 h 血浆葡萄糖水平（2hPG）：低于 7.8 mmol/L 为正常，2hPG 高于 7.8 mmol/L 且低于 11.1 mmol/L 为糖耐量减低（IGF），2hPG 高于 11.1 mmol/L 暂时诊断为糖尿病。

（3）糖尿病的诊断：标准症状＋随机血糖不低于 11.1 mmol/L，或 FPG 不低于 7.0 mmol/L，或 OGTT 中 P2hBG 不低于 11.1 mmol/L；症状不典型者，需另一天再次证实。

作为糖尿病和正常血糖之间的中间状态，糖尿病前期（中间高血糖）人群本身即是糖尿病的高危人群。及早发现和处置糖尿病和糖尿病前期高危人群的心血管危险，对预防糖尿病和心血管疾病具有双重价值。因此，OGTT 应是具有心血管危险因素和已患心血管病个体的必查项目，以便早期发现糖尿病前期和糖尿病，早期进行干预治疗，以减少心血管事件发生。

2.鉴别诊断

（1）其他原因所致的尿糖阳性：肾性糖尿由肾糖阈降低致尿糖阳性，血糖及 OGTT 正常。甲亢、胃空肠吻合术后，因碳水化合物在肠道吸收快，餐后 0.5~1 h 血糖过高，出现糖尿，但 FBG 和 P2hBG 正常；弥漫性肝病，肝糖原合成、储存减少，进食后 0.5~1 h 血糖高出现糖尿，但 FBG 偏低，餐后 2~3 h 血糖正常或低于正常；急性应激状态时胰岛素对抗激素分泌增加，糖耐量降低，出现一过性血糖升高，尿糖阳性，应激过后可恢复正常；非葡萄糖的糖尿如果糖、乳糖、半乳糖可与班氏试剂中的硫酸铜呈阳性反应，但葡萄糖氧化酶试剂特异性较高，可加以区别；大量维生素 C、水杨酸盐、青霉素、丙磺舒也可引起尿糖假阳性反应。

（2）药物对糖耐量的影响：噻嗪类利尿药、呋塞米、糖皮质激素、口服避孕药、阿司匹林、吲哚美辛、三环类抗抑郁药等可抑制胰岛素释放或对抗胰岛素的作用，引起糖耐量降低，血糖升高，尿糖阳性。

（3）继发性糖尿病：肢端肥大症或巨人症、皮质醇增多症、嗜铬细胞瘤分别因生长激素、皮质醇、儿茶酚胺分泌过多，对抗胰岛素而引起继发性糖尿病。久用大量糖皮质激素可引起类固醇糖尿病。通过病史、体检、实验室检查，不难鉴别。

（4）除外其他原因所致的酸中毒或昏迷，才能诊断糖尿病酮症酸中毒或高渗性非酮症糖尿病昏迷。

四、治疗

治疗原则为早期、长期、综合、个体化。基本措施为糖尿病教育、饮食治疗、体育锻炼、降糖药物治疗和病情监测。

(一)饮食治疗

饮食治疗是糖尿病治疗的基础疗法,也是糖尿病治疗成功与否的关键。目前主张平衡膳食,掌握好每天进食的总热量、食物成分、规律的餐次安排等,应严格控制和长期执行。饮食治疗的目标是维持标准体质量,纠正已发生的代谢紊乱,减轻胰腺负担。饮食控制的方法如下。

1.制订总热量

理想体质量(kg)=身高(cm)-105。计算每天所需总热量(成年人),根据休息、轻度、中度、重度体力活动分别给予104.6~125.52 kJ/kg,125.52~146.44 kJ/kg,146.44~167.36 kJ/kg,不低于167.36 kJ/kg(40 kcal/kg)的热量。儿童、孕妇、乳母、营养不良和消瘦及伴消耗性疾病者应酌情增加,肥胖者酌减,使患者体质量恢复至理想体质量的±5%。

2.按食品成分转为食谱三餐分配

根据生活习惯、病情和药物治疗的需要安排。可按每天分配为1/5、2/5、2/5或1/3、1/3、1/3;也可按4餐分为1/7、2/7、2/7、2/7。在使用降糖药过程中,按血糖变化再作调整,但不能因降糖药物剂量过大,为防止发生低血糖而增加饮食的总热量。

3.注意事项

(1)糖尿病患者食物选择原则:少食甜食、油腻食品,多食含纤维多的蔬菜、粗粮,在血糖控制好的前提下可适当进食一些新鲜水果,以补充维生素,但应将热量计算在内。

(2)糖尿病与饮酒:非糖尿病患者长期饮酒易发生神经病变,糖尿病患者长期饮酒可加重神经病变,并可引起肝硬化,胰腺炎及多脏器损坏。对戒酒困难者在血糖控制好和无肝肾病变的前提下可少量饮酒,一般白酒低于100 g(2两),啤酒低于200 mL。

(二)体育锻炼

运动能促进血液循环,降低2型糖尿病患者的体质量,提高胰岛素敏感性,改善胰岛素抵抗,改善糖代谢,降低血脂,减少血栓形成,改善心肺功能,促进全身代谢。运动形式有行走、慢跑、爬楼梯、游泳、骑自行车、跳舞、打太极拳等有氧运动,每周3~5次,每次30 min以上。1型糖尿病患者接受胰岛素治疗时,常波动于相对胰岛素不足和胰岛素过多之间。在胰岛素相对不足时进行运动可使肝葡萄糖输出增多,血糖升高,游离脂肪酸(FFA)和酮体生成增加;在胰岛素相对过多时,运动使肌肉摄取和利用葡萄糖增加,肝葡萄糖生成降低,甚至诱发低血糖。因此对1型糖尿病患者运动宜在餐后进行,运动量不宜过大。总之,体育锻炼应个体化。

(三)药物治疗

目前临床应用的药物有六大类,即磺酰脲类(SU)、双胍类、α-葡萄糖苷酶抑制药、噻唑烷二酮类(TZD)、苯甲酸衍生物类、胰岛素。1型糖尿病一经诊断,则需用胰岛素治疗。2型糖尿病患者经饮食控制后如血糖仍高,则需用药物治疗。出现急性并发症者则需急症处理;出现慢性并发症者在控制血糖的情况下对症处理。

1.磺酰脲类

目前因第一代药物不良反应较大,低血糖发生率高,已较少使用,主要选用第二代药物。

(1)用药方法:一般先从小剂量开始,1~2片/天,根据病情可逐渐增量,最大剂量为

6～8 片/天。宜在餐前半小时服用。格列本脲作用较强,发生低血糖反应较重,老年人、肾功不全者慎用。格列齐特和格列吡嗪有增强血纤维蛋白溶解活性、降低血液黏稠度等作用,有利于延缓糖尿病血管并发症的发生。格列喹酮的代谢产物由胆汁排入肠道,很少经过肾排泄,适用于糖尿病肾病患者。格列苯脲是新一代磺酰脲类药物,作用可持续 1 d,服用方便,1 次/天;它不产生低血糖,对心血管系统的影响较小。格列吡嗪控释片(瑞易宁)1 次/天口服,该药可促进胰岛素按需分泌,提高外周组织对胰岛素的敏感性,显著抑制肝糖的生成,有效降低全天血糖,不增加低血糖的发生率,不增加体质量,不干扰脂代谢,不影响脂肪分布;与二甲双胍合用疗效增强。

(2)药物剂量:格列本脲,每片 2.5 mg,2.5～15 mg/d,分 2～3 次服;格列吡嗪,每片 5 mg,5～30 mg/d,分 2～3 次服;格列吡嗪控释片(瑞易宁),每片 5 mg,5～20 mg/d,1 次/天;格列齐特,每片 80 mg,80～240 mg/d,分 2～3 次服;格列喹酮,每片 30 mg,30～180 mg/d,分 2～3 次服;格列苯脲,每片 1 mg,1～4 mg/d,1 次/天。

2.双胍类

(1)常用的药物剂量:肠溶二甲双胍,每片 0.25 g,0.5～1.5 g/d,分 2～3 次口服;二甲双胍,每片 0.5 g,0.85～2.55 g/d,分 1～2 次口服,剂量超过 2.55 g/d 时,最好随三餐分次口服。

(2)用药方法:二甲双胍开始时用小剂量,餐中服,告知患者有可能出现消化道反应,经一段时间有可能减轻、消失;按需逐渐调整剂量,以不超过 2 g/d 肠溶二甲双胍或 2.55 g/d 二甲双胍(格华止)为度;老年人减量。

3.α-葡萄糖苷酶抑制药

用药方法:常用药物如阿卡波糖(拜糖平),开始剂量 50 mg,3 次/天,75～300 mg/d;倍欣 0.2 mg,3 次/天,与餐同服。合用助消化药、制酸药、胆盐等可削弱效果。

4.胰岛素增敏(效)药

胰岛素增敏(效)药包括罗格列酮、吡格列酮等,属于噻唑烷二酮类口服降糖药。

(1)吡格列酮。①用药方法:口服 1 次/天,初始剂量为 15 mg,可根据病情加量直至 45 mg/d。肾功能不全者不必调整剂量。②本品不适用于 1 型糖尿病、糖尿病酮症酸中毒的患者,禁用于对本品过敏者。活动性肝病者不应使用本品。水肿和心功能分级 NYHA Ⅲ～Ⅳ 患者不宜使用本品。本品不宜用于儿童。用药过程中若 ALT 水平持续超过 3 倍正常上限或出现黄疸,应停药。联合使用其他降糖药有发生低血糖的危险。③常见不良反应有头痛、背痛、头晕、乏力、恶心、腹泻等,偶有增加体质量和肌酸激酶升高的报道。

(2)罗格列酮。①用药方法:起始剂量为 4 mg/d,单次服用;经 12 周治疗后,如需要可加量至 8 mg/d,1 次/天或 2 次/天服用。②临床适应证及注意事项同吡格列酮,但本品的肝不良反应少。

5.胰岛素

(1)适应证包括以下几方面:1 型糖尿病;糖尿病酮症酸中毒、高渗性昏迷和乳酸性酸中毒伴高血糖时;合并重症感染、消耗性疾病、视网膜病变、肾病变、神经病变、急性心肌梗死、脑血管意外;因伴发病需外科治疗的围手术期;妊娠和分娩;2 型糖尿病患者经饮食及口服降糖药治疗未获得良好控制;全胰腺切除引起的继发性糖尿病。

(2)临床常用胰岛素制剂包括超短效胰岛素、人胰岛素类似物,无免疫原性,低血糖发生率低;短效胰岛素(R);中效胰岛素(中性鱼精蛋白锌胰岛素 NPH);预混胰岛素(30R、50R);长效胰岛素(鱼精蛋白锌胰岛素 PZI)。

(于军霞)

第二节　糖尿病乳酸性酸中毒

体内的碳水化合物代谢产生两种乳酸同分异构体,即左旋乳酸(L-乳酸)和右旋乳酸(D-乳酸)(图5-1)。因此,乳酸性酸中毒应分为L-乳酸性酸中毒和D-乳酸性酸中毒两类。但是,一般情况下的乳酸性酸中毒仅指L-乳酸性酸中毒。机体乳酸产生过多和/或其清除减少引起血L-乳酸明显升高(≥ 5 mmol/L),导致代谢性酸中毒(血碳酸氢盐≤ 10 mmol/L,动脉血气 pH ≤ 7.35),称为L-乳酸性酸中毒(简称乳酸性酸中毒),而D-乳酸性酸中毒是指血清 D-乳酸 ≥ 3 mmol/L的临床状态。血乳酸增高而无血 pH 降低称为高乳酸血症。在糖尿病基础上发生的乳酸性酸中毒称为糖尿病乳酸性酸中毒(DLA),亦应包括糖尿病 L-乳酸性酸中毒(常见)和糖尿病 D-乳酸性酸中毒(少见)两种。糖尿病乳酸性酸中毒的发病率为 $0.25\% \sim 4\%$,多发生于服用大量苯乙双胍伴肝肾功能不全和心力衰竭等的糖尿病患者,虽不常见,但后果严重,死亡率高。

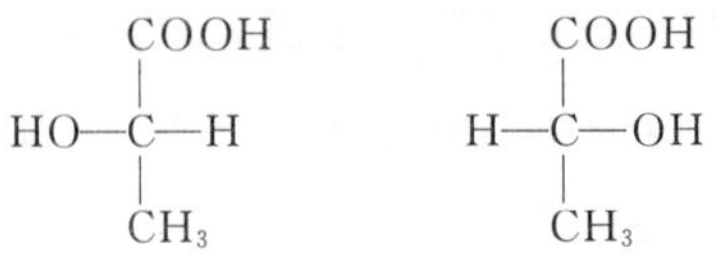

$$\begin{array}{cc} \text{COOH} & \text{COOH} \\ \text{HO}-\text{C}-\text{H} & \text{H}-\text{C}-\text{OH} \\ \text{CH}_3 & \text{CH}_3 \\ \text{L-乳酸} & \text{D-乳酸} \end{array}$$

图 5-1　乳酸的同分异构体

一、病因与分类

乳酸性酸中毒可分为 L-乳酸性酸中毒和 D-乳酸性酸中毒两类,其病因与分类见表 5-1。

表 5-1　乳酸性酸中毒的病因与分类

L-乳酸性酸中毒(常见)	药物
组织缺氧型	双胍类
心力衰竭	果糖
心源性休克	山梨醇/木糖醇
窒息	反转录蛋白酶抑制剂(AIDS)
脓毒败血症	中毒
非组织缺氧型	甲醇/乙二醇
糖尿病	一氧化碳中毒
恶性肿瘤	D-乳酸性酸中毒(少见)
肝衰竭	生成过多
肾衰竭	胃肠手术
严重感染	短肠综合征
先天性代谢疾病	肠外营养
1 型糖原贮积症	代谢障碍(亚临床酸中毒)
丙酮酸脱氢酸缺陷症	糖尿病

续表

丙酮酸羟化酶缺陷症	新生儿
果糖 1,6-二磷酸酶缺陷症	严重缺血缺氧
线粒体呼吸链病	创伤

(一)L-乳酸和 D-乳酸的来源和代谢不同

1.L-乳酸来源与代谢

正常人血清中的 L-乳酸来源于细胞代谢,以左旋乳酸为主,葡萄糖分解代谢生成的丙酮酸大部分经三羧酸循环氧化供能,但在缺氧或氧利用障碍时,大部分丙酮酸则在乳酸脱氢酶的作用下还原为乳酸。机体内产生乳酸的部位主要为红细胞(无线粒体)、骨骼肌、皮肤和神经等代谢活跃的组织;在氧供不充足时,人体绝大多数组织都能通过糖酵解途径生成乳酸。当人体在剧烈运动时,组织处于相对缺氧的生理状态;一些疾病(休克、心功能不全造成组织低灌注以及窒息或严重贫血造成低氧状态)也可导致机体处于缺氧的病理状态,均可使体内无氧糖酵解增强,乳酸生成增多。

2.D-乳酸来源与代谢

人类缺乏 D-乳酸脱氢酶,仅能通过 D-α-羟酸脱氢酶生成丙酮酸(图 5-2)。由甲基乙二醛途径生成的 D-乳酸很少,仅 11～70nmol/L,尿 D-乳酸＜0.1 μmol/h。但在某些情况下,肠道细菌可产生大量 D-乳酸,使血清 D-乳酸升高数百至数千倍。此外,外源性 D-乳酸或 L-乳酸可来源于发酵食品(如腌菜和酸奶等)。D-乳酸在组织中的转运依赖于质子-依赖性单羧酸盐转运体(MCT1～8),表达 MCT 的组织很多,如视网膜、骨骼肌、肾脏、肝脏、脑组织、胎盘、血细胞、毛细血管内皮细胞、心肌细胞和肠黏膜细胞等。

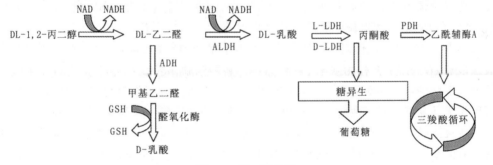

图 5-2　乙二醇代谢

注:glycol:乙二醇;ADH:alcohol dehydrogenase,醇脱氢酶;ALDH:aldehyde dehydro-genase,醛脱氢酶;GSH:reduced glutathione,还原型谷胱甘肽;PDH:pyruvate dehy-drogenase,丙酮酸脱氢酶;L-LDH:L-lactate dehydrogenase,L-乳酸脱氢酶;D-LDH:D-lactate dehydrogenase,D-乳酸脱氢酶

(二)肝/肾是利用和清除 L-乳酸的主要器官

正常情况下,肝脏可利用机体代谢过程中产生的乳酸为底物,通过糖异生合成葡萄糖,即所谓的 Cori 循环,或转变为糖原加以储存,少量乳酸经肾自尿液排出,机体乳酸的产生和利用之间保持平衡,血乳酸浓度相对恒定。若血乳酸明显升高,大大超过肝脏的处理能力,同时超过乳酸肾阈值(7.7 mmol/L),则可通过肾脏由尿中排泄,因此在肝肾功能不全时,易出现高乳酸血症,严重时可发生乳酸性酸中毒。

乳酸产生过多见于：①休克和左心功能不全等病理状态造成组织低灌流；②呼吸衰竭和严重贫血等导致动脉血氧合降低，组织缺氧；③某些与糖代谢有关的酶系（葡萄糖-6-磷酸脱氢酶、丙酮酸羧化酶和丙酮酸脱氢酶等）的先天性缺陷。乳酸清除减少主要见于肝肾功能不全。临床上，大多数的乳酸性酸中毒患者均不同程度的同时存在着乳酸生成过多及清除的障碍。

（三）缺氧/疾病/药物/中毒引起 L-乳酸性酸中毒

L-乳酸性酸中毒可分为组织缺氧型（A 类）和非组织缺氧型（B 类）两类。

1.组织缺氧型乳酸性酸中毒（A 类）

A 类常见于心力衰竭、心源性休克、窒息、一氧化碳中毒或脓毒败血症等，此时因缺氧导致了大量乳酸产生，远超过机体的清除能力，同时也可能伴有清除能力下降。2 型糖尿病患者常并发心血管疾病，因此也可表现为此类。在各种休克的抢救过程中，常需使用较大剂量的儿茶酚胺类升压药。许多缩血管药物可恶化组织灌注，细胞缺血、缺氧更为严重。细胞内，尤其是线粒体的呼吸链缺氧可导致严重的高乳酸血症。有些患者的血乳酸升高不明显，但乳酸/丙酮酸或乳酸/酮体总量比值明显升高，这部分患者的死亡率更高。乳酸/丙酮酸比值升高及高乳酸血症持续的时间越长，多器官衰竭和死亡的概率也越高。

2.非组织缺氧型乳酸性酸中毒（B 类）

B 类即无明显低氧血症或循环血量不足。B 类又可分为 B-1、B-2 和 B-3 型。

（1）B-1 型：见于糖尿病、恶性肿瘤、肝功能衰竭、严重感染及肾衰竭等情况。

（2）B-2 型：多由于药物及毒物引起，主要见于双胍类口服降糖药、果糖、山梨醇、木糖醇、甲醇和乙二醇等的中毒。用反转录蛋白酶抑制剂治疗 HIV 感染时，常发生继发性脂肪营养不良（外周性脂肪萎缩伴中枢性肥胖）和肝损害，患者往往还并发乳酸性酸中毒（NRTI-LD 综合征）。长期使用抗反转录病毒治疗时，还可发生严重的多器官衰竭-乳酸中毒综合征。有人用大剂量硫胺（维生素 B_1）治疗取得较好效果。

（3）B-3 型：由于先天性代谢疾病所致，常见者为葡萄糖-6-磷酸酶缺陷（I 型糖原贮积症）、丙酮酸脱氢酸缺陷、丙酮酸羟化酶缺陷、果糖 1,6-二磷酸酶缺陷及线粒体呼吸链的氧化磷酸化障碍等情况。细胞的氧化磷酸化在线粒体呼吸链上进行。参与呼吸链氧化磷酸化的酶类很多，这些酶可因先天性缺陷或后天性病变及毒物中毒而发生功能障碍。这类疾病是线粒体病中的一种类型——线粒体呼吸链病（MRCD）。线粒体呼吸链病可为局限性（如仅发生于肝脏）或泛发性（肝、脑和肌肉细胞等）。局限于肝脏的线粒体呼吸链病的最优治疗是肝移植，但必须选择好肝移植的受体对象。

此外，无论是儿童还是成年人的短肠综合征患者均易发生乳酸性酸中毒，其发生机制未明。

二、常见诱因和临床表现

糖尿病存在乳酸利用缺陷。当感染、糖尿病酮症酸中毒、高渗性高血糖状态或缺氧时容易造成乳酸堆积和乳酸性酸中毒。糖尿病患者易发生糖尿病乳酸性酸中毒是因为：①糖尿病患者常伴有丙酮酸氧化障碍及乳酸利用缺陷，平时即有血乳酸轻度升高，因此在存在乳酸性酸中毒诱因时，更易发生乳酸性酸中毒；②糖尿病性急性并发症如感染、脓毒血症、糖尿病酮症酸中毒（DKA）和非酮症高渗性糖尿病昏迷等时可造成乳酸堆积，因此乳酸性酸中毒可与糖尿病酮症酸中毒或非酮症高渗性糖尿病昏迷同时存在；③糖尿病患者可合并心、肝、肾脏疾病和/或并发心、肝、肾脏损害，可造成组织器官血液灌注不良和低氧血症；同时由于糖化血红蛋白增高，血红蛋白携氧能力下降,更易造成局部缺氧,这些均可引起乳酸生成增加。此外,肝脏及肾脏功能障碍又可影响乳酸的代谢、转化及排出,进而导致乳酸性酸中毒。

(一)常见诱因

1.双胍类药物诱发 L-乳酸性酸中毒

糖尿病患者常服用双胍类药物,因其能增强糖的无氧酵解,抑制肝脏和肌肉对乳酸的摄取,抑制糖异生作用,故有致乳酸性酸中毒的作用,特别是高龄,合并心、肺、肝和肾疾病的糖尿病患者长期、大剂量服用苯乙双胍(用量＞100 mg/d)时,易诱发乳酸性酸中毒,但在国内因苯乙双胍导致乳酸性酸中毒的报道较少,其原因可能与用量较小有关。二甲双胍仅使血乳酸轻度升高,多＜2 mmol/L,二甲双胍致乳酸性酸中毒的发生率与死亡率分别为(0～0.8)/1 000 和(0～0.024)/10 000,仅为苯乙双胍的 1/20,两者的差异可能与二甲双胍的半衰期(1.5 h)较苯乙双胍明显缩短(12 h)有关。有研究表明,与接受其他降糖药治疗的糖尿病患者相比,服用二甲双胍的患者的血乳酸水平和乳酸性酸中毒的发病率并无显著差异。Pongwecharak 等在泰国南部的 Hatyai 观察了门诊糖尿病患者的二甲双胍使用情况,有 80％以上的患者存在该药的禁忌证(如慢性肝病、心力衰竭和慢性肾病),但并未增加乳酸性酸中毒的发生率,说明二甲双胍引起的乳酸性酸中毒并非常见。

鉴于苯乙双胍易诱发糖尿病乳酸性酸中毒,目前临床上已基本不用,而以二甲双胍代替。如用苯乙双胍,每天剂量最好≤75 mg。

糖尿病患者使用二甲双胍前,应首先评价肾功能。评价的方法是:①如果血清肌酐高于265.2 μmol/L,即列为二甲双胍的禁忌证;②因为肾功能正常者使用该药亦可诱发高乳酸血症,ALT 和 BMI 是引起高乳酸血症的独立相关因素,ALT 和 BMI 越高,发生高乳酸血症的可能性越大,因此应同时考查 ALT 和 BMI 状况;③肾小球滤过率(GFR)60 mL/min 以上者可以使用二甲双胍,45～60 mL/min 应减量使用,并避免使用经肾排泄的其他药物。

2.缺氧、感染、肺心病等诱发糖尿病乳酸性酸中毒

糖尿病伴有感染、各种休克、脓毒败血症、糖尿病酮症酸中毒和高渗性非酮症高血糖性昏迷综合征等急性并发症的糖尿病患者,常因微循环障碍、组织器官灌注不良、组织缺氧、乳酸生成增加和排泄减少而诱发糖尿病乳酸性酸中毒。糖尿病患者合并大血管和微血管慢性并发症,如心肌梗死、糖尿病肾病和脑血管意外,可造成或加重组织器官血液灌注不良,出现低氧血症以及乳酸清除减少,导致乳酸性酸中毒。

此外,糖尿病合并严重肺气肿、肺心病、肺栓塞和白血病等也可引起组织缺氧,使血乳酸升高。或因酗酒、一氧化碳中毒、水杨酸、儿茶酚胺、硝普钠和乳糖过量诱发乳酸性酸中毒。二甲双胍中毒可因诱发顽固性 L-乳酸性酸中毒而导致死亡。

(二)临床表现

在临床上,糖尿病乳酸性酸中毒不如糖尿病酮症酸中毒常见,主要发生于长期或过量服用苯乙双胍(降糖灵)并伴有心、肝和肾疾病的老年糖尿病患者,在发病开始阶段,这些基础疾病的症状常掩盖了糖尿病乳酸性酸中毒的症状,以致难以确定。其临床症状和体征无特异性。一般发病较为迅速,主要表现为不同程度的代谢性酸中毒的临床特征,当血乳酸明显升高时,可对中枢神经、呼吸、消化和循环系统产生严重影响。

乏力、食欲降低、嗜睡、腹痛、头痛、血压下降、意识障碍、昏迷及休克是糖尿病乳酸性酸中毒的常见表现。轻症可仅有乏力、恶心、食欲降低、头晕、嗜睡和呼吸稍深快。中至重度可有腹痛、

恶心、呕吐、头痛、头晕、疲劳加重、口唇发绀、无酮味的深大呼吸至潮式呼吸、血压下降、脱水表现、意识障碍、四肢反射减弱、肌张力下降、体温下降和瞳孔扩大,最后可导致昏迷及休克。值得注意的是,糖尿病酮症酸中毒及高渗性非酮症高血糖性昏迷综合征的患者、尤其是老年患者,也常同时并发乳酸性酸中毒,导致病情更加复杂和严重,治疗更加困难。糖尿病乳酸性酸中毒是糖尿病最严重的并发症之一,病死率高达 50% 以上。血乳酸越高,病死率越高。血乳酸>9.0 mmol/L 者病死率高达 80%;血乳酸>15 mmol/L,罕有抢救成功的患者。在治疗过程中血乳酸持续升高不降者,其存活后的预后也差。

三、诊断和鉴别诊断

(一)注意事项

临床上糖尿病患者出现意识障碍和昏迷,并有服用苯乙双胍史及伴有肝肾功能不全和慢性缺氧性疾病者,而不能用糖尿病酮症酸中毒或高渗性非酮症高血糖性昏迷综合征解释者,应高度怀疑本病的可能性,尽快作血乳酸测定以确诊。

(二)诊断

诊断糖尿病乳酸性酸中毒的要点如下。①糖尿病:患者已经诊断为糖尿病或本次的临床资料能确立糖尿病的诊断。②血乳酸明显升高:血乳酸≥5 mmol/L 者可诊断为乳酸性酸中毒,血乳酸/丙酮酸≥30;血乳酸>2 mmol/L 但小于 5 mmol/L 者可诊断为高乳酸血症。③代谢性酸中毒:动脉血气 pH<7.35,血 HCO_3^-<10 mmol/L,阴离子隙>18 mmol/L。④排除糖尿病酮症酸中毒和尿毒症。因此,为了早期明确诊断,应进行如下检测。

1.必检项目

作为代谢性酸中毒的病因鉴别依据,血糖、血酮体、尿酮体和血渗透压为必检项目。糖尿病乳酸性酸中毒时,血糖多偏低或正常,血酮体及尿酮体一般正常。若患者进食少及反复呕吐时,也可略高;若与糖尿病酮症酸中毒并存时,则可明显升高。血浆渗透压正常或略高。血 Na^+ 和 K^+ 正常或稍高,血 Cl^- 正常。血尿素氮和肌酐(Cr)常升高。血白细胞轻度增多。

2.阴离子隙和清蛋白校正的阴离子隙

应用碱缺乏(BD)和阴离子隙诊断乳酸性酸中毒不准确。阴离子隙的正常值为 10~12 mq/L,其预测乳酸性酸中毒的敏感性为 63%,特异性为 80%。在不能测定乳酸的情况下,清蛋白校正的阴离子隙(ACAG)预测乳酸性酸中毒有一定价值,其敏感性达94.4%,但特异性不足 30%。阴离子隙=$[Na^+]-(Cl^-+HCO_3^-)$;计算的 ACAG(Figge 方程)=(4.4-[测定的清蛋白(g/dL)])×2.5 +AG。清蛋白和乳酸校正的阴离子隙(ALCAG)={[4.4-测定的清蛋白(g/dL)]×0.25}+AG-[血乳酸(mmol/L)]。因此,阴离子隙和清蛋白校正的阴离子隙主要用于乳酸性酸中毒(尤其是 D-乳酸性酸中毒)的排除诊断。由于 AG、ACAG 和 BD 预测乳酸性酸中毒的敏感性不高,尤其存在低蛋白血症时仅能作为诊断的参考依据,因此应该强调直接测定血清乳酸含量。

3.血乳酸测定

正常情况下,乳酸是体内葡萄糖无氧酵解的终产物。正常情况下,机体代谢过程中产生的乳酸可由肝脏代谢及肾脏排泄,血乳酸为 0.5~1.6 mmol/L(5~15 mg/dL),≤1.8 mmol/L。糖尿病乳酸性酸中毒时,血乳酸≥5 mmol/L,严重时可达 20~40 mmol/L,血乳酸/丙酮酸≥30,血乳酸浓度显著升高是诊断糖尿病乳酸性酸中毒的决定因素。2 mmol/L<血乳酸<5 mmol/L,可

认为是高乳酸血症。但是,通常用于检测 L-乳酸的方法不能测出 D-乳酸,因此,当血清乳酸值与临床表现不符时,应考虑 D-乳酸性酸中毒可能。

4.血气分析

动脉血气 pH<7.35,常在 7.0 以下,血 HCO_3^- <10 mmol/L,碱剩余(BE)为负值,缓冲碱(BB)降低,实际碳酸氢盐(AB)与标准碳酸氢盐(SB)均减少,阴离子间隙(AG)>18 mmol/L。

(三)L-乳酸性酸中毒与 D-乳酸性酸中毒鉴别

如果乳酸性酸中毒的临床表现典型,阴离子隙和清蛋白校正的阴离子隙均明显升高,但血清乳酸不升高或仅轻度升高时,应想到 D-乳酸性酸中毒可能。胃肠手术(尤其是空肠-回肠旁路术)后,容易发生 D-乳酸性酸中毒(血清 D-乳酸≥3 mmol/L)。由于手术切除了较多的肠段,摄入的碳水化合物不能被及时消化吸收,潴留在结肠。而结肠的厌氧菌(主要是乳酸杆菌)将这些碳水化合物分解为右旋乳酸(D-乳酸)。D-乳酸具有神经毒性,可引起中毒性脑病。在肾功能正常情况下,中毒性脑病症状较轻,且具有一定自限性;但严重肾衰竭患者可能出现 D-乳酸性酸中毒。此外,血清 D-乳酸升高而未达到 3 mmol/L 的现象称为亚临床 D-乳酸性酸中毒,多见于严重的糖尿病肾病、缺血缺氧或创伤性休克。

(四)糖尿病乳酸性酸中毒与以下疾病鉴别

1.糖尿病酮症酸中毒或糖尿病酮症酸中毒合并糖尿病乳酸性酸中毒

糖尿病酮症酸中毒患者有血糖控制不良病史,临床表现有明显脱水、呼气中可闻及酮味、血糖高、血酮明显升高及血乳酸<5 mmol/L,可资鉴别。另一方面,糖尿病酮症酸中毒合并糖尿病乳酸性酸中毒的情况并不少见,应引起高度重视。当糖尿病酮症酸中毒抢救后酮症已消失,而血 pH 仍低时要考虑糖尿病乳酸性酸中毒的合并存在。

2.高渗性高血糖状态或高渗性高血糖状态合并糖尿病乳酸性酸中毒

多见于老年人,起病较慢,主要表现为严重的脱水及进行性的精神障碍,血糖、血钠及血渗透压明显升高,但血 pH 正常或偏低,血乳酸正常。同样应注意少数患者也可同时伴有糖尿病乳酸性酸中毒,如果在无酮血症时,碳酸氢盐≤15 mmol/L,应该考虑到同时合并糖尿病乳酸性酸中毒的可能。

3.低血糖症

低血糖症也可有神志改变,但有过量应用降糖药和进食不及时等病史,出现饥饿感和出冷汗等交感神经兴奋症状,血糖≤2.8 mmol/L,补糖后症状好转,血乳酸不高,可资鉴别。

4.酒精性酮症酸中毒

有长期饮酒史,血阴离子间隙增大,动脉血 CO_2 分压降低而血酮和 β-羟丁酸/乙酰乙酸比值升高。酒精性糖尿病酮症酸中毒患者有长期饮酒史,血阴离子隙和血清渗透压隙增大,动脉血 CO_2 分压($PaCO_2$)降低而血酮和 β-羟丁酸/乙酰乙酸比值升高。有的患者伴有肝功能异常、乳酸性酸中毒、急性胰腺炎、Wernicke 脑病和心力衰竭。

四、预防及治疗

糖尿病乳酸性酸中毒是糖尿病急性并发症之一。其在临床中发病率较低,易误诊,但一旦发生,病情严重,预后差,死亡率高达 50%,因为这些患者多伴有肝肾功能不全、感染和休克等严重并发症,目前尚无满意的治疗方法。因此应加强糖尿病的宣传教育,加强医师与患者间的联系,注重预防、早期发现,及时治疗。

为安全考虑,在临床中严格掌握双胍类药物的适应证和禁忌证,尽可能不用苯乙双胍。若糖尿病患者并发心、肝和肾功能不全,或在缺氧、过度饮酒和脱水时,应尽量避免使用双胍类药物。美国糖尿病协会已建议当血肌酐(Cr)＞125 μmol/L 时,应避免使用双胍类药物。使用双胍类药物时,应定期监测肝肾功能。

(一)去除糖尿病乳酸性酸中毒诱因并治疗原发病

目前仍缺乏统一的诊疗指南,其治疗很不规范,疗效差异大。在连续监测血乳酸、及时判断疗效的前提下,进行如下治疗。

1.诱因和原发病治疗

一旦考虑糖尿病乳酸性酸中毒,应立即停用双胍类等可导致乳酸性酸中毒的药物、保持气道通畅和给氧。对于由肺部疾病导致缺氧者,应针对原发病因及时处理,必要时做气管切开或机械通气,以保证充分氧合;如血压偏低、有脱水或休克,应补液扩容改善组织灌注,纠正休克,利尿排酸,补充生理盐水维持足够的心排血量与组织灌注,必要时可予血管活性药及行中心静脉压监护,但尽量避免使用肾上腺素或去甲肾上腺素等强烈收缩血管药物,以防进一步减少组织的灌注量。补液量应根据患者的脱水情况和心肺功能等情况来决定;如病因不明的严重乳酸性酸中毒患者,应着重先考虑有感染性休克的可能,及早行病原体培养,并根据经验,尽早选用抗生素治疗。

西柚子汁似乎可改善胰岛素抵抗,降低体质量,但可能增加二甲双胍致乳酸性酸中毒的风险。

2.糖尿病酮症酸中毒和高渗性高血糖状态治疗

当糖尿病酮症酸中毒或高渗性高血糖状态患者合并高乳酸血症时,一般按糖尿病酮症酸中毒或高渗性高血糖状态的治疗即可,高乳酸血症将在治疗过程中自然消退;如果糖尿病酮症酸中毒或高渗性高血糖状态患者合并有严重的乳酸性酸中毒,则应该在治疗的同时更积极地处理原发病,改善循环,控制血糖和维持水、电解质平衡,但补碱的原则仍与糖尿病酮症酸中毒相同,禁忌大量补充碱性溶液。

3.糖尿病治疗

控制血糖采用小剂量胰岛素治疗,以 0.1 U/(kg·h)速度持续静脉滴注,不但可降低血糖,而且能促进三羧酸循环,减少乳酸的产生并促进乳酸的利用。若血糖正常或偏低,则应同时予葡萄糖及胰岛素,根据血糖水平调整糖及胰岛素比例。监测血钾和血钙,视情况酌情补钾和补钙,以防低血钾和低血钙。

(二)纠正酸中毒并维持水、电解质平衡

1.纠正酸中毒

目前对乳酸性酸中毒使用碱性药物仍有争议。一般认为过度的血液碱化可使氧离曲线左移,加重组织缺氧,而且可以使细胞内液和脑脊液进一步酸化和诱发脑水肿,并无确切证据表明静脉应用碳酸氢钠可降低死亡率,故补碱不宜过多和过快。当 pH＜7.2 和 HCO_3^- ＜10.05 mmol/L时,患者肺脏能维持有效的通气量以排出蓄积的二氧化碳,以及肾功能足以避免水、钠潴留,应及时补充 5％碳酸氢钠 100～200 mL(5～10 g),用生理盐水稀释到 1.25％的浓度。酸中毒严重者(血 pH＜7.0,HCO_3^- ＜5 mmol/L)可重复使用,直到血 pH＞7.2,则停止补碱。24 h 可用碳酸氢钠 4.0～170 g。如补碱过程中血钠升高,可予呋塞米,同时也将有助于乳酸及药物的排泄。若心功能不全或不能大量补钠,可选择使用三羟甲基氨基甲烷(THAM),应注意不可漏出血管。二氯乙酸盐(DCA)可通过增加氧摄取,激动丙酮酸脱氢酶复合物,促进乳酸氧化,降低血乳酸,缓解酸中毒症状,对多种原因引起的乳酸性酸中毒有较好的疗效,日剂量为100～1 500 mg/kg,短期应用无不良反应。

2.透析疗法

多用于伴肾功能不全或严重心力衰竭及血钠较高的危重患者,应使用不含乳酸钠的透析液,可清除药物,加快乳酸的排泄,可采用血液透析或腹膜透析。

3.支持和对症处理

积极改善心功能、护肝、保护肾功能及加强营养和护理等综合治疗。

(于军霞)

第三节 糖尿病酮症酸中毒

糖尿病酮症酸中毒(DKA)是由于胰岛素不足和升糖激素不适当升高引起的糖、脂肪、蛋白质和水盐与酸碱代谢严重紊乱综合征。糖尿病酮症酸中毒的发生与糖尿病类型有关,1 型糖尿病有发生糖尿病酮症酸中毒的倾向,有的 1 型糖尿病患者以糖尿病酮症酸中毒为首发表现;2 型糖尿病患者亦可被某些诱因诱发糖尿病酮症酸中毒。常见的诱因有急性感染、胰岛素不适当减量或突然中断治疗、饮食不当(如过量或不足、食品过甜和酗酒等)、胃肠疾病(如呕吐和腹泻等)、脑卒中、心肌梗死、创伤、手术、妊娠、分娩和精神刺激等。有时可无明显诱因,严重者有神志障碍,可因并发休克和急性肾衰竭等而导致死亡。

随着糖尿病防治水平的提高,糖尿病酮症酸中毒的总体发病率和发病密度逐年下降。根据医疗保险索赔的记录,我国台湾地区糖尿病酮症酸中毒住院人数从 1997 年的每年 6‰人下降到了 2005 年的 5‰人,但是除了年龄是影响发病密度的重要因素外,≤35 岁的年轻女性因糖尿病酮症酸中毒而住院者反而增加,其原因可能主要与糖尿病酮症酸中毒的预防不力有关。

一、病因与发病机制

糖尿病酮症酸中毒的发病机制主要涉及两个方面。一是胰岛素绝对缺乏(2 型糖尿病发生糖尿病酮症酸中毒时与 1 型糖尿病一样)。有人检测 2 型糖尿病和 1 型糖尿病患者发生糖尿病酮症酸中毒时的血清 C 肽,均为不可检出。二是拮抗胰岛素的升糖激素(如胰高血糖素、生长激素和皮质醇等)分泌增多。任何诱因均可使此两种情况进一步加重。

(一)1 型糖尿病因严重胰岛素缺乏导致糖尿病酮症酸中毒

胰岛素缺乏是发生糖尿病酮症酸中毒的病因和发病基础。胰岛素缺乏时,伴随着胰高血糖素等升糖激素的不适当升高,葡萄糖对胰高血糖素分泌的抑制能力丧失,胰高血糖素对刺激(精氨酸和进食)的分泌反应增强,导致肝和肾葡萄糖生成增多和外周组织利用葡萄糖障碍,加剧血糖的进一步升高,并使肝脏的酮体生成旺盛,出现酮症或酮症酸中毒。除了胰高血糖素外,升高血糖的激素还包括儿茶酚胺、糖皮质激素和生长激素等,这些升糖激素在糖尿病酮症酸中毒的发展中起了重要作用。

1 型糖尿病和 2 型糖尿病均可发生糖尿病酮症酸中毒,但 1 型糖尿病比 2 型糖尿病常见。

近年来的研究及临床观察发现,成人隐匿性自身免疫性糖尿病(LADA)可能以酮症起病。但1型糖尿病和2型糖尿病导致胰岛素缺乏的原因有所不同。1型糖尿病本身即有胰岛素绝对缺乏,依赖胰岛素而生存,中断胰岛素治疗、胰岛素泵使用不当、胰岛素泵发生障碍而"停止"胰岛素治疗或加上诱因因素都可诱发糖尿病酮症酸中毒,严重患者可在无任何诱因的情况下发生糖尿病酮症酸中毒。

(二)2型糖尿病因急性应激诱发糖尿病酮症酸中毒

通常情况下,2型糖尿病的胰岛素分泌为相对不足,一般不会发生自发性糖尿病酮症酸中毒。2型糖尿病患者发生糖尿病酮症酸中毒时均存在1个或多个诱因,如严重外伤、手术、卒中、心肌梗死、器官移植和血液透析等,有时是因为使用了抑制胰岛素分泌或拮抗胰岛素作用的药物所致,如糖皮质激素、生长激素、二氮嗪、苯妥英钠、肾上腺素、氢氯噻嗪或奥曲肽等。

(三)其他原因引起或诱发糖尿病酮症酸中毒

引起糖尿病酮症酸中毒的其他原因均属少见。糖尿病与非糖尿病均可发生酮症酸中毒,但糖尿病患者发生的酮症酸中毒(即DKA)往往更严重。

1.酮症倾向性糖尿病

酮症倾向性糖尿病(KPD)患者糖尿病酮症酸中毒发作时没有明确的诱因,主要见于1型糖尿病。

2.糖尿病酒精性酮症酸中毒

糖尿病患者饮用过量乙醇而引起酒精性酮症酸中毒,伴或不伴糖尿病酮症酸中毒;而非糖尿病者亦可因饮酒过量而引起酒精性酮症酸中毒。因此,单纯的酒精性酮症酸中毒应与糖尿病患者的糖尿病酮症酸中毒鉴别,因为前者只需要补液即可,一般不必补充胰岛素。

3.月经相关性糖尿病酮症酸中毒

女性1型糖尿病患者在每次月经期发生糖尿病酮症酸中毒和高血糖危象,糖尿病酮症酸中毒发作与月经周期一致而无诱发糖尿病酮症酸中毒的其他因素存在(月经性糖尿病酮症酸中毒/高血糖症)。

4.药物所致的代谢性酸中毒

该病可危及生命。引起代谢性酸中毒的药物很多,如抗病毒制剂和双胍类等。根据酸中毒的病理生理特征,一般可分为以下几种类型:①肾脏排H^+障碍,如Ⅰ型与Ⅳ型肾小管酸中毒;②H^+的负荷增加,如酸性药物和静脉营养支持治疗等;③HCO_3^-丢失过多,如药物所致的严重呕吐与Ⅱ型肾小管性酸中毒等。药物所致的代谢性酸中毒的病因诊断主要依赖于药物摄入史,一般可根据动脉血气分析、血清阴离子隙和血清渗透隙等确定诊断。

5.恶性生长抑素瘤

该病罕见,患者因大量分泌生长抑素而出现抑制综合征,表现为酮症酸中毒、低胃酸症、胆石症、脂肪泻、贫血和消瘦,酮症酸中毒的发生与肿瘤分泌大分子生长抑素有关。

(四)过度脂肪分解导致酮体堆积和代谢性酸中毒

由于脂肪动员和分解加速,血液和肝脏中的非酯化脂肪酸(游离脂肪酸,FFA)增加。在胰岛素绝对缺乏的情况下,FFA在肝内重新酯化受阻而不能合成三酰甘油(甘油三酯,TG);同时由于糖的氧化受阻,FFA的氧化障碍而不能被机体利用;因此,大量FFA转变为酮体。糖尿病酮症酸中毒时,酮体被组织利用减少,肾脏因失水而使酮体排出困难,从而造成酮体在体内堆积。含产酮氨基酸的蛋白质分解也增加酮体的产生。血酮升高(酮血症)和尿酮排出增多(酮尿)统称为酮症。酮体中的乙酰乙酸(AcAc)和β-羟丁酸(OHB)属有机酸性化合物,在机体代偿过程中消耗体内的碱储备。早期由于组织利用及体液缓冲系统和肺与肾的调节,pH可保持正常;当代谢紊乱进一步加重,血酮浓度继续升高并超过机体的代偿能力时,血pH降低,出现失代偿性酮症酸中毒;当pH<7.0时,可致呼吸中枢麻痹和严重肌无力,甚至死亡。另一方面,酸中毒时,血pH下降使血红蛋白与氧亲和力降低(Bohr效应),可使组织缺氧得到部分改善。如治疗时过快提高血pH,反而加重组织缺氧,诱发脑水肿和中枢神经功能障碍,称为酮症酸中毒昏迷。所有以上因素均加重酮症。当酮体在体内堆积过多,血中存在的缓冲系统不能使其中和,则出现酸中毒和水、电解质代谢紊乱。

二、临床表现

酮体在体内堆积依程度的轻重分为酮症和糖尿病酮症酸中毒,前者为代偿期,后者为失代偿期。1型糖尿病合并糖尿病酮症酸中毒的患者多较年轻,可无诱因而自发;2型糖尿病合并糖尿病酮症酸中毒多为老年糖尿病患者,发病前多有诱发因素和多种并发症;酮症倾向性糖尿病和LADA患者可以糖尿病酮症酸中毒为首发临床表现。根据酸中毒的程度,糖尿病酮症酸中毒分为轻度、中度和重度3度。轻度仅有酮症而无酸中毒(糖尿病酮症);中度除酮症外,还有轻至中度酸中毒(DKA);重度是指酸中毒伴意识障碍(糖尿病酮症酸中毒昏迷),或虽无意识障碍,但二氧化碳结合力<10 mmol/L。

(一)糖尿病酮症酸中毒引起失水/电解质丢失/休克

糖尿病酮症酸中毒时,一方面使葡萄糖不能被组织利用;另一方面拮抗胰岛素作用的激素(其中主要是儿茶酚胺、胰高血糖素和糖皮质激素)分泌增多,肝糖原和肌糖原分解增多,肝内糖异生作用增强,肝脏和肌肉中糖释放增加。两者共同作用的后果是血糖升高。

1.失水

大量的葡萄糖从尿中排出,引起渗透性利尿,多尿症状加重,同时引起水和血清电解质丢失。严重失水使血容量减少,可导致休克和急性肾衰竭;失水还使肾血流量减少,酮体从尿中排泄减少而加重酮症。此外,失水使血渗透压升高,导致脑细胞脱水而引起神志改变,但糖尿病酮症酸中毒患者的神志改变与酸中毒程度无直接关系。一般认为,糖尿病酮症酸中毒是由下列因素的综合作用引起。

(1)血糖和血酮浓度增高使血浆渗透压上升,血糖升高的mmol值与血浆渗透压的增值(Δmmol)相等;细胞外液高渗时,细胞内液向细胞外转移,细胞脱水伴渗透性利尿。

(2)蛋白质和脂肪分解加速,渗透性代谢物(经肾)与酮体(经肺)排泄带出水分,加之酸中毒失代偿时的厌食、恶心和呕吐,使水摄入量减少,丢失增多,故患者的水和电解质丢失往往相当严重。

(3)在一般情况下,失水多于失盐;失水引起血容量不足,血压下降甚至循环衰竭。

2.电解质平衡紊乱

渗透性利尿、呕吐及摄入减少、细胞内外水分及电解质的转移以及血液浓缩等因素均可导致电解质平衡紊乱。血钠正常或减低,早期由于细胞内液外移引起稀释性低钠血症;进而因多尿和酮体排出致血钠丢失增加,失钠多于失水而引起缺钠性低钠血症;严重高脂血症可出现假性低钠血症。如失水超过失钠,血钠也可增高(缺钠性高钠血症)。由于细胞分解代谢增加,磷在细胞内的有机结合障碍,磷自细胞释出后由尿排出,引起低磷血症。低磷血症导致红细胞2,3-二磷酸甘油减少,使血红蛋白与氧的亲和力增加,引起组织缺氧。

3.血压下降和休克

多数患者的多尿、烦渴多饮和乏力症状加重,但亦可首次出现。如未及时治疗,病情继续恶化,于2~4 d发展至失代偿阶段,出现食欲减退、恶心和呕吐,常伴头痛、烦躁和嗜睡等症状,呼吸深快,呼气中有烂苹果味(丙酮气味)。病情进一步发展,出现严重失水,尿量减少、皮肤黏膜干燥和眼球下陷,脉快而弱,血压下降和四肢厥冷。到晚期,除食欲降低外,多饮、多尿和体质量减轻的症状加重,患者常感显著乏力。失水较明显,血容量减少和酸中毒最终导致低血容量性休克。血压下降使肾灌注量降低,当收缩压<9.3 kPa(70 mmHg)时,肾滤过量减少引起少尿或无尿,严重时发生急性肾衰竭。各种反射迟钝甚至消失,终至昏迷。患者还可有感染等诱因引起的临床表现,但常被糖尿病酮症酸中毒的表现掩盖。

(二)其他临床表现依病情而定

1.消化道症状

多数患者有不同程度的消化道症状,如恶心、呕吐、腹痛或上消化道出血等。少数患者腹痛剧烈,酷似急腹症,以儿童及老年患者多见。易误诊,应予注意。其发病机制尚不明了,可能主要与酸中毒有关。

急性食管坏死综合征少见,但后果严重。病因与糖尿病酮症酸中毒、乙醇摄入、血栓栓塞、组织低灌注状态、胃内容物腐蚀、胃肠-食管麻痹、幽门梗阻、感染和血管病变有关。主要表现为上消化道出血、上腹部疼痛、呕吐、厌食和发热等;实验室检查可见贫血和粒细胞升高。食管镜检可见黏膜变黑和糜烂,黑色的食管与胃贲门的界线清晰。活检组织可发现坏死黏膜组织。

2.感染表现

有些患者可有体温降低而潜在感染,需要警惕。如果入院时为低体温,经治疗后,体温升高,常提示合并有感染。

3.脑水肿

糖尿病酮症酸中毒时的脑水肿是患者死亡的主要原因之一(20%~60%),发病机制未明,主要有两种见解。一种观点认为,脑水肿是糖尿病酮症酸中毒本身的表现之一,可能主要与个体差异和代谢紊乱的严重程度有关;但更多的学者认为,脑水肿是糖尿病酮症酸中毒治疗过程中的并发症,过度使用胰岛素和补水,导致血清与脑组织的渗透压失平衡,水分随渗透压差进入脑组织。在形成糖尿病酮症酸中毒的过程中,脑细胞内产生了多种渗透型物质,同时下丘脑分泌的AVP亦增多,以保存脑细胞的水分,但当血清葡萄糖浓度和渗透压下降时,这些物质便成为驱使水分向脑细胞转移的主要因素。

糖尿病酮症酸中毒的患者发生神志模糊和昏迷有多种可能。除糖尿病酮症酸中毒外,最常见的原因为脑水肿。脑水肿可分为症状性和无症状性(亚临床型)两种,症状性脑水肿见于约1%的糖尿病酮症酸中毒患者,而无症状性脑水肿相当常见,经MRI证实(脑室变窄)者高达50%以上,而且绝大多数是在治疗中发生的,提示目前的糖尿病酮症酸中毒治疗措施有促发脑水肿可能。引起脑水肿的主要原因是无溶质的自由水增加。自由水一般有3个来源,一是饮水(如入院前)使胃内潴留的自由水进入循环;二是使用了较大剂量的无电解质的葡萄糖溶液(如5%葡萄糖溶液);三是糖尿病酮症酸中毒治疗后,原来依靠脂肪酸供能的脑组织突然改为葡萄糖供能,结果因代谢而产生较多的自由水。严重失水使血液黏稠度增加,在血渗透压升高、循环衰竭以及脑细胞缺氧等多种因素的综合作用下,出现神经元自由基增多,信号传递途径障碍,甚至 DNA 裂解和线粒体失活,细胞呼吸功能及代谢停滞,出现不同程度的意识障碍和脑水肿。

4.急性心血管事件和器官衰竭

老年人和病情严重或治疗不及时者,可诱发心肌梗死、脑卒中或心力衰竭。糖尿病酮症酸中毒所致的代谢紊乱和病理生理改变经及时、正确的治疗可以逆转。因此,糖尿病酮症酸中毒的预后在很大程度上取决于及时诊断和正确处理。但老年人、全身情况差和已有严重慢性并发症者的死亡率仍很高,主要原因为糖尿病所并发的心肌梗死、肠坏死、休克、脑卒中、严重感染和心肾衰竭等。妊娠并糖尿病酮症酸中毒时,胎儿和母亲的死亡率明显增高。妊娠期反复发作糖尿病酮症酸中毒是导致胎儿死亡或胎儿宫内发育迟滞的重要原因之一。

5.严重低体温

糖尿病酮症酸中毒患者出现严重低体温往往提示其预后极差,死亡率极高。病理生理变化的一个显著特征是发生肾近曲小管上皮细胞糖原蓄积现象(阿-埃细胞现象),肾近曲小管上皮细胞糖原蓄积并伴有核下肾小管上皮细胞空泡变性,其发生机制未明。主要见于糖尿病酮症酸中毒,可能与低体温和糖代谢严重紊乱有关。

三、诊断

糖尿病酮症酸中毒的诊断并不困难。对昏迷、酸中毒、失水和休克的患者,要想到糖尿病酮症酸中毒的可能性,并作相应检查。如尿糖和酮体阳性伴血糖增高,血 pH 和/或二氧化碳结合力降低,无论有无糖尿病病史,都可诊断为糖尿病酮症酸中毒。糖尿病合并尿毒症和脑血管意外时,可出现酸中毒和/或意识障碍,并可诱发糖尿病酮症酸中毒,因此应注意两种情况同时存在的识别。

(一)筛查糖尿病酮症酸中毒

临床上,当糖尿病患者遇有下列情况时要想到糖尿病酮症酸中毒的可能:①有加重胰岛素绝对或相对缺乏的因素,如胰岛素突然减量或停用、胰岛素失效、感染、应激、进食过多高糖、高脂肪食物或饮酒等;②恶心、呕吐和食欲减退;③呼吸加深和加快;④头晕、头痛、烦躁或表情淡漠;⑤失水;⑥心率加快、血压下降,甚至是休克;⑦血糖明显升高;⑧酸中毒;⑨昏迷。

(二)确立糖尿病酮症酸中毒诊断

糖尿病酮症酸中毒临床诊断不难,诊断依据是:①糖尿病病史,以酮症为首发临床表现者则无;②血糖和血酮或血 β-羟丁酸明显升高;③呼气中有酮味;④呼吸深快、有失水征和神志障碍等。糖尿病酮症酸中毒的诊断流程如图 5-3 所示。临床上遇有昏迷者要首先想到糖尿病酮症酸中毒可能。

1.血酮明显升高

血酮明显升高伴 pH 和碳酸氢根降低是糖尿病酮症酸中毒典型特征。酮体包括乙酰乙酸(AcAc)、β-羟丁酸(OHB)和丙酮。正常情况下,葡萄糖无氧糖酵解的终产物为丙酮酸,在丙酮酸羧激酶的作用下,被氧化为乙酰乙酸。糖尿病酮症酸中毒时,三羧酸循环受阻,乙酰乙酸不能被氧化代谢,在还原型辅酶Ⅰ(NADH)的参与下被氧化为 β-羟丁酸,后者在肝细胞线粒体内自动地转化为丙酮,三者合称为酮体,其中,乙酰乙酸和 β-羟丁酸为强酸,可被血液中的缓冲系统所中和。如果所产生的酮体被全部中和,则只发生酮血症;如果不能被全部中和则引起酮症酸中毒。丙酮可经肺部排泄,使患者呼气中有酮味(烂苹果味)。血酮体升高定量检查常在 5 mmol/L 以上,严重病例可达 25～35 mmol/L。特别是 β-羟丁酸升高。正常时,血中 β-羟丁酸与乙酰乙酸比值为 1;而糖尿病酮症酸中毒时,则比值常在 10 以上。故直接测定血中 β-羟丁酸比测定酮体更为可靠。

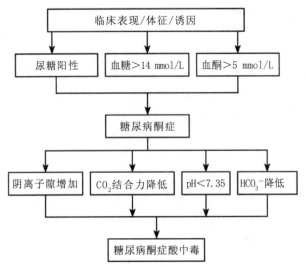

图 5-3　糖尿病酮症酸中毒的诊断流程

目前糖尿病酮症酸中毒的诊断标准的定量指标(如血清 HCO_3^- 和 pH)和定性指标(如血酮体和尿酮体)均缺乏特异性,HCO_3^- 18mEq/L 相当于 β-羟丁酸 3.0 mmol/L(儿童)和 3.8 mmol/L(成人)。如果用 β-羟丁酸诊断糖尿病酮症酸中毒,那么其与 HCO_3^-、pH 和血糖的不一致率在 20% 以上。糖尿病酮症酸中毒患者在入院时的 HCO_3^- 和血糖没有相关性,而血糖与 β-羟丁酸的相关性也不强。由于 HCO_3、pH 和血糖受许多因素(尤其是复合性酸碱平衡紊乱和高氯血症)的影响,因而只要可能,就应该用血清 β-羟丁酸(儿童 3.0 mmol/L,成人 3.8 mmol/L)作为糖尿病酮症酸中毒的诊断切割值。但是,硝基氢氰酸盐检测酮体不能测得 β-羟丁酸。急诊室一般只测 β-羟丁酸。糖尿病酮症酸中毒时,应同时测定酮体的 3 种组分或血 β-羟丁酸。酮症时要排除酒精中毒可能。异丙醇中毒者的血丙酮明显升高,可致血酮体阳性反应,但患者无酮尿,β-羟丁酸和乙酰乙酸不升高,血糖正常。

2.血糖升高

一般为 16.7～33.3 mmol/L(300～600 mg/dL),如血糖＞33.3 mmol/L 时多伴有高渗性高血糖状态或有肾功能障碍。

3.严重酸中毒

血二氧化碳结合力和 pH 降低,剩余碱负值(＞－2.3 mmol/L)和阴离子间隙增大与碳酸盐的降低程度大致相等。糖尿病酮症酸中毒患者偶见碱血症,多因严重呕吐、摄入利尿药或碱性物质补充过多所致。碳酸氢根(HCO_3^-)常小于 10 mmol/L,阴离子间隙(AG)因酮体堆积或同时有高乳酸血症而增大。

(三)其他检查有助于糖尿病酮症酸中毒病情和并发症判断

1.血电解质

血钠降低(＜135 mmol/L),但也可正常。当输入大量生理盐水后,常因高氯性酸中毒而加重糖尿病酮症酸中毒,因而建议使用平衡溶液。由于摄入不足和排出过多,糖尿病酮症酸中毒的钾缺乏显著,但由于酸中毒和组织分解加强,细胞内钾外移,故治疗前的血钾可正常或偏高,但在补充血容量、注射胰岛素和纠正酸中毒后,常发生严重的低钾血症,可引起心律失常或心搏骤停。糖尿病酮症酸中毒治疗前,因分解代谢旺盛、多尿和酸中毒等,虽然磷的丢失严重,但血磷多数正常。但是,在开始胰岛素治疗后至恢复饮食前的一段时间内,一方面因血磷得不到及时补充,另一方面因血磷随葡萄糖一起进入细胞内,以及尿磷丢失,血磷可能迅速下降。血磷下降的程度与速度主要与以下因素有关:①禁食或饮食中缺乏磷的供应;②连续使用数天以上的大剂量葡萄糖液和胰岛素,如每天的胰岛素用量在 50~100 U 以上和葡萄糖在 200 g/d 以上;③肾功能相对较好,无肾衰竭并发症或严重感染等促进机体分解代谢的并发症(分解代谢时伴有软组织磷的输出);④酸中毒纠正过于迅速;⑤伴有临床型或亚临床型急性肾衰竭,且尿量为 2 500 mL/d 以上。

糖尿病酮症酸中毒产生过多的 β-羟丁酸、非酯化脂肪酸和乳酸等有机酸,抑制肾小管尿酸排泄,出现一过性高尿酸血症,但一般不会引起急性痛风性关节炎发作。

2.血白细胞计数

不论有无感染的存在,因为存在应激、酸中毒和脱水等情况,故糖尿病酮症酸中毒患者的周围血白细胞计数常升高,特别是中性粒细胞增高很明显,如无感染存在,治疗后常迅速恢复正常。

3.酶活性测定

血清淀粉酶、谷草转氨酶和谷丙转氨酶可呈一过性增高,一般在治疗后 2~3 d 恢复正常。如果血清淀粉酶显著升高且伴有腹痛和血钙降低,提示糖尿病酮症酸中毒诱发了急性胰腺炎。肥胖、糖尿病性神经病、严重高三酰甘油血症和高脂肪饮食是急性胰腺炎的主要危险因素。

4.血尿素氮和肌酐

可轻至中度升高(多为肾前性)或正常。一般为肾前性,经治疗后恢复正常。原有糖尿病肾病者可因糖尿病酮症酸中毒而加速肾损害的速度,恶化肾功能。

5.尿液检查

尿糖和尿酮阳性或强阳性。肾损害严重时,尿糖和尿酮阳性强度可与血糖和血酮值不相称,随糖尿病酮症酸中毒治疗恢复而下降,但肾脏有病变时可不下降或继续升高。此外,重度糖尿病酮症酸中毒缺氧时,有较多的乙酰乙酸被还原为 β-羟丁酸,此时尿酮反而阴性或仅为弱阳性,糖尿病酮症酸中毒病情减轻后,β-羟丁酸转化为乙酰乙酸,使尿酮再呈阳性或强阳性,对这种血糖-酸中毒-血酮分离现象应予认识,以免错误判断病情。部分患者可有蛋白尿和管型尿,随糖尿病酮症酸中毒治疗恢复可消失。

6.其他特殊检查

胸部 X 线检查有助于确定诱因或伴发的肺部疾病。心电图检查可发现低钾血症、心律失常或无痛性心肌梗死等病变,并有助于监测血钾水平。

四、鉴别诊断

(一)与饥饿性酮症及酒精性酮症鉴别

糖尿病酮症酸中毒应与饥饿性酮症和酒精性酮症酸中毒鉴别,鉴别的要点是饥饿性酮症或酒精性酮症时,血糖不升高。饥饿性酮症者有进食少的病史,虽有酮症酸中毒,但无糖尿病史,血糖不高和尿糖阴性是其特征。酒精性酮症酸中毒有饮酒史,但无糖尿病病史,血糖不高,尿糖阴性,易于鉴别。妊娠合并糖尿病酮症酸中毒时的血糖水平不一,多数明显升高,少数患者的血糖稍微升高、正常甚至在发生糖尿病酮症酸中毒之前有过低血糖病史。鉴别的要点是血酮体(β-羟丁酸)测定。

(二)与以下疾病鉴别

糖尿病酮症酸中毒患者昏迷只占少数,此时应与低血糖昏迷、高渗性高血糖状态及乳酸性酸中毒等相鉴别(表 5-2)。

表 5-2　糖尿病并发昏迷的鉴别

	酮症酸中毒	低血糖昏迷	高渗性高血糖状态	乳酸性酸中毒
病史	糖尿病及 DKA 诱因史	糖尿病,进餐少/活动过度史	多无糖尿病史,感染/呕吐/腹泻史	肝衰竭/心力衰竭/饮酒/苯乙双胍
起病症状	慢,1～4 d,厌食/恶心/口渴/多尿/嗜睡等	急,以小时计,饥饿/多汗/手抖等表现	慢,1～2 周,嗜睡/幻觉/抽搐等	较急,1～24 h,厌食/恶心/昏睡
体征				
皮肤	失水/干燥	潮湿/多汗	失水	失水/潮红
呼吸	深而快	正常	快	深、快
脉搏	细速	速而饱满	细速	细速
血压	下降或正常	正常或稍高	下降	下降
化验				
尿糖	＋＋＋＋	阴性或＋	＋＋＋＋	阴性或＋
尿酮	＋～＋＋＋	阴性	阴性或＋	阴性或＋
血糖	$16.0～33.3$ mmol/L	降低,<2.5 mmol/L	＞33.3 mmol/L	正常或增高
血钠	降低或正常	正常	正常或显著升高	正常或增高
pH	降低	正常	正常或稍低	降低
CO_2CP	降低	正常	正常或降低	降低
乳酸	稍升高	正常	正常	显著升高
血浆渗透压	正常或稍高	正常	显著升高	正常
血渗透压隙	稍升高	正常	正常或稍高	明显升高

1.高渗性高血糖状态

以血糖和血渗透压明显升高及中枢神经系统受损为特征。糖尿病酮症酸中毒和高渗性高血糖状态(HHS)是高血糖危象的两种不同表现。高渗性高血糖状态的特点如下。

(1)血糖和血浆渗透压明显高于糖尿病酮症酸中毒的患者。

(2)血酮体阴性或仅轻度升高。

(3)临床上中枢神经系统受损症状比糖尿病酮症酸中毒的患者明显,故不难鉴别,应当注意的是糖尿病酮症酸中毒可与高渗性昏迷合并存在(如高钠性高渗性昏迷)。此种情况时,血钠升高特别明显。

2.乳酸性酸中毒

一般发生在服用大量苯乙双胍或饮酒后。糖尿病乳酸性酸中毒(DLA)患者多有服用大量苯乙双胍(降糖灵)病史,有的患者在休克、缺氧、饮酒或感染等情况下,原有慢性肝病、肾病和心力衰竭史者更易发生。本病的临床表现常被各种原发病所掩盖。休克时,可见患者呼吸深大而快,但无酮味,皮肤潮红。实验室检查示血乳酸>5 mmol/L,pH<7.35 或阴离子隙>18 mmol/L,乳酸/丙酮酸(L/P)＞3.0。血清渗透压隙升高提示急性酒精中毒或其他有毒渗透性物质中毒可能。

3.低血糖昏迷

患者有胰岛素、磺胺类药物使用过量或饮酒病史及 Whipple 三联症表现,即空腹和运动促使低血糖症发作、发作时血浆葡萄糖＜2.8 mmol/L 和供糖后低血糖症状迅速缓解。患者亦无酸中毒和失水表现。低血糖症反复发作或持续时间较长时,中枢神经系统的神经元出现变性与坏死,可伴脑水肿、弥漫性出血或节段性脱髓鞘;肝脏和肌肉中的糖源耗竭。低血糖症纠正后,交感神经兴奋症状随血糖正常而很快消失,脑功能障碍症状则在数小时内逐渐消失。但如低血糖症较重,则需要数天或更长时间才能恢复;严重而持久的低血糖昏迷(＞6 h)可导致永久性脑功能障碍或死亡。

4.水杨酸盐中毒伴肾损害

老年人常因心血管疾病及其他疾病长期服用阿司匹林类解热止痛药,有的患者可发生慢性中毒(用量不一定很大)。主要原因可能是老年人对此类药物的代谢清除作用明显下降,或伴有肾功能不全时,其慢性蓄积程度急剧增加,后者又可导致水杨酸盐性肾损害。其临床表现可类似于糖尿病酮症酸中毒,测定血浆药物浓度有助于诊断。治疗同糖尿病酮症酸中毒,活性炭可吸附胃肠道内未吸收的残存药物,严重患者或急性中毒可考虑血液透析。

5.腹部急性并发症

腹痛可见于 1/3～1/2 的糖尿病酮症酸中毒患者,慢性酒精中毒和麻醉药物成瘾为糖尿病酮症酸中毒腹痛的高危因素。糖尿病酮症酸中毒患者出现急性腹痛可能有多种原因,必须认真鉴别。

(1)糖尿病酮症酸中毒所致的腹痛:腹痛较轻,位置不定,伴或不伴恶心、呕吐和腹泻,此可能是糖尿病酮症酸中毒本身(尤其是酸中毒)的一种表现,血常规检查和粪便常规检查无特殊发现,并随着糖尿病酮症酸中毒的缓解而消失。

(2)腹部急性疾病:如急性阑尾炎、急性胰腺炎(尤其多见于高三酰甘油血症患者)、腹膜炎、肠梗阻、功能性/器质性肠套叠、弧菌性胃肠炎和坏死性筋膜炎等;值得注意的是,糖尿病酮症酸中毒合并急腹症时,后者的临床表现往往很不典型,因此对任何可疑对象均需要进行必要的实验室检查(如超声、胰淀粉酶和脂肪酶等),早期确立诊断。

6.糖尿病酮症酸中毒伴脑卒中

老年或原有高血压的糖尿病患者可因糖尿病酮症酸中毒而诱发脑血管意外,如果患者的酸中毒、失水与神志改变不成比例,或酸中毒已经基本纠正而神志无改善,尤其是出现神经定位体征时,要想到脑卒中可能。可有失语、神志改变和肢体瘫痪等体征,伴脑萎缩可表现为智力下降、记忆力差和反应迟钝等。病史、定位检查及脑脊液检查有助于鉴别。CT 和 MRI 有重要鉴别意义。

约有 10% 的糖尿病酮症酸中毒患者合并有糖尿病酮症酸中毒相关性脑卒中,除了最常见的脑水肿外,还包括动脉出血性脑梗死和缺血性脑梗死。同时,糖尿病酮症酸中毒因炎症和凝血机制障碍可合并弥散性血管内凝血(DIC)。在目前报道的病例中,糖尿病酮症酸中毒相关性脑卒中的主要表现形式有动脉缺血性脑卒中、脑静脉血栓形成和出血性脑卒中;临床鉴别均较困难,出凝血指标检查可提供诊断线索,影像检查以 MRI 为首选,其敏感性近 100%。CT 诊断的主要缺点是对脑水肿不敏感。

五、治疗

糖尿病酮症酸中毒患者的抢救应该在专科医师的持续指导下进行。抢救的措施与病情监测项目需要做到目的明确,预见性强。糖尿病酮症酸中毒所引起的病理生理改变,经及时正确治疗是可以逆转的。因此,糖尿病酮症酸中毒的预后在很大程度上取决于早期诊断和正确治疗。对单有酮症者,仅需补充液体和胰岛素治疗,持续到酮体消失。糖尿病酮症酸中毒是糖尿病的一种急性并发症,一旦确诊应住院治疗,严重者应立即进行抢救。治疗措施包括:纠正失水与电解质平衡;补充胰岛素;纠正酸中毒;去除诱因;对症治疗与并发症的治疗;加强护理与监测。

(一)迅速纠正失水与电解质紊乱

糖尿病酮症酸中毒常有严重失水,血容量与微循环灌注不足,导致一些危及生命的并发症,故失水的纠正至关重要。首先是扩张血容量,以改善微循环灌注不足,恢复肾灌注,有助于降低血糖和清除酮体。

1.补液总量

可按发病前体质量的10%估计。补液速度应先快后慢,如无心力衰竭,在开始2 h内输入1 000~2 000 mL,以便较快补充血容量,改善周围循环和肾功能;以后根据血压、心率、每小时尿量及周围循环状况决定输液量和输液速度,在第3~6 h内输入1 000~2 000 mL;一般第1个24 h的输液总量为4 000~5 000 mL,严重失水者可达6 000~8 000 mL。如治疗前已有低血压或休克,快速补液不能有效升高血压时,应输入胶体溶液,并采用其他抗休克措施。老年人或伴心脏病和心力衰竭患者,应在中心静脉压监护下调节输液速度及输液量。患者清醒后鼓励饮水(或盐水)。

2.补液种类

补液的原则仍是"先盐后糖、先晶体后胶体、见尿补钾"。治疗早期,在大量补液的基础上胰岛素才能发挥最大效应。一般患者的失水为50~100 mL/kg,失钠为7~10 mmol/kg,故开始补液阶段宜用等渗氯化钠溶液。如入院时血钠>150 mmol/L或补液过程中血钠逐渐升高(>155 mmol/L)时,不用或停用等渗盐溶液,患者无休克可先输或改输0.45%半渗氯化钠溶液,输注速度应放慢。绝大多数伴有低血压的糖尿病酮症酸中毒患者输入等渗盐水1 000~2 000 mL后,血压上升。如果血压仍<12.0/8.0 kPa(90/60 mmHg),可给予血浆或其他胶体溶液100~200 mL,可获得明显改善。如果效果仍差,可静脉给予糖皮质激素(如地塞米松10 mg或氢化可的松100 mg),甚至可适当予以血管活性药物(如多巴胺和多巴酚丁胺等),同时纠正酸中毒。应用糖皮质激素后,应适当增加胰岛素的剂量。当血糖降至13.8 mmol/L,应改输5%葡萄糖液。糖尿病酮症酸中毒纠正后,患者又可口服,可停止输液。

3.输液速度

脑水肿是导致患者死亡的最重要原因,输液速度过快是诱发脑水肿的重要原因之一。有心、肺疾病以及高龄或休克者,输液速度不宜过快,有条件者可监测中心静脉压,以指导输液量和输液速度,防止发生肺水肿。若患者能口服水,则采取静脉与口服两条途径纠正失水。单纯输液本身可改善肾脏排泄葡萄糖的作用,即使在补液过程中不用胰岛素,也能使血糖明显下降。在扩容阶段后,输液速度不宜过快,过快则因尿酮体排泄增快,可引起高氯性酸中毒和脑肿胀。

近年来,人们主张即使是在严重失水情况下,也仅仅应用生理盐水(0.9%NaCl),并尽量少用或不用碱性液体纠正酸中毒。为了防止血糖的快速波动,可使用两套输液系统对血糖的下降速度进行控制,这是预防脑水肿的主要措施。

(二)合理补充小剂量胰岛素

糖尿病酮症酸中毒发病的主要病因是胰岛素缺乏,一般采用低剂量胰岛素治疗方案,既能有效抑制酮体生成,又可避免血糖、血钾和血浆渗透压下降过快带来的各种风险。给予胰岛素治疗前应评估患者的以下病情。

(1)是否已经使用了胰岛素(与使用胰岛素的剂量相关)。

(2)患者的有效循环功能和缺血缺氧状态(与胰岛素的使用途径有关)。

(3)糖尿病酮症酸中毒的严重程度与血糖水平。

(4)是否伴有乳酸性酸中毒或高渗性高血糖状态。有人用计算机系统来协助计算胰岛素的用量,认为有助于减少胰岛素用量和住院时间。

1.短效胰岛素持续静脉滴注

最常采用短效胰岛素持续静脉滴注。开始以 0.1 U/(kg·h)(成人 5～7 U/h)胰岛素加入生理盐水中持续静脉滴注,通常血糖可依 2.8～4.2 mmol/(L·h)的速度下降,如在第 1 小时内血糖下降不明显,且脱水已基本纠正,胰岛素剂量可加倍。每 1～2 h 测定血糖,根据血糖下降情况调整胰岛素用量。

当血糖降至 13.9 mmol/L(250 mg/dL)时,胰岛素剂量减至每小时 0.05～0.1 U/kg(3～6 U/h),至尿酮稳定转阴后,过渡到平时治疗。在停止静脉滴注胰岛素前 1 h,皮下注射短效胰岛素1次,或在餐前胰岛素注射后 1～2 h 再停止静脉给药。如糖尿病酮症酸中毒的诱因尚未去除,应继续皮下注射胰岛素治疗,以避免糖尿病酮症酸中毒反复。胰岛素持续静脉滴注前是否加用冲击量(负荷量)无统一规定。一般情况下,不需要使用所谓的负荷量胰岛素,而持续性静脉滴注正规(普通,速效)胰岛素(每小时 0.1 U/kg)即可。如能排除低钾血症,可用 0.1～0.15 U/kg 胰岛素静脉推注,继以上述持续静脉滴注方案治疗。

2.胰岛素泵治疗

按 1 型糖尿病治疗与教育程序(DTTPs)给药,以取得更好疗效,降低低血糖的发生率。儿童患者在胰岛素泵治疗过程中,如反复发作糖尿病酮症酸中毒,建议检查胰岛素泵系统,排除泵失效的因素(如机械故障)。这样可达到安全控制血糖,避免糖尿病酮症酸中毒或低血糖的发作。目前应用的胰岛素泵大多采用持续性皮下胰岛素输注(CSII)技术。使用胰岛素或超短效胰岛素类似物,并可根据患者血糖变化规律个体化地设定 1 个持续的基础输注量及餐前追加剂量,以模拟人体生理性胰岛素分泌。新近发展的胰岛素泵采用螺旋管泵技术,体积更小,携带方便,有多种基础输注程序选择和报警装置,其安全性更高。

3.皮下或肌内注射胰岛素

轻度糖尿病酮症酸中毒患者也可采用皮下或肌内注射胰岛素。剂量视血糖和酮体测定结果而定。采用基因重组的快作用胰岛素类似物(如诺和锐等)治疗儿童无并发症的糖尿病酮症酸中毒也取得很好的效果。

4.5％葡萄糖液加胰岛素治疗

在补充胰岛素过程中,应每小时用快速法监测血糖 1 次。如果静脉滴注胰岛素 2 h,血糖下降未达到滴注前血糖的 30％,则胰岛素滴入速度加倍,达到目标后再减速。血糖下降也不宜过快,以血糖每小时下降3.9～6.1 mmol/L为宜,否则易引起脑肿胀。当血糖下降到 13.8 mmol/L 时,则改输 5％葡萄糖液。在 5％葡萄糖液中,按 2:1[葡萄糖(g):胰岛素(U)]加入胰岛素。酮体消失或血糖下降至 13.8 mmol/L 时，或患者能够进食即可停止输液，胰岛素改为餐前皮下注射。根据血糖监测结果以调整胰岛素剂量。

（三）酌情补钾和补磷

糖尿病酮症酸中毒时的机体钾丢失严重，但血清钾浓度高低不一，经胰岛素和补液治疗后可加重钾缺乏，并出现低钾血症。一般在开始胰岛素及补液治疗后，只要患者的尿量正常，血钾<5.5 mmol/L 即可静脉补钾，以预防低钾血症的发生。在心电图与血钾测定监护下，最初每小时可补充氯化钾 1.0～1.5 g。若治疗前已有低钾血症，尿量≥40 mL/h 时，在胰岛素及补液治疗同时必须补钾。严重低钾血症（<3.0 mmol/L）可危及生命，此时应立即补钾，当血钾升至 3.5 mmol/L 时，再开始胰岛素治疗，以免发生心律失常、心搏骤停和呼吸肌麻痹。

1. 补钾

在输液中，只要患者没有高钾血症，每小时尿量在 30 mL 以上，即可在每 500 mL 液体中加入氯化钾（10%）溶液 10 mL。每天补钾总量为 4～6 g。在停止输液后还应口服钾制剂，每天 3 g，连服 1 周以上，以完全纠正体内的缺钾状态。

2. 补磷

糖尿病酮症酸中毒时，体内有磷缺乏，但血清磷可能降低、正常甚至升高。当血磷浓度<1.0 mg/dL 时，可致心肌、骨骼肌无力和呼吸阻抑。如果患者的病情重，病史长且血磷明显降低应考虑补磷。补磷的方法主要是迅速恢复自然进食，尤其是及时进食富含无机磷的食物，如牛奶和水果等；如果血磷在0.4 mmol/L 以下，可能诱发溶血和严重心律失常，应紧急口服中性磷制剂或静脉滴注无机磷。

国外有人主张补充磷酸钾，特别是儿童和青少年糖尿病酮症酸中毒患者。糖尿病酮症酸中毒患者的红细胞中因磷缺乏而有 2,3-二磷酸甘油酸（2,3-DPG）缺乏，从而使红细胞氧离曲线右移，不利于组织获得氧供，但在糖尿病酮症酸中毒时存在的酸中毒可使血 pH 降低以代偿，一旦酸中毒被纠正，这种代偿功能即不存在而使组织缺氧加重。不过补磷未列为糖尿病酮症酸中毒的常规治疗。血磷显著降低，且在治疗过程中仍不上升者可一般每小时给予 12.5 mmol/L 的缓冲性磷酸钾，由于磷酸盐可明显降低血钙。应在补磷过程中监测血清钙和磷，以免引起低钙血症或严重的高磷血症。

（四）严重酸中毒时小量补碱

酮体产生过多可发生酸中毒。轻度酸中毒（血 pH>7.0）时，一般不需补充碱性药物。经补液和胰岛素治疗后即可自行纠正，不必补碱。重度酸中毒时，外周血管扩张，心肌收缩力降低，可导致低体温和低血压，并降低胰岛素敏感性，当血 pH 低至 7.0 时，可抑制呼吸中枢和中枢神经功能，诱发脑损伤和心律失常，应予以抢救。

1. 补碱原则和方法

补碱宜少、宜慢。符合前述补碱标准者，可静脉滴注 5% 碳酸氢钠 200 mL，当血渗透压很高时，可考虑配用 1.25% 碳酸氢钠等渗溶液（3 份注射用水加 1 份 5% 碳酸氢钠溶液）输注。补碱过多和过快易发生不良结果：①增加尿钾丢失；②二氧化碳透过血-脑屏障比 HCO_3^- 快，二氧化碳与水结合后形成碳酸，使脑细胞发生酸中毒；③补碱过多，可使脑细胞内外渗透压失衡而引起脑水肿；④补碱后，红细胞释氧功能因血 pH 升高而下降，使组织缺氧加重；⑤治疗后酮体消失，原来与酮体结合血液中的缓冲系统特别是碳酸/碳酸氢钠缓冲系统重新释放，加上所补的碳酸氢钠，故可引起反跳性碱中毒，如果糖尿病酮症酸中毒患者在治疗前神志不清，经治疗后神志恢复，而在补碱过程中又出现神志不清,要考虑补碱过多过快而引起的脑水肿可能;⑥补液治疗容易发生高氯性酸中毒,其原因与大量生理盐水引起氯负荷和高氯性酸中毒有关,高氯性酸中毒可能进一步加重原有的酸中毒。

当血 pH 降至 6.9~7.0 时,50 mmol 碳酸氢钠(约为 5% 碳酸氢钠 84 mL)稀释于 200 mL 注射用水中(pH<6.9 时,100 mmol 碳酸氢钠加 400 mL 注射用水),以 200 mL/h 的速度静脉滴注。此后,以 30 min~2 h 的间隔时间监测血 pH,pH 上升至 7.0 以上停止补碱。

2.过多过快补碱的危害

过多过快补充碱性药物可产生不利影响:①二氧化碳透过血-脑屏障的弥散能力快于碳酸氢根,快速补碱后脑脊液 pH 呈反常性降低,引起脑细胞酸中毒,加重昏迷;②血 pH 骤然升高,而红细胞 2,3-二磷酸甘油降低和高糖化血红蛋白状态改变较慢,使血红蛋白与氧的亲和力增加,加重组织缺氧,有诱发和加重脑水肿的危险;③促进钾离子向细胞内转移,可加重低钾血症,并出现反跳性碱中毒,故补碱需十分慎重。

(五)抢救和处理其他并发症

1.休克、心力衰竭和心律失常

如休克严重且经快速输液后仍不能纠正,应考虑合并感染性休克或急性心肌梗死的可能,应仔细查找,给予相应处理。年老或合并冠状动脉病(尤其是急性心肌梗死)、输液过多等可导致心力衰竭和肺水肿,应注意预防,一旦出现,应予相应治疗。血钾过低和过高均可引起严重心律失常,应在心电监护下,尽早发现,及时治疗。

2.脑水肿

糖尿病酮症酸中毒性脑水肿可以发生于新诊断的 2 型糖尿病治疗之前,但绝大多数的脑水肿是糖尿病酮症酸中毒的最严重并发症,病死率高,可能与脑缺氧、补碱过早过多过快、血糖下降过快和补液过多等因素有关。脑水肿易发生于儿童及青少年糖尿病并发糖尿病酮症酸中毒者。这些并发症在治疗过程中是可以避免的,如严密监测血糖、血钾、心电图以及观察神志改变等。关于脑水肿发生的原因及机制目前尚不清楚。临床有学者观察到儿童发生脑水肿与基础状态的酸中毒、血钠和血钾的异常以及氮质血症有关。糖尿病酮症酸中毒经治疗后,高血糖已下降,酸中毒改善,但昏迷反而加重,应警惕脑水肿的可能。可用脱水剂、呋塞米和地塞米松治疗。

严重的弥漫性脑水肿(恶性脑水肿)因最终形成脑疝而死亡。这些患者即使幸存,也多遗留广泛而严重的神经-精神-躯体并发症,如运动障碍、视力下降、健忘或植物人状态。因此,如果临床表现能确认存在严重的弥漫性脑水肿,并经 CT 证实,应该施行减压式双额颅骨切除术,紧急降低颅内压。

3.肾衰竭

糖尿病酮症酸中毒时失水和休克,或原来已有肾病变,以及治疗延误等,均可引起急性肾衰竭。强调预防,一旦发生,及时处理。

(六)防治和监测糖尿病酮症酸中毒并发症

1.对症治疗

酸中毒可引起急性胃扩张,用 5% 碳酸氢钠液洗胃,清除残留食物,以减轻呕吐等消化道症状,并防止发生吸入性肺炎和窒息。护理是抢救糖尿病酮症酸中毒的重要环节,按时清洁口腔和皮肤,预防褥疮和继发性感染与院内交叉感染,必须仔细观察和监测病情变化,准确记录生命体征(呼吸、血压和心率)以及神志状态、瞳孔大小、神经反应和水出入量等。

2.抗感染

感染常为糖尿病酮症酸中毒的诱因,也可以是其伴发症;呼吸道及泌尿系统感染最常见,应积极治疗。因糖尿病酮症酸中毒可引起低体温和白细胞升高,故不能单靠有无发热或血常规来判断感染。糖尿病酮症酸中毒的诱因以感染最为常见,且有少数患者可以体温正常或低温,特别是昏迷者,不论其有无感染的证据,均应采用适当的抗生素以预防和治疗感染。鼻-脑毛霉菌病虽罕见,但十分严重,应早期发现,积极治疗。

存在免疫缺陷的糖尿病酮症酸中毒患者可能发生致命的接合菌感染,早期受累的软组织主要是鼻、眼球和脑组织,继而扩散至肺部及全身,两性霉素 B、卡泊芬净和泊沙康唑有较好疗效,配合高压氧治疗和免疫调节剂可增强疗效。

3.输氧

糖尿病酮症酸中毒患者有组织缺氧,应给予输氧。如并发休克、急性肾衰竭或脑水肿,应采取措施进行治疗。在治疗过程中需避免发生低血糖症或低钾血症。少见的并发症有横纹肌溶解症,可导致急性肾衰竭。

4.护理及监测

在治疗糖尿病酮症酸中毒的同时,应积极控制感染、降低颅内压和防治脑功能障碍。如果发了脑卒中,除了大量出血患者需要手术治疗外,急性(24～36 h)缺血性脑梗死采用溶栓剂治疗可取得很好效果,但动脉出血性脑卒中患者属于禁忌。急性期后,动脉缺血性脑卒中和脑静脉栓塞的儿童患者应长期使用抗凝治疗,一般建议首选低分子量肝素,继而口服华法林 3 个月。成年患者应控制高血压,重组的人Ⅶa因子可能降低复发率。一般糖尿病酮症酸中毒病例不建议进行预防性抗凝治疗。

昏迷者应监测生命体征和神志改变,注意口腔护理,勤翻身,以防褥疮。定时监测血糖、酮体、血钾、CO_2CP 和经皮二氧化碳分压的变化,以便及时调整治疗措施。

(于军霞)

第四节　糖尿病性神经病

糖尿病性神经病是糖尿病最常见的慢性并发症之一,病变可累及中枢神经及周围神经,以后者为常见。由于缺乏统一的诊断标准和检测方法,患病率为 $10\%\sim96\%$。在美国,病程为 $15\sim20$ 年的糖尿病患者有临床症状的周围神经病变患病率为 $30\%\sim50\%$。

一、发病机制与病理

糖尿病性神经病的发病机制尚不清楚,主要有代谢学说和血管学说,但均无法单独对其发病机制做出圆满解释。因此,多元论的发病观点正被大家接受。糖尿病性神经病变的发病机制可总结如图 5-4 所示。

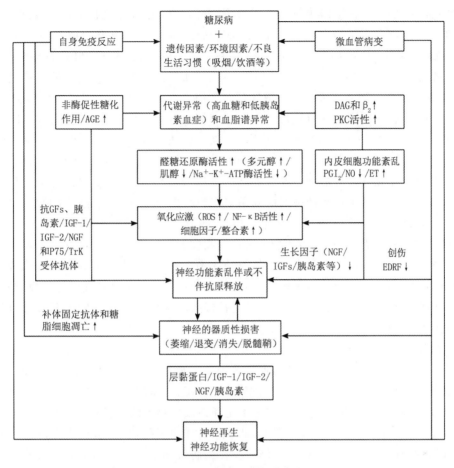

图 5-4　糖尿病性神经病变的发病机制

注:AGE:终末糖化产物;DAG:二酰基甘油;EDRF:内皮细胞衍化松弛素;ET:内皮素;NF-κB:核因子κB;NGF:神经生长因子;NO:一氧化氮;ROS:反应性氧自由基;PKC:蛋白激酶C;PGI$_2$:前列腺素 I$_2$;Trk:NGF 受体;↑:升高;↓:下降

(一)多种因素与糖尿病性神经病相关

目前认为,糖尿病性神经病的发病与高血糖、醛糖还原酶-多元醇-肌醇途径开放、蛋白糖基化异常、氧化应激、脂代谢异常和低血糖发作等因素相关。

1.糖代谢异常

主要包括高糖毒性作用、醛糖还原酶-多元醇-肌醇途径开放和蛋白糖基化异常。

(1)高糖毒性作用:糖尿病控制与并发症研究(DCCT)和英国前瞻性糖尿病研究(UKPDS)等研究均证实,慢性高血糖是糖尿病性神经病发生的主要病因。高血糖在众多发病机制中起主导作用,高血糖及其后发的一系列代谢紊乱直接或间接作用于神经组织而引起神经病变。在临床上,患者血清神经毒性的强度与神经的振动觉阈值、年龄、病程及 HbA1c 有关。在体外,高糖促进神经细胞凋亡,抑制细胞生长;用糖尿病患者的血清做实验,可导致 VSC4.1 神经母细胞瘤细胞和 NIE-115 细胞(分别代表运动神经元和感觉/自主神经元)的生长抑制或死亡;同样,1 型糖尿病患者血清对感觉/自主神经和 VSC4.1 细胞有明显毒性作用。

(2)醛糖还原酶-多元醇-肌醇途径开放:高血糖状态下,醛糖还原酶活性增强,山梨醇旁路活跃,山梨醇生成增加,通过山梨醇脱氢酶形成果糖。高血糖通过竞争性抑制作用及细胞内增高的山梨醇使细胞外肌醇进入细胞内减少。细胞合成磷脂酰肌醇下降,转化生成二酯酰甘油(DG)及三磷酸肌醇(IP$_3$)减少,其结果是 Na$^+$-K$^+$-ATP 酶活性下降,细胞内钙离子积聚,神经传导速度减慢,有髓神经郎飞结肿胀,进一步发展为不可逆的轴突神经胶质病变及结旁脱髓鞘。Na$^+$-K$^+$-ATP酶活性下降还造成细胞摄取氨基酸和肌酸受阻,导致细胞功能及结构异常。

(3)蛋白糖基化异常:高血糖可致蛋白质与葡萄糖结合,形成糖基化终产物(AGEs),当其发生于血管壁时,导致血管壁增厚与管腔狭窄,并使神经发生缺血缺氧性损害。血红蛋白形成HbA1c时,影响其与 2,3-二磷酸甘油酸(2,3-DPG)的结合,造成氧与血红蛋白的亲和力增加,组织缺氧。非酶促糖基化异常影响神经纤维的结构蛋白,通过阻止微管蛋白的多聚过程而影响神经功能。糖基化终产物还造成有髓神经的髓鞘多层膜结构异常,使神经的再生修复受阻。此外,糖基化终产物过多还使氧化应激增强,自由基生成增加,并激活核结合因子-κB(NF-κB)造成血管神经受损。但也有学者认为,这些结论多来自动物实验(鼠、兔和狗),并不能很好地反映人类糖尿病性神经病的实际情况。有学者用灵长类动物狒狒制成 1 型糖尿病性神经病变模型进行研究,用氨基胍治疗 3 年,对血糖控制无作用,神经传导速度和自主神经功能未见恢复,与大鼠的动物模型结果相反;故认为糖基化终产物积蓄不是神经病变的早期病因。因此,糖基化终产物在人类糖尿病进展中的作用还有待进一步证实。

2.脂代谢异常

糖尿病状态下,亚油酸-6 脱饱和缺陷而致体内 γ-亚麻酸减少,进而花生四烯酸减少,由后者生成的扩血管性前列腺素 E$_1$(PGE$_1$)、前列腺素 E$_2$(PGE$_2$)及前列环素(PGI$_2$)下降。其结果是出现缺血和缺氧性神经损害。多不饱和脂肪酸不足还造成生物膜的磷脂和与信号传导有关的磷脂酰肌醇合成减少,导致第二信使三磷酸肌醇和二酯酰甘油下降,从而出现代谢性神经病变。另外,糖尿病时,神经内的乙酰肉毒碱减少,该物质在脂肪代谢中起促进细胞液中长链脂肪酸转运至线粒体的作用,其量减少导致细胞液中长链脂肪酸蓄积,干扰神经细胞膜的正常功能,减少前列腺素生成,神经血流减少。有学者研究发现,血三酰甘油升高使得腓肠肌有髓鞘神经纤维密度(MFD)降低,神经传导速度减慢,且与糖尿病病程、年龄、血糖控制情况和体质量指数等无关。

3.高凝状态

凝血和血小板激活的程度、纤维蛋白原的水平增高导致的高凝状态均与微血管病变和神经病变相关。von Willebrand(血管性血友病)因子和细胞黏附分子能预测神经病变的发生。微血管结构异常表现为动脉变细、静脉扩张、动-静脉分流和新生血管形成,毛细血管内皮细胞增生、肥大,基底膜增厚,管腔狭窄。多普勒或荧光血管造影证实,糖尿病性神经病患者神经内的血流量和氧张力降低,MRI 检查可发现神经水肿。现认为,血管的这些改变与内皮功能缺陷有关。血管活性因子如一氧化氮(NO)和前列环素的生成与释放减少,或功能受损直接导致血管舒张障碍,局部血流灌注不足,造成神经组织的结构或功能损伤。有学者用乙酰胆碱离子灌注法证明,一氧化氮介导的前臂内皮依赖性血流在糖尿病患者受损,并认为血流受损继发于氧化应激和自由基活性增加,后者导致受损的内皮一氧化氮合成与释放减少。

4.氧化应激

糖尿病状态下,活性氧(ROS)的产生及氧化应激水平升高,同时机体抗氧化防御能力下降,可直接引起生物膜脂质过氧化、细胞内蛋白及酶变性和 DNA 损害,最后导致细胞死亡或凋亡。研究提示,ROS 亦是重要的细胞内信使,可以活化几乎所有已知的信号传导通路。在高糖状态下,线粒体电子传递链产生过多的 ROS,通过抑制还原型辅酶Ⅱ(NADPH)活性,激活包括蛋白激酶(PKC)旁路、多元醇旁路、己糖胺旁路以及糖基化终产物形成等机制,进而促使糖尿病并发症的发生。ROS 还通过改变特异性细胞功能来影响内皮功能,对外周神经元和 Schwann 细胞也有影响,并导致轴突变性和脱髓鞘病变。

5.其他因素

(1)神经生长因子与神经轴突转运异常:神经生长因子(NGF)包括 IGF-1、IGF-2 和神经营养素(NT)等。IGF-1 可通过影响细胞信号传导通路,高表达 BCL-XL、三磷酸肌醇激酶及 caspases(凋亡蛋白酶)级联反应,从而阻断氧化应激而保护神经。这些生长因子来源于神经纤维支配的靶细胞或支持细胞,各种生长因子作用于特定的受体,调节核酸和蛋白质的代谢,促进神经结构蛋白质的合成,因而对神经生长发育及保护有重要意义。糖尿病时,胰岛素缺乏和高血糖山梨醇相关的 Schwann 细胞损害,均使 NGF 合成减少,使神经微丝和微管合成减少,最终导致神经轴索营养障碍及再生受损,严重者纤维萎缩和脱落。

(2)神经纤维营养及保护因素缺乏:用核素标记的方法测定轴突转运功能,发现糖尿病性神经病患者神经轴突转运的正向慢转运的慢成分 a(Sca)、慢成分 b(Scb)及逆向轴突转运异常,促使神经病变的发生。Schwann 细胞与神经元轴突之间的联系异常在糖尿病性神经病的发展中也起着重要作用。

(3)低血糖发作:一般认为,高血糖(直接或间接)导致神经病变,但低血糖也同样引起神经损害。在糖尿病的治疗过程中或在 2 型糖尿病早期,可因各种原因发生低血糖症,如反复发作,将加重神经病变的病情或加速其发展。

(4)C 肽缺乏:神经病变与 C 肽是否有关未明。C 肽能激活 Na^+-K^+-ATP 酶和一氧化氮合酶(NOS),通过改善神经营养、纠正代谢异常、促进神经纤维的再生和减轻神经细胞的凋亡等,延缓糖尿病性神经病的病理生理改变。临床观察到,1 型糖尿病患者应用 C 肽治疗 3 个月后,深呼吸过程中的心率变异性明显好转,温度觉阈值下降,神经功能改善,并且基础 C 肽缺陷越严重者,治疗效果越明显。

(5)青春期发育因素:青春期前发病的糖尿病患者在进入青春发育期后,发生心脏神经病变的危险性明显增加,原因未明。许多患者无临床表现,但经仔细检查可有异常(亚临床型糖尿病性神经病变)发现。Massin 等发现,在青春发育早期(年龄≥11 岁),心率可变性(HRV)指数下降,HRV 与 HbA1c(4 年均值)有相关关系;而更年轻的糖尿病患儿的 HRV 指数正常,HRV 与 4 年的 HbA1c 均值无明确关系;病期和微量蛋白尿也与 HRV 指数相关,但短期的代谢控制状况(近期的 HbA1c)与 HRV 指数无关,这提示在青春期发育的早期存在某种(些)危险因素,可促进心脏自主神经病变的发生发展,故青春期发育时期患病的糖尿病患者要用 HRV 分析来筛查心脏神经病变。

(6)自身免疫因素:通过间接免疫荧光法发现,伴有神经病变的糖尿病患者循环血中存在抗运动神经和感觉神经的自身抗体,抗体和补体在腓肠肌不同成分中沉积,相关的抗体包括谷氨酸脱羧酶65(GAD65)抗体、神经节苷脂 GM_3 抗体、抗胰岛素抗体和抗磷脂抗体(anti-PLAs)等。

(二)糖尿病神经损害与微血管病变相关

早期表现为神经纤维脱髓鞘、轴突变性以及 Schwann 细胞增生,轴突变性和髓鞘纤维消失,在髓鞘纤维变性的同时有再生神经丛,随着病变的进展,再生神经丛密度降低,提示为一种不恰当修复,此种现象尤其是在 2 型糖尿病中常见。有时,糖尿病性神经病的临床资料和电生理检查提示为慢性炎症性脱髓鞘性多神经病变(CIDP),其主要改变是炎性浸润、脱髓鞘和轴突丧失,与特发性 CIDP 很难鉴别。自主神经受累时,主要表现为内脏自主神经及交感神经节细胞变性。

微血管病变主要表现为内皮细胞增生肥大、血管壁增厚、管腔变窄、透明变性、毛细血管数目减少和小血管闭塞。脑部病变主要累及脑血管,易发生卒中,尤其是脑梗死,有些可发生脑萎缩和脑硬化。脊髓病变以后索损害为主,主要为变性改变。

二、临床表现与辅助检查

(一)按病变性质和部位分类有利于指导治疗

神经系统的许多疾病均与神经细胞的钙离子动态平衡紊乱有关,常见的神经病性疼痛和糖尿病多神经病是神经细胞的钙离子动态平衡紊乱的典型例子,而钙离子动态平衡紊乱的原因又与线粒体功能障碍有关。临床上,不同类型的神经病变征象往往重叠,它们是否存在相同或不同的发病机制,以及这些不同的临床类型究竟是否为不同的疾病,或仅仅反映疾病连续过程的不同侧面,这些问题仍无明确解释。

1.慢性隐匿性感觉神经病变

慢性隐匿性感觉神经病变(CISN)常见(80%左右),起病隐匿,与血糖控制不良无明显关系。患者诉感觉异常、感觉减退或有麻痛、刺痛和烧灼等感觉,症状以夜间为重,四肢裸露可使症状减轻。此型神经病变一般呈进行性发展。检查时可发现四肢的位置觉和振动觉受损,肌肉萎缩(以四肢的远端肌肉为明显,尤以拇指虎口肌肉最先受累而最严重),男性伴有勃起功能障碍。

2.急性近端运动神经病变

急性近端运动神经病变常突然发病,以一侧大腿严重疼痛为多见,糖代谢控制往往不良,一些患者双侧远端运动神经同时发病,伴迅速进展的肌无力与肌萎缩。此型对糖代谢控制治疗的反应良好。糖尿病周围神经病变容易并发足病,而大神经纤维性周围神经病变(LFPN)的发病率从 23% 急剧上升到 79%。较敏感的方法是用 128Hz 引叉振动觉检查,用 5.07 Semmes-Weinstein 单丝检查压感。周围感觉神经病变可能并发 Charcot 神经-骨关节病,导致骨关节畸形甚至截肢,体表感觉减退引起平衡功能障碍。

3.弥漫性运动神经病变

弥漫性运动神经病变累及多处运动神经,肌萎缩明显,常急性发病。老年 2 型糖尿病患者的表现常与 CISN 相似,起病隐袭,但不易恢复。

4.急性痛性神经病变

急性痛性神经病变少见,主要发生于病情控制不良的糖尿病患者,患者诉泛发性肢体或躯干疼痛。肌无力往往十分明显,有些患者呈神经病性恶病质。此型对胰岛素治疗的效果较好,但恢复的时间较长。

5.胰岛素性神经病变

胰岛素性神经病变常发生于胰岛素治疗后 6 周左右,起病突然,但无须因为神经炎发作而停用胰岛素。一般经对症处理,在继续胰岛素治疗过程中逐渐减轻。这些患者常伴有严重的微血管病变,血管床出现广泛的动-静脉短路和新生血管形成,类似于视网膜的微血管病变改变。

6.局限性单神经病变

局限性单神经病变的发病机制较为复杂,一般认为与下列因素有关:①神经受压迫(如糖尿病足、糖尿病性腕管综合征和僵硬性关节病等);②神经血管闭塞,单神经病变几乎可累及所有的外周和中枢脑神经纤维,如第Ⅲ对脑神经受累时导致眼肌瘫痪、眼球疼痛和眼睑下垂,但瞳孔对光反射正常,又称糖尿病性痛性眼肌麻痹。

7.糖尿病性腰骶神经丛神经根病变

糖尿病性腰骶神经丛神经根病变(DLSRPN)是一种严重的神经病变。缺血性微血管炎导致神经缺血和缺血性病理变化,其中,多灶性和节段性脱髓鞘可能是神经轴突营养不良所致。病理检查显示,主要为血管缺血性损害。神经病变的特点是多灶性和节段性脱髓鞘。临床上出现相应的神经肌肉功能障碍,可累及大腿、小腿和臀部等处。病变对称或不对称,严重者腰骶神经丛、神经根和周围神经均受累,累及的神经种类可为运动神经、感觉神经和自主神经纤维。另外,脑神经的微血管病变可导致神经性瘫痪,出现相应的表现,较多发生于中东地区(如阿拉伯)的糖尿病患者群。

8.假性跛行

假性跛行表现为间歇性跛行,伴步行时的局部疼痛,但足背动脉搏动正常。发生机制未明,可能与动-静脉分流和短路有关。因而,在活动时因血液供应减少而发生缺血性疼痛和运动障碍。

9.皮肤渐进性坏死

皮肤渐进性坏死多发生于下肢远端的前部,以女性多见。出现不规则圆或卵圆形硬皮病样斑块,边缘清楚,表面光滑呈釉状,中央凹陷呈硫黄色,构成硬的黄色斑块,外围呈紫红或淡红色。在黄色部位有无数毛细血管扩张和小而深色的斑,常有鳞屑或结痂。约 1/3 病例可在红斑基础上发生局限性逐渐加重的皮肤溃疡,可能是由于局部的神经病变而丧失功能,缺乏神经支配所致。

10.足瘫痪

足瘫痪是外周神经和自主神经病变所致,也是引起神经病变性足部溃疡的重要原因。

(二)自主神经病变的表现依病变部位而定

1.消化系统

最常见,表现为便秘、上腹饱胀和胃部不适等,严重者表现为顽固性便秘或腹泻,或便秘与腹泻交替,甚至大便失禁,较多地发生于糖尿病控制差的年轻男性 1 型糖尿病病例,常伴有其他慢性并发症。胃电图有助于明确诊断,并为鉴别诊断提供依据。食管功能障碍表现为食管蠕动减少,食物通过时间延长,食管远端异常的蠕动压力波,并因此引起胸部不适、吞咽困难和呃逆等症状,食管测压可见压力波的振幅降低。胆囊功能障碍主要表现为脂肪餐后收缩减弱,一般仅在进行B超检查或胆囊造影时意外发现。肛门直肠功能紊乱的表现多种多样,常见的症状为局部不适、大便不净、异物感、痒痛、便秘或失控性"腹泻"等,严重者可伴下腹或骶部胀痛,最常发生于晚间睡眠中。检查可发现静息与加压后肛门内压下降,肛门与直肠的抑制性反射及肛周皮肤反射减退或消失,肛门括约肌松弛或舒缩功能障碍。直肠对充盈与扩张不敏感,并可发现局部末梢神经病变的电生理异常。

2.泌尿生殖系统

膀胱感觉减退和收缩力减弱是糖尿病膀胱病变(DC)最主要的表现。膀胱感觉的丧失是最早出现的症状,膀胱内尿量可以积到 1 000 mL 或以上而毫无尿意,排尿次数减少;其次是出现逼尿肌功能减弱,排尿无力,残余尿量增多,超声检查常可发现残余尿量在 150 mL 以上,晚期则出现大而无力的膀胱、排尿失禁、继发感染和膀胱输尿管反流。Mitsui 等的观察结果显示,神经传导速度是确立糖尿病尿道-膀胱功能障碍的较好指标。生殖系统表现为男性性欲减退、阴茎勃起障碍(ED)和逆行射精等。有些患者甚至以 ED 为首发症状就诊。糖尿病性 ED 主要是神经病变所致,尤其是阴茎自主神经病变,血管性因素往往也起重要作用。

3.心血管自主神经病变

心血管自主神经病变(CAN)常见于病程长和并发症多的糖尿病患者,以往认为它是糖尿病的晚期并发症,现认为在糖尿病确诊时就可能已经存在。典型的临床表现包括静息时心动过速、直立性低血压、对运动及某些药物耐受性差、无症状性心肌缺血或无痛性心肌梗死、心率变异小和 QT 间期延长等,其中以无痛性心肌梗死引起的后果最严重,可发生心律失常、心力衰竭甚至猝死。如出现不能解释的疲乏、倦怠、水肿、恶心、呕吐、出汗、心律失常、咳嗽、咳血痰或呼吸困难,均提示糖尿病患者有无痛性心肌梗死可能。用 24 h 动态心电图记录进行频域分析和时域分析,高频(HF)反映副交感神经兴奋,低频(LF)反映交感神经兴奋,LF/HF 则代表交感与副交感的平衡状态。有周围神经病变或自主神经病变的 2 型糖尿病患者,LF 和 HF 明显受抑,而且 LF 和 HF 的昼夜节律消失。在其他诊断指标中,24 h 心率可变性(HRV)的意义较大,但必须考虑 HRV 的正常值、变化范围和评价的有效性问题。表示 HRV 的方法很多,其中以几何参数的可重复性最好。用心率做判断时,因其特异性较差,并需要排除非糖尿病性心脏神经病变以外的其他原因。

4.呼吸系统

糖尿病性神经病很少累及呼吸功能。糖尿病患者对缺氧、二氧化碳过高、吸入寒冷空气以及吸入胆碱能药物的呼吸反应减弱,而对枸橼酸引起咳嗽反射的阈值却有所提高。这些呼吸功能障碍与全身麻醉意外、睡眠呼吸暂停及猝死之间的可能联系值得进一步探讨。

5.体温调节和出汗异常

50%1 型糖尿病患者有出汗障碍,而在患有周围神经病变的糖尿病患者中,83%～94%有出汗障碍,表现为少汗甚至无汗,半身出汗而半身无汗等。可有发热,体温随外界温度波动,皮肤温度过低或过高。出汗障碍可造成皮肤干燥瘙痒,最终发生溃疡。

6.神经内分泌障碍

在病史较长的病例中,针对低血糖症的胰高血糖素与肾上腺素反应障碍,可发生严重的低血糖症而毫无症状。因此,在糖尿病治疗当中应密切注意低血糖发生的危险性。

(三)根据症状和体征评价神经病变的性质与部位

有学者将神经功能检查与感觉主诉等结合起来进行反复试验。用皮肤热温差(TDTw)和皮肤冷温差(TDTc)判断神经纤维功能,用感觉和运动神经传导速度(SNCV 和 MNCV)和振动感觉阈值(VPT)来检查大神经纤维功能。发现神经病变性疼痛与小神经纤维无关,而感觉变化与大、小神经纤维的功能均有关。症状严重程度(标化后)、SNCV、MNCV 以及 VPT 均是观察多神经病变的有用指标。

1.糖尿病性远端对称性多神经病

糖尿病性远端对称性多神经病是最常见的临床类型,并根据大神经纤维的功能再分为若干种类别。评价大神经纤维功能的方法有周围触觉鉴别器钢珠滚动试验和神经传导速度测定等,评价小神经纤维的方法有 NeuroQuick 和 Neuropad。

下肢对称性神经病变起病隐匿,进展缓慢,表现为感觉障碍(对称性肢体麻木、疼痛、感觉异常、蚁走感和烧热感等)或感觉过敏,或呈手套或袜套样感觉,后期可表现为感觉减退甚至消失。少数患者的肢体疼痛剧烈难忍,严重影响工作和休息。这些患者的疼痛诉说具有明显的心理精神特征,机制未明。若为单一神经受累,则呈片状感觉障碍,但少见。也可表现运动障碍、肌无力和肌萎缩,以近端肌受累多见。

2.糖尿病痛性多神经病变

疼痛性质多为烧灼样、电击样、针刺样或钝性疼痛,多数在夜间疲劳或兴奋时加重,而且似乎有明显的遗传倾向和家族发病倾向。

3.糖尿病脑神经病变

最常见的是动眼神经瘫痪,其典型表现是突然发病的眼肌瘫痪,眼球处于外展位置(如果展神经未受影响),眼球的垂直向与内收动作均发生障碍,而且伴有眼睑下垂。大约50%病例在眼肌瘫痪出现前1～7 d有剧烈的眶后疼痛。一般在6～12周内自发恢复,但可复发或进展为双侧病变。其他如面神经、展神经、三叉神经麻痹及听力障碍(表现为神经性耳聋或突聋)较少见。

糖尿病患者发生缺血性脑卒中的危险性较非糖尿病病例提高2～4倍。高血糖又可导致乳酸性酸中毒,引起蛋白质结构改变和细胞功能障碍,从而加重缺血性脑卒中的严重程度。糖尿病还可引起认知障碍和大脑神经生理及结构的改变,称为糖尿病性脑病。临床表现以获得性认知和行为缺陷为特征,也可表现为精神障碍、情绪易波动、焦虑、烦躁不安、苦闷、视力障碍、记忆力减退、注意力不集中、腱反射活跃和病理反射阳性等。神经生理学和神经放射学特点提示,糖尿病性脑病可能是大脑加速老化的表现。脊髓可表现为横贯性感觉障碍。在临床上,多数患者无中枢神经受损的症状和体征,但事实上不少患者经仔细检查有阳性发现(亚临床型糖尿病中枢神经病变)。

(四)尼龙丝试验/自主神经功能检测/神经肌电图评价神经功能

1.尼龙丝皮肤触觉检查

取特制的10 g尼龙丝,一头接触于患者的大足趾、足跟和前足底内外侧,用手按尼龙丝另一头轻轻施压,正好使尼龙丝弯曲,患者能感到足底尼龙丝则为正常,否则为不正常。这是评价神经病变最简单的方法,发现率达40%以上。128 Hz音叉检查时,首先将音叉放在被检测者的踝关节处或大足趾、手部、肘部和前额等处,音叉应与皮肤表面垂直,并应持压力不变。此外,还可以用棉签、铁石或橡皮等检查温度觉。

2.自主神经功能检查

(1)交感神经皮肤反应(SSR):是指通过刺激传入末梢神经并经传出交感神经无髓鞘细胞纤维的汗腺反应,汗腺反应为"体性"——交感神经反射。糖尿病自主神经病变患者与健康人相比,振波少,潜伏时间延长。有报道认为SSR比心脏自主神经检查能更早、更敏感地反映糖尿病是否有自主神经受累。

(2)瞳孔检查对光反射:瞳孔周期时间(PCT)是测定迷走神经功能的敏感方法,糖尿病自主神经病变者PCT明显延长。电子闪光人造偏光板摄影方法测量暗适应的暗孔直径为交感神经支配纤维的定量测量。如瞳孔对光反射结果用红外线瞳孔测量仪测量更能早期发现异常。

另外,膀胱功能检测有助于糖尿病膀胱病变的诊断(膀胱超声测定显示残余尿量增加)。动力学测定有膀胱内压、尿流和尿道压力测量等。膀胱内压测量显示一段长的感觉缺失曲线,直至达到逼尿肌低张力状况下的膀胱充盈量为止。

3.神经肌电图检查

神经肌电图检查为非侵入性检查方法,其有良好的客观性、量化性和可靠性,在糖尿病早期,甚至在临床症状出现之前就已有明显的变化,故有早期诊断价值,同时也可用作临床疗效的评估。其中,感觉神经传导速度(SCV)较运动神经传导速度(MCV)减慢出现更早,且更为敏感。近端周围神经受累以应用 M 波及 H 波同时测定法较为方便,患者痛苦小,结果准确,且可及早发现病变。肌电图检测有助于区分神经源性和肌源性损害。糖尿病患者肢体远端肌肉中以神经源性损害为主,在肢体近端肌肉中则以肌源性损害为主。除交感神经皮肤反应(SSR)试验外,肌电图上的 RR 间期变化(RRIV)为评价自主神经功能的简便而较可靠的方法。也有人认为,测量神经电兴奋的不应期比传导速度更敏感。

(五)特殊检查用于疑难病例诊断

1.诱发电位检查

诱发电位(EP)检查包括有视觉诱发电位(VEP)、脑干听觉诱发电位(BAEP)、躯体感觉诱发电位(SEP)和运动诱发电位(MEP)。VEP 记录视觉冲动经外侧膝状体投射到枕叶距状裂后部与枕后极的电活动。主要的视觉皮质电位有 N_1、P_1(P100)和 N_2 3 个主波,其中最有诊断价值的是 P_1 波潜伏期延长。VEP 异常也可因屈光间质异常、侵及黄斑的视网膜病变、视神经通路及视区皮质损害引起。BAEP 记录听神经(Ⅰ波)、脑干耳蜗神经核至中脑下丘(Ⅱ~Ⅴ波)、丘脑内膝状体(Ⅵ波)和听放射(Ⅶ波)的电活动。其中Ⅲ和Ⅴ波为最主要的波,凡Ⅰ波波峰潜伏期(PL)延长或波幅(AMP)降低,甚至分辨不清或不能显示波形者,表明有外周听力减退。波峰间期(IPL)延长常反映脑干病变导致其听觉通路传导受累。SEP 分别刺激左、右腕部正中神经及踝部胫后神经,由相应神经及脊髓后索传导至顶叶皮质,并在通路的不同部位直至颅顶部记录诱发电位。如潜伏期延长,常提示相应部位(从周围到中枢)的感觉传导功能受损,测定各波峰潜伏期可基本反映整个传导通路各部位的功能状态,明确病变部位,从而区分中枢神经病变还是外周神经病变。磁刺激无电刺激产生的疼痛不适,且操作方便,已逐渐应用于中枢运动传导功能检查;改用激光来诱发电位。糖尿病性神经病者常缺乏 EP,或 P_1 波潜伏期正常或延长,振幅下降,可能更有助于发现早期糖尿病性神经病。复合性神经动作电位(NAP)、复合性肌肉动作电位(CMAP)和多发性神经病变指数(PNI)之间存在一定关系,PNI 和 CMAP 有密切关系。神经传导速度(以 PNI 代表)下降与 CMAP 振幅或其振幅降低量呈正相关,以胫总神经为代表,可用 CMAP 振幅来判断糖尿病周围神经病变的严重程度。

2.神经定量感觉检查

与上述检查不同,神经定量感觉检查主要是针对细神经纤维功能。该检查通过温度觉测试细神经纤维(Aδ 和 C 类)的功能,通过振动觉测试 Aβ 类神经纤维的功能,因此能够准确判定感觉病变的特征和程度,通过对不同部位的检测可以发现解剖学上节段性的感觉神经损伤,具有定位价值。

3.胃肠自主神经功能检查

该检查包括闪烁图法——固体和/或液体餐、放射法——不透 X 线标记物(胃肠钡餐)、实时超声显像法、磁示踪法、电阻抗法、对乙酰氨基酚吸收率和插管法等。目前以胃排空的闪烁图法最敏感且能用于临床。闪烁图扫描技术是胃排空测定的金标准,表现为对固体和液体食物排空延迟。钡餐可见胃扩张、钡剂存留时间延长和十二指肠部张力降低。对乙酰氨基酚吸收试验测定胃液体排空时间,方法简便,可靠实用,易于推广。实时超声显像法有容积法、胃窦面积法和胃窦体积法。容积法——沿胃长轴作一系列横切面,计算整个胃体积,用于测定胃液体排空,此法较烦琐,受气体干扰明显,较少应用。胃窦面积法——取平卧位或膝肘位,测得空腹胃窦面积,进餐后多时点测定胃窦面积直到胃窦面积恢复到空腹大小的时间距离,或进餐后至液餐图像完全消失的时间距离为胃全排空时间。胃窦体积法——测定 A、B 和 C 的 3 个径,算出胃窦体积,从胃窦体积变化观察排空时间。实时超声显像法较可信,且方便、简单和廉价,为临床及科研较常用的方法,其局限性为不能观察固体排空。胃窦面积测定不能完全代表胃窦真正的生理形态,因此不如核素扫描精确。

此外,以可用测压法、胃电图和胆囊收缩功能测定等检查胃肠自主神经功能。

三、诊断与鉴别诊断

(一)从病期长和已有心血管风险因素病例中筛查糖尿病性神经病

糖尿病性神经病的主要危险因素是糖尿病病期、血糖水平和已经存在的心血管风险因素。在临床上,下列表现有助于糖尿病性神经病变的早期筛选:①感觉障碍或感觉异常;②肌肉萎缩;③糖尿病足、腕管综合征和僵硬性关节病;④眼肌瘫痪和眼睑下垂;⑤间歇性跛行;⑥皮肤溃疡;⑦足瘫痪;⑧消化、泌尿生殖和心血管系统功能障碍或体温调节和出汗异常;⑨脑缺血发作和认知障碍。糖尿病性神经病的诊断程序如图 5-5 所示。

ADA 推荐用针刺痛觉、温度觉、音叉振动觉、10 g 单丝压力觉和踝反射筛查神经病变。首先根据感觉障碍的程度、肌力试验和反射检查结果对审计病变进行计分(密歇根糖尿病审计病变计分,MDNS)(表 5-3),并根据 MDNS 和神经传导结果进行病变分级(表 5-4)。

糖尿病性神经病的诊断依据是:①糖尿病的病期超过 5 年或老年糖尿病患者;②感觉、运动或自主神经病变的临床表现,其特点是通常在疾病的早期,下肢的周围神经最先受累,感觉纤维比运动纤维受累重,振动觉的障碍比触觉和温度觉更重;③神经电生理检查的异常改变,如运动或感觉神经传导速度延迟、波幅降低、肌电图出现纤颤电位或正相电位等失神经电位、体感诱发电位发现早期的潜伏期延长、微神经图技术发现肌肉传入活动消失以及交感神经活动低下或消失。

神经活检可帮助明确诊断、评估疗效及病因判断;多取外踝后方的腓肠神经活检。但由于是侵入性检查,故不作为糖尿病性神经病的常规手段。采用皮肤活检对神经轴性标志——蛋白基因产物 9.5 进行免疫组织化学定量来检查皮肤神经形态的方法已逐渐应用于临床。该法为微创性,仅需直径为 3 mm 的活检皮肤,便能观察到小神经纤维改变。

糖尿病性神经病的分类见表 5-5。在临床工作中,考虑方便与实用性,诊断中可将前述的分类与分型结合起来进行。

(二)糖尿病性神经病与非糖尿病性神经受损鉴别

糖尿病患者发生神经病变不一定都是糖尿病所致;调查发现,10%～50%的神经病变是其他原因所致,部分患者存在多种病因,如神经毒药物、乙醇成瘾、维生素 B_{12} 缺乏、慢性肾病、慢性炎性脱髓鞘神经病、遗传性神经病和脉管炎等,因此必须注意鉴别。

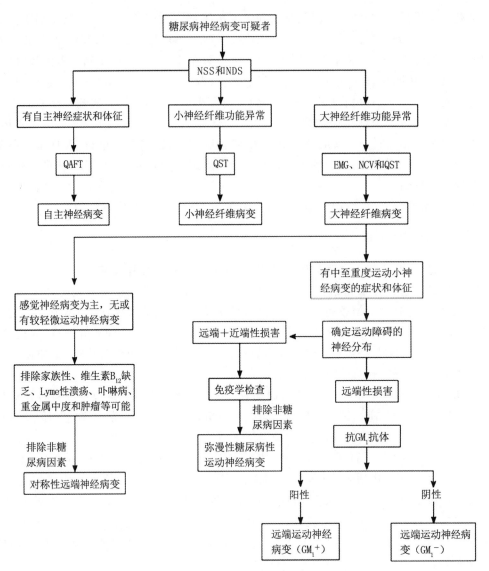

图 5-5 糖尿病性神经病变的诊断程序

注:NSS:神经系统症状计分;NDS:神经功能障碍计分;EMG:肌电图;QAFT:自主神经功能
定量试验;QST:感觉神经功能定量试验;NCV:神经传导速度;GM1:gangliosid,神经节苷脂

表 5-3 密歇根糖尿病审计病变计分法

项目	0分	1分	2分	3分
感觉障碍				
大拇指振动觉	正常	减退	缺乏	
10 g 细丝触觉	正常	减退	缺乏	
大拇指针刺痛觉	正常	减退或缺乏		
肌力试验				
手指伸展活动	正常	轻度受限	严重受限	缺乏

续表

项目	0分	1分	2分	3分
大树指伸展活动	正常	轻度受限	严重受限	缺乏
踝背屈曲	正常	轻度受限	严重受限	缺乏
反射检查				
肱二头肌反射	正常	减退	缺乏	
跟腱反射	正常	减退	缺乏	

表 5-4　糖尿病性神经病分级

分级	异常神经传导数目	MDNS 计分
0 级(无神经病变)	0～1	0～6
1 级(轻度神经病变)	2	7～12
2 级(中度神经病变)	3～4	13～29
3 级(重度神经病变)	5	30～45

表 5-5　糖尿病性神经病分类

快速可逆性神经病变
高血糖神经病变
持续对称性多发性神经病变
末梢躯体感觉运动病变
自主神经病变
小纤维神经病变
病灶/多灶性神经病变
头面部神经病变
胸腹神经根病变
局限性肢体神经病变
肌萎缩
压迫性或嵌入性神经病变
混合性神经病变

1.对称性周围神经受损

应注意与中毒性末梢神经病变或感染性多发性神经根炎鉴别。前者常有药物中毒(如呋喃类药物)或农药接触史,疼痛症状较突出;后者常急性或亚急性起病,病前多有呼吸道或肠道感染史,表现为四肢对称性弛缓性瘫痪,运动障碍重,感觉障碍轻,经 1～2 周有明显的肌萎缩。脑脊液蛋白定量增高,细胞数正常或轻度增高。

2.非对称性周围神经损伤

应与脊髓肿瘤和脊椎骨质增生或转移癌鉴别,相应节段脊椎照片或 CT 检查和 MRI 检查有助于诊断。

3.胃肠神经病变

需与吸收不良综合征/慢性感染/神经性厌食鉴别,糖尿病腹泻一般以"五更泻"明显,无黏液和脓血,腹泻前可有痉挛性腹痛伴肠鸣增多,排便后症状可好转,腹泻可持续数小时至数天或数周,然后自发缓解,缓解时间数周或数月不定。大便常规及培养无炎性成分及细菌生长。必要时,肠镜等检查有助于鉴别。胃动力瘫痪严重的病例可表现出厌食与体质量减轻。在年轻的女性糖尿病患者当中,需注意与神经性厌食相鉴别。心脏自主神经功能紊乱应与其他心脏器质性病变鉴别,后者无糖尿病史,血糖正常而常存相应疾病的病状及体征。

4.甲亢性肌病

甲亢患者可出现多种肌病,可见于 Graves 病或其他类型的甲亢。主要表现有慢性甲亢性肌病、急性甲亢性肌病、特发性炎性肌病、甲亢性低钾性周期性瘫痪、突眼性眼肌麻痹和甲亢伴重症肌无力等。

四、治疗

主要针对糖尿病性神经病的发病机制和危险因素进行治疗,并合理应用纠正代谢紊乱、增加神经血流和改善神经营养等药物。

(一)严格控制血糖

血糖快速从低血糖升到高血糖可能诱导和加重糖尿病性神经病的疼痛,因此,提出稳定的血糖控制比快速血糖控制改善糖尿病性神经病的疼痛更重要。对中老年发病居多的 2 型糖尿病患者,如饮食控制和口服降糖药能达到满意控制血糖,则不要用胰岛素治疗,以免发生低血糖而加重糖尿病性神经病。DCCT/EDIC 研究提供了 1 型糖尿病性神经病变的发生发展特征,并提示严格控制高血糖的重要性。

(二)胰岛素治疗

尽量使血糖控制在要求范围内,即使出现胰岛素神经炎也不必停用胰岛素。如口服降糖药不能满意控制血糖,应尽早应用胰岛素,尤其是在出现急性近端运动神经病变、急性痛性神经病变和局限性单神经病变时,更要尽量使血糖控制在要求范围内。

(三)其他药物治疗

1.神经生长因子/前列腺素 E_1/神经节苷脂 1

国内使用较多的是鼠神经生长因子(商品名金路捷),20 μg/d,肌内注射,4 周为 1 个疗程,对促进损伤神经的修复有一定作用。前列腺素 E_1 可扩张血管,抑制血小板聚集,减轻血液黏滞度。常用剂量100~200 μg/d静脉滴注,14 d 为 1 个疗程,该药在体内代谢快,产生的血管疼痛常使患者难以忍受。凯时为前列腺素 E_1 脂微球载体注射液,对病变血管有特殊亲和力,具有分解慢、用量小、作用持续时间长和不良反应少等特点。临床应用总有效率 90% 左右。常用剂量10 μg/d静脉滴注,1 次/天,14 d 为 1 个疗程,可重复使用。神经节苷脂 1(GM_1)改善轴索形态,提高 Na^+-K^+-ATP 酶活性,促进损伤后神经再生,改善神经功能,常用剂量 10~40 mg/d 静脉滴注或 20 mg/d 肌内注射,14~28 d 为 1 个疗程。凯洛欣为多种神经节苷脂的复方制剂,常用剂量2~4 mL,肌内注射,2 次/天。

2.醛糖还原酶抑制剂、蛋白糖化抑制剂等

新型制剂如菲达瑞司(1 mg/d)具有促进神经再生的作用,对减轻疼痛和行走时皮肤的感觉异常以及改善电生理指标有效。在各种蛋白激酶 C 异构体中,βⅡ异构体的活性增加起重要作用。有报告称 PKCβ 特异性阻断剂用于糖尿病大鼠时,神经传导速度和神经血流状况均有所改善。群多普利拉治疗可使神经功能好转。

3.抗氧化剂

普罗布考、维生素 E、N-乙酰-L-半胱氨酸在实验动物中有一定疗效,但临床效果却不尽如人意。硫辛酸作为一种强抗氧化剂,近年来研究较多,在德国被广泛用于治疗痛性糖尿病性神经病数十年,近期完成的多个评估也证实无论是静脉或口服给药都可改善神经病变的主要症状,而且具有良好的安全性。国内市场供应的产品有奥力宝,推荐剂量:静脉滴注 600 mg,每天 1 次;口服每次 600 mg,每天 3 次,可长期使用。

4.其他药物

主要有 γ-亚麻酸、钙通道阻滞剂、钴宾酰胺和丁咯地尔、肌醇、C 肽和乙酰-L-卡尼汀。补充 γ-亚麻酸能增加神经内血流,改善神经传导速度。

(1)钙通道阻滞剂尼莫地平能增加神经内毛细血管密度,促进微血管生长,阻滞钙内流,增加神经血流量,提高神经传导速度。常用剂量 30～60 mg/d,分 2～3 次服用。

(2)钴宾酰胺(甲钴胺)为维生素 B_{12} 的衍生物和蛋氨酸合酶的辅酶。外源性给药可顺利地渗入神经细胞及胞体内,促进细胞内核酸、蛋白和脂质形成,促进髓鞘形成和轴突再生。

(3)弥可保 500～1 000 μg 肌内注射/静脉注射,每天 1 次或 500 μg 口服,3 次/天,2 周为 1 个疗程;对改善患者自发性肢体疼痛、肢体麻木和皮肤感觉减退等有效。

(4)同类产品有腺苷钴胺(商品名福欣康林),每次 0.5～1.5 mg 肌内注射,1 次/天。

(5)丁咯地尔为 α-肾上腺素能受体抑制剂,通过抑制毛细血管前括约肌痉挛而改善大脑及四肢微循环血流,还具有抑制血小板聚集和改善红细胞变形性的功能。

(6)弗斯兰(活脑灵)常用剂量 200 mg 加入 250 mL 液体中静脉滴注,2 周为 1 个疗程,以后可改为口服。

(7)肌醇的临床应用还需要进一步研究。

(8)应用 C 肽替代治疗可以改善 1 型糖尿病患者周围神经病变的早期症状。但只对 C 肽缺乏的糖尿病患者有效。

(9)应用乙酰-L-卡尼汀治疗能降低多元醇活动,如能使神经内膜的乙酰-L-卡尼汀恢复正常,神经生理功能改善,并能增强抗氧化作用。

(四)对症处理减轻糖尿病性神经病症状

1.胃轻瘫

(1)多潘立酮(吗丁啉):多巴胺受体阻滞剂,10 mg,3 次/天,餐前 30 min 服用。可引起泌乳等不良反应。

(2)西沙必利:为全消化道促胃肠动力学药物,通过刺激肠肌层神经丛,增加乙酰胆碱释放而起作用。5～15 mg,3～4 次/天。

(3)甲氧氯普胺(胃复安):5～10 mg,3 次/天,此药兼有胆碱能和抗多巴胺能作用,易透过血-脑屏障而出现锥体外系反应,不宜长期用。

(4)红霉素:通过刺激胃动素释放和直接兴奋胃动素受体,促进胃排空,剂量 200～250 mg,3～4 次/天。

2.腹泻

可用洛哌丁胺(易蒙停),首剂 4 mg,以后每次 2 mg,同时加用维生素制剂或微生态调节剂,如培菲康(双歧三联活菌胶囊)、米雅(酪酸梭菌活菌片)和丽珠肠乐等。

3.直立性低血压

注意缓慢起立,穿弹力袜,适当增加血容量,可用生脉散或补中益气汤。许多药物如降压药、利尿药、三环类抗抑郁药、吩噻嗪类药物、血管扩张剂和硝酸酯类药物等都有可能加重直立性低血压的症状。心脏与肾脏功能障碍引起的液体潴留也可能掩盖直立性低血压的症状。外源性的胰岛素注射或内源性的胰岛素分泌都能引起内脏血管扩张与自主性低血压的加重,均应引起注意。

4.尿潴留

应尽量排空残余尿,可下腹热敷按摩,肌内或皮下注射新斯的明 0.25～0.5 mg,也可肌内注射甲氧氯普胺(胃复安)或口服西沙比利,重症者可采用间歇性导尿。目前有采用神经营养因子或其他因子与靶向基因相结合治疗。

5.阴茎勃起障碍

随着西地那非(万艾可)投入临床使用,口服药治疗现已成为 ED 的一线疗法。西地那非为一强有力的环磷酸鸟苷(cGMP)特异性 5 型磷酸二酯酶(PDE_5)抑制剂,通过抑制海绵体平滑肌中 cGMP 的降解,从而升高 cGMP 水平,增强内源性一氧化氮(NO)的作用,松弛阴茎动脉平滑肌,使阴茎获得高血流量和血液充盈而达到充分勃起,总有效率>50%。同类产品伐地那非(艾力达)作用时间更短,强度更大,抑制 PDE_5 酶活性的作用是西地那非的 10 倍,而且不影响一氧化氮释放和 cGMP 活性,但在没有性刺激的情况下不发挥药理作用。该类药可使体循环血管舒张和血压一过性下降,而且性生活对已有严重心血管疾病的患者有一定的危险性,故使用前应先作安全性评价。新近研发的多巴胺受体激动剂舌下剂型及选择性 PDE_5 抑制剂亦取得满意疗效。其他如海绵体内注射血管活性药物、真空负压勃起系统、血管旁路手术治疗和阴茎假体植入等均可选用,而且应配合心理治疗。

6.泌汗异常的处理

尚无特殊治疗,有报道使用水电离子透入疗法和脉冲直流电水离子导入法治疗局部性多汗症。

(五)痛性神经病变应重点解除神经疼痛

1.止痛药物治疗

用于疼痛性神经病变治疗的药物很多,但疗效均有限。

(1)抗癫痫药物:加巴喷丁原是一种抗癫痫药物,但后来发现抑制神经痛的作用强大。一般可单药治疗或与鸦片类药物合用。经多中心、安慰剂和对照试验证明其疗效较佳,不良反应发生较低,且在体内不代谢,无药物间交叉反应,有效剂量在 900～3 600 mg/d,推荐最大有效剂量 1 800 mg/d,但剂量应个体化。

(2)三环类抗抑郁药:仍是治疗神经性疼痛的一线药物。机制可能是通过抑制神经轴突对 5-羟色胺或去甲肾上腺素的再摄取,提高疼痛的阈值而起止痛作用,并能阻止受损神经发放神经冲动。常用的有丙咪嗪,每次 12.5 mg,2～3 次/天,1 周后增至每次 25 mg,2～3 次/天,也可用多塞平(多虑平)、阿米替林或去甲替林等。主要不良反应是嗜睡,因此,可于夜间给药,尤其适用于睡眠差和夜间疼痛的患者。抗抑郁药对减轻纤维肌痛、慢性腰背痛、糖尿病神经痛和带状疱疹神经痛有效。文拉法辛疗效较佳,且无抗胆碱及抗组胺的不良反应。

(3)5-羟色胺和去甲肾上腺素双重再摄取抑制剂:盐酸度洛西汀较以往抗癫痫或抗抑郁药

（加巴喷丁、阿米替林和文拉法辛）效果安全和患者耐受性好。

（4）抗惊厥药：抗惊厥药物自 20 世纪 60 年代开始用于疼痛的治疗，但属于经验型药物使用，仍缺少有力的循证依据，尤其缺乏畸形疼痛的治疗研究。因此抗惊厥药物不应使用于三叉神经痛，尽管加巴喷丁的使用量很大，但其效果并不优于卡马西平。理论上认为，抗惊厥药通过阻断钠/钙离子通道而稳定神经细胞膜，缓解疼痛，但疗效欠佳。常用的有苯妥英钠及卡马西平。其他新药如拉莫三嗪和托吡酯也被逐渐应用于临床。抗精神病药物可治疗慢性头痛、纤维性肌痛和神经病变痛。

（5）外用局部麻醉剂：5％的利多卡因药膏的直通效果与阿米替林、辣椒素、加巴喷丁和普瑞巴林相当。

（6）其他药物：托吡酯能提高糖尿病患者的表皮内神经纤维密度，延长树突长度，提高振幅，改善 C 纤维的功能。蛋白激酶 Cβ 抑制剂 ruboxistaurin LY333531 的应用可增加神经外膜的血流量，有效地改善神经传导速度，正在进行Ⅲ期临床的多中心观察中，初步的结果显示，它对糖尿病性神经病患者的异常性疼痛和针刺痛均具有明显的改善作用。值得注意的是，局部用药如硝酸异山梨酯喷剂、利多卡因胶或贴皮剂、可乐定霜剂或贴皮剂，作为近年治疗中的一种创新，因其有直接对病处起作用、无全身不良反应、无药物之间的交互作用及无须调整剂量等优点，今后有望成为糖尿病痛性神经病变的第一线药物。电势控闸钠通道调节细胞的兴奋性，而神经变性性疾病和神经病性疼痛存在电势控闸钠通道异构体的异常表达。因此钠通道阻滞剂可能成为开发止痛新药的靶点。另外，植物萃取类药可能有一定的止痛作用。

2.心理治疗

临床观察到疼痛的患者常伴有广泛而复杂的心理因素，有近半数的患者在获知被医师接受作为特殊药物治疗对象，但实际尚未开始真正的药物（或安慰剂）治疗之前，症状已开始有所改善。另外，有不少患者因疼痛一时不见好转，丧失信心，产生抑郁情绪，甚至于自杀。因此，配合心理治疗对缓解疼痛的症状也很有必要。

3.电疗

到 2009 年，文献上报道了 15 个痛性糖尿病周围神经病变电疗结果，经皮神经电刺激脉冲式和持续式电磁场治疗的使用较多，但方法有别，效果不一，其他如脉冲剂量式电刺激、高频式肌肉刺激或高张力肌肉刺激仅有小样本研究，因而目前不能对电疗的价值做出评价。

（于军霞）

第五节　库欣综合征

一、概述

库欣综合征是由于肾上腺皮质分泌过量的糖皮质激素（主要是皮质醇）所致，主要临床表现为满月脸、多血质、向心性肥胖、皮肤紫纹、痤疮、高血压和骨质疏松等。病因有多种，因垂体分泌 ACTH 过多所致者称为库欣病。

二、病因与发病机制

(一)垂体性库欣综合征

垂体性库欣综合征即库欣病,因垂体分泌过量的 ACTH 引起。库欣病患者占库欣综合征患者总数的 70%。70%~80%患者存在垂体 ACTH 微腺瘤(直径<10 mm),大部分病例发病位置在垂体,切除微腺瘤可治愈;其余为下丘脑功能失调,切除微腺瘤后仍可复发。ACTH 微腺瘤并非完全自主性,此组肿瘤分泌皮质醇可被大剂量地塞米松抑制。约 10%患者存在 ACTH 大腺瘤,可有蝶鞍破坏,并可侵犯邻近组织,极少数为恶性肿瘤,伴远处转移。少数患者垂体无腺瘤,而呈 ACTH 细胞增生,增生的原因尚不清楚,有些可能为下丘脑功能紊乱,CRH 分泌过多所致。此型患者肾上腺增生为双侧性,极少数为单侧性。

(二)异位 ACTH 综合征

垂体以外的肿瘤组织分泌过量有生物活性的 ACTH,使肾上腺皮质增生并分泌过量皮质醇,由此引起的库欣综合征为异位 ACTH 综合征。异位 ACTH 综合征占库欣综合征患者总数的 10%~20%。随着人们对本病认识的提高,本病的发生率会更高。异位分泌 ACTH 的肿瘤可分为缓慢发展型和迅速进展型两种。迅速进展型肿瘤瘤体大,恶性程度高,发展快,肿瘤较易发现。但常常因病程太短,典型的库欣综合征临床表现尚未显现患者已死亡。缓慢发展型肿瘤瘤体小,恶性程度低,发展慢,这类患者有足够的时间显现出典型的库欣综合征临床表现,临床上难以和垂体性库欣综合征鉴别。最常见的是肺癌(约占 50%),其次为胸腺癌和胰腺癌(各约占 10%)。

(三)原发性肾上腺皮质肿瘤

原发性肾上腺皮质肿瘤可为腺瘤(约占 20%)或腺癌(约占 5%)。这些肿瘤的生长和分泌功能为自主性,不受垂体 ACTH 的控制,此组肿瘤分泌皮质醇一般不被大剂量地塞米松抑制。肿瘤分泌大量皮质醇,反馈抑制垂体 ACTH 的释放,患者血中 ACTH 降低,肿瘤外同侧及对侧肾上腺皮质萎缩。引起皮质醇增多症的腺瘤一般较引起原发性醛固酮增多者为大,直径多为 2~5 cm。引起皮质醇增多症的皮质腺癌一般体积较大,晚期可转移至淋巴结、肝、肺等处。切面常具坏死、出血,往往也有核异型和核分裂,但是不能只根据细胞的形态来决定肿瘤是否为恶性,而必须看肿瘤细胞是否浸润或穿过包膜,或侵入淋巴结、血管中。

(四)肾上腺皮质结节样增生

根据发病机制及病理变化特点可分为以下几种。

(1)不依赖 ACTH 性双侧肾上腺皮质小结节样增生:此病又称原发性色素性结节性肾上腺病或皮质增生不良症。此病少见,患者多为儿童或青年,一部分为家族性。肾上腺皮质总重量不大,有多个小结节。皮质醇分泌过量,超大剂量地塞米松不能将其抑制;血 ACTH 低或测不到。目前认为此病是一种肾上腺的自身免疫性疾病。

(2)不依赖 ACTH 性双侧肾上腺皮质大结节样增生:又称腺瘤样增生。表现为双侧性,体积可大于腺瘤,多个结节融合在一起。原因不明,多数学者认为是由于 ACTH 的过量分泌导致肾上腺皮质在增生的基础上形成结节。这些结节往往具有很强的自主性,血 ACTH 低或测不到,皮质醇的分泌一般不被大剂量地塞米松抑制。

三、临床表现与并发症

典型的病例比较容易诊断。患者有特殊的外貌,望诊即可明确诊断。有些病例需经过比较详细的实验室检查才能确诊。有些患者可在疾病早期以严重的生殖系统功能障碍为主,如女性出现闭经,男性出现勃起功能障碍。大多数患者因肥胖、乏力就诊。少数患者以高血压及糖尿病起病。以下分述各系统的表现。

(一)特征性外貌

患者大多呈特征性外观:满月面,向心性肥胖,腹部膨出,而四肢显得相对细小,锁骨上及颈背部有脂肪堆集,形成所谓"水牛"背。本病患者呈向心性肥胖者约占60%,其余患者虽有不同程度肥胖,但不呈典型向心性,少数患者体形正常。大多数患者面部红润光泽,皮脂溢出现象明显,呈多血质外观。多血质外观的主要原因是由于蛋白质分解过度,皮肤变薄,血色易于显露。蛋白质分解过度使毛细血管壁抵抗力减低,皮肤容易发生瘀点及瘀斑。紫纹也为本病特征性表现之一,发生部位多见于下侧腹部、臀部、大腿部。紫纹的形状为中央宽、两端细,呈紫红或淡红色,常为对称性分布。

(二)心血管系统

约75%的库欣综合征患者有高血压。高血压的严重程度不一,50%以上患者舒张压超过13.3 kPa(100 mmHg)。一般在疾病早期,血压只轻微升高。病程长者,高血压的发生率增加,且严重程度也成比例增加。长期高血压可导致心、肾、视网膜的病理变化,心脏可肥大或扩大,但心力衰竭并不多见。经适当治疗,病愈之后,血压下降或恢复正常。

(三)精神症状

约有2/3患者有精神症状。轻者表现为情绪不稳定、烦躁易怒、焦虑、抑郁、注意力不集中及记忆力减退,欣快感较常见,偶尔出现躁狂。患者大多有失眠或早醒。严重者可出现精神变态,包括严重忧郁、幻觉、幻想、妄想狂,甚至企图自杀。

(四)性腺功能障碍

女性多数有月经紊乱或闭经,且多伴有不孕。男性患者睾丸小而软,男性特征减少,性欲减退,勃起功能障碍及前列腺缩小。如肾上腺皮质雄性激素分泌增多,可导致痤疮、女子多毛,严重者表现为女性男性化。

(五)糖代谢紊乱

糖代谢紊乱为本病重要表现之一,约70%病例有不同程度的糖代谢紊乱。其中一部分患者空腹血糖即高于正常,其余患者糖耐量试验显示糖耐量减退。糖皮质激素过多所致糖尿病的特点是,即使血糖很高,发生酮症者甚少,患者对胰岛素不敏感,微血管病变极罕见。皮质醇增多症被控制后,糖耐量可恢复正常。

(六)电解质紊乱

大量的皮质醇有潴钠排钾作用,从而引起高血压、水肿、多尿、低血钾。但明显的低血钾性碱中毒主要见于肾上腺皮质癌和异位ACTH综合征,可能与其分泌大量具有盐皮质激素作用的去氧皮质酮有关。

(七)骨质疏松

由于皮质醇促进蛋白分解,骨基质减少,钙沉着受影响,导致骨质疏松。骨质疏松以胸椎、腰椎及骨盆最为明显,患者常诉腰痛及全身疼痛。骨质疏松严重者,可出现脊椎压缩性骨折。

(八)对感染抵抗力减弱

皮肤真菌感染多见。化脓性细菌感染不易局限化,感染后炎症反应往往不显著,发热不高,易于漏诊。

(九)皮肤色素沉着

多见于异位 ACTH 综合征患者,因肿瘤产生大量的 ACTH、人 β-促脂解素、ACTH 前身物氨基端肽,其内均包含有促黑色素细胞活性的肽段,使皮肤色素明显加深。

四、诊断与鉴别诊断

(一)临床诊断

库欣综合征的诊断一般分两步。

(1)确定是否为库欣综合征,必须有高皮质醇血症的实验室依据。

(2)进一步检查明确库欣综合征的病因。患者若有满月面、向心性肥胖、水牛背、皮肤紫纹、多血质、皮肤薄等典型临床表现,则可为库欣综合征的诊断提供重要线索。有典型临床表现者约占 80%,其余的可只有其中的几项。有些患者表现不典型,须和其他疾病如单纯性肥胖、高血压、糖尿病、多囊性卵巢综合征等相鉴别。有典型临床表现者,亦应除外因长期应用糖皮质激素或饮用乙醇饮料引起的类库欣综合征。

影像检查对库欣综合征的病因鉴别及肿瘤定位是必不可少的。首先应确定肾上腺是否有肿瘤。目前,肾上腺 CT 薄层扫描及 B 超检查已为首选。肾上腺放射性核素[131]I-胆固醇扫描对区别双侧肾上腺增生还是单侧肾上腺肿瘤有较大价值。若影像学检查提示肾上腺双侧增生,则应检查是否有垂体瘤或垂体以外的异位 ACTH 分泌瘤的可能。垂体 ACTH 瘤中 80%～90% 为微腺瘤,目前分辨率最好的蝶鞍 CT 的微腺瘤发现率为 60%,蝶鞍 MRI 检查优于 CT。放射介入技术的引入对库欣综合征的病因和定位诊断更为精确。选择性双侧岩下窦取血测定 ACTH、肾上腺静脉取血测定皮质醇和醛固酮,以及分段取血测定 ACTH 技术能更加明确垂体 ACTH 瘤、异位 ACTH 瘤或肾上腺肿瘤的诊断。

(二)检验诊断

各型库欣综合征均有糖皮质激素分泌异常、皮质醇分泌增多,失去昼夜分泌节律,且不能被小剂量地塞米松抑制。24 h 尿游离皮质醇和尿 17-羟皮质类固醇排泄升高。血尿常规和生化测定可为本病的诊断提供线索,但确诊依赖皮质醇与 ACTH 的实验室结果与动态试验。

1.血液常规

库欣综合征患者的红细胞和血红蛋白增多,中性粒细胞增高,嗜酸性粒细胞、淋巴细胞减少。

2.血糖、电解质

库欣综合征患者的血清钾偏低,血糖偏高,葡萄糖耐量试验减退。

3.血、唾液皮质醇的测定及其昼夜节律变化

(1)测定方法:放射免疫分析、化学发光免疫分析。

(2)标本:血清、血浆、唾液。血清标本在室温下放置不宜超过 8 h;如血清标本 8 h 内不能进行检测,则应置 2 ℃～8 ℃保存,2 ℃～8 ℃冷藏不宜超过 48 h。超过 48 h 不能检测的标本应置 −20 ℃以下保存。避免反复冻融。

(3)参考范围。①血皮质醇在上午 8 时的参考值为 140～690 nmol/L,下午 4 时:80～330 nmol/L;②唾液皮质醇为 8.39～8.99 nmol/L;午夜超过 7.5 nmol/L(0.27 μg/dL),清晨超过 26.7 nmol/L(1.0 μg/dL)即可诊断;但各实验室应建立自己的正常值范围。

(4)临床诊断价值和评价。①库欣综合征患者血浆皮质醇水平增高。②血皮质醇浓度的变化有节律,一般上午最高,下午逐渐下降,夜间及清晨最低。库欣综合征时血中皮质醇虽基本维

持正常的昼夜节律形式,但波动甚大,而基础水平高于正常。③因唾液中只存在游离状态的皮质醇,并与血中游离皮质醇浓度平行,且不受唾液流率的影响,故唾液皮质醇水平的昼夜节律改变和午夜皮质醇低谷消失是库欣综合征患者较稳定的生化改变。④血浆皮质醇水平实际上反映体内 ACTH 的水平。因此除近期服用氢化可的松或可的松外,影响血 ACTH 水平的因素如昼夜节律、应激状态、生活事件及激素类用药均可导致血浆皮质醇水平的异常波动。而血浆皮质醇的半衰期为 80 min,长于 ACTH,因此血浆皮质醇对外来刺激反应稍滞后于 ACTH。这可影响血浆皮质醇和 ACTH 同步测定的意义。⑤由于雌激素可诱导肝脏皮质醇结合蛋白合成增加,因此孕妇和口服避孕药者日间皮质醇水平往往可达 50 µg/dL,但皮质醇和皮质类固醇结合球蛋白解离速度很快,故应以入睡后 1 h 皮质醇测定值为准。⑥甲状腺素可调节皮质醇的代谢速度,但不影响下丘脑-腺垂体-肾上腺轴的反馈,因此甲亢和甲减时均不影响血浆皮质醇的水平。⑦体质量对皮质醇无很大影响,但严重营养不良可影响皮质醇的代谢,使血皮质醇水平升高。年龄与血浆皮质醇水平无关,但出生 9 个月到 1 年的婴儿体内尚未建立昼夜节律,且刚出生几天内血皮质醇水平低于皮质酮,故此时血浆皮质醇水平偏低。

4.24 h 尿游离皮质醇

(1)检测方法:同血皮质醇。

(2)标本:24 h 尿液。塑料容器中预先加入 33％乙酸或盐酸 20 mL,置冰块上,准确留取 24 h 尿,记录尿量,混合后用有盖试管取约 10 mL 置冰盒内送检。

(3)参考范围:88.3~257.9 nmol/24 h。

(4)临床诊断价值和评价。①体内的游离型和结合型皮质激素及它们的代谢产物 90％以上从尿中排泄,未被蛋白结合的部分(包括葡萄糖醛酸苷、硫酸酯和游离皮质醇)都从尿排出。尿游离皮质醇测定对诊断高皮质醇血症的患者灵敏度高,且患者与健康人的数值几乎没有重叠,仅 1％~2％可能有重叠,尿游离皮质醇排出与血皮质醇呈正比。增多见于皮质醇增多症、甲状腺功能亢进症、部分单纯性肥胖者及先天性肾上腺增多症。减少则见于肾上腺皮质功能减退症、垂体前叶功能减退、甲状腺功能减退症、全身消耗性疾病、恶病质和肝硬化等,结果<27.6 nmol/24 h 可排除库欣综合征,但低值不能诊断皮质功能低下,因留取标本、肾脏疾病等因素可导致错误结果,应做兴奋试验。②24 h 尿游离皮质醇在诊断皮质醇症方面,其特异性及准确性远较 17-羟类固醇及 17-酮类固醇为优。24 h 尿游离皮质醇测定可以避免血皮质醇的瞬时变化,也可以避免血中皮质类固醇结合球蛋白浓度的影响,对库欣综合征的诊断有较大的价值,诊断符合率达 90％~100％。值得注意的是,非库欣综合征中也有 7％~8％患者的 24 h 尿游离皮质醇升高,且利尿剂和进高盐饮食,也可使尿游离皮质醇增高。

5.血浆 ACTH

(1)测定方法:放射免疫分析、化学发光免疫分析。

(2)标本:血清、血浆。血浆标本应用塑料管分装,不应用玻璃试管,血清标本在室温下保存不应超过 8 h,2 ℃~8 ℃冷藏不应超过 48 h,可在－20 ℃以下长期保存,避免反复冻融。血浆 ACTH 的半衰期仅为 8 min 左右,在室温下不稳定,可被血细胞和血小板的酶降解,并可黏附于玻璃和塑料表面致使所测值偏低。

(3)参考范围:0~18.9 pmol/L。

(4)临床诊断价值和评价:库欣综合征可引起血中 ACTH 升高。患者处于如发热、疼痛、外伤等急性应激状态时,ACTH 分泌均会升高。而严重抑郁症,尤其是老年患者体内的 ACTH 水平也高于健康人。

6.尿 17-羟皮质类固醇(17-OHCS)

(1)方法:液相色谱法。

(2)标本:24 h 尿,以醋酸或盐酸 10 mL 防腐,记录尿量。

(3)参考范围:8 岁以下<4.1 μmol/24 h 尿(1.5 mg/24 h 尿);8~12 岁<12.4 μmol/24 h 尿(4.5 mg/24 h 尿);12~18 岁为 6.4~29.7 μmol/24 h 尿(2.3~10.9 mg/24 h 尿);成年男性为 8.3~33.2 μmol/24 h 尿(3.1~12 mg/24 h 尿);成年女性为 6.9~27.6 μmol/24 h 尿(2.5~10 mg/24 h尿)。

(4)临床诊断价值和评价。

1)17-OHCS 增多见于:①库欣病、库欣综合征、异位 ACTH 肿瘤;②肾上腺性征异常综合征、11-β 羟化酶缺乏症;③甲状腺功能亢进症、肥胖症、手术、各种应激。

2)17-OHCS 减少见于:①肾上腺皮质功能减退(原发或继发)、艾迪生病,血浆 ACTH 升高,ACTH 刺激试验无反应或反应减低;②垂体功能减退症,如 ACTH 单独缺乏症、希恩综合征;③先天性肾上腺皮质增生症如 21-羟化酶缺陷症、17-羟化酶缺陷症;④医源性皮质功能减退症,如长期使用类固醇皮质激素、肾上腺皮质失用性萎缩;⑤其他原因,如甲状腺功能减退症、肝硬化、肾功能不全等。

(三)鉴别诊断

1.单纯性肥胖

肥胖可伴有原发性高血压、糖耐量减低、月经稀少或闭经,皮肤也可能出现皮纹、痤疮、多毛,24 h 尿 17-OHCS 和 17-KS 排出量比正常升高,与库欣综合征表现相似。但单纯性肥胖脂肪分布不是向心性,而是分布对称均匀,无皮肤菲薄及多血质改变,皮纹大多为白色,有时可为淡红色,但一般较细。血浆皮质醇、24 h 尿游离皮质醇、24 h 尿检查均在正常范围;小剂量地塞米松抑制试验大多能被抑制;X 线检查蝶鞍无扩大,亦无骨质疏松;B 超检查双侧肾上腺无异常发现。

2.2 型糖尿病性肥胖

2 型糖尿病可有肥胖、高血压,检查有糖耐量降低、24 h 尿 17-OHCS 偏高,需与之鉴别。但与库欣综合征有下列不同:血浆皮质醇正常,正常昼夜节律存在;24 h 尿游离皮质醇正常;其肥胖亦非向心性。

3.颅骨内板增生症

多见于女性,临床表现有肥胖、多毛症、高血压及神经精神症状,需与之鉴别。但与库欣综合征不同在于:其肥胖以躯干及四肢显著;无皮质醇分泌过多引起的代谢紊乱表现;颅骨 X 线片显示额骨及其他颅骨内板增生,而无蝶鞍扩大改变;无骨质疏松改变。

五、治疗

库欣综合征治疗的目标:①将每天皮质醇分泌量降至正常范围;②切除任何有害健康的肿瘤;③不产生永久性内分泌缺陷;④避免长期激素替代。

库欣综合征是由脑垂体 ACTH 分泌过多造成的,直接处理垂体似乎更合理,以使库欣综合征患者的临床征象、ACTH 和皮质醇的水平恢复到正常。实际上,除肾上腺皮质腺瘤手术切除有良好的效果外,还没有一种疗法是完美无缺的。当前的主要治疗手段包括手术、放疗及药物治疗。

（一）垂体性库欣综合征

垂体切除术主要用于那些具有较大垂体瘤的库欣综合征患者。如果保留垂体，可能会侵犯视神经或由于压迫周围组织造成神经学上的损伤。全垂体切除的不利之处为常规通过前额途径，是一个大手术，而且随着垂体的切除会导致垂体其他功能的低下。早在 1970 年经蝶垂体瘤摘除术开展前已广泛开展，该手术如果由有经验的外科医师施行，治愈率提高，并发症非常小，而且很少复发。

垂体手术前应先行垂体 CT 检查，做好垂体肿瘤的定位诊断。部分垂体较大腺瘤以及可由 CT、MRI 定位的微腺瘤均可通过经鼻经蝶鞍垂体微腺瘤摘除。有人报道 CT 扫描未能找到垂体微腺瘤者，经鼻经蝶手术探查时，90％患者仍能发现微腺瘤。术前测定岩窦下静脉血和周围静脉血 ACTH 比值，以及进一步测定双侧岩窦静脉血 ACTH 的差别，则能帮助确定是否存在垂体微腺瘤及定位垂体腺瘤。患者术后可能出现激素撤退症状，需补充生理剂量的肾上腺糖皮质激素直到下丘脑-垂体-肾上腺（HPA）轴恢复正常；对于症状严重者，可短期静脉内使用超生理剂量的肾上腺糖皮质激素治疗。建议在术后第 1 周内停用肾上腺糖皮质激素或改用小剂量地塞米松，测定上午的血清皮质醇浓度以评估手术效果。如停用激素，必须密切观察患者是否出现肾上腺皮质功能不全症状。

垂体放射治疗一直是作为库欣综合征行肾上腺切除术后，对垂体肿瘤的一种补充治疗。对怀疑垂体肿瘤手术切除不彻底或晚期垂体肿瘤合并心肾功能不全、糖尿病、年老体弱者，也可考虑放射治疗。垂体放射治疗的类型有两种，一种是外照射，通常采用高能直线加速器治疗，也可应用^{60}Co 行大剂量垂体照射，此法虽然有一定的疗效，但远期并发症多，如放射性脑病、脑软化等；另一种是内照射，将^{198}Au 或^{90}Y 植入垂体内行内照射，有效率为 65％，一般对垂体功能无明显不良影响。总之，垂体放疗照射定位不精确，照射剂量无法准确控制，容易损伤垂体周围组织，疗程长，疗效出现慢，并发症多，常不被患者所接受。近年来，国内、外兴起的立体定向放射外科治疗技术为垂体腺瘤的治疗开辟了新途径。立体定向放射外科是利用立体定向的方法，选择性地确定正常及病变组织的颅内靶点，使用大剂量管束电离射线，精确地集中照射靶点而产生局灶性组织破坏，达到治疗疾病的目的。

对库欣综合征，在有条件的地区应首选针对垂体 ACTH 瘤进行治疗，可采用经鼻、经蝶手术或立体定向放射治疗。对垂体手术疗效不满意者或影像学无垂体瘤表现的患者，可针对 ACTH 的靶器官肾上腺进行手术治疗，通常采取一侧肾上腺全切、另一侧大部切除＋垂体放射治疗。这样一方面去除皮质醇的来源，使库欣病得到缓解；另一方面保留的部分肾上腺仍具有分泌功能，可免除长期替代治疗。垂体肿瘤的积极治疗或放疗又可以预防术后 Nelson 综合征的发生。常将两侧肾上腺手术分两期进行，先行病变明显的一侧肾上腺全切，再观察随访。此法既明确了诊断，又可经腰部切口手术，手术风险小。如术后内分泌症状基本缓解，可继续随访；如临床症状和实验室检查指标显示皮质醇增多仍很明显，则应择期对另一侧肾上腺再行大部切除（80％）。有学者主张，在双侧肾上腺全切除后再行部分肾上腺组织自体移植术。但因难以做到带血管蒂移植，往往以组织块种植为主，所以成活率不高。随着临床移植技术的提高，近年来肾上腺组织自体种植的成活率已有所提高。有报道显示，种植成活的肾上腺组织也能有效地分泌部分皮质激素，至少能减少糖皮质激素的替代治疗量。

（二）肾上腺病变的处理

1.肾上腺肿瘤

肾上腺肿瘤包括肾上腺皮质腺瘤和腺癌。

腺瘤的治疗方法简单，只要诊断明确，可行腺瘤切除。术前定位明确者经腰部第10或11肋间切口，术前定位不明确者可经腹切口行双侧肾上腺探查。腺瘤大多有包膜，容易分离，可完整摘除。如边界不清，可行同侧肾上腺切除术。目前，大多数肾上腺腺瘤可行经腹或经后腹腔途径的腹腔镜手术。腹腔镜手术具有创伤小、恢复快等优点，已逐步替代开放性手术成为肾上腺手术的金标准。腺瘤多数为单侧性，而对侧肾上腺往往是萎缩的，所以术后恢复期激素的调整非常重要。由于术中解决应激状态及术后的替代治疗常使用大剂量糖皮质激素，使下丘脑及垂体进一步遭受抑制，所以术后在了解肾上腺皮质功能的条件下，逐渐减少激素用量。单侧肾上腺切除者术中给予氢化可的松100 mg静脉滴注，术后维持1～2 d。若对侧肾上腺萎缩者，则在补充皮质激素的同时应用ACTH。一侧全切另一侧部分切除者，应用氢化可的松从300 mg/d逐步减量，1周后改为口服泼尼松，25 mg/d，逐步减量到12.5 mg/d，视情况维持2～3周。在停止替代治疗前应全面了解肾上腺皮质功能，如化验尿17-OHCS、17-KS以及血尿皮质醇等。如1年以上肾上腺功能仍不能恢复者，恐怕需要终身替代治疗。双侧肾上腺全切除者需终身服用皮质激素。

肾上腺皮质腺癌也以手术治疗为主，越早越好，早期尚未转移者疗效为佳。对肿瘤局限于肾上腺区域者，行单侧肾上腺根治性切除术；若肿瘤已发生远处转移，原发肿瘤组织和转移处均应尽力切除，这样可提高药物治疗和局部放疗的效果。对肿瘤小、边界清晰者，可经腰背切口。肿瘤较大、界限不清或有浸润者，可取胸腹联合切口或单侧肋缘下弧形切口，将肿瘤、肾上腺、同侧淋巴结一并切除。对侵犯肾脏、下腔静脉壁或腔静脉有瘤栓者，应做同侧肾切除、腔静脉壁的部分切除和腔静脉瘤栓取出术。肾上腺皮质癌发展快，淋巴转移早，发现时约2/3患者已有周围组织的浸润，患者术后5年存活率仅25%，预后差。

2.原发性肾上腺皮质增生

这类患者往往血ACTH降低，而影像学检查又无法发现肾上腺区域明显的占位性病变。有学者认为对这类患者应首先行病变严重（即体积较大侧）一侧肾上腺全切术，如症状缓解满意，则可继续随访观察；如症状仍较严重，可再行另一侧肾上腺大部切除术。此类患者术后预后比较好，常不需终身激素替代措施。

（三）异位ACTH综合征

对于异位ACTH综合征，首选的治疗方法是切除原发肿瘤，切断异位ACTH分泌的来源。但往往明确诊断时，肿瘤已无法切除。此时，一方面可行肿瘤的化疗、放疗，另一方面可应用药物治疗减轻库欣综合征的症状。在以下情况，也可选用双侧肾上腺全切或一侧全切、另一侧次全切以缓解症状：①异位ACTH综合征诊断明确，但未找到原发肿瘤；②异位ACTH肿瘤已广泛转移，无法切除，而高皮质醇血症症状严重；③异位ACTH肿瘤已经找到，但无法切除，患者情况尚能接受肾上腺手术。

（四）药物治疗

药物治疗是库欣综合征治疗的一个重要方面，但只是一种辅助治疗，适用于衰弱或新近心肌梗死不能手术者，以及垂体、异位ACTH肿瘤或肾上腺肿瘤未能成功切除者。影响肾上腺分泌的有酮康唑、氨鲁米特、美替拉酮和米妥坦；影响ACTH分泌的有赛庚啶和溴隐亭。无论是作用于垂体或肾上腺，均需长期服药，且有一定的不良反应，不能达到完全治愈的效果。

1.皮质醇合成抑制剂

(1)酮康唑:是咪唑类似物,对碳链酶及 17-羟化酶均有抑制作用。用法:每次 0.3 g,每天 3 次口服。皮质醇水平降至正常后适当减量。不良反应:肾上腺皮质功能不足、肝功能异常和肝脏毒性反应。

(2)氨鲁米特:是格鲁米特的衍生物,主要作用是阻断胆固醇向孕烯醇酮的转变,同时也阻断甲状腺素的合成。用法:每次 0.25 g,每天 3 次口服。用药 1~2 周后,库欣综合征的临床表现可获得不同程度的缓解。不良反应:头痛、头晕、皮疹及胃不适等。

(3)美替拉酮:甲吡酮,为 11β-羟化酶的抑制剂。价格昂贵,国内很少应用。用法:每天 1~2 g,分 4 次口服。

2.ACTH 抑制剂

(1)赛庚啶:为 5-羟色胺受体拮抗剂。垂体性库欣综合征患者 ACTH 分泌增加可能与 5-羟色胺的紊乱有关。Krieger 等首先提出用赛庚啶治疗库欣综合征,每天服用 24 mg,3~6 个月后可见血浆 ACTH 及皮质醇下降,临床症状缓解,但不是全部患者都有效。文献曾报道 40 例,取得满意缓解的达 60%。在体外已证实,该药对肿瘤或分泌 ACTH 的异位肿瘤有直接效应。用法:每次 8 mg,每天 3 次口服,连续 6 个月以上。不良反应:嗜睡、口干、恶心、眩晕等,大剂量时可出现精神错乱和共济失调。

(2)甲磺酸溴隐亭:为多巴胺受体激动剂,大剂量能抑制 CRF、ACTH 分泌。一项研究中,口服 2.5 mg 溴隐亭之后,13 例患者中有 6 例血浆 ACTH 和皮质醇明显下降。1 例异位 ACTH 分泌的支气管类癌患者,ACTH 亦被抑制。用法:5~10 mg,每天分 3~4 次口服。不良反应:口干、恶心、呕吐、便秘、头晕、直立性低血压、失眠、小血管痉挛等。

(于军霞)

第六节 痛 风

痛风是一组由于遗传性或获得性嘌呤代谢紊乱和(或)尿酸排泄障碍所致的异质性疾病。其临床特点有高尿酸血症、以尿酸盐结晶和沉积所致的特征性急性关节炎、痛风石、严重者有关节畸形及功能障碍。累及肾脏者可有间质性肾炎,常伴尿酸性尿路结石。高尿酸血症引起急性关节炎发作、痛风石形成及关节、肾脏改变时,称为痛风。仅有高尿酸血症,或高尿酸血症伴随尿酸性、肾结石,不能诊断为痛风。患者常伴发肥胖、2 型糖尿病、高脂血症、高血压病、冠心病等。高尿酸血症和痛风常是代谢综合征的一部分。随着经济发展,生活方式改变,以及人均寿命的延长,其患病率逐年上升。

一、发病机制和分类

本病是多原因的,分原发性和继发性两大类。原发性的基本属遗传性,遗传方式多数未明,仅1%~2%因酶缺陷引起,如磷酸核糖焦磷酸合成酶(PRS)亢进症、次黄嘌呤-鸟嘌呤磷酸核糖转移酶(HGPRT)缺乏症、腺嘌呤磷酸核糖转移酶(AP-RT)缺乏症等。原发性痛风与肥胖、原发性高血压、血脂异常、糖尿病、胰岛素抵抗关系密切。继发性主要因肾脏病或酸中毒引起的滤过/排泄障碍、血液病或肿瘤的细胞过度增殖和放化疗后的大量破坏、高嘌呤饮食等引起的。

体内80%的尿酸来源于体内嘌呤生物合成(内源性);20%的尿酸来源于富含嘌呤食物的摄取(外源性)。目前尚无证据说明溶解状态的尿酸有毒性。痛风的发生应取决于血尿酸的浓度和在体液中的溶解度。

引起高尿酸血症的病因主要包括高嘌呤饮食、ATP降解增加、尿酸生成增多、细胞破坏所致的DNA分解增多、尿酸排泄减少等。尿酸是嘌呤代谢的最终产物,参与尿酸代谢的嘌呤核苷酸有次黄嘌呤核苷酸、腺嘌呤核苷酸和鸟嘌呤核苷酸。核苷酸的生成有两个途径:主要是从氨基酸、磷酸核糖及其他小分子的非嘌呤基的前体,从头合成而来;另一途径是从核酸分解而来,核苷酸再一步步生成尿酸。在嘌呤代谢过程中,一旦酶的调控发生异常,即可发生血尿酸量的变化。

肾小球滤出的尿酸减少、肾小管排泌尿酸减少或重吸收增加,均可导致尿酸的排出减少,引起高尿酸血症。其中大部分是由于肾小管排泌尿酸的能力下降,少数为肾小球滤过减少或肾小管重吸收增加。肾脏对尿酸的排泄减少与肾内缺血和乳酸生成增多、离子交换转运系统对尿酸排泄的抑制,以及肾内的钼、硫与铜结合增多等因素有关。另外,噻嗪类利尿剂、呋塞米、乙胺丁醇、吡嗪酰胺、小剂量阿司匹林、烟酸、乙醇等,均可竞争性抑制肾小管排泌尿酸而引起高尿酸血症。

二、病理生理和临床表现

(一)急性关节炎

急性关节炎常是痛风的首发症状,是尿酸盐结晶、沉积引起的炎症反应。当环境温度为37%,血pH值为7.4时,尿酸钠的饱和浓度为380 μmol/L(6.4 mg/dL)。当尿酸浓度超过此水平时,则容易形成针状结晶而析出,引起痛风性关节炎、痛风石。血尿酸过高与血浆清蛋白、α_1、α_2球蛋白结合减少,关节局部pH、温度降低等有关。关节滑膜上的痛风微小结晶析出并脱落,析出的结晶激活了Hageman因子、5-羟色胺、血管紧张素、缓激肽、花生四烯酸及补体系统,又可趋化白细胞,使之释放白三烯B_4(LTB$_4$)和糖蛋白化学趋化因子,单核细胞也可在刺激后释放白介素1(IL-1)等引发关节炎发作。

下肢关节尤其是跖趾关节,承受的压力大,容易损伤,局部温度较低,故为痛风性关节炎的好发部位。关节软骨容易发生尿酸盐沉积,发生软骨退行性改变,导致滑囊增厚、软骨下骨质破坏及周围组织纤维化,晚期可发展为关节强硬和关节畸形。

(二)痛风石

长期高尿酸血症可引起一种特征性改变叫痛风石。血尿酸水平持续高于饱和浓度,导致尿酸盐结晶沉积在关节、骨和软骨、滑囊膜、肌腱和皮下结缔组织等,引起慢性炎症反应,形成上皮肉芽肿。其周围有大量单核细胞、巨核细胞,有时还有分叶核细胞的浸润。随着沉积的尿酸盐不断增多,在局部逐渐形成黄白色赘生物,为芝麻至鸡蛋或更大不等。早期质地较软,后期由于痛风石内纤维组织的增多,质地逐渐变硬。痛风石可溃破,排出白色尿酸盐结晶,形成不易愈合的皮肤溃疡。

(三)痛风的肾脏病变

90%～100%痛风患者有肾损害,由于患者的肾小管功能障碍,导致尿液的pH降低;而尿pH为7.4时,99%以上的尿酸呈离子状态;尿液pH为7.0时,尿酸在尿液中的溶解度增加10倍;而pH为5.0时,85%的尿酸为非离子状态。因此,尿酸盐在酸性环境下更容易形成结晶,形成恶性循环。尿酸在远曲小管和集合管形成结晶而析出,引起肾小管与肾间质的化学性炎症。痛风主要可引起3种类型的肾脏病变。

1.痛风性肾病

痛风性肾病呈慢性进展经过。其特征性组织学表现是肾髓质或乳头处有尿酸盐结晶,其周围有圆形细胞和巨大细胞反应,呈间质性炎症,导致肾小管变形、上皮细胞坏死、萎缩、纤维化、硬化、管腔闭塞,进而累及肾小球血管床。临床可有蛋白尿、血尿、等渗尿,进而发生高血压、氮质血症等肾功能不全表现。尽管痛风患者17%～25%死于尿毒症,但很少是痛风单独引起,常与老化、高血压、动脉粥样硬化、肾结石或感染等综合因素有关。

2.急性梗阻性肾病

急性梗阻性肾病也称为高尿酸血症肾病,主要见于放疗、化疗等致急剧明显的血尿尿酸增高的患者,导致肾小管急性、大量、广泛的尿酸结晶阻塞——急性肾衰竭。

3.尿酸性尿路结石

结石在高尿酸血症期即可出现。其发生率在高尿酸血症中占40%,占痛风患者的1/4,比一般人群高200倍,在一切结石中占10%。其发生率与血尿酸水平及尿酸排出量呈正相关,约84%的尿酸性结石由单纯的尿酸构成,4%为尿酸与草酸钙的混合性结石,其余为草酸或磷酸钙结石。

三、实验室检查

(一)血尿酸测定

血尿酸测定多采用血清标本、尿酸酶法,正常值男性 $150\sim380\ \mu mol/L(2.4\sim6.4\ mg/dL)$,女性 $100\sim300\ \mu mol/L(1.6\sim3.2\ mg/dL)$ 。一般男性大于 $420\ \mu mol/L(7.0\ mg/dL)$,女性大于 $350\ \mu mol/L(6\ mg/dL)$ 可确定高尿酸血症。由于存在波动性,应反复监测。

(二)尿尿酸测定

高尿酸血症可分为产生过多型、排泄减少型、混合型、正常型四型。限制嘌呤饮食5 d后,每天尿酸排出量仍超过3.57 mmol(600 mg),可认为尿酸生成增多。

(三)滑囊液检查

急性关节炎期,行关节腔穿刺,抽取滑囊液检查,在旋光显微镜下,见白细胞内有双折光现象的针形尿酸盐结晶。同时发现白细胞,特别是分中性粒细胞增多。

(四)痛风结节内容检查

标本取自结节自行破溃物或穿刺结节内容物,判定方法有两种。

(1)紫脲酸胺反应:取硝酸1滴,滴在标本上,加热使硝酸蒸发掉,然后再滴氨水1滴,若是尿酸标本是暗紫红色,特异性很高,氧嘌呤则阴性。

(2)旋光显微镜检查:结节内容呈黏土状,镜下可见双折光的针状结晶,呈黄色。

(五)X线检查

急性关节炎期可见非特征性软组织肿胀;慢性期或反复发作后,可见软骨缘破坏,关节面不规则,软骨面、骨内、腔内可见痛风石沉积,骨质边缘可见增生反应等非特异表现;典型者由于尿酸盐侵蚀骨质,使之呈圆形或不整齐的穿凿样透亮缺损,为痛风的X线特征。

(六)关节镜检查

在痛风发作时,常在滑膜上见到微小结节,冲洗关节腔时,可见部分结晶脱落到关节腔内。

(七)X 线双能骨密度检查

在 X 线检查尚无变化时,可早期发现受伤害的关节骨密度下降。

(八)超声显像

尿酸性尿路结石 X 线检查不显影,但超声显像可显影。混合型结石 X 线、超声显像均可显影。

(九)CT 与 MRI 检查

沉积在关节内的痛风石,根据其灰化程度的不同在 CT 扫描中表现为灰度不等的斑点状影像。痛风石在 MRI 检查的 T_1 和 T_2 影像中均呈低到中等密度的块状阴影。两项联合检查可对多数关节内痛风石作出准确诊断。

四、诊断和鉴别诊断

本症可发生于任何年龄,但发病的高峰年龄为 40 岁左右,患病率随年龄的增长有逐渐增高的趋势。临床上以男性患者多见,只有 5% 的患者为女性,且多为绝经后妇女。肥胖及体力活动较少者易患本病。常有家族史及代谢综合征表现,在诱因基础上,突然半夜关节炎发作或尿酸结石发作,大致可考虑痛风,查血尿酸增高可确诊。有条件作关节腔穿刺、痛风石活检 X 线检查、关节腔镜检查等可协助确诊。有困难者用秋水仙碱诊断性治疗迅速显效,具有特征性诊断价值。需注意的是痛风导致的急性关节炎的多呈自限性。轻微发作一般数小时至数日可缓解,严重可持续 1~2 周或更久。通常痛风的急性关节炎发作缓解后,患者症状全部消失,关节活动完全恢复正常,此阶段称为间隙期,可持续数月至数年。多数患者于 1 年内症状复发,其后每年发作数次或数年发作 1 次。有些病例表现不典型,需与类似疾病做鉴别。

(一)急性关节炎

需与其他原因关节炎相鉴别。

1.风湿性关节炎

风湿性关节炎多见于青少年女性,以膝关节炎为主,常伴环形红斑等。

2.类风湿关节炎

类风湿关节炎多见中青年女性,好发小关节,呈梭形肿胀,类风湿因子效价高。

3.创伤性关节炎

因痛风常在创伤后发作故易误诊,重要的是痛风病情和创伤程度呈不平行关系。

4.化脓性关节炎

全身中毒症状重,而滑囊液无尿酸盐结晶。

5.假性关节炎

老年膝关节炎,滑囊液中可见焦磷酸钙结晶,本病罕见。

(二)慢性关节炎

1.类风湿关节炎

关节呈慢性僵直畸形,多见于中青年女性,血尿酸不增高,X 线缺乏穿凿作特征性缺损。

2.银屑病(牛皮癣)关节炎

20% 左右的患者可伴有血尿酸增高,有时难以与痛风相区别。常累及远端的指(趾)间关节、掌指关节、跖趾关节,少数可累及脊柱和股髂关节,表现为非对称性关节炎,可有晨僵现象。X 线照片可见关节间隙增宽,骨质增生与破坏可同时存在,末节指(趾)远端呈铅笔尖或帽状。

3.骨肿瘤

多处穿凿样破坏以致骨折、畸形而误诊为骨肿瘤。但无急性关节炎及高尿酸血症病史,鉴别有困难者活组织检查。

4.假性痛风

假性痛风多见于用甲状腺素进行替代治疗的老年人,系关节软骨钙化所致。一般女性较多见,膝关节最常受累。关节炎发作常无明显的季节性。血尿酸水平正常。关节滑囊液检查可发现有焦磷酸钙结晶或磷灰石,X线照片可见软骨呈线状钙化,尚可有关节旁钙化。部分患者可同时合并有痛风,则可有血尿酸浓度升高,关节滑囊液检查可见尿酸盐和焦磷酸钙两种结晶。

(三)尿路结石

尿路结石需与其他成分的结石鉴别。草酸钙、磷酸钙、碳酸钙结石X线显影,易与混合型尿酸结石混淆,但后者有高尿酸血症及相关痛风表现。胱氨酸结石X线也不显影,但血尿酸不高。

五、预防和治疗

对原发性痛风目前尚无根治的方法,但通过控制高尿酸血症通常可有效地减少发作,使病情逆转。本病的治疗目标:①迅速终止急性关节炎发作;②控制尿酸性肾病与肾石病,保护肾功能。不同病情阶段的治疗措施各不相同。

(一)一般处理

对疑诊患者及家属进行检查,早期发现高尿酸血症。控制体质量、控制血脂、避免过量饮酒等有助于预防血尿酸水平升高。每天蛋白质的摄入量应限制在 1 g/kg 左右。由于果糖摄入过多可导致体内嘌呤核苷酸产生增多,进而促进尿酸的生成,故应少食富含果糖的食物。动物内脏(心、肝、肾、脑)及海产品、菌菇酵母类等均为高嘌呤食物,应限制食用。肉类、鱼虾类、豌豆、菠菜等亦含一定量的嘌呤,食用要适量。还应该戒烟、避免劳累,多饮水促进尿酸的排泄。不宜使用抑制尿酸排泄药、利尿剂、小剂量阿司匹林等。生活方式的调整很重要。需定期进行血尿酸浓度监测,以确保血尿酸水平经常控制在正常范围之内。对经饮食控制等非药物治疗后血尿酸浓度仍超过 475 μmol/L(8 mg/dL)、24 h尿尿酸排泄量大于6.54 mmol,或有明显家族史者,即使未出现关节炎、痛风石、肾石病等临床表现,也应使用降低尿酸的药物。

(二)急性发作期的处理

首先应绝对卧床休息,抬高患肢,避免受累关节负重,持续至关节疼痛缓解后 72 h 左右方可逐渐恢复活动。并迅速投用抗炎药物。

1.秋水仙碱

对控制痛风急性发作具有非常显著的疗效,为痛风急性关节炎期的首选用药。可减少或终止因白细胞和滑膜内皮细胞吞噬尿酸盐所分泌的化学趋化因子,对于制止炎症有特效。通常用药后 6~12 h 内可使症状减轻,约 90% 患者在 24~48 h 内可完全缓解。用法如下。①口服法:0.5 mg/h 或 1 mg/2 h,一天总量 4.8 mg,持续 24~48 h,或在出现胃肠道症状前停止使用;②静脉法:可减少胃肠反应,一般 1.2 mg 溶于生理盐水 20 mL 中,5~10 min 缓慢注射,4~5 h 可再次注射,总剂量不超过 4 mg。一旦外漏会造成组织坏死。秋水仙碱毒性很大,可能导致恶心呕吐、腹泻、肝细胞伤害、骨髓抑制、脱发、呼吸抑制等,故有骨髓抑制、肝肾功能不全、白细胞减少者禁用、治疗无效者,不可再用,应改用非甾体抗炎药。极少数患者使用秋水仙碱后,可发生急性心功能衰竭和严重的室性心律失常。

2.非甾体抗炎药

效果不如秋水仙碱,但较温和,发作超过 48 h 也可应用,无并发症的急性病风湿性关节炎发作可首选非类固醇抗炎镇痛药物。非类固醇抗炎镇痛药与秋水仙碱合用,可增强镇痛的效果。此类药物宜在餐后服用,以减轻胃肠道刺激。常用的是吲哚美辛每次 50 mg,1 d3 次;或保泰松每次 0.1 g,1 d3 次。其他还有双氯芬酸、布洛芬、酮洛芬、阿明洛芬、阿西美辛、尼美舒利、舒林酸、萘普生、美洛昔康、吡罗昔康等。症状消退后减量。

3.ACTH 或糖皮质激素

仅上述两类药无效或禁忌时用,且易反跳。一般每天以 ACTH 40 U 加入静脉滴注或40～80 U 肌内注射;泼尼松 10 mg,1 d3 次等。曲安西龙(去炎松)5～20 mg 关节腔注射,常可使症状得到缓解。

4.关节剧烈疼痛者

可口服可待因 30～60 mg,或肌内注射哌替啶 50～100 mg。降低血尿酸的药物在用药早期可使进入血液中的尿酸一过性增多,有加重急性关节炎的可能,故在痛风的急性期不宜使用。

(三)间隙用及慢性期治疗

降低血尿酸药物为本期治疗的主要用药,以控制高尿酸血症,治疗目标为血尿酸水平维持在360 μmol/L(6 mg/dL)以下。应用降低血尿酸药物的适应证包括:①经饮食控制后血尿酸仍超过416 μmol/L(7 mg/dL)者;②每年急性发作在 2 次以上者;③有痛风石或尿酸盐沉积的 X 线证据者;④有肾石病或肾功能损害者。造成功能障碍者,需适当关节理疗和锻炼,痛风石较大或已破溃形成瘘管者,应行手术治疗减轻局部不适合活动障碍。有关节畸形者可通过手术进行矫形。

1.抑制尿酸合成药

本药主要机制是抑制黄嘌呤氧化酶,阻止黄嘌呤转化为尿酸。适用于尿酸生成过多者和不适合使用促进尿酸排泄药者。用法为别嘌呤醇每次 0.1 g,1 d3 次,逐渐增至每次 0.2 g。由于别嘌呤醇的生物半衰期为 18～30 h,亦可每天单次用药,顿服 0.3 g。可与促进尿酸排泄药合用,作用更强;也可单独使用。不良反应有胃肠道刺激、皮疹、发热、肝损害、骨髓抑制等。不良反应多见于有肾功能不全者,故肾功能不全者宜减半量应用。

2.促进尿酸排泄药

本药主要抑制肾小管的再吸收,适用于高尿酸血症期及发作间歇期、慢性期。当内生肌酐清除率小于 30 mL/min 时无效。有尿路结石或每天尿酸排出量大于 3.57 mmol(600 mg)以上时不宜使用。为避免用药后因尿中的尿酸排泄急剧增多而引起肾脏损害及尿路结石,用药时应从小剂量开始。用药期间需多饮水,同时服用碱性药,如碳酸氢钠每天 3～6 g。促排泄药可持续用药 12～18 个月,直至尿酸平稳。常用药:①丙磺舒(羧苯磺胺):开始剂量每次 0.25 g,1 d 2 次,两周内增至每次 0.5 g,1 d3 次,1 d 最大量 2 g;②磺吡酮(苯磺唑酮):作用比丙磺舒强,开始每次50 mg,1 d2 次,渐增至每次 100 mg,1 d3 次;③苯溴马隆(苯溴香豆素):作用更强,1 d1 次,25～100 mg。偶有出疹、发热、胃肠道刺激、促使急性发作等不良反应。

(四)急性肾衰竭

发生急性肾衰竭者,先用乙酸唑胺 0.5 mg,以后 1 d3 次,每次 0.25 g,并大量经静脉补液和补给 1.25% 碳酸氢钠溶液,可同时静脉注射呋塞米 60～100 mg,使水分迅速排出,增加尿流量,冲开结晶的堵塞。同时减量使用抑制尿酸合成药别嘌呤醇。处理后如仍不能解除肾衰竭者可行血液透析。肾功能损害严重者,预后较差。

（王　亚）

第七节　甲状腺功能亢进症

甲状腺功能亢进症(简称甲亢)是指由于甲状腺本身或甲状腺以外的多种原因引起的甲状腺激素增多,进入循环血中,作用于全身的组织和器官,造成机体的神经、循环、消化等各系统的兴奋性增高和代谢亢进为主要表现的疾病的总称。甲亢是内分泌系统的常见病和多发病。本病可发生于任何年龄,从新生儿到老年人均可能患甲亢,但最多见于中青年女性。

甲亢的病因较复杂,其中以 Graves 病(GD)最多见,又称毒性弥漫性甲状腺肿,是一种伴甲状腺激素分泌增多的器官特异性自身免疫病,约占所有甲亢患者的 85%;其次为亚急性甲状腺炎伴甲亢和结节性甲状腺肿伴甲亢;其他少见的病因有垂体性甲亢、碘甲亢等。本节主要讨论 Graves 病。

一、病因及发病机制

GD 的发病机制和病因未明,一般认为它是以遗传易患性为背景,在精神创伤、感染等应激因素作用下,诱发体内的免疫系统功能紊乱,"禁忌株"细胞失控,Ts 细胞减弱了对 Th 细胞的抑制,特异 B 细胞在特异 Th 细胞辅助下产生异质性免疫球蛋白(自身抗体)而致病。可作为这些自身抗体的组织抗原或抗原成分很多,主要有 TSH、TSH 受体、Tg、甲状腺 TPO 等。

二、病理

(一)甲状腺

甲状腺多呈不同程度的弥漫性、对称性肿大,或伴峡部肿大。质软至韧,包膜表面光滑、透亮,也可不平或呈分叶状。甲状腺内血管增生、充血,使其外观呈鲜牛肉色或猪肝色。滤泡增生明显,呈立方形或高柱状,并可形成乳头状皱褶突入滤泡腔内,腔内胶质常减少或消失。细胞核位于底部,可有分裂象。高尔基器肥大,内质网发育良好,有较多核糖体,线粒体常增多。凡此均提示滤泡上皮功能活跃,处于 TH 合成和分泌功能亢进状态。

(二)眼

浸润性突眼者的球后组织中常有脂肪浸润,纤维组织增生,黏多糖和糖胺聚糖沉积,透明质酸增多,淋巴细胞及浆细胞浸润。眼肌纤维增粗、纹理模糊,肌纤维透明变性、断裂及破坏,肌细胞内黏多糖亦增多。

(三)双下肢对称性胫前黏液性水肿

双下肢对称性胫前黏液性水肿少见。病变皮肤切片在光镜下可见黏蛋白样透明质酸沉积,伴多数带颗粒的肥大细胞、吞噬细胞和内质网粗大的成纤维细胞浸润;电镜下可见大量微纤维伴糖蛋白及酸性糖胺聚糖沉积。

（四）其他

骨骼肌、心肌有类似上述眼肌的改变，但较轻。久病者或重度甲亢患者肝内可有脂肪浸润、灶状或弥漫性坏死、萎缩，门静脉周围纤维化乃至肝硬化。颈部、支气管及纵隔淋巴结增大较常见，脾亦可增大。少数病例可有骨质疏松。

三、临床表现

女性多见，男女之比为 1∶（4～6），各年龄组均可发病，以 20～40 岁为多。临床表现不一，老年和儿童患者的临床表现常不典型，典型病例表现三联症。

（一）甲状腺激素分泌过多综合征

1.高代谢综合征

由于 T_3、T_4 分泌过多和交感神经兴奋性增高，促进物质代谢，氧化加速使产热、散热明显增多，患者常有疲乏无力、怕热多汗，皮肤温暖潮湿、体质量锐减、低热（危象时可有高热）等。

2.心血管系统

患者可有心悸、胸闷、气短、心动过速，严重者可导致甲亢性心脏病。查体时可见：①心动过速，常为窦性，休息及熟睡时心率仍快。②心尖区第一心音亢进，常有收缩期杂音，偶在心尖部可听到舒张期杂音。③心律失常以期前收缩、房颤多见，房扑及房室传导阻滞少见。④可有心脏肥大、扩大及心力衰竭。⑤由于收缩压上升、舒张压下降，脉压增大，有时出现水冲脉、毛细血管搏动等周围血管征。

3.精神、神经系统

患者易激动、烦躁、失眠、多言多动、记忆力减退。有时出现幻觉，甚而表现为亚躁狂症或精神分裂症。偶尔表现为寡言、抑郁者，以老年人多见。可有双手及舌平伸细震颤，腱反射亢进。

4.消化系统

患者常有食欲亢进、多食消瘦、大便频繁。老年患者可有食欲缺乏、厌食。重者可有肝大及肝功能异常，偶有黄疸。

5.肌肉骨骼系统

部分患者可有甲亢性肌病、肌无力及肌萎缩，多见于肩胛与骨盆带肌群。周期性瘫痪多见于青年男性患者，原因不明。

6.内分泌系统

早期血 ACTH、皮质醇及 24 h 尿 17-羟皮质类固醇（17-羟）升高，继而受过多 T_3、T_4 抑制而下降，皮质醇半衰期缩短。

7.生殖系统

女性常有月经减少或闭经，男性有阳痿，偶有乳腺发育。

8.血液和造血系统

周围血液中，淋巴细胞绝对值和百分比及单核细胞增多，但白细胞总数偏低。血小板寿命缩短。有时可出现皮肤紫癜或贫血。

（二）甲状腺肿

绝大多数患者有程度不等的弥漫性、对称性甲状腺肿大，随吞咽动作上下运动；质软、无压痛、久病者较韧；肿大程度与甲亢轻重无明显关系；左、右叶上下极可扪及细震颤，可闻及收缩期吹风样或连续性收缩期增强的血管杂音，为诊断本病的重要体征。极少数无甲状腺肿大或甲状腺位于胸骨后纵隔内。甲状腺肿大压迫气管、食管及喉返神经时,出现气短、进食哽噎及声音嘶哑。

(三)眼征

GD 患者中,有 25%～50%伴有眼征,其中突眼为重要而较特异的体征之一。突眼多与甲亢同时发生,但亦可在甲亢症状出现前或甲亢经药物治疗后出现,少数仅有突眼而缺少其他临床表现。按病变程度可分为单纯性(干性、良性、非浸润性)和浸润性(水肿性、恶性)突眼两类。

1.非浸润性突眼

非浸润性突眼占大多数,无症状,主要因交感神经兴奋和 TH 的 β肾上腺素能样作用致眼外肌群和提上睑肌张力增高有关,球后及眶内软组织改变不大,突眼度<18 mm,经治疗常可恢复,预后良好。眼征有以下几种:①Dalrymple 征。眼裂增大。②Stellwag 征。瞬目减少。③Mobius征。双眼聚合能力欠佳。④Von Graefe 征。眼向下看时巩膜外露。⑤Joffroy 征。眼向上看时前额皮肤不能皱起。

2.非浸润性突眼

非浸润性突眼较少见,症状明显,多发生于成年患者,由于眼球后软组织水肿和浸润所致,预后较差。除上述眼征更明显外,往往伴有眼睑肿胀肥厚,结膜充血水肿。患者畏光、复视、视力减退、阅读时易疲劳、异物感、眼胀痛或刺痛、流泪,眼球肌麻痹而视野缩小、斜视、眼球活动度减少甚至固定。突眼度一般>19 mm,左右突眼度常不等。由于突眼明显,不能闭合,结膜及角膜经常暴露,尤其是睡眠时易受外界刺激而引起充血、水肿,继而感染。

四、实验室检查

(一)血清甲状腺激素测定

1.血清总三碘甲状腺原氨酸(TT₃)

TT_3 浓度常与 TT_4 的改变平行,但在甲亢初期与复发早期,TT_3 上升往往很快,约 4 倍于正常;而 TT_4 上升较缓,仅为正常的 2.5 倍,故测定 TT_3 为早期 GD,治疗中疗效观察及停药后复发的敏感指标,亦是诊断 T_3 型甲亢的特异指标。但应注意老年淡漠型甲亢或久病者 TT_3 可不高。

2.血总甲状腺素(TT₄)

TT_4 是判定甲状腺功能最基本的筛选指标,在估计患者甲状腺激素结合球蛋白 TBG 正常情况下,TT_4 的增高提示甲亢。甲亢患者 TT_4 升高受 TBG 影响,而 TBG 又受雌激素、妊娠、病毒性肝炎等影响而升高,受雄激素、低蛋白血症(严重肝病、肾病综合征)、泼尼松等的影响而下降,分析时必须注意。

3.血清游离甲状腺素(FT₄)及游离 T_3(FT₃)

不受血 TBG 影响,能直接反映甲状腺功能。其敏感性和特异性均明显高于 TT_4 和 TT_3,含量极微,正常值因检查机构而有不同。

4.血清反 T_3(rT₃)

rT_3 无生物活性,是 T_4 在外周组织的降解产物,其血浓度的变化与 T_3、T_4 维持一定比例,尤其是与 T_4 的变化一致,可作为了解甲状腺功能的指标。

(二)促甲状腺激素(TSH)

甲状腺功能改变时,TSH 的波动较 T_3、T_4 更迅速而显著,故血中 TSH 是反映下丘脑-垂体-甲状腺轴功能的敏感指标。尤其是对亚临床型甲亢和亚临床型甲减的诊断有重要意义。垂体性甲亢升高,甲状腺性甲亢正常或降低。

(三)甲状腺摄¹³¹I率

本法诊断甲亢的符合率达90%。正常值为:3 h,5%～25%;24 h,20%～45%,高峰出现在24 h。甲亢患者摄¹³¹I率增强,3 h>25%,24 h>45%,且高峰前移。缺碘性甲状腺肿摄¹³¹I率也可增高,但一般无高峰前移,可做T_3抑制试验鉴别。影响摄¹³¹I率的因素如下。

(1)使摄¹³¹I率升高的因素:长期服用女性避孕药。

(2)使摄¹³¹I率降低的因素:多种食物及含碘药物(包括中药)、抗甲状腺药物、溴剂、利舍平(利血平)、保泰松、对氨基水杨酸、甲苯磺丁脲等。做本测定前应停用上述药物、食物1～2个月以上。孕妇和哺乳期妇女禁用。

(四)促甲状腺激素释放激素(TRH)兴奋试验

GD时血T_3、T_4增高,反馈抑制TSH,故TSH细胞不被TRH兴奋。如静脉注射TRH 200 μg后TSH有升高反应,可排除甲亢;如TSH不增高(无反应)则支持甲亢的诊断。本试验因在体外进行测定TSH,无须将核素引入人体,故不良反应少,对年老有冠心病或甲亢性心脏病者较T_3抑制试验安全。

(五)T_3抑制试验

T_3抑制试验主要用于鉴别甲状腺肿伴摄¹³¹I率增高系由甲亢或是单纯性甲状腺肿所致;也曾用于长期抗甲状腺药物治疗后,预测停药后复发可能性的参考。方法:先测定基础摄¹³¹I率后,口服$T_3$20 μg,每天3次,连续6 d(或甲状腺片60 mg,每天3次,连服8 d),然后再测摄¹³¹I率。对比两次结果,正常人及单纯性甲状腺肿患者摄¹³¹I率下降50%以上;甲亢患者不被抑制,故摄¹³¹I的下降<50%。伴有冠心病、甲亢性心脏病或严重甲亢者禁用本项试验,以免诱发心律失常、心绞痛或甲状腺危象。

(六)甲状腺自身抗体测定

未经治疗的GD患者血TSAb阳性检出率可达80%～100%,有早期诊断意义,对判断病情活动、是否复发也有价值;还可以作为治疗后停药的重要指标。50%～90%的GD患者血中可检出TGAb和(或)TPOAb,但滴度较低。如长期持续阳性且滴度较高,提示患者有进展为自身免疫性甲减的可能。

(七)影像学检查

超声、放射性核素扫描、CT、MRI等可根据需要选用。

五、诊断及鉴别诊断

(一)诊断

根据临床表现三联征及实验室检查,诊断并不困难。但早期轻型、老年人、小儿表现不典型,尤其是淡漠型甲亢应特别注意。

(二)鉴别诊断

1.单纯性甲状腺肿

无甲亢症状。摄¹³¹I率虽也增高但高峰不前移。T_3抑制试验可被抑制。T_3正常或偏高,T_4正常或偏低,TSH正常或偏高。TRH兴奋试验正常。血TSAb、TGAb和TPOAb阴性。

2.神经症

神经、精神症状相似,但无高代谢症状群、突眼及甲状腺肿,甲状腺功能正常。

3.其他疾病

以消瘦、低热为主要表现者,应与结核、恶性肿瘤鉴别;腹泻者应与慢性结肠炎鉴别;心律失常应与冠心病、风湿性心脏病鉴别;淡漠型甲亢应与恶性肿瘤、消耗病鉴别;突眼应与眶内肿瘤、慢性肺心病等相鉴别。

六、治疗

一般治疗是解除精神紧张和负担、避免情绪波动。确诊后应适当卧床休息并给予对症、支持疗法。忌碘饮食,补充足够热量和营养如蛋白、糖类及各种维生素。有交感神经兴奋、心动过速者可用普萘洛尔(心得安)、利舍平等;如失眠可给地西泮(安定)、氯氮䓬(利眠宁)。

甲亢的治疗,常用方法如下。

(一)控制甲亢的基本方法

(1)抗甲状腺药物治疗。

(2)放射性碘治疗。

(3)手术治疗。

(二)抗甲状腺药物治疗

疗效较肯定;一般不引起永久性甲减;方便、安全、应用最广。

1.常用药物

(1)硫脲类:甲硫氧嘧啶和丙硫氧嘧啶(PTU)。

(2)咪唑类:甲巯咪唑(他巴唑,MMI)和卡比马唑(甲亢平)。

2.作用机制

通过抑制过氧化物酶活性,使无机碘氧化为活性碘而作用于碘化酪氨酸减少,阻止甲状腺激素合成,丙硫氧嘧啶还可以抑制 T_4 在周围组织中转化为 T_3,故首选用于严重病例或甲状腺危象。

3.适应证

病情轻、甲状腺呈轻至中度肿大者;年龄在 20 岁以下,或孕妇、年迈体弱或合并严重心、肝、肾疾病等而不宜手术者;术前准备;作为放射性[131]I治疗前后的辅助治疗;甲状腺次全切除后复发而不宜用[131]I治疗者。

4.剂量用法与疗程

长程治疗分为初治期、减量期及维持期,按病情轻重决定剂量。

(1)初治期:丙硫氧嘧啶或甲硫氧嘧啶:300～450 mg/d,甲巯咪唑或卡比马唑:30～40 mg/d,分2～3 次口服。至症状缓解或 T_3、T_4 恢复正常时即可减量。

(2)减量期:每 2～4 周减量 1 次,丙硫氧嘧啶或甲硫氧嘧啶每次减 50～100 mg/d,甲巯咪唑或卡比马唑每次减 5～10 mg/d,待症状完全消除,体征明显好转后再减至最小维持量。

(3)维持期:丙硫氧嘧啶或甲硫氧嘧啶 50～100 mg/d,甲巯咪唑或卡比马唑 5～10 mg/d,维持1.5～2 年,必要时还可以在停药前将维持量减半。疗程中除非有较严重的反应,一般不宜中断,并定期随访疗效。

5.治疗中注意事项

(1)如经治疗症状缓解但甲状腺肿大及突眼却加重时,抗甲状腺药物应酌情减量,并加用甲状腺片,每天 30～60 mg。可能由于抗甲状腺药物过量,T_3、T_4 减少后对 TSH 反馈抑制减弱,故

TSH分泌增多促使甲状腺增生、肥大。

（2）注意抗甲状腺药物不良反应：粒细胞减少与药疹甲巯咪唑较丙硫氧嘧啶常见，初治时每周化验白细胞总数、白细胞分类，以后每2～4周1次。常见于开始服药2～3个月。当白细胞低于$4 \times 10^9/L$时应注意观察，试用升白细胞药物如维生素B_4、利血生、鲨肝醇、脱氧核糖核酸，必要时可采用泼尼松。如出现突发的粒细胞缺乏症（对药物的变态反应），常表现咽痛、发热、乏力、关节酸痛等时，应紧急处理并停药。有些患者用抗甲状腺药物后单有药疹，一般不必停药，可给抗组胺药物，必要时可更换抗甲状腺药物种类，目前临床用药中丙硫氧嘧啶出现药疹者较少，但应该特别警惕出现剥脱性皮炎、中毒性肝炎等，一旦出现应停药抢救。

（3）停药问题：近年认为完成疗程后尚须观察，TRAb或TSI免疫抗体明显下降者方可停药以免复发。

（三）放射性碘治疗

1. 放射性碘治疗甲亢作用机制

利用甲状腺高度摄取和浓集碘的能力及^{131}I释放出β射线对甲状腺的毁损效应（β射线在组织内的射程约2mm，电离辐射仅限于甲状腺局部而不累及毗邻组织），破坏滤泡上皮而减少TH分泌。另外，也抑制甲状腺内淋巴细胞的抗体生成，加强了治疗效果。

2. 适应证

（1）中度甲亢、年龄在25岁以上者。

（2）对抗甲状腺药有过敏等反应而不能继用，或长期治疗无效，或治疗后复发者。

（3）合并心、肝、肾等疾病不宜手术，或术后复发，或不愿手术者。

（4）非自身免疫性家族性毒性甲状腺肿者。

（5）某些高功能结节者。

3. 禁忌证

（1）妊娠、哺乳期妇女（^{131}I可透过胎盘和进入乳汁）。

（2）年龄在25岁以下者。

（3）严重心、肝、肾衰竭或活动性肺结核者。

（4）外周血白细胞在$3 \times 10^9/L$以下或中性粒细胞低于$1.5 \times 10^9/L$者。

（5）重症浸润性突眼症。

（6）甲状腺不能摄碘者。

（7）甲状腺危象。

4. 方法与剂量

根据甲状腺估计重量和最高摄^{131}I率推算剂量。一般主张每克甲状腺组织一次给予^{131}I $70 \sim 100\ \mu Ci$（$1\ Ci = 3.7 \times 10^{10}\ Bq$）放射量。甲状腺重量的估计有3种方法：①触诊法。②X线检查。③甲状腺显像。

5. 治疗前注意事项

不能机械采用公式计算剂量，应根据病情轻重、过去治疗情况、年龄、甲状腺有无结节、^{131}I在甲状腺的有效半衰期长短等全面考虑；服^{131}I前2～4周应避免用碘剂及其他含碘食物或药物；服^{131}I前如病情严重，心率超过120次/分钟，血清T_3、T_4明显升高者宜先用抗甲状腺药物及普萘洛尔治疗，待症状减轻方可用放射性^{131}I治疗。最好服抗甲状腺药物直到服^{131}I前2～3d再停，然后做摄^{131}I率测定，接着采用^{131}I治疗。

6.疗效

一般治疗后 2～4 周症状减轻,甲状腺缩小,体质量增加,3～4 个月约 60％以上的患者可治愈。如半年后仍未缓解,可进行第二次治疗,且于治前先用抗甲状腺药物控制甲亢症状。

7.并发症

(1)甲状腺功能减退。分暂时性和永久性甲减两种。早期由于腺体破坏,后期由于自身免疫反应所致。一旦发生均需用 TH 替代治疗。

(2)突眼的变化不一。多数患者的突眼有改善,部分患者无明显变化,极少数患者的突眼恶化。

(3)放射性甲状腺炎。见于治疗后 7～10 d,个别可诱发危象。故必须在^{131}I治疗前先用抗甲状腺药物治疗。

(4)致癌问题。^{131}I治疗后癌发生率并不高于一般居民的自然发生率。但由于年轻患者对电离辐射敏感,有报道婴儿和儿童时期颈部接受过 X 线治疗者甲状腺癌的发生率高,故年龄在 25 岁以下者应选择其他治疗方法。

(5)遗传效应。经^{131}I治疗后有报道可引起染色体变异,但仍在探讨中,并须长期随访观察方能得出结论。为保证下一代及隔代子女的健康,将妊娠期列为^{131}I治疗的禁忌证是合理的。

(四)手术治疗

甲状腺次全切除术的治愈率可达 70％以上,但可引起多种并发症,有的病例于术后多年仍可复发,或出现甲状腺功能减退症。

1.适应证

(1)中、重度甲亢,长期服药无效,停药后复发,或不愿长期服药者。

(2)甲状腺巨大,有压迫症状者。

(3)胸骨后甲状腺肿伴甲亢者。

(4)结节性甲状腺肿伴甲亢者。

2.禁忌证

(1)较重或发展较快的浸润性突眼者。

(2)合并较重的心、肝、肾、肺疾病,不能耐受手术者。

(3)妊娠早期(第 3 个月前)及晚期(第 6 个月后)。

(4)轻症可用药物治疗者。

3.术前准备

先抗甲状腺药物治疗达下列指标者方可进行术前服药:①症状减轻或消失。②心率恢复到 80～90 次/分钟以下。③T$_3$、T$_4$ 恢复正常。④BMR＜＋20％。达到上述指标者开始进行术前服用复方碘溶液。服法:3～5 滴/次,每天服 3 次,逐日增加 1 滴直至 10 滴/次,维持 2 周。作用:减轻甲状腺充血、水肿,使甲状腺质地变韧,方便手术并减少出血。近年来,使用普萘洛尔或普萘洛尔与碘化物联合使用作术前准备,疗效迅速,一般于术前及术后各服 1 周。

4.手术并发症

(1)出血。须警惕引起窒息,严重时须气管切开。

(2)局部伤口感染。

(3)喉上与喉返神经损伤,引起声音嘶哑。

(4)甲状旁腺损伤或切除,引起暂时性或永久性手足抽搐。

(5)突眼加重。

(6)甲状腺功能减退症。

（7）甲状腺危象。

（五）高压氧治疗

1.治疗机制

（1）高压氧治疗可以迅速增加各组织供氧,甲亢患者因甲状腺素增多,机体各组织代谢旺盛、耗氧量增加,要求心脏收缩力增强、心率加快,增加心排血量为组织运送更多氧气和营养物质。心率加快、血压升高结果增加心肌的耗氧量。患者进行高压氧治疗可以迅速增加各组织的氧气供应,减轻心脏负担;高压氧治疗可以减慢心率,降低心肌耗氧量。

（2）高压氧治疗可以减低机体的免疫能力,减少抗体的产生、减少淋巴细胞的数量。

（3）高压氧治疗可以改善大脑皮质的神经活动,改善自主神经功能,稳定患者情绪。调整机体免疫功能。

（4）有实验证明,高压氧治疗可以调整甲状腺素水平,不论甲状腺素水平高或低,经高压氧治疗均有恢复正常水平的趋势。

2.治疗方法

（1）治疗压力不宜过高 1.8~2 ATA、每次吸氧 60 min、每天 1 次、连续 1~2 疗程。

（2）配合药物治疗。

（3）甲状腺危象患者可在舱内进行高压氧治疗同时配合药物治疗。

（4）甲状腺手术前准备,行高压氧治疗可减少甲状腺血流量。

七、应急措施

（1）当患者出现明显呼吸困难、发绀、抽搐、昏迷、血压下降、心律失常等情况时,提示有急性呼吸衰竭的可能,立即建立人工气道,行气管插管或气管切开,保持呼吸道通畅,加压给氧,监测生命体征的变化,同时保持静脉液路通畅。

（2）一旦呼吸停止应立即行人工呼吸、气管插管,调用呼吸机进行合理的机械通气。

八、健康教育

（1）给患者讲述疾病的有关知识,如药物、输血治疗的目的、氧气吸入的重要性,使患者主动配合治疗。

（2）保持良好的情绪,保证充足的休息和睡眠,以促进身体恢复。

（3）康复期注意营养,适当户外活动,提高机体抵抗力。

（4）对恶性肿瘤坚持化疗者和病理产科患者再次怀孕者,应特别注意监测 DIC 常规,血小板计数,注意出血倾向,及时就诊。

（王　亚）

第八节　甲状腺功能减退症

甲状腺功能减退症,简称甲减,是组织的甲状腺激素作用不足或缺如的一种病理状态,即甲状腺激素合成、分泌或生物效应不足所致的一组内分泌疾病。甲减的发病率有地区及种族的差异。碘缺乏地区的发病率明显较碘供给充分地区高。女性甲减较男性多见,且随年龄增加,其患病率上升。新生儿甲减发生率约为 1/4 000,青春期甲减发病率降低,其患病率随着年龄上升,在年龄>65 岁的人群中,显性甲减的患病率为 2%～5%。甲减为较常见的内分泌疾病,且常首先求治于非专科医师。

一、病因

99% 以上的甲减为原发性甲减,仅不足 1% 的病例为 TSH 缺乏引起。原发性甲减绝大多数系由自身免疫性(桥本)甲状腺炎、甲状腺放射性碘治疗或甲状腺手术导致。

二、分类

临床上,按甲减起病时年龄分类可分下列三型。

(1)功能减退始于胎儿期或出生不久的新生儿者,称呆小病(又称克汀病)。

(2)功能减退始于发育前儿童期者,称幼年甲状腺功能减退症,严重时称幼年黏液性水肿。

(3)功能减退始于成人期者,称甲状腺功能减退症,严重者称黏液性水肿。

三、发病机制

(一)呆小病(克汀病)

呆小病有地方性及散发性两种。

1.地方性呆小病

地方性呆小病多见于地方性甲状腺肿流行区,因母体缺碘,供应胎儿的碘不足,以致甲状腺发育不全和激素合成不足。此型甲减对迅速生长中胎儿的神经系统特别是大脑发育危害极大,造成不可逆性的神经系统损害。

2.散发性呆小病

散发性呆小病见于各地,病因不明。母亲既无缺碘又无甲状腺肿等异常,推测其原因有以下几方面。

(1)甲状腺发育不全或缺如:①患儿甲状腺本身生长发育缺陷;②母体在妊娠期患某种自身免疫性甲状腺病,血清中存在抗甲状腺抗体,经血行通过胎盘而入胎儿破坏胎儿部分或全部甲状腺;③母体妊娠期服用抗甲状腺药物或其他致甲状腺肿物质,阻碍了胎儿甲状腺发育和激素合成。

(2)甲状腺激素合成障碍:常有家族史,激素合成障碍主要有五型。①甲状腺摄碘功能障碍:可能由于参与碘进入细胞的"碘泵"发生障碍影响碘的浓集。②碘的有机化过程障碍,又可包括过氧化物酶缺陷,此型甲状腺摄碘力强,但碘化物不能被氧化为活性碘,致不能碘化酪氨酸和碘化酶缺陷。③碘化的酪氨酸不能形成单碘及双碘酪氨酸。碘化酪氨酸耦联缺陷:甲状腺已生成的单碘及双碘酪氨酸发生耦联障碍,以致甲状腺素(T_4)及三碘甲状腺原氨酸(T_3)合成减少。④碘化酪氨酸脱碘缺陷:由于脱碘酶缺乏,游离的单碘及双碘酪氨酸不能脱碘而大量存在于血中不能再被腺体利用,并从尿中大量排出,间接引起碘的丢失过多。甲状腺球蛋白合成与分解异常:酪氨酸残基的碘化及由碘化酪氨酸残基形成 T_3、T_4 的过程,都是在完整的甲状腺球蛋白分子中进行。⑤甲状腺球蛋白异常,可致 T_3、T_4 合成减少。并可产生不溶于丁醇的球蛋白,影响 T_3、T_4 的生物效能。甲状腺球蛋白的分解异常可使周围血液中无活性的碘蛋白含量增高。

未经治疗的呆小病造成儿童期和青春期的生长迟滞、智力受损和代谢异常,显然,早期诊断和治疗是极为重要的。

(二)幼年甲状腺功能减退症

病因与成人患者相同。

(三)成年甲状腺功能减退症

病因可分为甲状腺激素缺乏、促甲状腺激素缺乏和末梢组织对甲状腺激素不应症三大类。

1.由于甲状腺本身病变致甲状腺激素缺乏

由于甲状腺本身病变致甲状腺激素缺乏即原发性甲减。其中部分病例病因不明,又称"特发性",较多发生甲状腺萎缩,约为甲减发病率的5%。大部分病例有以下比较明确的原因:①甲状腺的手术切除,或放射性碘或放射线治疗后。②甲状腺炎:与自身免疫有关的慢性淋巴细胞性甲状腺炎后期为多,亚急性甲状腺炎引起者罕见。③伴甲状腺肿或结节的功能减退:慢性淋巴细胞性甲状腺炎多见,偶见于侵袭性纤维性(Rcidcl)甲状腺炎,可伴有缺碘所致的结节性地方性甲状腺肿和散在性甲状腺肿。④腺内广泛病变:多见于晚期甲状腺癌和转移性肿瘤,较少见于甲状腺结核、淀粉样变、甲状腺淋巴瘤等。⑤药物:抗甲状腺药物治疗过量;摄入碘化物(有机碘或无机碘)过多;使用阻碍碘化物进入甲状腺的药物如过氯酸钾、硫氰酸盐、间苯二酚(雷琐辛)、对氨基水杨酸钠(PAS)、保泰松、碘胺类药物、硝酸钴、碳酸锂等,甲亢患者经外科手术或[131]I治疗后对碘化物的抑制甲状腺激素合成及释放作用常较敏感,故再服用含碘药物则易发生甲减。

2.由于促甲状腺激素不足

由于促甲状腺激素不足可分为垂体性与下丘脑性两种。

(1)由于腺垂体功能减退使促甲状腺激素(TSH)分泌不足所致。又称为垂体性(或继发性)甲减。

(2)由于下丘脑疾病使促甲状腺激素释放激素(TRH)分泌不足所致。又称为下丘脑性(或三发性)甲减。

3.末梢性(周围性)甲减

末梢性甲减是指末梢组织甲状腺激素不应症,即甲状腺激素抵抗。临床上常可见一些有明显的甲减的症状,但甲状腺功能检查结果则与之相矛盾。病因有二:①由于血中存在甲状腺激素结合抗体,从而导致甲状腺激素不能发挥正常的生物效应。②由于周围组织中的甲状腺激素受体数目减少、受体对甲状腺激素的敏感性减退导致周围组织对甲状腺激素的效应减少。

甲状腺激素抵抗的主要原因是外周组织对甲状腺激素的敏感性降低。正常情况下,T_3和T_4可抑制性地反馈作用于垂体,具有活性的T_3抵达外周组织与甲状腺激素受体结合产生生物效应。甲状腺激素抵抗时由于垂体对甲状腺激素的敏感性降低,其负反馈受抑,导致TSH升高,结果甲状腺激素分泌增加,作用于外周不敏感的组织出现甲减症状,而抵抗不明显的组织则出现甲亢表现。

四、病理

(一)呆小病

散发性者除激素合成障碍一类甲状腺呈增生肿大外,多数在甲状腺部位或舌根仅有少许滤泡组织,甚至完全缺如。地方性甲状腺肿呈萎缩或肿大,腺体内呈局限性上皮增生及退行性变。腺垂体常较大,部分病例示蝶鞍扩大,切片中TSH细胞肥大。此外,可有大脑发育不全,脑萎缩,骨成熟障碍等。

(二)黏液性水肿

原发性者甲状腺呈显著萎缩,腺泡大部分被纤维组织所替代,兼有淋巴细胞浸润,残余腺泡上皮细胞矮小,泡内胶质含量极少。放射线治疗后甲状腺的改变与原发性者相似。慢性甲状腺炎者腺体大多有淋巴细胞、浆细胞浸润且增大,后期可纤维化而萎缩,服硫脲类药物者腺体增生肥大,胶质减少而充血。继发于垂体功能减退者垂体有囊性变或纤维化,甲状腺腺体缩小,腺泡上皮扁平,腔内充满胶质。

甲状腺外组织的病理变化包括皮肤角化,真皮层有黏液性水肿,细胞间液中积聚多量透明质酸、黏多糖、硫酸软骨素和水分,引起非凹陷性水肿。内脏细胞间液中有相似情况,称内脏黏液性水肿。浆膜腔内有黏液性积液。全身肌肉不论骨骼肌、平滑肌或心肌都可有肌细胞肿大、苍白,肌浆纤维断裂且有空泡变性和退行性病灶,心脏常扩大,间质水泡伴心包积液。肾脏可有基底膜增厚从而出现蛋白尿。

五、临床表现

甲减可影响全身各系统,其临床表现并不取决于甲减的病因而是与甲状腺激素缺乏的程度有关。

(一)呆小病

病因繁多,于出生时常无特异表现,出生后数周内出现症状。共同的表现有皮肤苍白,增厚,多皱褶,多鳞屑。口唇厚,舌大且常外伸,口常张开多流涎,外貌丑陋,面色苍白或呈蜡黄,鼻短且上翘,鼻梁塌陷,前额多皱纹,身材矮小,四肢粗短,手常呈铲形,脐疝多见,心率缓慢,体温偏低,其生长发育均低于同年龄者,当成年后常身材矮小。各型呆小病可有的特殊表现如下。

1.先天性甲状腺发育不全

腺体发育异常的程度决定其症状出现的早晚及轻重。腺体完全缺如者,症状可出现于出生后1~3个月且较重,无甲状腺肿。如尚有残留或异位腺体时,多数在6个月~2岁内出现典型症状,且可伴代偿性甲状腺肿大。

2.先天性甲状腺激素合成障碍

病情因各种酶缺乏的程度而异。一般在新生儿期症状不显,后逐渐出现代偿性甲状腺肿,且多为显著肿大。典型的甲状腺功能减退可出现较晚,可称为甲状腺肿性呆小病,可能为常染色体隐性遗传。在碘有机化障碍过程中除有甲状腺肿和甲状腺功能减退症状外,常伴有先天性神经性聋哑,称Pendred综合征。这两型多见于散发性呆小病者,其母体不缺碘且甲状腺功能正常,胎儿自身虽不能合成甲状腺激素但能从母体得到补偿。故不致造成神经系统严重损害,出生后3个月以上,母体赋予的甲状腺激素已耗竭殆尽,由于本身甲状腺发育不全或缺如或由于激素合成障碍,使体内甲状腺激素缺乏处于很低水平,出现显著的甲状腺功能减退症状,但智力影响却较轻。

3.先天性缺碘

先天性缺碘多见于地方性呆小病。因母体患地方性甲状腺肿,造成胎儿期缺碘,在胎儿及母体的甲状腺激素合成均不足的情况下,胎儿神经系统发育所必需的酶[如尿嘧啶核苷二磷酸(UDP)等]生成受阻或活性降低,造成胎儿神经系统严重且不可逆的损害和出生后永久性的智力缺陷和听力、语言障碍,但出生后患者的甲状腺在供碘好转的情况下,能加强甲状腺激素合成,故甲状腺功能减退症状不明显,这种类型又称为"神经型"呆小病。

4.母体怀孕期服用致甲状腺肿制剂或食物

母体怀孕期服用致甲状腺肿制剂或食物如卷心菜、大豆、对氨基水杨酸、硫脲类、间苯二酚、保泰松及碘等,这些食物中致甲状腺肿物质或药物能通过胎盘,影响甲状腺功能,出生后引起一过性甲状腺肿大,甚至伴有甲状腺功能减退,此型临床表现轻微,短暂,常不被发现,如妊娠期口服大量碘剂且历时较长,碘化物通过胎盘可导致新生儿甲状腺肿,巨大者可产生初生儿窒息死亡,故妊娠妇女不可用大剂量碘化物。哺乳期中碘亦可通过乳汁进入婴儿体内引起甲状腺肿伴甲减。

(二)幼年黏液性水肿

临床表现随起病年龄而异,幼儿发病者除体格发育迟缓和面容改变不如呆小病显著外,余均和呆小病相似。较大儿童及青春期发病者,大多似成人黏液性水肿,但伴有不同程度的生长阻滞,青春期延迟。

(三)成人甲状腺功能减退及黏液性水肿

临床表现取决于起病的缓急、激素缺乏的速度及程度,且与个体对甲状腺激素减少的反应差异性有一定关系,故严重的甲状腺激素缺乏有时临床症状也可轻微。轻型者症状较轻或不典型;重型者累及的系统广泛,称黏液性水肿。现今严重甲减患者较以往少见,该术语常用以描述甲减表现的皮肤和皮下组织黏液性水肿这一体征。临床型甲减的诊断标准应具备不同程度的临床表现及血清 T_3、T_4 的降低,尤其是血清 T_4 和 FT_4 的降低为临床型甲减的一项客观实验室指标。临床上无或仅有少许甲减症状,血清 FT_3 及 FT_4 正常而 TSH 水平升高,此种情况称为"亚临床甲减",需根据 TSH 测定和(或)TRH 试验确诊,可进展至临床型甲减,伴有甲状腺抗体阳性和(或)甲状腺肿者进展机会较大。

成人甲状腺功能减退最早症状是出汗减少、怕冷、动作缓慢、精神萎靡、疲乏、嗜睡、智力减退、胃口欠佳、体质量增加、大便秘结等。当典型症状出现时有下列表现。

1.低基础代谢率症状群

疲乏、行动迟缓、嗜睡、记忆力明显减退且注意力不集中,因周围血液循环差和能量产生降低以致异常怕冷、无汗及体温低于正常。

2.黏液性水肿面容

面部表情可描写为"淡漠""愚蠢""假面具样""呆板",甚至"白痴"。面颊及眼睑虚肿,垂体性黏液性水肿有时颜面胖圆,犹如满月。面色苍白,贫血或带黄色或陈旧性象牙色。有时可有颜面皮肤发绀。由于交感神经张力下降对 Müller 肌的作用减弱,故眼睑常下垂形或眼裂狭窄。部分患者有轻度突眼,可能和眼眶内球后组织有黏液性水肿有关,但对视力无威胁。鼻、唇增厚,舌大而发声不清,言语缓慢,音调低嘎,头发干燥、稀疏、脆弱,睫毛和眉毛脱落(尤以眉梢为甚),男性胡须生长缓慢。

3.皮肤

苍白或因轻度贫血及甲状腺激素缺乏使皮下胡萝卜素变为维生素 A 及维生素 A 生成视黄醛的功能减弱,以致高胡萝卜素血症,加以贫血肤色苍白,因而常使皮肤呈现特殊的蜡黄色,且粗糙少光泽,干而厚、冷、多鳞屑和角化,尤以手、臂、大腿为明显,且可有角化过度的皮肤表现。有非凹陷性黏液性水肿,有时下肢可出现凹陷性水肿。皮下脂肪因水分的积聚而增厚,致体质量增加,指甲生长缓慢、厚脆,表面常有裂纹。腋毛和阴毛脱落。

4.精神神经系统

精神迟钝,嗜睡,理解力和记忆力减退。目力、听觉、触觉、嗅觉均迟钝,伴有耳鸣,头晕。有时可呈神经质或可发生妄想、幻觉、抑郁或偏狂。严重者可有精神失常,呈木僵、痴呆,昏睡状。偶有小脑性共济失调。还可有手足麻木,痛觉异常,腱反射异常。脑电图可异常。脑脊液中蛋白质可增加。

5.肌肉和骨骼

肌肉松弛无力,主要累及肩、背部肌肉,也可有肌肉暂时性强直、痉挛、疼痛或出现齿轮样动作,腹背肌及腓肠肌可因痉挛而疼痛,关节也常疼痛,骨质密度可增高。少数病例可有肌肉肥大。发育期间骨龄常延迟。

6.心血管系统

心率降低,心音低弱,心排血量减低,由于组织耗氧量和心排血量的减低相平行,故心肌耗氧量减少,很少发生心绞痛和心力衰竭。一旦发生心力衰竭,因洋地黄在体内的半衰期延长,且由于心肌纤维延长伴有黏液性水肿故疗效常不佳且易中毒。心电图可见 ST-T 改变等表现。严重甲减者全心扩大,常伴有心包积液。久病者易并发动脉粥样硬化及冠心病,发生心绞痛和心律不齐。如没有合并器质性心脏病,甲减本身的心脏表现可以在甲状腺激素治疗后得到纠正。

7.消化系统

胃纳不振、厌食、腹胀、便秘、鼓肠,甚至发生巨结肠症及麻痹性肠梗阻。因有抗胃泌素抗体存在,患者可伴胃酸缺乏。

8.呼吸系统

由于肥胖、黏液性水肿、胸腔积液、贫血及循环系统功能差等综合因素可导致肺泡通气量不足及二氧化碳麻醉现象。阻塞性睡眠呼吸暂停常见,可以在甲状腺激素治疗后得到纠正。

9.内分泌系统

血皮质醇常正常、尿皮质醇可降低,ACTH 分泌正常或降低,ACTH 兴奋反应延迟,但无肾上腺皮质功能减退的临床表现。长期患本病且病情严重者,可能发生垂体和肾上腺功能降低,在应激或快速甲状腺激素替代治疗时加速产生。长期患原发性甲减者垂体常常增大,可同时出现催乳素增高及溢乳。交感神经的活性降低,可能与血浆环磷苷酸对肾上腺素反应降低有关,肾上腺素的分泌率及血浆浓度正常,而去甲肾上腺素的相应功能增加,β-肾上腺素能的受体在甲减时可能会减少。胰岛素降解率下降且患者对胰岛素敏感性增强。LH 分泌量及频率峰值均可下降,血浆睾酮和雌二醇水平下降。严重时可致性欲减退和无排卵。

10.泌尿系统及水、电解质代谢

肾血流量降低,肾小球基底膜增厚可出现少量蛋白尿,水利尿试验差,水利尿作用不能被可的松而能被甲状腺激素所纠正。由于肾脏排水功能受损,导致组织水潴留。Na^+ 交换增加,可出现低血钠,但 K^+ 的交换常属正常。血清 Mg^{2+} 可增高,但交换的 Mg^{2+} 和尿 Mg^{2+} 的排出率降低。血清钙、磷正常,尿钙排泄下降,粪钙排泄正常,粪、尿磷排泄正常。

11.血液系统

甲状腺激素缺乏使造血功能遭到抑制,红细胞生成素减少,胃酸缺乏使铁及维生素 B_{12} 吸收障碍,加之月经过多以致患者中 2/3 可有轻、中度正常色素或低色素小红细胞型贫血,少数有恶性贫血(大红细胞型)。血沉可增快。Ⅷ和Ⅸ因子的缺乏导致机体凝血机制减弱,故易有出血倾向。

12.昏迷

昏迷为黏液性水肿最严重的表现,多见于年老长期未获治疗者。大多在冬季寒冷时发病,受寒及感染是最常见的诱因,其他如创伤、手术、麻醉、使用镇静剂等均可促发。昏迷前常有嗜睡病史,昏迷时四肢松弛,反射消失,体温很低(可在 33 ℃ 以下),呼吸浅慢,心动过缓,心音微弱,血压降低,休克,并可伴发心、肾衰竭,常威胁生命。

六、辅助检查

(一)间接依据

1.基础代谢率降低

基础代谢率常在 45%～35%,有时可达 70%。

2.血脂

常伴高胆固醇血症和高 LDL 血症。三酰甘油也可增高。

3.心电图检查

心电图检查示低电压、窦性心动过缓、T 波低平或倒置,偶有 PR 间期延长及 QRS 波时限增加。

4.X 线检查

骨龄的检查有助于呆小病的早期诊断。X 线片上骨骼的特征有:成骨中心出现和成长迟缓(骨龄延迟);骨骺与骨干的愈合延迟;成骨中心骨化不均匀呈斑点状(多发性骨化灶)。95% 呆小病患者蝶鞍的形态异常。7 岁以上患儿蝶鞍常呈圆形增大,经治疗后蝶鞍可缩小;7 岁以下患儿蝶鞍表现为成熟延迟,呈半圆形,后床突变尖,鞍结节扁平。心影于胸片上常弥漫性为双侧增大,超声检查示心包积液,治后可完全恢复。

5.脑电图检查

某些呆小病者脑电图有弥漫性异常,频率偏低,节律不齐,有阵发性双侧 Q 波,无 α 波,表现为脑中枢功能障碍。

(二)直接依据

1.血清 TSH 和 T_3、T_4

血清 TSH 和 T_3、T_4 是最有用的检测项目,测定 TSH 对甲减有极重要意义,较 T_4、T_3 为大。甲状腺性甲减,TSH 可升高;而垂体性或下丘脑性甲减常偏低,也可在正常范围或轻度升高,可伴有其他腺垂体激素分泌低下。除消耗性甲减及甲状腺激素抵抗外,不管何种类型甲减,血清总 T_4 和 FT_4 均低下。轻症患者血清 T_3 可在正常范围,重症患者可以降低。部分患者血清 T_3 正常而 T_4 降低,这可能是甲状腺在 TSH 刺激下或碘不足情况下合成生物活性较强的 T_3 相对增多,或周围组织中的 T_4 较多地转化为 T_3 的缘故。因此 T_4 降低而 T_3 正常可视为较早期诊断甲减的指标之一。亚临床型甲减患者血清 T_3、T_4 可均正常。此外,在患严重疾病且甲状腺功能正常的患者及老年正常人中,血清 T_3 可降低故 T_4 浓度在诊断上比 T_3 浓度更为重要。由于总 T_3、T_4 可受 TBG 的影响,故可测定 FT_3、FT_4 协助诊断。

2.甲状腺吸[131]碘率

甲状腺吸[131]碘率明显低于正常,常为低平曲线,而尿中[131]I 排泄量增加。

3.反 T_3(rT_3)

在甲状腺性及中枢性甲减中降低,在周围性甲减中可能增高。

4.促甲状腺激素(TSH)兴奋试验

进行 TSH 兴奋试验以了解甲状腺对 TSH 刺激的反应。如用 TSH 后摄碘率不升高,提示病变原发于甲状腺,故对 TSH 刺激不发生反应。

5.促甲状腺激素释放激素试验(TRH 兴奋试验)

如 TSH 原来正常或偏低者,在 TRH 刺激后引起升高,并呈延迟反应,表明病变在下丘脑。如 TSH 为正常低值至降低,正常或略高而 TRH 刺激后血中 TSH 不升高或呈低(弱)反应,表明病变在垂体或为垂体 TSH 贮备功能降低。如 TSH 原属偏高,TSH 刺激后更明显,表示病变在甲状腺。

6.抗体测定

怀疑甲减由自身免疫性甲状腺炎所引起时,可测定甲状腺球蛋白抗体(TGA)、甲状腺微粒体抗体(MCA)和甲状腺过氧化酶抗体(TPOAb),其中,以 TPOAb 的敏感性和特异性较高。

七、诊断

甲减的诊断包括确定功能减退、病变定位及查明病因 3 个步骤。

呆小病的早期诊断和治疗可避免或尽可能减轻永久性智力发育缺陷。婴儿期诊断本病较困难,应细微观察其生长、发育、面貌、皮肤、饮食、睡眠、大便等各方面情况,及时作有关实验室检查。尽可能行新生儿甲状腺功能筛查。黏液性水肿典型病例诊断不难,但早期轻症及不典型者常与贫血、肥胖、水肿、肾病综合征、月经紊乱等混淆,需作测定甲状腺功能以鉴别。一般来说,TSH 增高伴 FT_4 低于正常即可诊断原发性甲减,T_3 价值不大。下丘脑性和垂体性甲减则靠 FT_4 降低诊断。TRH 兴奋试验有助于定位病变在下丘脑还是垂体。中枢性甲减的患者常可合并垂体其他激素分泌缺乏,如促性腺激素及促肾上腺皮质激素缺乏。明确 ACTH 缺乏继发的肾上腺皮质功能低下症尤其重要,甲状腺激素替代治疗不可先于可的松替代治疗。

对于末梢性甲减的诊断有时不易,患者有临床甲减征象而血清 T_4 浓度增高为主要实验室特点,甲状腺摄[131]I 率可增高,用 T_4、T_3 治疗疗效不显著,提示受体不敏感。部分患者可伴有特征性面容、聋哑、点彩样骨骺,不伴有甲状腺肿大。

八、治疗

(一)呆小病

及时诊断,治疗愈早,疗效愈好。初生期呆小病最初口服三碘甲状腺原氨酸 5 μg 每 8 h 1 次及左甲状腺素钠(LT$_4$)25 μg/d,3 d 后,LT$_4$ 增加至 37.5 μg/d,6 d 后 T$_3$ 改至 2.5 μg,每 8 h 1 次。在治疗进程中 LT$_4$ 逐渐增至每天 50 μg,而 T$_3$ 逐渐减量至停用。或单用 LT$_4$ 治疗,首量 25 μg/d 以后每周增加 25 μg/d,3~4 周后至 100 μg/d,以后进增缓慢,使血清 T$_4$ 保持 9~12 μg/dL,如临床疗效不满意,可剂量略加大。年龄为 9 月至 2 岁的婴幼儿每天需要 50~150 μg LT$_4$,如果其骨骼生长和成熟没有加快,甲状腺激素应增加。TSH 值有助于了解治疗是否适当,从临床症状改善来了解甲减治疗的情况比测定血清 T$_4$ 更为有效。治疗应持续终身。儿童甲减完全替代 LT$_4$ 剂量可达 4 μg/(kg·d)。

(二)幼年黏液性水肿

幼年黏液性水肿治疗与较大的呆小病患儿相同。

(三)成人黏液性水肿

成人黏液性水肿用甲状腺激素替代治疗效果显著,并需终身服用。使用的药物制剂有合成甲状腺激素及从动物甲状腺中获得的含甲状腺激素的粗制剂。

1.左甲状腺素钠(LT₄)

LT_4 替代治疗的起始剂量及随访间期可因患者的年龄、体质量、心脏情况以及甲减的病程及程度而不同。一般应从小剂量开始,常用的起始剂量为 LT_4 每天 1～2 次,每次口服 25 μg,之后逐步增加,每次剂量调整后一般应在 6～8 周后检查甲状腺功能以评价剂量是否适当,原发性甲减患者在 TSH 降至正常范围后 6 个月复查一次,之后随访间期可延长至每年一次。一般每天维持量为 100～150 μg LT_4,成人甲减完全替代 LT_4 剂量为 1.6～1.8 $\mu g/(kg \cdot d)$。甲状腺激素替补尽可能应用 LT_4,LT_4 在外周脱碘持续产生 T_3,更接近生理状态。

2.干甲状腺片

从每天 20～40 mg 开始,根据症状缓解情况和甲状腺功能检查结果逐渐增加。因其起效较 LT_4 快,调整剂量的间隔时间可为数天。已用至 240 mg 而不见效者,应考虑诊断是否正确或为周围型甲减。干甲状腺片由于含量不甚稳定,故一般不首先推荐。

3.三碘甲状腺原氨酸(T₃)

T_3 20～25 μg 相当于干甲状腺片 60 mg。T_3 每天剂量为 60～100 μg。T_3 的作用比 LT_4 和甲状腺片制剂快而强,但作用时间较短。不宜作为甲减的长期治疗,且易发生医源性甲亢,老年患者对 T_3 的有害作用较为敏感。

4.T₄和T₃的混合制剂

T_4 和 T_3 按 4:1 的比例配成合剂或片剂,其优点是有近似内生性甲状腺激素的作用。年龄较轻不伴有心脏疾病者,初次剂量可略偏大,剂量递增也可较快。

由于血清 T_3、T_4 浓度的正常范围较大,甲减患者病情轻重不一,对甲状腺激素的需求及敏感性也不一致,故治疗应个体化。甲状腺激素替补疗法的原则要强调"早""适量起始""正确维持""注意调整"等。

甲减应早期使用甲状腺激素治疗,包括绝大多数的亚临床期患者。甲状腺功能的纠正有助于改善血脂。对甲减伴有甲状腺肿大者还有助于抑制其肿大。甲状腺激素替补要力求做到"正确"维持剂量。轻度不足不利于症状完全消除和生化指标的改善;轻度过量可致心、肝、肾、骨骼等靶器官的功能改变。随着甲减病程的延长,甲状腺激素的替补量会有所变化,应及时评估,酌情调整剂量。

腺垂体功能减退且病情较重者,为防止发生肾上腺皮质功能不全,甲状腺激素的治疗应在皮质激素替代治疗后开始。

老年患者剂量应酌情减少。伴有冠心病或其他心脏病史以及有精神症状者,甲状腺激素更应从小剂量开始,并应更缓慢递增。如导致心绞痛发作,心律不齐或精神症状,应及时减量。周围型甲减治疗较困难可试用较大剂量 T_3。

甲减导致心脏症状者除非有充血性心力衰竭一般不必使用洋地黄,在应用甲状腺制剂后心脏体征及心电图改变等均可逐渐消失。

黏液性水肿患者对胰岛素、镇静剂、麻醉剂甚敏感,可诱发昏迷,故使用宜慎。

对于治疗效果不佳的患者以及 18 岁以下、妊娠、伴其他内分泌疾病、伴心血管疾病、伴甲状腺肿大或结节等情况的患者建议转至内分泌专科治疗。

(四)黏液性水肿昏迷的治疗

(1)甲状腺制剂:由于甲状腺片及 T_4 作用太慢,故必须选用快速作用的三碘甲状腺原氨酸(T_3)。开始阶段,最好用静脉注射制剂(D,L-三碘甲状腺原氨酸),首次 40～120 μg ,以 T_3 每 6 h 静脉注射 5～15 μg ,直至患者清醒改为口服。如无此剂型,可将三碘甲状腺原氨酸片剂研细加水鼻饲,每 4～6 h 1 次,每次 20～30 μg 。无快作用制剂时可采用 T_4 ,首次剂量 200～500 μg 静脉注射,以后静脉注射 25 μg ,每 6 h1 次或每天口服 100 μg 。也有人主张首次剂量 T_4 200 μg 及 T_3 50 μg 静脉注射,以后每天静脉注射 T_4 100 μg 及 T_3 25 μg 。也可采用干甲状腺片,每 4～6 h 1 次,每次 40～60 mg,初生儿剂量可稍大,以后视病情好转递减,有心脏病者,起始宜用较小量,为一般用量的 1/5～1/4。

(2)给氧保持气道通畅:必要时可气管切开或插管,保证充分的气体交换。

(3)保暖:用增加被褥及提高室温等办法保暖,室内气温调节要逐渐递增,以免耗氧骤增对患者不利。

(4)肾上腺皮质激素:每 4～6 h 给氢化可的松 50～100 mg,清醒后递减或撤去。

(5)积极控制感染。

(6)升压药:经上述处理血压不升者,可用少量升压药,但升压药和甲状腺激素合用易发生心律失常。

(7)补给葡萄糖液及复合维生素 B,但补液量不能过多,以免诱发心力衰竭。

经以上治疗,24 h 左右病情有好转,则 1 周后可逐渐恢复。如 24 h 后不能逆转,多数不能挽救。

(五)特殊情况处理

1.老年患者

老年甲减患者可无特异性的症状和体征,且症状极轻微或不典型,包括声音嘶哑、耳聋、精神错乱、痴呆、运动失调、抑郁、皮肤干燥或脱发等。60 岁以上女性甲减发生率甚高,建议对可疑者常规测定 TSH。

2.妊娠

多数甲减患者在妊娠期需增加 LT_4 剂量。孕期应密切监测以确保 TSH 浓度适当,并根据 TSH 浓度调整 LT_4 用量。分娩后 LT_4 即应恢复妊娠前水平,并应对其血清 TSH 浓度进行随访。

3.亚临床甲减

对于 TSH>10 $\mu IU/mL$ 的患者宜使用小剂量 LT_4 使 TSH 控制在 0.3～3.0 $\mu IU/mL$,TSH 升高但不超过 10 $\mu IU/mL$ 患者的替代治疗尚存在不同意见,但一般认为对甲状腺自身抗体阳性和(或)甲状腺肿大者也应当治疗。若不应用 LT_4 ,则应定期随访。

九、预防

预防极其重要。地方性甲状腺肿流行区,孕妇应供应足够碘化物。妊娠合并 Graves 病用硫脲类药物治疗者,应尽量避免剂量过大。妊娠合并甲亢禁用放射性[131]I 治疗,诊断用的示踪剂避免口服,但可作体外试验。目前在国内地方性甲状腺肿流行区,由于大力开展了碘化食盐及碘油等防治工作,呆小病已非常少见。

(王 亚)

第九节　原发性醛固酮增多症

一、概述

醛固酮增多症分为原发性和继发性两大类。原发性醛固酮增多症（以下简称原醛症）指肾上腺皮质自主性分泌过多醛固酮，病因多数为单侧肾上腺腺瘤，较少为双侧肾上腺皮质增生。继发性醛固酮增多症的病因在于肾上腺皮质以外的因素，如血容量减少或肾脏缺血等原因引起肾素-血管紧张素系统活动增强，导致继发性醛固酮分泌增多。

二、病因与发病机制

（一）醛固酮瘤

醛固酮瘤也叫 Conn 综合征，占原醛症的 35%，以单侧肾上腺腺瘤最多见，双侧或多发性腺瘤较少，本病患者可为一侧腺瘤伴对侧增生。腺瘤直径多为 1～2 cm，有完整包膜，切面呈金黄色，腺瘤同侧和对侧肾上腺组织可以正常、增生或伴结节形成，亦可发生萎缩。醛固酮瘤的成因不明，患者血浆醛固酮浓度与血浆 ACTH 的昼夜节律平行，而对血浆肾素的变化无明显反应。在产生醛固酮腺瘤中，有一种特殊类型，称为肾素反应性腺瘤，此种腺瘤在立位动态试验中的反应不同于一般醛固酮腺瘤，而与特发性增生型原醛症相同，即站立位所引起的血浆肾素变化使血醛固酮明显升高。

（二）特发性醛固酮增多症（特醛症）

近年来国内外文献报道的特醛症有增多趋势，约占本病 60%。特醛症患者肾上腺病变为双侧球状带细胞增生，有时可伴有结节。低血钾较轻，血浆肾素活性不如醛固酮瘤患者那么低，立位时稍见升高。肾上腺全切除不能治愈特醛症的高血压，而醛固酮瘤切除后血压可很快降至正常。特醛症病因不明，发病机制可能是由某种肾上腺外的可兴奋醛固酮分泌的因子所引起；另一种看法认为，特醛症是患者对血管紧张素Ⅱ敏感性增高的结果。有一种特殊类型，称为原发性增生，其病理变化为双侧性肾上腺结节样增生，在病理生理上却不同于伴肾上腺增生的特醛症而类似腺瘤，对兴奋肾素-血管紧张素系统的试验及抑制性试验均无反应。

（三）糖皮质激素可抑制性醛固酮增多症

糖皮质激素可抑制性醛固酮增多症是一种特殊类型的原醛症，较罕见，约占 1%。有显著的家族发病倾向，可能为常染色体显形遗传，肾上腺呈大、小结节性增生，血浆醛固酮浓度与血浆 ACTH 的昼夜节律平行，用生理替代性的糖皮质激素数周后可使醛固酮分泌量、血压、血钾恢复正常。从分子生物学研究方面有学者认为，其与醛固酮合成酶基因的异位表达有关，导致产生一种 11β-羟化酶-醛固酮合成酶嵌合体。正常时醛固酮合成酶在肾上腺小球状带表达，11β-羟化酶在束状带表达，后者受 ACTH 兴奋性调控。上述嵌合型基因的形成导致醛固酮合成酶在束状带异位表达，并受 ACTH 的调控。

（四）醛固酮癌

肾上腺癌引起原醛症者少见。肿瘤在组织学上与腺瘤的区别是在整个肿瘤内有特征性的厚壁血管。癌组织除分泌大量醛固酮外,往往还分泌其他激素,造成混合性综合征。患者血醛固酮可异常增高,而且对立卧位、ACTH 兴奋均无反应。癌的体积甚大,直径常超过 6 cm。

(五)异位醛固酮分泌腺瘤或癌

很罕见,可发生在肾、肾上腺的其余部分或卵巢。

三、临床表现与并发症

(一)高血压

高血压为最常出现的症状,一般不呈恶性演进,少数可表现为恶性进展,随着病情进展,血压渐高,大多数在 22.6/13.3 kPa(170/100 mmHg)左右,高时可达 28.0/17.3 kPa(210/130 mmHg)。

(二)钾耗损

大量醛固酮作用于肾远曲小管,使钠重吸收和钾排泄增加,钾从尿中丢失,尿钾增高,血清钾下降。低血钾可引起以下临床表现:①肌无力及周期性瘫痪,血钾愈低,肌肉受累愈重;②心律失常,可为期前收缩或阵发性心动过速,严重时可出现室颤;③尿多、夜尿多、烦渴,由于长期严重缺钾,肾小管空泡变性使肾浓缩功能障碍造成。

(三)碱中毒

细胞内大量钾离子丢失后,钠、氢离子从细胞内排出的能力下降,导致细胞内钠、氢离子增加,细胞内 pH 下降;细胞外液氢离子减少,pH 升高,出现代谢性碱血症。细胞外液碱中毒时,游离钙减少,可出现肢体麻木及手足搐搦。

(四)其他

儿童患者有生长发育障碍,与长期缺钾等代谢紊乱有关。缺钾时胰岛素释放减少、作用减弱,可出现糖耐量减低。糖皮质激素可抑制性醛固酮增多症患者多数有家族史,常在青少年时发病,有明显的遗传倾向,儿童期发病则影响其生长发育。

四、诊断与鉴别诊断

原醛症患者醛固酮分泌过多可造成肾小管对钠离子的重吸收和钾离子排出的增加,引起水、钠潴留及低血钾。血尿醛固酮测定值增高是本病的特征性表现和诊断的关键指标,但多种因素会影响其测定值,因此血肾素、血管紧张素 II 测定、螺内酯试验、低钠试验、高钠试验等可用于辅助诊断。

(一)诊断

1.血(尿)钠、钾、血气分析

(1)大多数患者出现低血钾、高尿钾、高血钠,血钾多为 2~3 mmol/L,严重者更低,可低至 1.5 mmol/L 以下,低血钾多呈持续性,血钾<3.5 mmol/L,尿钾>25 mmol/L,血钾<3 mmol/L,尿钾>20 mmol/L,提示尿路失钾;血钠一般在正常高限或略高于正常。

(2)碱血症:血 pH 和二氧化碳结合力为正常或高于正常。持续性或间歇性低钾血症,血钠在正常范围上界或稍高,血 pH 轻度升高,尿 pH 中性或偏碱。尿钾增多,经常超过 25 mmol/24 h(胃肠道丢失钾所致低钾血症者,尿钾均低于 15 mmol/24 h),肾脏浓缩功能减退,夜尿多>750 mL。唾液 Na^+/K^+ 比率<1,如 Na^+/K^+ 比率<0.4,则有醛固酮增多症的诊断意义(健康人唾液 Na^+/K^+ 比率>1)。

2.血浆肾素、血管紧张素Ⅱ测定

(1)测定方法:放射免疫法、高效液相-荧光检测法、酶联免疫吸附法。

(2)标本:血浆。首先在清晨静卧 4 h 后采血,测定基础值。继而患者立位 4 h,并肌内注射呋塞米 20 mg,测血肾素活性和血管紧张素Ⅱ水平。肘静脉取血5 mL,拔出针头后注入酶抑制剂抗凝管中(采血管应有盖或塞),将管口封好后上下颠倒数次,混匀后即刻放入冰水浴中或 4 ℃冰箱中 1～2 h,取出后4 ℃离心,分离血浆。

(3)参考值和参考范围如下。

1)肾素活性。①普通饮食:卧位肾素活性为 0.05～0.79 $\mu g/(L \cdot h)$;立位肾素活性为 1.95～3.99 $\mu g/(L \cdot h)$;②低钠饮食:卧位肾素活性为 0.70～5.96 $\mu g/(L \cdot h)$;立位肾素活性为 1.13～8.10 $\mu g/(L \cdot h)$。

2)血管紧张素Ⅱ。①普食:卧位时血管紧张素Ⅱ参考值为 15～97 pg/mL;立位时血管紧张素Ⅱ参考值为 19～115 pg/mL;②低钠:卧位时血管紧张素Ⅱ参考值为 36～104 pg/mL;立位时血管紧张素Ⅱ参考值为 45～240 pg/mL。

(4)临床诊断价值与评价如下。

1)醛固酮/肾素活性是目前最可靠的原醛症筛查实验室指标。目前大多数学者提出用血浆醛固酮与肾素活性的比值来鉴别原醛症或原发性高血压,如 PAC(ng/dL)/PRA[ng/(mL · h)]＞25,高度提示原醛症的可能;而 PAC/PRA＞35,则可确诊原醛症。如果同时满足 PAC/PRA＞30且 PAC＞20 ng/dL,其诊断原醛症的灵敏性为 90%,特异性为 91%。但是腺瘤患者醛固酮分泌也具有波动性,因此计算 PAC/PRA 比值时,最好采用立位 2 h 测定值,其诊断符合率较卧位值高。

2)患者清晨静卧 4 h 后测定 PRA 和血管紧张素Ⅱ水平均明显低于正常范围。立位 4 h 后测血 PRA 和血管紧张素Ⅱ水平,两者均无显著升高。健康人两者均显著升高。

3)原醛症患者血浆醛固酮水平增高而 PRA、血管肾张素Ⅱ均降低,在低钠饮食、利尿剂及站立体位等因素刺激下,PRA 也可无明显升高。

4)药物影响:β 受体阻断滞剂、血管扩张剂、利尿剂及甾体激素、甘草、甲基多巴、可乐定、利血平等药物均影响体内肾素水平,一般要在停药 2 周后测定 PRA。若用利血平等代谢缓慢的药物,则应在停药 3 周后测定 PRA。不宜停药的患者可改服胍乙啶等降压药。

5)肾素分泌呈周期性变化,高钠饮食时 PRA 分泌减少,低钠饮食时 PRA 分泌增多;同一体位时早晨分泌量最多,中午至下午分泌量最少;肾素的分泌随年龄增加而减少;成年女性卵泡期最少,黄体期最多,并随年龄增加分泌量减少。

3.血、24 h 尿醛固酮测定

(1)测定方法:放射免疫法。

(2)标本:血清,血浆;24 h 尿液,留取 24 h 尿液,内加浓盐酸 10 mL 防腐。

(3)参考范围。

1)血液醛固酮参考范围如下。①卧位:男(218.8±94.2)pmol/L,女(254.8±110.8)pmol/L;②立位:男(537.4±177.3)pmol/L,女(631.6±246.5)pmol/L。

2)24 h 尿液醛固酮参考范围如下:①正常钠饮食:6～25 $\mu g/24$ h;②低钠饮食:17～44 $\mu g/24$ h;③高钠饮食:0～6 $\mu g/24$ h。

(4)临床诊断价值与评价。①血浆中醛固酮含量存在昼夜节律性分泌,一般晨起之前血浆中醛固酮水平最高。原醛症表现为血浆醛固酮明显增高,增生型原醛症患者立位时醛固酮明显增加。说明增生型患者醛固酮对肾素血管紧张素反应增强,而醛固酮瘤者立位时增加不明显,甚至下降。原醛症患者血、尿醛固酮均明显增高,可为参考值的 2～4 倍。②部分原醛症与原发性高血压患者的血浆醛固酮浓度有重叠,因此,仅用 PAC 作为筛选试验具有局限性。③继发性醛固酮增多症如肾性高血压、Bartter 综合征、充血性心力衰竭、肾病综合征、肝硬化腹水和肾素瘤等均可引起继发性醛固酮增多,与原醛症鉴别有赖于血浆肾素活性和血管紧张素水平的测定。④24 小时尿醛固酮:醛固酮降解后的主要产物为四氢醛固酮,均从尿中排出,其水平分别与卧位、立位血醛固酮以及卧位、立位醛固酮/肾素活性比值有较好的相关性。

4.18-羟皮质酮

(1)检测方法:放射免疫分析、高效液相色谱。

(2)标本:血清(浆)或 24 h 尿液。

(3)18-羟皮质酮参考范围:①血浆为 115～550 ng/L;②尿液为 1.5～6.5 μg/24 h。

(4)临床诊断价值与评价:18-羟-皮质酮为盐皮质激素,其分泌功能受 ACTH 和肾素-血管紧张素系统双重调节,生物效应主要为潴钠排钾。该结果对鉴别原醛症病理类型有重要价值。腺瘤型原醛症患者血浆 18-羟皮质酮较增生型原醛高;上午立位 4 h,腺瘤型患者血浆 18-羟皮质酮明显下降,而增生型患者明显上升。原醛症患者的血浆 18-羟皮质酮水平升高,醛固酮腺瘤患者可见浓度>1 000 ng/L;特发性醛固酮增多症患者仅为 550～1 100 ng/L。

5.18-羟皮质醇

(1)测定方法:放射免疫分析、高效液相色谱。

(2)标本:血清或血浆。

(3)18-羟皮质醇参考范围如下:成人普通饮食为 36～168 ng/L;钠钾平衡饮食(上午 8 时)为 36～105 ng/L。

(4)临床诊断价值与评价:普遍认为,18-羟皮质醇来源于肾上腺。研究发现,体外 18-羟皮质醇与糖皮质激素和盐皮质激素受体的亲和力约为 0.1%,18-羟皮质醇本身无生理活性。国外关于原醛症的研究发现,血浆 18-羟皮质醇水平在糖皮质激素可抑制性醛固酮增多症患者中可升高至正常值的 20～40 倍,腺瘤患者升高 2～10 倍;尿液的含量在 GSH 患者可升高 5～10 倍,腺瘤可升高 1.5～4 倍;而特发性醛固酮增多症的水平与正常值相重叠。原醛症三种亚型的 18-羟皮质醇水平无明显重叠,因此 18-羟皮质醇的测定有助于原醛症亚型之间的鉴别诊断,在原醛症的诊断和鉴别诊断中具有比较重要的意义。手术前后18-羟皮质醇的变化也为原醛症腺瘤患者的手术治疗效果提供了一个较好的随访指标。另外,作为一种简便、快速的方法,18-羟皮质醇的测定有望成为在高血压人群中大规模筛选原醛症腺瘤和 GSH 患者的指标,以期早期诊断和治疗这类疾病。

6.18-氧皮质醇

(1)测定方法:放射免疫法。

(2)标本:血浆。

(3)18-氧皮质醇参考范围如下。普食:36～168 ng/L;成人(上午 8 时)钠钾平衡饮食:36～105 ng/L。

(4)临床诊断价值与评价:皮质激素可抑制性醛固酮增多症,一种常染色体显性病,糖皮质激素可抑制醛固酮分泌,18-氧皮质醇明显增多。

（二）鉴别诊断

原醛症主要需和以下一些可引起高血压和低血钾的疾病相鉴别。

1.原发性高血压因某种原因发生低血钾

原发性高血压因某种原因发生低血钾常见的病因是为降血压应用排钾利尿剂,引起尿钾丧失而未补钾或补钾量不足。需停药1个月并补钾,随后再观察药物影响是否清除。

2.伴高血压、低血钾的继发性醛固酮增多症

（1）因肾血管、肾实质性病变引起的肾性高血压,急进型恶性高血压致肾脏缺血而引起伴有高血压的继发性醛固酮增多症,其大部分患者也可有低血钾。一般来说,此种患者高血压病程进展较快,眼底改变较明显,肾动脉狭窄时腹部可闻到血管杂音,恶性高血压者常有心、脑、肾并发症,测定血浆醛固酮及肾素水平均增高。

（2）分泌肾素的肿瘤,因肾脏存在分泌肾素的肿瘤而致高肾素性醛固酮增多症,多见于青年人,高血压、低血钾甚为严重,血浆肾素活性极高。测定血浆醛固酮水平及肾素活性、行肾脏影像学检查等可确诊。

3.非醛固酮所致盐皮质激素过多综合征

患者呈高血压、低血钾性碱中毒,肾素-血管紧张素系统受抑制,但血、尿醛固酮不高,反而降低。

4.利德尔综合征

利德尔综合征为一种常染色体显性遗传性家族性疾病,表现为肾脏潴钠过多综合征,是因肾小管离子转运异常所致。临床表现为高血压、低血钾、碱中毒、尿钾排泄增多,但醛固酮分泌正常或稍低于正常,口服醛固酮拮抗剂螺内酯不能纠正低钾血症,仅有肾小管钠离子转运抑制剂氨苯蝶啶才可使尿排钠增加,排钾减少,血压恢复正常。故可用上述两种药物的治疗效果来进行鉴别。

五、治疗

（一）饮食治疗

低盐饮食。

（二）手术治疗

肾上腺肿瘤患者应做病侧肾上腺切除术,术前应给予短期低钠饮食和螺内酯治疗,以纠正高血压和低血钾的临床症状,增加手术的安全性和有助于术后肾素-血管紧张素-醛固酮轴的功能恢复。

（三）药物治疗

1.螺内酯

螺内酯为醛固酮的拮抗剂,并有轻度的类固醇合成酶抑制作用,由于特发性醛固酮增多症。开始剂量:$250 \text{ mg}/(\text{m}^2 \cdot \text{d})$,分3～4次口服,血压和电解质正常后减至维持量。主要不良反应为高血钾、低血钠、消化道症状和男性乳房发育,女性月经紊乱等。少数有皮疹,嗜睡及运动失调。

2.卡托普利

卡托普利为血管紧张素转化酶抑制剂,主要用于治疗特发性醛固酮增多症。一般剂量:开始量每天1 mg/kg,最大量每天6 mg/kg,分3次服用。

3.氨苯蝶啶

氨苯蝶啶为钠转运抑制剂,可抑制远曲小管对钠的回吸收,阻抑小管排钾,引起钠利尿,尿钾排出减少。常用剂量:2～4 mg/(kg·d),分 2 次服。主要不良反应是高血钾,偶见眩晕,变态反应,长期服用偶可导致肾结石。

4.硝苯地平

硝苯地平为钙通道阻滞剂,可阻断血管紧张素Ⅱ促进细胞外钙离子进入细胞内的作用,故可减少醛固酮的合成。一般剂量:0.1～0.2 mg/kg,每天 3 次。

5.地塞米松

地塞米松主要用于地塞米松可抑制性醛固酮增多症。剂量:每次 50 μg/kg,每天 3 次,最大量不超过 2 mg/d,服药 10～15 d 即可见效,减量维持,需长期服用。多数患者需同时补充盐和小量降压药。

(王　亚)

第十节　继发性醛固酮增多症

继发性醛固酮增多症(继醛症)是由于肾上腺外的原因引起肾素-血管紧张素系统兴奋,肾素分泌增加,导致醛固酮继发性的分泌增多,并引起相应的临床症状,如高血压、低血钾和水肿等。

一、病因

(一)有效循环血量下降所致肾素活性增多的继醛症

(1)各种失盐性肾病:如多种肾小球肾炎、肾小管性酸中毒等。

(2)肾病综合征。

(3)肾动脉狭窄性高血压和恶性高血压。

(4)肝硬化合并腹水以及其他肝脏疾病。

(5)充血性心力衰竭。

(6)特发性水肿。

(二)肾素原发性分泌增多所致继醛症

(1)肾小球旁细胞增生(Bartter 综合征)、Gitelman 综合征。

(2)肾素瘤(球旁细胞瘤)。

(3)血管周围细胞瘤。

(4)肾母细胞瘤。

二、病理生理特点

(一)肾病综合征、失盐性肾脏疾病

由于缺钠和低蛋白血症,有效循环血量减少,球旁细胞压力下降,使肾素-血管紧张素系统激活,导致肾上腺皮质球状带分泌醛固酮增加。

(二)肾动脉狭窄

肾动脉狭窄时,入球小动脉压力下降,刺激球旁细胞分泌肾素。

(三)醛固酮

85%在肝脏代谢分解,当患有肝硬化时,对醛固酮的清除能力下降,血浆醛固酮半衰期延长,有30 min延长至60~90 min。同时由于腹水的存在,刺激球旁细胞肾素分泌增多,两者均可导致患者醛固酮水平明显增高。

(四)特发性水肿

特发性水肿是由于不明原因的水盐代谢紊乱所致,水肿所产生的有效循环血量下降刺激肾素分泌增多,导致醛固酮水平增高。

(五)心力衰竭

心力衰竭可以使醛固酮的清除能力下降,且有效循环血量不足,均可兴奋肾素-血管紧张素系统,使醛固酮的分泌增加。

(六)Batter 综合征(BS)

BS系常染色体显性遗传疾病,是 Batter 于 1969 年首次报道的一组综合征,主要表现为高血浆肾素活性,高血浆醛固酮水平,低血钾,低血压或正常血压,水肿,碱中毒等。病理显示患者的肾小球旁细胞明显增多,主要是肾近曲小管或髓袢升支对氯离子的吸收发生障碍,并伴有镁、钙的吸收障碍,使钠、钾离子重吸收被抑制,引起体液和钾离子丢失,导致肾素分泌增加和继发性醛固酮增多;前列腺素产生过盛;血管壁对血管紧张素Ⅱ反应缺陷;肾源性失钠、失钾;血管活性激素失调。

目前临床上将 BS 分为 3 型。

1.经典型

幼年或儿童期发病,有多尿、烦渴、乏力、遗尿(夜尿增多),有呕吐、脱水,肌无力,肌肉痉挛,手足搐搦,生长发育障碍。不治疗者可出现身材矮小。尿钙正常或增高,肾脏无钙质沉着。

2.新生儿型

多发病于新生儿,也可在出生前被诊断。胎儿羊水过多,胎儿生长受限,大多婴儿为早产。出生后几周可有发热、脱水,严重时可危及生命。部分患儿伴有面部畸形,生长发育障碍,肌无力,癫痫,低血压、多饮、多尿。儿童早期被诊断前通常有严重的电解质紊乱和相应的症状。常因高尿钙,早期即有肾脏钙质沉着。

3.变异型

变异型即 Gitelman 综合征(GS)。发病年龄较晚,多在青春期后或成年起病,症状轻。有肌无力,肌肉麻木,心悸,手足搐搦。生长发育不受影响。部分患者无症状,可有多饮、多尿症状,但不明显。部分患者有软骨钙质沉积,表现为受累关节肿胀疼痛。是 BS 的一个亚型,但目前也有人认为 GS 是一个独立的疾病。

(七)Gitelman 综合征(GS)

1966 年 Gitelman 等报道了 3 例不同于 BS 的生化特点的一种疾病,除了有低血钾性代谢性碱中毒等外,还伴有低血镁、低尿钙、高尿镁。血总钙和游离钙正常。尿钙肌酐比(尿钙/尿肌酐)≤0.12,而 BS 患者尿钙肌酐比>0.12。GS 患者 100%有低血镁,尿镁增多,绝大多数 PGE_2 为正常。

(八)肾素瘤

肿瘤起源于肾小球旁细胞,也称血管周细胞瘤。肿瘤分泌大量肾素,可引起高血压和低血钾。本病的特点:①患者年龄轻,但高血压严重。②有醛固酮增多症的表现,有低血钾。③肾素活性明显增加,尤其是肿瘤一侧肾静脉血中。④血管造影可显示肿瘤。

(九)药源性醛固酮增多症

甘草内含有甘草次酸,具有潴钠排钾作用。服用大量甘草者,可并发高血压,低血钾,血浆肾素低,醛固酮的分泌受抑制。

三、临床表现

继发性醛固酮症由多种疾病引起,各有其本身疾病的临床表现,下述为本症相关的表现。

(一)水肿

原有疾病无水肿,出现继醛症时一般不引起水肿,因为有钠代谢"脱逸"现象。原有疾病有水肿(如肝硬化),发生继醛症可使浮肿和钠潴留加重,因为这些患者钠代谢不出现"脱逸"现象。

(二)高血压

因各种原因引起肾缺血,导致肾素-血管紧张素-醛固酮增加,高血压发生。分泌肾素的肿瘤患者,血压高为主要的临床表现。而肾小球旁细胞增生的患者,血压不高为其特征。其他继醛症患者血压变化不恒定。

(三)低血钾

继醛症的患者往往都有低血钾。

四、实验室检查与特殊检查

(1)血清钾为 1.0~3.0 mmol/L,血浆肾素活性多数明显增高,在 27.4~45.0 ng/(dL·h) [正常值1.02~1.75 ng/(dL·h)];血浆醛固酮明显增高。

(2)24 h 尿醛固酮增高。

(3)肾上腺动脉造影,目的是了解有否肿瘤压迫情况。

(4)B 型超声波探查对肾上腺增生或肿瘤有价值。

(5)肾上腺 CT 扫描,磁共振检查是目前较先进的方法,以了解肿瘤的部位及大小。

(6)肾穿刺,了解细胞形态,能确定诊断。

五、治疗

(一)手术治疗

手术切除肾素分泌瘤后,可使血浆高肾素活性、高醛固酮症、高血压和低血钾性碱中毒所致的临床症状恢复正常。

(二)药物治疗

1.维持电解质的稳定

低钾的患者补充钾盐是简单易行的方法,口服或静脉输注或肛内注入。手足搐搦或肌肉痉挛者可给予补钙、补镁。

2.抗醛固酮药物

螺内酯剂量根据病情调整,一般每天用量 60~200 mg。螺内酯可以拮抗醛固酮作用,在远曲小管和集合管竞争抑制醛固酮受体,增加水和 Na^+、Cl^- 的排泌,从而减少 K^+、H^+ 的排出。

3.血管紧张素转换酶抑制药

ACEI 应用较广,它可有效抑制肾素-血管紧张素-醛固酮系统,阻断 AT Ⅰ 向 AT Ⅱ 转化,有效抑制血管收缩,减少醛固酮分泌,帮助预防 K^+ 丢失。同时还可降低蛋白尿,降高血压等作用。

4.非甾体抗炎药

吲哚美辛应用较广,它可抑制 PG 的排泌,并有效抑制 PG 刺激的肾素增高,保持血压对血管紧张素的反应性。另外,还有改善患儿生长发育的作用。GS 患者因 PGE_2 为正常,故吲哚美辛 GS 无效。

六、预后

BS 和 GS 两者均不可治愈,多数患者预后较好,可正常生活,但需长期服药。

(王　亚)

第六章

消化内科常见病的诊疗

第一节 胃食管反流病

一、概说

胃食管反流病（GERD）是指胃内容物反流入食管，引起不适症状和/或并发症的一种疾病。如酸（碱）反流导致的食管黏膜破损称为反流性食管炎（RE）。常见症状有胸骨后疼痛或烧灼感、反酸、胃灼热、恶心、呕吐、咽下困难，甚至吐血等。

本病经常和慢性胃炎，消化性溃疡或食管裂孔疝等病并存，但也可单独存在。广义上讲，凡能引起胃食管反流的情况，如进行性系统性硬化症、妊娠呕吐，以及任何原因引起的呕吐，或长期放置胃管、三腔管等，均可导致胃食管反流，引起继发性反流性食管炎。长期反复不愈的食管炎可致食管瘢痕形成、食管狭窄，或裂孔疝、慢性局限性穿透性溃疡，甚至发生癌变。

2006 年《中国胃食管反流病共识意见》中提出 GERD 可分为非糜烂性反流病（NERD）、糜烂性食管炎（EE）和 Barrett 食管（BE）三种类型，也可称为 GERD 相关疾病。有人认为 GERD 的三种类型相对独立，相互之间不转化或很少转化，但有些学者则认为这三者之间可能有一定相关性。①NERD 系指存在反流相关的不适症状，但内镜下未见 BE 和食管黏膜破损。②EE 系指内镜下可见食管远段黏膜破损。③BE 系指食管远段的鳞状上皮被柱状上皮所取代。

在 GERD 的三种疾病形式中，NERD 最为常见，EE 可合并食管狭窄、溃疡和消化道出血，BE 有可能发展为食管腺癌。这三种疾病形式之间相互关联和进展的关系需作进一步研究。

蒙特利尔共识意见对 GERD 进行了分类，将 GERD 的表现分为食管综合征和食管外综合征，食管外综合征再分为明确相关和可能相关。食管综合征包括以下两种。①症状综合征：典型反流综合征，反流性胸痛综合征。②伴食管破损的综合征：反流性食管炎，反流性食管狭窄，Barrett食管，食管腺癌。食管外综合征包括以下两种。①明确相关的：反流性咳嗽综合征，反流性喉炎综合征，反流性哮喘综合征，反流性牙侵蚀综合征。②可能相关的：咽炎，鼻窦炎，特发性肺纤维化，复发性中耳炎。广泛使用 GERD 蒙特利尔定义中公认的名词将会使 GERD 的研究更加全球化。

在正常情况下,食管下端与胃交界线上 3～5 cm 范围内,有一高压带(LES)构成一个压力屏障,能防止胃内容物反流入食管。当食管下端括约肌关闭不全时,或食管黏膜防御功能破坏时,不能防止胃十二指肠内容物反流到食管,以致胃酸、胃蛋白酶、胆盐和胰酶等损伤食管黏膜,均可促使发生胃食管反流病。其中尤以 LES 功能失调引起的反流性食管炎为主要机制。

二、诊断

(一)临床表现

本病初起,可不出现症状,但有胃食管明显反流者,常出现下列自觉症状。

1.胸骨后烧灼感或疼痛

此为最早最常见的症状,表现为在胸骨后感到烧灼样不适,并向胸骨上切迹、肩胛部或颈部放射,在餐后 1 h 躺卧或增高腹内压时出现,严重者可使患者于夜间醒来,口服抗酸剂后迅速缓解,但一部分长期有反流症状的患者,亦可伴有挤压性疼痛,与体位或进食无关,抗酸剂不能使之缓解,进酸性或热性液体时,则反使疼痛加重。

但胃灼热亦可在食管运动障碍或心、胆囊及胃十二指肠疾病中出现,确诊仍有赖于其他客观检查。

2.胃、食管反流

胃、食管反流表现为酸性或苦味液体反流到口腔,偶尔有食物从胃反流到口内,若严重者夜间出现反酸,可将液体或食物吸入肺内,引起阵发性咳嗽、呼吸困难及非季节性哮喘等。

3.咽下困难

初期多因炎症而有咽下轻度疼痛和阻塞不顺之感觉,进而食管痉挛,多有间歇性咽下梗阻,后期食管狭窄则咽下困难,甚至有进食后不能咽下的间断反吐现象,严重病例可呈间歇性咽下困难,伴有咽下疼痛,此时,不一定有食管狭窄,可能为食管远端的运动功能障碍,继发食管痉挛所致。慢性患者由于持续地咽下困难,饮食减少,摄取营养不足,体质量明显下降。

4.出血

严重的活动性炎症,由于黏膜糜烂出血,可出现大便潜血阳性,或吐出物带血,或引起轻度缺铁性贫血,饮酒后,出血更重。

5.消化道外症状

Delahuntg 综合征即发生慢性咽炎,慢性声带炎和气管炎等综合征。这是由于胃食管的经常性反流,对咽部和声带产生损伤性炎症,引起咽部灼酸苦辣感觉;还可以并发 Zenker 憩室和"唇烧灼"综合征,即发生口腔黏膜糜烂和舌、唇、口腔的烧灼感;反流性食管炎还可导致反复发作的咳嗽、哮喘、夜间呼吸暂停、心绞痛样胸痛。

反流性食管炎出现症状的轻重,与反流量,伴发裂孔疝的大小及内镜所见的组织病变程度均无明显的正相关,而与反流物质和食管黏膜接触时间有密切关系。症状严重者,反流时食管 pH 在 4.0 以下,而且酸清除时间明显延长。

(二)辅助检查

1.上消化道内镜检查

上消化道内镜检查有助于确定有无反流性食管炎以及有无并发症,如食管裂孔疝、食管炎性狭窄、食管癌等,结合病理活检有利于明确病变性质。但内镜下的食管炎不一定均有反流所致,还有其他病因如吞服药物、真菌感染、腐蚀剂等,需除外。一般来说,远端食管炎常常由反流引起。

2.钡餐检查

反流性食管炎患者的食管钡餐检查可显示下段食管黏膜皱襞增粗、不光滑,可见浅龛影或伴有狭窄等,食管蠕动可减弱。有时可显示食管裂孔疝,表现为贲门增宽,胃黏膜疝入食管内,尤其在头低位时,钡剂可向食管反流。卧位时如吞咽小剂量的硫酸钡,则显示多数 GERD 患者的食管体部和 LES 排钡延缓。一般来说,此项检查阳性率不高,有时难以判断病变性质。

3.食管 pH 监测

24 h 食管 pH 监测能详细显示酸反流、昼夜酸反流规律、酸反流与症状的关系以及患者对治疗的反应,使治疗个体化。其对 EE 的阳性率>80%,对 NERD 的阳性率为 50%～75%。此项检查虽能显示过多的酸反流,也是迄今为止公认的金标准,但也有假阴性。

4.食管测压

食管测压能显示 LESP 低下,一过性 LES 松弛情况。尤其是松弛后蠕动压低以及食管蠕动收缩波幅低下或消失,这些正是胃食管反流的运动病理基础。在 GERD 的诊断中,食管测压除帮助食管 pH 电极定位、术前评估食管功能和预测手术外,还能预测抗反流治疗的疗效和是否需长期维持治疗。

5.食管胆汁反流监测

其方法是将光纤导管的探头放置 LES 上缘之上 5 cm 处,以分光光度法监测食管反流物内的胆红素含量,并将结果输回光电子系统。胆汁是十二指肠内容物的重要成分。其中含有的胆红素是胆汁中的主要的色素成分,在 453 nm 处有特殊的吸收高峰,可间接表明食管暴露于十二指肠内容物的情况。此项检查虽能间接反映十二指肠胃食管的反流情况,但有其局限性,一是胆红素不是唯一的有害物质,二是反流物中的黏液、食物颗粒、血红蛋白等的影响可出现假阳性的结果。

6.其他

对食管黏膜超微结构的研究可了解反流存在的病理生理学基础;无线食管 pH 测定可提供更长时间的酸反流检测;腔内阻抗技术的应用可监测所有反流事件,明确反流物的性质(气体、液体或气体液体混合物),与食管 pH 监测联合应用可明确反流物为酸性或非酸性以及反流物与反流症状的关系。

三、临床诊断

(一)GERD 诊断

1.临床诊断

(1)有典型的胃灼热和反流症状,且无幽门梗阻或消化道梗阻的证据,临床上可考虑为 GERD。

(2)有食管外症状,又有反流症状,可考虑是反流相关或可能相关的食管外症状,如反流相关的咳嗽、哮喘。

(3)如仅有食管外症状,但无典型的胃灼热和反流症状,尚不能诊断为 GERD。宜进一步了解食管外症状发生的时间、与进餐和体位的关系以及其他诱因。需注意有无重叠症状(如同时有 GERD 和肠易激综合征或功能性消化不良)、焦虑、抑郁状态、睡眠障碍等。

2.上消化道内镜检查

由于我国是胃癌、食管癌的高发国家,内镜检查已广泛开展,因此,对于拟诊患者一般先进行内镜检查,特别是症状发生频繁、程度严重,伴有报警征象,或有肿瘤家族史,或患者很希望内镜检查时。上消化道内镜检查有助于确定有无反流性食管炎及有无并发症,如食管裂孔疝、食管炎性狭窄以及食管癌等;有助于 NERD 的诊断;先行内镜检查比先行诊断性治疗,能够有效地缩短诊断时间。对食管黏膜破损者,可按 1994 年洛杉矶会议提出的分级标准,将内镜下食管病变严重程度分为 A～D 级。A 级:食管黏膜有一个或几个<5 mm 的黏膜损伤。B 级:同 A 级外,连续病变黏膜损伤>5 mm。C 级:非环形的超过两个皱襞以上的黏膜融合性损伤(范围<75%食管周径)。D 级:广泛黏膜损伤,病灶融合,损伤范围>75%食管周径或全周性损伤。

3.诊断性治疗

对拟诊患者或疑有反流相关食管外症状的患者,尤其是上消化道内镜检查阴性时,可采用诊断性治疗。

质子泵抑制剂(PPI)诊断性治疗(PPI 试验)已被证实是行之有效的方法。建议服用标准剂量 PPI 一天 2 次,疗程为 1～2 周。服药后如症状明显改善,则支持酸相关 GERD 的诊断;如症状改善不明显,则可能有酸以外的因素参与或不支持诊断。

PPI 试验不仅有助于诊断 GERD,同时还启动了治疗。其本质在于 PPI 阳性与否充分强调了症状与酸之间的关系,是反流相关的检查。PPI 阴性有以下几种可能:①抑酸不充分;②存在酸以外因素诱发的症状;③症状不是反流引起的。

PPI 试验具有方便、可行、无创和敏感性高的优点,缺点是特异性较低。

(二)NERD 诊断

1.临床诊断

NERD 主要依赖症状学特点进行诊断,典型的症状为胃灼热和反流。患者以胃灼热症状为主诉时,如能排除可能引起胃灼热症状的其他疾病,且内镜检查未见食管黏膜破损,可作出 NERD 的诊断。

2.相关检查

内镜检查对 NERD 的诊断价值在于可排除 EE 或 BE 以及其他上消化道疾病,如溃疡或胃癌。

3.诊断性治疗

PPI 试验是目前临床诊断 NERD 最为实用的方法。PPI 治疗后,胃灼热等典型反流症状消失或明显缓解提示症状与酸反流相关,如内镜检查无食管黏膜破损的证据,临床可诊断为 NERD。

(三)BE 诊断

1.临床诊断

BE 本身通常不引起症状,临床主要表现为 GERD 的症状,如胃灼热、反流、胸骨后疼痛、吞咽困难等。但约 25%的患者无 GERD 症状,因此在筛选 BE 时不应仅局限于有反流相关症状的人群,行常规胃镜检查时,对无反流症状的患者也应注意有无 BE 存在。

2.内镜诊断

BE 的诊断主要根据内镜检查和食管黏膜活检结果。如内镜检查发现食管远端有明显的柱状上皮化生并得到病理学检查证实时,即可诊断为 BE。按内镜下表现分型如下。①全周型:红色黏膜向食管延伸,累及全周,与胃黏膜无明显界限,游离缘距 LES 在 3 cm 以上。②岛型:齿状线 1 cm 以上出现斑片状红色黏膜。舌型:与齿状线相连,伸向食管呈火舌状。

按柱状上皮化生长度分为以下 2 种。①长段 BE:上皮化生累及食管全周,且长度≥3 cm。②短段 BE:柱状上皮化生未累及食管全周,或虽累及全周,但长度<3 cm。

内镜表现如下。①SCJ 内镜标志:食管鳞状上皮表现为淡粉色光滑上皮,胃柱状上皮表现为橘红色,鳞、柱状上皮交界处构成的齿状 Z 线,即为 SCJ。②EGJ 内镜标志:为管状食管与囊状胃的交界处,其内镜下定位的标志为最小充气状态下胃黏膜皱襞的近侧缘和/或食管下端纵行栅栏样血管末梢。③明确区分 SCJ 及 EGJ:这对于识别 BE 十分重要,因为在解剖学上 EGJ 与内镜观察到的 SCJ 并不一致,且反流性食管炎黏膜在外观上可与 BE 混淆,所以确诊 BE 需病理活检证实。④BE 内镜下典型表现:EGJ 近端出现橘红色柱状上皮,即 SCJ 与 EGJ 分离。BE 的长度测量应从 EGJ 开始向上至 SCJ。内镜下亚甲蓝染色有助于对灶状肠化生的定位,并能指导活检。

3.病理学诊断

(1)活检取材:推荐使用四象限活检法,即常规从 EGJ 开始向上以 2 cm 的间隔分别在 4 个象限取活检;对疑有 BE 癌变者应向上每隔 1 cm 在 4 个象限取活检对有溃疡、糜烂、斑块、小结节狭窄和其他腔内异常者,均应取活检行病理学检查。

(2)组织分型。①贲门腺型:与贲门上皮相似,有胃小凹和黏液腺,但无主细胞和壁细胞。②胃底腺型:与胃底上皮相似,可见主细胞和壁细胞,但 BE 上皮萎缩较明显,腺体较少且短小,此型多分布于 BE 远端近贲门处。③特殊肠化生型:又称Ⅲ型肠化生或不完全小肠化生型,分布于鳞状细胞和柱状细胞交界处,化生的柱状上皮中可见杯状细胞为其特征性改变。

(3)BE 的异型增生。①低度异型增生(LGD):由较多小而圆的腺管组成,腺上皮细胞拉长,细胞核染色质浓染,核呈假复层排列,黏液分泌很少或不分泌,增生的细胞可扩展至黏膜表面。②高度异型增生(HGD):腺管形态不规则,呈分支或折叠状,有些区域失去极性。与 LGD 相比,HGD 细胞核更大、形态不规则且呈簇状排列,核膜增厚,核仁呈明显双嗜性,间质无浸润。

四、鉴别诊断

(一)反流性食管炎

两病可合并存在,在临床上,两者均可出现反流性症状,如胃灼热感、反酸、咽下困难及出血等。也可因腹内压或胃内压增高而加重症状。但反流性食管炎症状仅限于胃食管反流现象。而食管裂孔疝不但影响食管,也侵及附近神经,甚至影响心肺功能,故其反流症状较重,胸骨后可出现明显疼痛,也可出现咽部异物感和阵发性心律不齐。而在诊断上,食管裂孔疝主要依靠 X 线钡餐,而反流性食管炎主要依靠内镜。

(二)食管贲门黏膜撕裂综合征

前者最典型的病史是先有干呕或呕吐正常胃内容物一次或多次,随后呕吐新鲜血液,诊断主要靠内镜。由于浅表的撕裂病损,在出血后 48～72 h 内多数已愈合,因此应及时做内镜检查。

(三)食管贲门失弛缓症

这是一种食管的神经肌肉功能障碍性疾病,也可出现如反流性食管炎样的食物反流、吞咽困难及胸骨后疼痛等症状。但本症多见于 20～40 岁的年轻患者,发病常与情绪波动及冷饮有关。X 线钡餐检查,可见鸟嘴状及钡液平面等特征性改变。食管压力测定可观察到食管下端 2/3 无蠕动,吞咽时 LES 压力比静止压升高 1.3 kPa,并松弛不完全,必要时可做内镜检查,以排除其他疾病。

(四)弥漫性食管痉挛

弥漫性食管痉挛也可伴有吞咽困难和胸骨后疼痛,是一种食管下端 2/3 无蠕动而又强烈收缩的疾病,一般不常见,可发生在任何年龄。食管钡餐检查可见"螺旋状食管",即食管收缩时食管外观呈锯齿状。食管测压试验可观察到反复非蠕动性高幅度持久的食管收缩。

(五)食管癌

食管癌以进行性咽下困难为典型症状,出现胃灼热和反酸的症状较少,但若由于癌瘤的糜烂及溃疡形成或伴有食管炎症,亦可见到胸骨后烧灼痛,一般进行食管 X 线钡餐检查,或食管镜检查,不难与反流性食管炎作出鉴别。

五、并发症

(一)食管并发症

1.反流性食管炎

反流性食管炎是内镜下可见远段食管黏膜的破损,甚至出现溃疡,是胃食管反流病食管损伤的最常见后果和表现。

2.Barrett 食管

Barrett 食管多发生于鳞状上皮与柱状上皮交界处。蒙特利尔定义认为,当内镜疑似食管化生活检发现柱状上皮时,应诊断为 Barrett 食管,并具体说明是否存在肠型化生。

3.食管狭窄和出血

反流性食管狭窄是严重反流性疾病的结果。长期食管炎症由于瘢痕形成而致食管狭窄,表现为吞咽困难,反胃和胸骨后疼痛,狭窄多发生于食管下段。GERD 引起的出血罕见,主要见于食管溃疡者。

4.食管腺癌

蒙特利尔共识意见明确指出食管腺癌是 GERD 的并发症,食管腺癌的危险性与胃灼热的频率和时间成正比,慢性 GERD 症状增加食管腺癌的危险性。长节段 Barrett 食管伴化生是食管腺癌最重要的、明确的危险因素。

(二)食管外并发症

反流性食管炎由于反流的胃液侵袭咽部、声带和气管,引起慢性咽炎、声带炎和气管炎,甚至吸入性肺炎。

六、治疗

参照 2006 年"中国胃食管反流病治疗共识意见"进行治疗。

(一)改变生活方式

抬高床头、睡前 3 h 不再进食、避免高脂肪食物、戒烟酒、减少摄入可以降低食管下段括约肌(LES)压力的食物(如巧克力、薄荷、咖啡、洋葱、大蒜等)。减轻体质量可减少 GERD 患者反流症状。

(二)抑制胃酸分泌

抑制胃酸的药物包括 H_2 受体阻滞剂(H_2-RA)和质子泵抑制剂(PPI)等。

1.初始治疗的目的是尽快缓解症状,治愈食管炎

(1)H_2-RA 仅适用于轻至中度 GERD 治疗。H_2-RA(西咪替丁、雷尼替丁、法莫替丁等)治疗反流性 GERD 的食管炎愈合率为 50%～60%,胃灼热症状缓解率为 50%。

(2)PPI 是 GERD 治疗中最常用的药物,伴有食管炎的 GERD 治疗首选。临床奥美拉唑、兰索拉唑、泮托拉唑、雷贝拉唑和埃索美拉唑可供选用。在标准剂量下,新一代 PPI 具有更强的抑酸作用。

PPI 治疗糜烂性食管炎的内镜下 4 周、8 周愈合率分别为 80% 和 90% 左右,PPI 推荐采用标准剂量,疗程 8 周。部分患者症状控制不满意时可加大剂量或换一种 PPI。

(3)非糜烂性反流病(NERD)治疗的主要药物是 PPI。由于 NERD 发病机制复杂,PPI 对其症状疗效不如糜烂性食管炎,但 PPI 是治疗 NERD 的主要药物,治疗的疗程应不少于 8 周。

2.维持治疗是巩固疗效、预防复发的重要措施

GERD 是一种慢性疾病,停药后半年的食管炎与症状复发率分别为 80% 和 90%,故经初始治疗后,为控制症状、预防并发症,通常需采取维持治疗。

目前维持治疗的方法有 3 种:维持原剂量或减量、间歇用药、按需治疗。采取哪一种维持治疗方法,主要根据患者症状及食管炎分级来选择药物与剂量,通常严重的糜烂性食管炎(LAC-D级)需足量维持治疗,NERD 可采用按需治疗。H_2-RA 长期使用会产生耐受性,一般不适合作为长期维持治疗的药物。

(1)原剂量或减量维持:维持原剂量或减量使用 PPI,每天 1 次,长期使用以维持症状持久缓解,预防食管炎复发。

(2)间歇治疗:PPI 剂量不变,但延长用药周期,最常用的是隔天疗法。3 d1 次或周末疗法因间隔太长,不符合 PPI 的药代动力学,抑酸效果较差,不提倡使用。在维持治疗过程中,若症状出现反复,应增至足量 PPI 维持。

(3)按需治疗:按需治疗仅在出现症状时用药,症状缓解后即停药。按需治疗建议在医师指导下,由患者自己控制用药,没有固定的治疗时间,治疗费用低于维持治疗。

3.Barrett 食管(BE)治疗

虽有文献报道 PPI 能延缓 BE 的进程,尚无足够的循证依据证实其能逆转 BE。BE 伴有糜烂性食管炎及反流症状者,采用大剂量 PPI 治疗,并长期维持治疗。

4.控制夜间酸突破(NAB)

NAB 指在每天早、晚餐前服用 PPI 治疗的情况下,夜间胃内 pH<4 持续时间>1 h。控制 NAB 是治疗 GERD 的措施之一。治疗方法包括调整 PPI 用量、睡前加用 H_2-RA、应用血浆半衰期更长的 PPI 等。

(三)对 GERD 可选择性使用促动力药物

在 GERD 的治疗中,抑酸药物治疗效果不佳时,考虑联合应用促动力药物,特别是对于伴有胃排空延迟的患者。

(四)手术与内镜治疗应综合考虑,慎重决定

GERD 手术与内镜治疗的目的是增强 LES 抗反流作用,缓解症状,减少抑酸剂的使用,提高患者的生活质量。

BE 伴高度不典型增生、食管严重狭窄等并发症,可考虑内镜或手术治疗。

(井　青)

第二节　贲门失弛缓症

贲门失弛缓症是一种食管运动障碍性疾病,以食管缺乏蠕动和食管下括约肌(LES)松弛不良为特征。临床上贲门失弛缓症表现为患者对液体和固体食物均有吞咽困难、体质量减轻、餐后反食、夜间呛咳以及胸骨后不适或疼痛。本病曾称为贲门痉挛。

一、流行病学

贲门失弛缓症是一种少见疾病。欧美国家较多,发病率每年为(0.5~8)/10 万,男女发病率接近,约为 1 : 1.15。本病多见于 30~40 岁的成年人,其他年龄亦可发病。

二、病因和发病机制

病因可能与基因遗传、病毒感染、自身免疫及心理-社会因素有关。贲门失弛缓症的发病机制有先天性、肌源性和神经源性学说。先天性学说认为本病是常染色体隐性遗传;肌源性学说认为贲门失弛缓症 LES 压力升高是由 LES 本身病变引起,但最近的研究表明,贲门失弛缓症患者的病理改变主要在神经而不在肌肉,目前人们广泛接受的是神经源性学说。

三、临床表现

患者主要症状为吞咽困难、反食、胸痛,也可有呼吸道感染、贫血、体质量减轻等表现。

(一)吞咽困难

几乎所有的患者均有程度不同的吞咽困难。起病多较缓慢,病初吞咽困难时有时无,时轻时重,后期则转为持续性。吞咽困难多呈间歇性发作,常因与人共餐、情绪波动、发怒、忧虑、惊骇或进食过冷和辛辣等刺激性食物而诱发。大多数患者吞咽固体和液体食物同样困难,少部分患者吞咽液体食物较固体食物更困难,故以此征象与其他食管器质性狭窄所产生的吞咽困难相鉴别。

(二)反食

多数患者合并反食症状。随着咽下困难的加重,食管的进一步扩张,相当量的内容物可潴留在食管内达数小时或数天之久,而在体位改变时反流出来。尤其是在夜间平卧位更易发生。从食管反流出来的内容物因未进入过胃腔,故无胃内呕吐物酸臭的特点,但可混有大量黏液和唾液。

(三)胸痛

胸痛是发病早期的主要症状之一,发生率为 40%~90%,性质不一,可为闷痛、灼痛或针刺痛。疼痛部位多在胸骨后及中上腹,疼痛发作有时酷似心绞痛,甚至舌下含化硝酸甘油片后可获缓解。疼痛发生的原因可能是食管平滑肌强烈收缩,或食物滞留性食管炎所致。随着吞咽困难的逐渐加剧,梗阻以上食管的进一步扩张,疼痛反而逐渐减轻。

(四)体质量减轻

此症与吞咽困难的程度相关。严重吞咽困难可有明显的体质量下降,但很少有恶病质样变。

(五)呼吸道症状

由于食物反流,尤其是夜间反流,误入呼吸道引起吸入性感染。出现刺激性咳嗽、咳痰、气喘等症状。

(六)出血和贫血

患者可有贫血表现。偶有出血,多为食管炎所致。

(七)其他

在后期病例,极度扩张的食管可压迫胸腔内器官而产生干咳、气急、发绀和声音嘶哑等。患者很少发生呃逆,为本病的重要特征。

(八)并发症

本病可继发食管炎、食管溃疡、巨食管症、自发性食管破裂、食管癌等。贲门失弛缓症患者患食管癌的风险为正常人的 14～140 倍。有研究报道,贲门失弛缓症治疗 30 年后,19% 的患者死于食管癌。因其合并食管癌时,临床症状可无任何变化,临床诊断比较困难,容易漏诊。

四、实验室及其他检查

(一)X 线检查

X 线检查是诊断本病的首选方法。

1.胸部平片检查

本病初期,胸片可无异常。随着食管扩张,可在后前位胸片见到纵隔右上边缘膨出。在食管高度扩张、伸延与弯曲时,可见纵隔增宽而超过心脏右缘,有时可被误诊为纵隔肿瘤。当食管内潴留大量食物和气体时,食管内可见液平面。大部分病例可见胃泡消失。

2.食管钡餐检查

动态造影可见食管的收缩具有紊乱和非蠕动性质,吞咽时 LES 不松弛,钡餐常难以通过贲门部而潴留于食管下端,并显示远端食管扩张、黏膜光滑,末端变细呈鸟嘴形或漏斗形。

(二)内镜检查

内镜下可见食管体部扩张呈憩室样膨出,无张力,蠕动差。食管内见大量食物和液体潴留,贲门口紧闭,内镜通过有阻力,但均能通过。若不能通过则要考虑有无其他器质性原因所致狭窄。

(三)食管测压

本病最重要的特点是吞咽后 LES 松弛障碍,食管体部无蠕动收缩,LES 压力升高[＞4 kPa (30 mmHg)],不能松弛、松弛不完全或短暂松弛(＜6 s),食管内压高于胃内压。

(四)放射性核素检查

用 ^{99m}Tc 标记液体后吞服,显示食管通过时间和节段性食管通过时间,同时也显示食管影像。立位时,食管通过时间平均为 7 s,最长不超过 15 s。卧位时比立位时要慢。

五、诊断

根据病史有典型的吞咽困难、反食、胸痛等临床表现,结合典型的食管钡餐影像及食管测压结果即可确诊本病。

六、鉴别诊断

(一)反流性食管炎伴食管狭窄

本病反流物有酸臭味,或混有胆汁,胃灼热症状明显,应用质子泵抑制剂治疗有效。食管钡餐检查无典型的"鸟嘴样"改变,LES 压力降低,且低于胃内压力。

(二)恶性肿瘤

恶性肿瘤细胞侵犯肌间神经丛,或肿瘤环绕食管远端压迫食管,可见与贲门失弛缓症相似的临床表现,包括食管钡餐影像。常见的肿瘤有食管癌、贲门胃底癌等,内镜下活检具有重要的鉴别作用。如果内镜不能达到病变处则应行扩张后取活检,或行 CT 检查以明确诊断。

(三)弥漫性食管痉挛

本病亦为食管动力障碍性疾病,与贲门失弛缓症有相同的症状。但食管钡餐显示为强烈的不协调的非推进型收缩,呈现串珠样或螺旋状改变。食管测压显示为吞咽时食管各段同期收缩,重复收缩,LES 压力大部分是正常的。

(四)继发性贲门失弛缓症

锥虫病、淀粉样变性、特发性假性肠梗阻、迷走神经切断术后等也可以引起类似贲门失弛缓症的表现,食管测压无法区别病变是原发性或继发性。但这些疾病均累及食管以外的消化道或其他器官,借此与本病鉴别。

七、治疗

目前尚无有效的方法恢复受损的肌间神经丛功能,主要是针对 LES,不同程度解除 LES 的松弛障碍,降低 LES 压力,预防并发症。主要治疗手段有药物治疗、内镜下治疗和手术治疗。

(一)药物治疗

目前可用的药物有硝酸甘油类和钙通道阻滞剂,如硝酸甘油 0.6 mg,每天 3 次,餐前 15 min 舌下含化,或硝酸异山梨酯 10 mg,每天 3 次,或硝苯地平 10 mg,每天 3 次。由于药物治疗的效果并不完全,且作用时间较短,一般仅用于贲门失弛缓症的早期、老年高危患者或拒绝其他治疗的患者。

(二)内镜治疗

1.内镜下 LES 内注射肉毒毒素

肉毒毒素是肉毒梭状杆菌产生的外毒素,是一种神经肌肉胆碱能阻断剂。它能与神经肌肉接头处突触前胆碱能末梢快速而强烈地结合,阻断神经冲动的传导而使骨骼肌麻痹,还可抑制平滑肌的活动,抑制胃肠道平滑肌的收缩。内镜下注射肉毒毒素是一种简单、安全且有效的治疗手段,但由于肉毒毒素在几天后降解,其对神经肌肉接头处突触前胆碱能末梢的作用减弱或消失,因此,若要维持疗效,需要反复注射。

2.食管扩张

球囊扩张术是目前治疗贲门失弛缓症最为有效的非手术疗法,它的近期及远期疗效明显优于其他非手术治疗,但并发症发生率较高,尤以穿孔最为严重,发生率为 1%~5%。球囊扩张的原理主要是通过强力作用,使 LES 发生部分撕裂,解除食管远端梗阻,缓解临床症状。

3.手术治疗

Heller 肌切开术是迄今治疗贲门失弛缓症的标准手术,其目的是降低 LES 压力,缓解吞咽困难。同时保持一定的 LES 压力,防止食管反流的发生。手术方式分为开放性手术和微创性手术两种,开放性手术术后症状缓解率可达 80%～90%,但 10%～46% 的患者可能发生食管反流。因此大多数学者主张加做防反流手术。尽管开放性手术的远期效果是肯定的,但是由于其创伤大、术后恢复时间长、费用昂贵,一般不作为贲门失弛缓症的一线治疗手段,仅在其他治疗方法失败,且患者适合手术时才选用开放性手术。

(井 青)

第三节 急性胃炎

急性胃炎是由多种不同的病因引起的急性胃黏膜炎症,包括急性单纯性胃炎、急性糜烂出血性胃炎和吞服腐蚀物引起的急性腐蚀性胃炎与胃壁细菌感染所致的急性化脓性胃炎。其中,临床意义最大和发病率最高的是以胃黏膜糜烂、出血为主要表现的急性糜烂出血性胃炎。

一、流行病学

迄今为止,目前国内外尚缺乏有关急性胃炎的流行病学调查。

二、病因

急性胃炎的病因众多,大致有外源性和内源性两大类,包括急性应激、化学性损伤(如药物、酒精、胆汁、胰液)和急性细菌感染等。

(一)外源性因素

1.药物

各种非甾体抗炎药(NSAIDs),包括阿司匹林、吲哚美辛、吡罗昔康和多种含有该类成分复方药物。另外,糖皮质激素和某些抗生素及氯化钾等均可导致胃黏膜损伤。

2.酒精

主要是大量酗酒可致急性胃黏膜胃糜烂甚至出血。

3.生物性因素

沙门菌、嗜盐菌和葡萄球菌等细菌或其毒素可使胃黏膜充血水肿和糜烂。Hp 感染可引起急、慢性胃炎,发病机制类似,将在慢性胃炎节中叙述。

4.其他

某些机械性损伤(包括胃内异物或胃柿石等)可损伤胃黏膜。放射疗法可致胃黏膜受损。偶可见因吞服腐蚀性化学物质(强酸或强碱或甲酚及氯化汞、砷、磷等)引起的腐蚀性胃炎。

(二)内源性因素

1.应激因素

多种严重疾病如严重创伤、烧伤或大手术及颅脑病变和重要脏器功能衰竭等可导致胃黏膜缺血、缺氧而损伤。通常称为应激性胃炎,如果系脑血管病变、头颅部外伤和脑手术后引起的胃十二指肠急性溃疡称为 Cushing 溃疡,而大面积烧灼伤所致溃疡称为 Curling 溃疡。

2.局部血供缺乏

局部血供缺乏主要是腹腔动脉栓塞治疗后或少数因动脉硬化致胃动脉的血栓形成或栓塞引起供血不足。另外,还可见于肝硬化门静脉高压并发上消化道出血者。

3.急性蜂窝织炎或化脓性胃炎

此两者甚少见。

三、病理生理学和病理组织学

(一)病理生理学

胃黏膜防御机制包括黏膜屏障、黏液屏障、黏膜上皮修复、黏膜和黏膜下层丰富的血流、前列腺素和肽类物质(表皮生长因子等)和自由基清除系统。上述结果破坏或保护因素减少,使胃腔中的 H^+ 逆弥散至胃壁,肥大细胞释放组胺,则血管充血甚或出血、黏膜水肿及间质液渗出,同时可刺激壁细胞分泌盐酸、主细胞分泌胃蛋白酶原。若致病因子损及腺颈部细胞,则胃黏膜修复延迟、更新受阻而出现糜烂。

严重创伤、大手术、大面积烧伤、脑血管意外和严重脏器功能衰竭及休克或者败血症等所致的急性应激的发生机制为:急性应激→皮质-垂体前叶-肾上腺皮质轴活动亢进、交感-副交感神经系统失衡→机体的代偿功能不足→不能维持胃黏膜微循环的正常运行→黏膜缺血、缺氧→黏液和碳酸氢盐分泌减少及内源性前列腺素合成不足→黏膜屏障破坏和氢离子反弥散→降低黏膜内pH→进一步损伤血管与黏膜→糜烂和出血。

NSAIDs 所引起者则为抑制环加氧酶(COX)致使前列腺素产生减少,黏膜缺血缺氧。氯化钾和某些抗生素或抗肿瘤药等则可直接刺激胃黏膜引起浅表损伤。

乙醇可致上皮细胞损伤和破坏,黏膜水肿、糜烂和出血。另外,幽门关闭不全、胃切除(主要是 BillrothⅡ式)术后可引起十二指肠-胃反流,则此时由胆汁和胰液等组成的碱性肠液中的胆盐、溶血磷脂酰胆碱、磷脂酶 A 和其他胰酶可破坏胃黏膜屏障,引起急性炎症。

门静脉高压可致胃黏膜毛细血管和小静脉扩张及黏膜水肿,组织学表现为只有轻度或无炎症细胞浸润,可有显性或非显性出血。

(二)病理学改变

急性胃炎主要病理和组织学表现以胃黏膜充血、水肿,表面有片状渗出物或黏液覆盖为主。黏膜皱襞上可见局限性或弥漫性陈旧性或新鲜出血与糜烂,糜烂加深可累及胃腺体。

显微镜下则可见黏膜固有层多少不等的中性粒细胞、淋巴细胞、浆细胞和少量嗜酸性粒细胞浸润,可有水肿。表面的单层柱状上皮细胞和固有腺体细胞出现变性与坏死。重者黏膜下层亦有水肿和充血。

对于腐蚀性胃炎若接触了高浓度的腐蚀物质且长时间,则胃黏膜出现凝固性坏死、糜烂和溃疡,重者穿孔或出血甚至腹膜炎。

另外少见的化脓性胃炎可表现为整个胃壁(主要是黏膜下层)炎性增厚,大量中性粒细胞浸润,黏膜坏死。可有胃壁脓性蜂窝织炎或胃壁脓肿。

四、临床表现

(一)症状

部分患者可有上腹痛、腹胀、恶心、呕吐和嗳气及食欲缺乏等。如伴胃黏膜糜烂出血,则有呕血和/或黑便,大量出血可引起出血性休克。有时上腹胀气明显。细菌感染导致者可出现腹泻等。并有疼痛、吞咽困难和呼吸困难(由于喉头水肿)。腐蚀性胃炎可吐出血性黏液,严重者可发生食管或胃穿孔,引起胸膜炎或弥漫性腹膜炎。化脓性胃炎起病常较急,有上腹剧痛、恶心和呕吐、寒战和高热,血压可下降,出现中毒性休克。

(二)体征

上腹部压痛是常见体征,尤其多见于严重疾病引起的急性胃炎出血者。腐蚀性胃炎因口腔黏膜、食管黏膜和胃黏膜都有损害,口腔、咽喉黏膜充血、水肿和糜烂。化脓性胃炎有时体征酷似急腹症。

五、辅助检查

急性糜烂出血性胃炎的确诊有赖于急诊胃镜检查,一般应在出血后 24～48 h 内进行,可见到以多发性糜烂、浅表溃疡和出血灶为特征的急性胃黏膜病损。黏液糊或者可有新鲜或陈旧血液。一般急性应激所致的胃黏膜病损以胃体、胃底部为主,而 NSAIDs 或酒精所致的则以胃窦部为主。注意 X 线钡剂检查并无诊断价值。出血者做呕吐物或大便隐血试验,红细胞计数和血红蛋白测定。感染因素引起者,做白细胞计数和分类检查、大便常规检查和培养。

六、诊断和鉴别诊断

主要由病史和症状做出拟诊,经胃镜检查可得以确诊。但吞服腐蚀物质者禁忌胃镜检查。有长期服用 NSAIDs、酗酒及临床重危患者,均应想到急性胃炎的可能。对于鉴别诊断,腹痛为主者,应通过反复询问病史与急性胰腺炎、胆囊炎和急性阑尾炎等急腹症甚至急性心肌梗死相鉴别。

七、治疗

(一)基础治疗

基础治疗包括给予镇静、禁食、补液、解痉、止吐等对症支持治疗。此后给予流质或半流质饮食。

(二)针对病因治疗

针对病因治疗包括根除 Hp、去除 NSAIDs 或乙醇等诱因。

(三)对症处理

表现为反酸、上腹隐痛、烧灼感和嘈杂者,给予 H_2 受体拮抗药或质子泵抑制剂。以恶心、呕吐或上腹胀闷为主者可选用甲氧氯普胺、多潘立酮或莫沙必利等促动力药。以痉挛性疼痛为主者,可给予莨菪碱等药物进行对症处理。

有胃黏膜糜烂、出血者,可用抑制胃酸分泌的 H_2 受体阻滞剂或质子泵抑制剂外,还可同时应用胃黏膜保护药如硫糖铝或铝碳酸镁等。

对于较大量的出血则应采取综合措施进行抢救。当并发大量出血时,可以冰水洗胃或在冰水中加去甲肾上腺素(每 200 mL 冰水中加 8 mL),或同管内滴注碳酸氢钠,浓度为 1 000 mmol/L,24 h 滴 1 L,使胃内 pH 保持在 5 以上。凝血酶是有效的局部止血药,并有促进创面愈合作用,大剂量时止血作用显著。常规的止血药,如卡巴克络、抗血栓溶芳酸和酚磺乙胺等可静脉应用,但效果一般。内镜下止血往往可收到较好效果。

其他具体的药物请参照"慢性胃炎"和"消化性溃疡"部分。

八、并发症的诊断、预防和治疗

急性胃炎的并发症包括穿孔、腹膜炎、水、电解质紊乱和酸碱失衡等。为预防细菌感染者选用抗生素治疗,因过度呕吐致脱水者及时补充水和电解质,并适时检测血气分析,必要时纠正酸碱平衡紊乱。对于穿孔或腹膜炎者,则必要时行外科治疗。

九、预后

病因去除后,急性胃炎多在短期内恢复正常。相反病因长期持续存在,则可转为慢性胃炎。由于绝大多数慢性胃炎的发生与 Hp 感染有关,而 Hp 自发清除少见,故慢性胃炎可持续存在,但多数患者无症状。流行病学研究显示,部分 Hp 相关性胃窦炎(<20%)可发生十二指肠溃疡。

（井　青）

第四节　慢 性 胃 炎

慢性胃炎是由各种病因引起的胃黏膜慢性炎症。根据新悉尼胃炎系统和我国 2006 年颁布的《中国慢性胃炎共识意见》标准,由内镜及病理组织学变化,将慢性胃炎分为非萎缩性(浅表性)胃炎及萎缩性胃炎两大基本类型和一些特殊类型胃炎。

一、流行病学

幽门螺杆菌(Hp)感染为慢性非萎缩性胃炎的主要病因。大致上说来,慢性非萎缩性胃炎发病率与 Hp 感染情况相平行,慢性非萎缩性胃炎流行情况因不同国家、不同地区 Hp 感染情况而异。一般 Hp 感染率发展中国家高于发达国家,感染率随年龄增加而升高。我国属 Hp 高感染率国家,估计人群中 Hp 感染率为 40%～70%。慢性萎缩性胃炎是原因不明的慢性胃炎,在我国是一种常见病、多发病,在慢性胃炎中占 10%～20%。

二、病因

(一)慢性非萎缩性胃炎的常见病因

1.Hp 感染

Hp 感染是慢性非萎缩性胃炎最主要的病因,两者的关系符合 Koch 提出的确定病原体为感染性疾病病因的 4 项基本要求,即该病原体存在于该病的患者中,病原体的分布与体内病变分布一致,清除病原体后疾病可好转,在动物模型中该病原体可诱发与人相似的疾病。

研究表明,80%～95%的慢性活动性胃炎患者胃黏膜中有 Hp 感染,5%～20%的 Hp 阴性率反映了慢性胃炎病因的多样性;Hp 相关胃炎者,Hp 胃内分布与炎症分布一致;根除 Hp 可使胃黏膜炎症消退,一般中性粒细胞消退较快,但淋巴细胞、浆细胞消退需要较长时间;志愿者和动物模型中已证实 Hp 感染可引起胃炎。

Hp 感染引起的慢性非萎缩性胃炎中胃窦为主全胃炎患者胃酸分泌可增加,十二指肠溃疡发生的危险度较高;而胃体为主全胃炎患者胃溃疡和胃癌发生的危险性增加。

2.胆汁和其他碱性肠液反流

幽门括约肌功能不全时含胆汁和胰液的十二指肠液反流入胃,可削弱胃黏膜屏障功能,使胃黏膜遭到消化液的刺激作用,产生炎症、糜烂、出血和上皮化生等病变。

3.其他外源性因素

酗酒、服用 NSAIDs 等药物、某些刺激性食物等均可反复损伤胃黏膜。这类因素均可各自或与 Hp 感染协同作用而引起或加重胃黏膜慢性炎症。

(二)慢性萎缩性胃炎的主要病因

1973 年,Strickland 将慢性萎缩性胃炎分为 A、B 两型,A 型是胃体弥漫性萎缩,导致胃酸分泌下降,影响维生素 B_{12} 及内因子的吸收,因此常合并恶性贫血,与自身免疫有关;B 型在胃窦部,少数人可发展成胃癌,与幽门螺杆菌、化学损伤(胆汁反流、非皮质激素消炎药、吸烟、酗酒等)有关,在我国,80%以上的属于第二类。

胃内攻击因子与防御修复因子失衡是慢性萎缩性胃炎发生的根本原因。具体病因与慢性非萎缩性胃炎相似。包括 Hp 感染;长期饮浓茶、烈酒、咖啡,食用过热、过冷、过于粗糙的食物,可导致胃黏膜的反复损伤;长期大量服用非甾体抗炎药如阿司匹林、吲哚美辛等可抑制胃黏膜前列腺素的合成,破坏黏膜屏障;烟草中的尼古丁不仅影响胃黏膜的血液循环,还可导致幽门括约肌功能紊乱,造成胆汁反流;各种原因的胆汁反流均可破坏黏膜屏障造成胃黏膜慢性炎症改变。比较特殊的是壁细胞抗原和抗体结合形成免疫复合体在补体参与下,破坏壁细胞;胃黏膜营养因子(如胃泌素、表皮生长因子等)缺乏;心力衰竭、动脉粥样硬化、肝硬化合并门静脉高压、糖尿病、甲状腺病、慢性肾上腺皮质功能减退、尿毒症、干燥综合征、胃血流量不足及精神因素等均可导致胃黏膜萎缩。

三、病理生理学和病理学

(一)病理生理学

1.Hp 感染

Hp 感染途径为粪-口或口-口途径,其外壁靠黏附素而紧贴胃上皮细胞。

Hp 感染的持续存在,致使腺体破坏,最终发展成为萎缩性胃炎。而感染 Hp 后胃炎的严重程度则除了与细菌本身有关外,还决定与患者机体情况和外界环境。如带有空泡毒素(VacA)和细胞毒相关基因(CagA)者,胃黏膜损伤明显较重。患者的免疫应答反应强弱、其胃酸的分泌情况、血型、民族和年龄差异等也影响胃黏膜炎症程度。此外,患者饮食情况也有一定作用。

2.自身免疫机制

研究早已证明,以胃体萎缩为主的 A 型萎缩性胃炎患者血清中,存在壁细胞抗体(PCA)和内因子抗体(IFA)。前者的抗原是壁细胞分泌小管微绒毛膜上的质子泵 H^+/K^+-ATP 酶,它破坏壁细胞而使胃酸分泌减少。而 IFA 则对抗内因子(壁细胞分泌的一种糖蛋白),使食物中的维生素 B_{12} 无法与后者结合被末端回肠吸收,最后引起维生素 B_{12} 吸收不良,甚至导致恶性贫血。IFA 具有特异性,几乎仅见于胃萎缩伴恶性贫血者。

造成胃酸和内因子分泌减少或丧失,恶性贫血是 A 型萎缩性胃炎的终末阶段,是自身免疫性胃炎最严重的标志。当泌酸腺完全萎缩时称为胃萎缩。

另外,近年发现 Hp 感染者中也存在着自身免疫反应,其血清抗体能与宿主胃黏膜上皮及黏液起交叉反应,如菌体 LewisX 和 LewisY 抗原。

3.外源性损伤因素破坏胃黏膜屏障

碱性十二指肠液反流等,可减弱胃黏膜屏障功能。致使胃腔内 H^+ 通过损害的屏障,反弥散入胃黏膜内,使炎症不易消散。长期慢性炎症,又加重屏障功能的减退,如此恶性循环使慢性胃炎久治不愈。

4.生理因素和胃黏膜营养因子缺乏

萎缩性变化和肠化生等皆与衰老相关,而炎症细胞浸润程度与年龄关系不大。这主要是老龄者的退行性变-胃黏膜小血管扭曲,小动脉壁玻璃样变性,管腔狭窄导致黏膜营养不良、分泌功能下降引起的。

新近研究证明,某些胃黏膜营养因子(胃泌素、表皮生长因子等)缺乏或胃黏膜感觉神经终器对这些因子不敏感可引起胃黏膜萎缩。如手术后残胃炎原因之一是 G 细胞数量减少,而引起胃泌素营养作用减弱。

5.遗传因素

萎缩性胃炎、维生素 B_{12} 吸收不良的患病率和 PCA、IFA 的阳性率很高,提示可能有遗传因素的影响。

(二)病理学

慢性胃炎病理变化是由胃黏膜损伤和修复过程所引起。病理组织学的描述包括活动性慢性炎症、萎缩和化生及异型增生等。此外,在慢性炎症过程中,胃黏膜也有反应性增生变化,如胃小凹上皮过形成、黏膜肌增厚、淋巴滤泡形成、纤维组织和腺管增生等。

近几年对于慢性胃炎尤其是慢性萎缩性胃炎的病理组织学,有不少新的进展。以下结合2006 年 9 月中华医学会消化病学分会的"全国第二届慢性胃炎共识会议"中制订的慢性胃炎诊治的共识意见,论述以下关键进展问题。

1.萎缩的定义

1996 年,新悉尼系统把萎缩定义为"腺体的丧失",这是模糊而易产生歧义的定义,反映了当时肠化是否属于萎缩,病理学家有不同认识。其后国际上一个病理学家的自由组织——萎缩联谊会(Atrophy Club 2000)进行了 3 次研讨会,并在 2002 年发表了对萎缩的新分类,12 位学者中有 8 位也曾是悉尼系统的执笔者,故此意见可认为是悉尼系统的补充和发展,有很高的权威性。

萎缩联谊会把萎缩新定义为"萎缩是胃固有腺体的丧失",将萎缩分为 3 种情况:无萎缩、未确定萎缩和萎缩,进而将萎缩分两个类型:非化生性萎缩和化生性萎缩。前者特点是腺体丧失伴有黏膜固有层中的纤维化或纤维肌增生;后者是胃黏膜腺体被化生的腺体所替换。这两类萎缩的程度分级仍用最初悉尼系统标准和新悉尼系统的模拟评分图,分为 4 级,即无、轻度、中度和重度萎缩。国际的萎缩新定义对我国来说不是新的,我国学者早年就认为"肠化或假幽门腺化生不是胃固有腺体,因此尽管胃腺体数量未减少,但也属萎缩",并在"全国第一届慢性胃炎共识会议"中做了说明。

对于上述第 2 个问题,答案显然是肯定的。这是因为多灶性萎缩性胃炎的胃黏膜萎缩呈灶状分布,即使活检块数少,只要病理活检发现有萎缩,就可诊断为萎缩性胃炎。在此次全国慢性胃炎共识意见中强调,需注意取材于糜烂或溃疡边缘的组织易存在萎缩,但不能简单地视为萎缩性胃炎。此外,活检组织太浅、组织包埋方向不当等因素均可影响萎缩的判断。

"未确定萎缩"是国际新提出的观点,认为黏膜层炎症很明显时,单核细胞密集浸润造成腺体被取代、移置或隐匿,以致难以判断这些"看来似乎丧失"的腺体是否真正丧失,此时暂先诊断为"未确定萎缩",最后诊断延期到炎症明显消退(大部分在 Hp 根除治疗经 3～6 个月),再取活检时做出。对萎缩的诊断采取了比较谨慎的态度。

目前,我国共识意见并未采用此概念。因为:①炎症明显时腺体被破坏、数量减少,在这个时点上,病理按照萎缩的定义可以诊断为萎缩,非病理不能。②一般临床希望活检后有病理结论,病理如不做诊断,会出现临床难做出诊断、对治疗效果无法评价的情况。尤其是在临床研究上,设立此诊断项会使治疗前或后失去相当一部分统计资料。慢性胃炎是个动态过程,炎症可以有两个结局:完全修复和不完全修复(纤维化和肠化),炎症明显期病理无责任预言今后趋向哪个结局。可以预料对萎缩采用的诊断标准不一,治疗有效率也不一,采用"未确定萎缩"的研究课题,因为事先去除了一部分可逆的萎缩,萎缩的可逆性就低。

2.肠化分型的临床意义与价值

用 AB-PAS 和 HID-AB 黏液染色能区分肠化亚型,然而,肠化分型的意义并未明了。传统观念认为,肠化亚型中的小肠型和完全型肠化无明显癌前病变意义,而大肠型肠化的胃癌发生危险性增高,从而引起临床的重视。支持肠化分型有意义的学者认为化生是细胞表型的一种非肿瘤性改变,通常在长期不利环境作用下出现。这种表型改变可以是干细胞内出现体细胞突变的结果,或是表现遗传修饰的变化导致后代细胞向不同方向分化的结果。胃内肠化生部位发现很多遗传改变,这些改变甚至可出现在异型增生前。他们认为肠化生中不完全型结肠型者,具有大多数遗传学改变,有发生胃癌的危险性。但近年,越来越多的临床资料显示其预测胃癌价值有限而更强调重视肠化范围,肠化分布范围越广,其发生胃癌的危险性越高。近年来罕有从大肠型肠化随访发展成癌的报道。另一方面,从病理检测的实际情况看,肠化以混合型多见,大肠型肠化的检出率与活检块数有密切关系,即活检块数越多,大肠型肠化检出率越高。客观地讲,该型肠化生的遗传学改变和胃不典型增生(上皮内瘤)的改变相似。因此,对肠化分型的临床意义和价值的争论仍未有定论。

3.关于异型增生

异型增生(上皮内瘤变)是重要的胃癌癌前病变,分为轻度和重度(或低级别和高级别)两级。异型增生和上皮内瘤变是同义词,后者是 WHO 国际癌症研究协会推荐使用的术语。

4.萎缩和肠化发生过程是否存在不可逆转点

胃黏膜萎缩的产生主要有两种途径:一是干细胞区室和/或腺体被破坏;二是选择性破坏特定的上皮细胞而保留干细胞。这两种途径在慢性 Hp 感染中均可发生。

萎缩与肠化的逆转报道已经不在少数,但是否所有病患均有逆转可能,是否在萎缩的发生与发展过程中存在某一不可逆转点。这一转折点是否可能为肠化生,已明确 Hp 感染可诱发慢性胃炎,经历慢性炎症→萎缩→肠化→异型增生等多个步骤最终发展至胃癌(Correa 模式)。可否通过根除 Hp 来降低胃癌发生危险性始终是近年来关注的热点。多数研究表明,根除 Hp 可防止胃黏膜萎缩和肠化的进一步发展,但萎缩、肠化是否能得到逆转尚待更多研究证实。

Mera 和 Correa 等最新报道了一项长达 12 年的大型前瞻性随机对照研究,纳入 795 例具有胃癌前病变的成人患者,随机给予他们抗 Hp 治疗和/或抗氧化治疗。他们观察到萎缩黏膜在 Hp 根除后持续保持阴性 12 年后可以完全消退,而肠化黏膜也有逐渐消退的趋向,但可能需要随访更长时间。他们认为通过抗 Hp 治疗来进行胃癌的化学预防是可行的策略。

但是,部分学者认为在考虑萎缩的可逆性时,需区分缺失腺体的恢复和腺体内特定细胞的再生。在后一种情况下,干细胞区室被保留,去除有害因素可使壁细胞和主细胞再生,并完全恢复腺体功能。当腺体及干细胞被完全破坏后,腺体的恢复只能由周围未被破坏的腺窝单元来完成。

当萎缩伴有肠化生时,逆转机会进一步减小。如果肠化生是对不利因素的适应性反应,而且不利因素可以被确定和去除,此时肠化生有可能逆转。但是,肠化生还有很多其他原因,如胆汁反流、高盐饮食、乙醇。这意味着即使在 Hp 感染个体,感染以外的其他因素亦可以引发或加速化生的发生。如果肠化生是稳定的干细胞内体细胞突变的结果,则改变黏膜的环境也许不能使肠化生逆转。

文献报道,根治 Hp 后萎缩可逆和无好转的基本各占一半,主要由于萎缩诊断标准、随访时间和间隔长短、活检取材部位和数量不统一所造成。建议今后制订统一随访方案,联合各医疗单位合作研究,使能得到大宗病例的统计资料。根治 Hp 可以产生某些有益效应,如消除炎症,消除活性氧所致的 DNA 损伤,缩短细胞更新周期,提高低胃酸者的泌酸量,并逐步恢复胃液维生素 C 的分泌。在预防胃癌方面,这些已被证实的结果可能比希望萎缩和肠化生逆转重要得多。

实际上,国际著名学者对有否此不可逆转点也有争论。如美国的 Correa 教授并不认同它的存在,而英国 Aberdeen 大学的 Emad Munir El-Omar 教授则强烈认为在异型增生发展至胃癌的过程中有某个节点,越过此则基本处于不可逆转阶段,但至今为止尚未明确此点的确切位置。

四、临床表现

流行病学研究表明,多数慢性非萎缩性胃炎患者无任何症状。少数患者可有上腹痛或不适、上腹胀、早饱、嗳气、恶心等非特异性消化不良症状。某些慢性萎缩性胃炎患者可有上腹部灼痛、胀痛、钝痛或胀闷且以餐后为著,食欲缺乏、恶心、嗳气、便秘或腹泻等症状。内镜检查和胃黏膜组织学检查结果与慢性胃炎患者症状的相关分析表明,患者的症状缺乏特异性,且症状之有无及严重程度与内镜所见及组织学分级并无肯定的相关性。

伴有胃黏膜糜烂者,可有少量或大量上消化道出血,长期少量出血可引起缺铁性贫血。胃体萎缩性胃炎可出现恶性贫血,常有全身衰弱、疲软、神情淡漠、隐性黄疸,消化道症状一般较少。

体征多不明显,有时上腹轻压痛,胃体胃炎严重时可有舌炎和贫血。

慢性萎缩性胃炎的临床表现不仅缺乏特异性,而且与病变程度并不完全一致。

五、辅助检查

(一)胃镜及活组织检查

1.胃镜检查

随着内镜器械的长足发展,内镜观察更加清晰。内镜下慢性非萎缩性胃炎可见红斑(点状、片状、条状),黏膜粗糙不平,出血点(斑),黏膜水肿及渗出等基本表现,尚可见糜烂及胆汁反流。萎缩性胃炎则主要表现为黏膜色泽白,不同程度的皱襞变平或消失。在不过度充气状态下,可透见血管纹,轻度萎缩时见到模糊的血管,重度时看到明显血管分支。内镜下肠化黏膜呈灰白色颗粒状小隆起,重者贴近观察有绒毛状变化。肠化也可以呈平坦或凹陷外观的。如果喷撒亚甲蓝色素,肠化区可能出现被染上蓝色,非肠化黏膜不着色。

胃黏膜血管脆性增加可致黏膜下出血,谓之壁内出血,表现为水肿或充血胃黏膜上见点状、斑状或线状出血,可多发、新鲜和陈旧性出血相混杂。如观察到黑色附着物常提示糜烂等致出血。

值得注意的是，少数 Hp 感染性胃炎可有胃体部皱襞肥厚，甚至宽度达到 5 mm 以上，且在适当充气后皱襞不能展平，用活检钳将黏膜提起时，可见帐篷征，这是和恶性浸润性病变鉴别点之一。

2.病理组织学检查

萎缩的确诊依赖于病理组织学检查。萎缩的肉眼与病理之符合率为 $38\%\sim78\%$，这与萎缩或肠化甚至 Hp 的分布都是非均匀的，或者说多灶性萎缩性胃炎的胃黏膜萎缩呈灶状分布有关。当然，只要病理活检发现有萎缩，就可诊断为萎缩性胃炎。但如果未能发现萎缩，却不能轻易排除之。如果不取足够多的标本或者内镜医师并未在病变最重部位(这也需要内镜医师的经验)活检，则势必可能遗漏病灶。反之，当在糜烂或溃疡边缘的组织活检时，即使病理发现了萎缩，却不能简单地视为萎缩性胃炎，这是因为活检组织太浅、组织包埋方向不当等因素均可影响萎缩的判断。还有，根除 Hp 可使胃黏膜活动性炎症消退，慢性炎症程度减轻。一些因素可影响结果的判断，如：①活检部位的差异。②Hp 感染时胃黏膜大量炎症细胞浸润，形如萎缩；但根除 Hp 后胃黏膜炎症细胞消退，黏膜萎缩、肠化可望恢复。然而在胃镜活检取材多少问题上，病理学家的要求与内镜医师出现了矛盾。从病理组织学观点来看，5 块或更多则有利于组织学的准确判断，然而，就内镜医师而言，考虑到患者的医疗费用，主张 2~3 块即可。

(二)Hp 检测

活组织病理学检查时可同时检测 Hp，并可在内镜检查时多取 1 块组织做快呋塞米素酶检查以增加诊断的可靠性。其他检查 Hp 的方法如下。①胃黏膜直接涂片或组织切片，然后以 Gram 或 Giemsa 或 Warthin-Starry 染色(经典方法)，甚至 HE 染色，免疫组化染色则有助于检测球形 Hp。②细菌培养：为金标准；需特殊培养基和微需氧环境，培养时间 3~7 d，阳性率可能不高但特异性高，且可做药物敏感试验。③血清 Hp 抗体测定：多在流行病学调查时用。④尿素呼吸试验：是一种非侵入性诊断法，口服 ^{13}C 或 ^{14}C 标记的尿素后，检测患者呼气中的 $^{13}CO_2$ 或 $^{14}CO_2$ 量，结果准确。⑤聚合酶联反应法(PCR 法)：能特异地检出不同来源标本中的 Hp。

根除 Hp 治疗后，可在胃镜复查时重复上述检查，亦可采用非侵入性检查手段，如 ^{13}C 或 ^{14}C 尿素呼气试验、粪便 Hp 抗原检测及血清学检查。应注意，近期使用抗生素、质子泵抑制剂、铋剂等药物，因有暂时抑制 Hp 作用，会使上述检查(血清学检查除外)呈假阴性。

(三)X 线钡剂检查

X 线钡剂检查主要是很好地显示胃黏膜相的气钡双重造影。对于萎缩性胃炎，常常可见胃皱襞相对平坦和减少。但依靠 X 线诊断慢性胃炎价值不如胃镜和病理组织学。

(四)实验室检查

1.胃酸分泌功能测定

非萎缩性胃炎胃酸分泌常正常，有时可以增高。萎缩性胃炎病变局限于胃窦时，胃酸可正常或低酸，低酸是由于泌酸细胞数量减少和 H^+ 向胃壁反弥散所致。测定基础胃液分泌量(BAO)及注射组胺或五肽胃泌素后测定最大泌酸量(MAO)和高峰泌酸量(PAO)以判断胃泌酸功能，有助于萎缩性胃炎的诊断及指导临床治疗。A 型慢性萎缩性胃炎患者多无酸或低酸，B 型慢性萎缩性胃炎患者可正常或低酸，往往在给予酸分泌刺激药后，亦不见胃液和胃酸分泌。

2.胃蛋白酶原(PG)测定

胃体黏膜萎缩时血清 PG I 水平及 PG I／II 比例下降，严重者可伴餐后血清 G-17 水平升高；胃窦黏膜萎缩时餐后血清 G-17 水平下降，严重者可伴 PG I 水平及 PG I／II 比例下降。然而,这主要是一种统计学上的差异。

日本学者发现无症状胃癌患者,本法85％阳性,PGⅠ或比值降低者,推荐进一步胃镜检查,以检出伴有萎缩性胃炎的胃癌。该试剂盒用于诊断萎缩性胃炎和判断胃癌倾向在欧洲国家应用要多于我国。

3.血清胃泌素测定

如果以放射免疫法检测血清胃泌素,则正常值应低于100 pg/mL。慢性萎缩性胃炎胃体为主者,因壁细胞分泌胃酸缺乏、反馈性地G细胞分泌胃泌素增多,致胃泌素中度升高。特别是当伴有恶性贫血时,该值可达1000 pg/mL或更高。注意此时要与胃泌素瘤相鉴别,后者是高胃酸分泌。慢性萎缩性胃炎以胃窦为主时,空腹血清胃泌素正常或降低。

4.自身抗体

血清PCA和IFA阳性对诊断慢性胃体萎缩性胃炎有帮助,尽管血清IFA阳性率较低,但胃液中IFA的阳性,则十分有助于恶性贫血的诊断。

5.血清维生素 B_{12} 浓度和维生素 B_{12} 吸收试验

慢性胃体萎缩性胃炎时,维生素 B_{12} 缺乏,常低于200 ng/L。维生素 B_{12} 吸收试验(Schilling试验)能检测维生素 B_{12} 在末端回肠吸收情况且可与回盲部疾病和严重肾功能障碍相鉴别。同时服 ^{58}Co 和 ^{57}Co(加有内因子)标记的氰钴素胶囊。此后收集24 h尿液。如两者排出率均＞10％则正常,若尿中 ^{58}Co 排出率低于10％,而 ^{57}Co 的排出率正常则常提示恶性贫血;而两者均降低的常常是回盲部疾病或者肾衰竭者。

六、诊断和鉴别诊断

(一)诊断

鉴于多数慢性胃炎患者无任何症状,或即使有症状也缺乏特异性体征,因此根据症状和体征难以做出慢性胃炎的正确诊断。慢性胃炎的确诊主要依赖于内镜检查和胃黏膜活检组织学检查,尤其是后者的诊断价值更大。

按照悉尼胃炎标准要求,完整的诊断应包括病因、部位和形态学三方面。例如,诊断为"胃窦为主慢性活动性Hp胃炎"和"NSAIDs相关性胃炎"。当胃窦和胃体炎症程度相差2级或以上时,加上"为主"修饰词,如"慢性(活动性)胃炎,胃窦显著"。当然这些诊断结论最好是在病理报告后给出,实际的临床工作中,胃镜医师可根据胃镜下表现给予初步诊断。病理诊断则主要依据新悉尼胃炎系统,如图6-1所示。

对于自身免疫性胃炎诊断,要予以足够的重视。因为胃体活检者甚少,或者很少开展PCA和IFA的检测,诊断该病者很少。为此,如果遇到以全身衰弱和贫血为主要表现,而上消化道症状往往不明显者,应做血清胃泌素测定和/或胃液分析,异常者进一步做维生素 B_{12} 吸收试验,血清维生素 B_{12} 浓度测定可获确诊。注意不能仅仅凭活检组织学诊断本病,特别标本数少时,这是因为Hp感染性胃炎后期,胃窦肠化,Hp上移,胃体炎症变得显著,可与自身免疫性胃炎表现相重叠,但后者胃窦黏膜的变化很轻微。另外,淋巴细胞性胃炎也可出现类似情况,而其并无泌酸腺萎缩。

A型、B型萎缩性胃炎特点见表6-1。

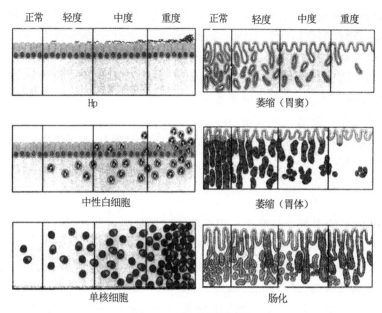

图 6-1　新悉尼胃炎系统

表 6-1　A 型和 B 型慢性萎缩性胃炎的鉴别

项 目		A 型慢性萎缩性胃炎	B 型慢性萎缩性胃炎
部位	胃窦	正常	萎缩
	胃体	弥漫性萎缩	多然性
血清胃泌素		明显升高	不定,可以降低或不变
胃酸分泌		降低	降低或正常
自身免疫抗体(内因子抗体和壁细胞抗体)阳性率		90%	10%
恶性贫血发生率		90%	10%
可能的病因		自身免疫,遗传因素	幽门螺杆菌、化学损伤

(二)鉴别诊断

1.功能性消化不良

2006 年《中国慢性胃炎共识意见》将消化不良症状与慢性胃炎做了对比:一方面慢性胃炎患者可有消化不良的各种症状;另一方面,一部分有消化不良症状者如果胃镜和病理检查无明显阳性发现,可能仅仅为功能性消化不良。当然,少数功能性消化不良患者可同时伴有慢性胃炎。这样在慢性胃炎与消化不良症状功能性消化不良之间形成较为错综复杂的关系。但一般说来,消化不良症状的有无和严重程度与慢性胃炎的内镜所见或组织学分级并无明显相关性。

2.早期胃癌和胃溃疡

几种疾病的症状有重叠或类似,但胃镜及病理检查可鉴别。重要的是,如遇到黏膜糜烂,尤其是隆起性糜烂,要多取活检和及时复查,以排除早期胃癌。这是因为即使是病理组织学诊断,也有一定局限性。主要原因如下。①胃黏膜组织学变化易受胃镜检查前夜的食物(如某些刺激性食物加重黏膜充血)性质、被检查者近日是否吸烟、胃镜操作者手法的熟练程度、患者恶心反应等诸种因素影响。②活检是点的调查,而慢性胃炎病变程度在整个黏膜面上并非一致,要多点活检才能做出全面估计,判断治疗效果时,尽量在黏膜病变较重的区域或部位活检,如系治疗前后比较,则应在相同或相近部位活检。③病理诊断易受病理医师主观经验的影响。

3.慢性胆囊炎与胆石症

其与慢性胃炎症状十分相似,同时并存者也较多。对于中年女性诊断慢性胃炎时,要仔细询问病史,必要时行胆囊 B 超检查,以了解胆囊情况。

4.其他

慢性肝炎和慢性胰腺疾病等,也可出现与慢性胃炎类似症状,在详询病史后,行必要的影像学检查和特异的实验室检查。

七、预后

慢性萎缩性胃炎常合并肠上皮化生。慢性萎缩性胃炎绝大多数预后良好,少数可癌变,其癌变率仅为 1%～3%。目前认为慢性萎缩性胃炎若早期发现,及时积极治疗,病变部位萎缩的腺体是可以恢复的,其可转化为非萎缩性胃炎或被治愈,改变了以往人们对慢性萎缩性胃炎不可逆转的认识。根据萎缩性胃炎每年的癌变率为 0.5%～1%,那么,胃镜和病理检查的随访间期定位多长才既提高早期胃癌的诊断率,又方便患者和符合医药经济学要求。这也一直是不同地区和不同学者分歧较大的问题。在我国,城市和乡村由不同胃癌发生率和医疗条件差异。如果纯粹从疾病进展和预防角度考虑,一般认为,不伴有肠化和异型增生的萎缩性胃炎可 1～2 年做内镜和病理随访 1 次;活检有中重度萎缩伴有肠化的萎缩性胃炎 1 年左右随访 1 次。伴有轻度异型增生并剔除取于癌旁者,根据内镜和临床情况缩短至 6～12 个月随访 1 次;而重度异型增生者需立即复查胃镜和病理,必要时手术治疗或内镜下局部治疗。

八、治疗

慢性非萎缩性胃炎的治疗目的是缓解消化不良症状和改善胃黏膜炎症。治疗应尽可能针对病因,遵循个体化原则。消化不良症状的处理与功能性消化不良相同。无症状、Hp 阴性的非萎缩性胃炎无须特殊治疗。

（一）一般治疗

慢性萎缩性胃炎患者,不论其病因如何,均应戒烟、忌酒,避免使用损害胃黏膜的药物如NSAIDs 等,及避免对胃黏膜有刺激性的食物和饮品,如过于酸、甜、咸、辛辣和过热、过冷食物,浓茶、咖啡等,饮食宜规律,少吃油炸、烟熏、腌制食物,不食腐烂变质的食物,多吃新鲜蔬菜和水果,所食食品要新鲜并富于营养,保证有足够的蛋白质、维生素（如维生素 C 和叶酸等）及铁质摄入,精神上乐观,生活要规律。

（二）针对病因或发病机制的治疗

1.根除 Hp

慢性非萎缩性胃炎的主要症状为消化不良,其症状应归属于功能性消化不良范畴。目前国内外均推荐对 Hp 阳性的功能性消化不良行根除治疗。因此,有消化不良症状的 Hp 阳性慢性非萎缩性胃炎患者均应根除 Hp。另外,如果伴有胃黏膜糜烂,也该根除 Hp。大量研究结果表明,根除 Hp 可使胃黏膜组织学得到改善;对预防消化性溃疡和胃癌等有重要意义;对改善或消除消化不良症状具有费用-疗效比优势。

2.保护胃黏膜

关于胃黏膜屏障功能的研究由来已久。1964 年，美国密歇根大学 Horace Willard Davenport 博士首次提出"胃黏膜具有阻止 H^+ 自胃腔向黏膜内扩散的屏障作用"。1975 年，美国密歇根州 Upjohn 公司的 A.Robert 博士发现前列腺素可明显防止或减轻 NSAIDs 和应激等对胃黏膜的损伤，其效果呈剂量依赖性。从而提出细胞保护的概念。1996 年，加拿大的 Wallace 教授较全面阐述胃黏膜屏障，根据解剖和功能将胃黏膜的防御修复分为 5 个层次——黏液-HCO_3^- 屏障、单层柱状上皮屏障、胃黏膜血流量、免疫细胞-炎症反应和修复重建因子作用等。至关重要的上皮屏障主要包括胃上皮细胞顶膜能抵御高浓度酸、胃上皮细胞之间紧密连接、胃上皮抗原呈递，免疫探及并限制潜在有害物质，并且它们大约每 72 h 完全更新一次。这说明它起着关键作用。

近年来，有关前列腺素和胃黏膜血流量等成为胃黏膜保护领域的研究热点。这与 NSAIDs 药物的广泛应用带来的不良反应日益引起学者的重视有关。美国加州大学戴维斯分校的 Tarnawski 教授的研究显示，前列腺素保护胃黏膜抵抗致溃疡及致坏死因素损害的机制不仅是抑制胃酸分泌。当然表皮生长因子（EGF）、成纤维生长因子（bFGF）和血管内皮生长因子（VEGF）及热休克蛋白等都是重要的黏膜保护因子，在抵御黏膜损害中起重要作用。

然而，当机体遇到有害因素强烈攻击时，仅依靠自身的防御修复能力是不够的，强化黏膜防卫能力，促进黏膜的修复是治疗胃黏膜损伤的重要环节之一。具有保护和增强胃黏膜防御功能或者防止胃黏膜屏障受到损害的一类药物统称为胃黏膜保护药。包括铝碳酸镁、硫糖铝、胶体铋剂、地诺前列酮、替普瑞酮、吉法酯、谷氨酰胺类、瑞巴派特等药物。另外，吉法酯能增加胃黏膜更新，提高细胞再生能力，增强胃黏膜对胃酸的抵抗能力，达到保护胃黏膜作用。

3.抑制胆汁反流

促动力药如多潘立酮可防止或减少胆汁反流；胃黏膜保护药，特别是有结合胆酸作用的铝碳酸镁制剂，可增强胃黏膜屏障、结合胆酸，从而减轻或消除胆汁反流所致的胃黏膜损害。考来烯胺可络合反流至胃内的胆盐，防止胆汁酸破坏胃黏膜屏障，方法为每次 3～4 g，每天 3～4 次。

（三）对症处理

消化不良症状的治疗由于临床症状与慢性非萎缩性胃炎之间并不存在明确关系，因此症状治疗事实上属于功能性消化不良的经验性治疗。慢性胃炎伴胆汁反流者可应用促动力药（如多潘立酮）和/或有结合胆酸作用的胃黏膜保护药（如铝碳酸镁制剂）。

（1）有胃黏膜糜烂和/或以反酸、上腹痛等症状为主者，可根据病情或症状严重程度选用抗酸药、H_2 受体拮抗药或质子泵抑制剂（PPI）。

（2）促动力药如多潘立酮、马来酸曲美布汀、莫沙必利、盐酸伊托必利主要用于上腹饱胀、恶心或呕吐等为主要症状者。

（3）胃黏膜保护药如硫糖铝、瑞巴派特、替普瑞酮、吉法酯、依卡倍特适用于有胆汁反流、胃黏膜损害和/或症状明显者。

（4）抗抑郁药或抗焦虑治疗：可用于有明显精神因素的慢性胃炎伴消化不良症状患者，同时应予耐心解释或心理治疗。

（5）助消化治疗：对于伴有腹胀、食欲缺乏等消化不良症状而无明显上述胃灼热、反酸、上腹饥饿痛症状者，可选用含有胃酶、胰酶和肠酶等复合酶制剂治疗。

（6）其他对症治疗：包括解痉止痛、止吐、改善贫血等。

(7)对于贫血,若为缺铁,应补充铁剂。大细胞贫血者根据维生素 B_{12} 或叶酸缺乏分别给予补充。

(付红娟)

第五节 消化性溃疡

消化性溃疡主要指发生在胃和十二指肠的慢性溃疡,即胃溃疡(GU)和十二指肠溃疡(DU),因溃疡形成与胃酸/胃蛋白酶的消化作用有关而得名。溃疡的黏膜缺损超过黏膜肌层,不同于糜烂。

一、流行病学

消化性溃疡是全球性常见病。西方国家资料显示,自 20 世纪 50 年代以后,消化性溃疡发病率呈下降趋势。我国临床统计资料提示,消化性溃疡患病率在近十多年来亦开始呈下降趋势。本病可发生于任何年龄,但中年最为常见,DU 多见于青壮年,而 GU 多见于中老年,后者发病高峰比前者约迟 10 年。男性患病比女性较多。临床上,DU 比 GU 为多见,两者之比为(2～3):1,但有地区差异,在胃癌高发区 GU 所占的比例有所增加。

二、病因和发病机制

在正常生理情况下,胃十二指肠黏膜经常接触有强侵蚀力的胃酸和在酸性环境下被激活、能水解蛋白质的胃蛋白酶。此外,还经常受摄入的各种有害物质的侵袭,但却能抵御这些侵袭因素的损害,维持黏膜的完整性,这是因为胃十二指肠黏膜具有一系列防御和修复机制。目前认为,胃十二指肠黏膜的这一完善而有效的防御和修复机制,足以抵抗胃酸/胃蛋白酶的侵蚀。一般而言,只有当某些因素损害了这一机制才可能发生胃酸/胃蛋白酶侵蚀黏膜而导致溃疡形成。近年的研究已经明确,幽门螺杆菌和非甾体炎炎药是损害胃十二指肠黏膜屏障从而导致消化性溃疡发病的最常见病因。少见的特殊情况,当过度胃酸分泌远远超过黏膜的防御和修复作用也可能导致消化性溃疡发生。现将这些病因及其导致溃疡发生的机制分述如下。

(一)幽门螺杆菌

确认幽门螺杆菌为消化性溃疡的重要病因主要基于两方面的证据:①消化性溃疡患者的幽门螺杆菌检出率显著高于对照组的普通人群,在 DU 的检出率约为 90%、GU 为 70%～80%(幽门螺杆菌阴性的消化性溃疡患者往往能找到 NSAIDs 服用史等其他原因);②大量临床研究肯定,成功根除幽门螺杆菌后溃疡复发率明显下降,用常规抑酸治疗后愈合的溃疡年复发率为 50%～70%,而根除幽门螺杆菌可使溃疡复发率降至 5% 以下,这就表明去除病因后消化性溃疡可获治愈。至于何以在感染幽门螺杆菌的人群中仅有少部分人(约 15%)发生消化性溃疡,一般认为,这是幽门螺杆菌、宿主和环境因素三者相互作用的不同结果。

幽门螺杆菌感染导致消化性溃疡发病的确切机制尚未阐明。目前比较普遍接受的一种假说试图将幽门螺杆菌、宿主和环境 3 个因素在 DU 发病中的作用统一起来。该假说认为,胆酸对幽门螺杆菌生长具有强烈的抑制作用,因此正常情况下幽门螺杆菌无法在十二指肠生存,十二指肠球部酸负荷增加是 DU 发病的重要环节,因为酸可使结合胆酸沉淀,从而有利于幽门螺杆菌在十二指肠球部生长。幽门螺杆菌只能在胃上皮组织定植,因此在十二指肠球部存活的幽门螺杆菌只有当十二指肠球部发生胃上皮化生才能定植下来,而据认为十二指肠球部的胃上皮化生是十二指肠对酸负荷的一种代偿反应。十二指肠球部酸负荷增加的原因,一方面与幽门螺杆菌感染引起慢性胃窦炎有关,幽门螺杆菌感染直接或间接作用于胃窦 D、G 细胞,削弱了胃酸分泌的负反馈调节,从而导致餐后胃酸分泌增加;另一方面,吸烟、应激和遗传等因素均与胃酸分泌增加有关。定植在十二指肠球部的幽门螺杆菌引起十二指肠炎症,炎症削弱了十二指肠黏膜的防御和修复功能,在胃酸/胃蛋白酶的侵蚀下最终导致 DU 发生。十二指肠炎症同时导致十二指肠黏膜分泌碳酸氢盐减少,间接增加十二指肠的酸负荷,进一步促进 DU 的发生和发展过程。

对幽门螺杆菌引起 GU 的发病机制研究较少,一般认为是幽门螺杆菌感染引起的胃黏膜炎症削弱了胃黏膜的屏障功能,胃溃疡好发于非泌酸区与泌酸区交界处的非泌酸区侧,反映了胃酸对屏障受损的胃黏膜的侵蚀作用。

(二)非甾体抗炎药(NSAIDs)

NSAIDs 是引起消化性溃疡的另一个常见病因。大量研究资料显示,服用 NSAIDs 患者发生消化性溃疡及其并发症的危险性显著高于普通人群。临床研究报道,在长期服用 NSAIDs 患者中 10%～25% 可发现胃或十二指肠溃疡,有 1%～4% 的患者发生出血、穿孔等溃疡并发症。NSAIDs 引起的溃疡以 GU 较 DU 多见。溃疡形成及其并发症发生的危险性除与服用 NSAIDs 种类、剂量、疗程有关外,尚与高龄、同时服用抗凝血药、糖皮质激素等因素有关。

NSAIDs 通过削弱黏膜的防御和修复功能而导致消化性溃疡发病,损害作用包括局部作用和系统作用两方面,系统作用是主要致溃疡机制,主要是通过抑制环加氧酶(COX)而起作用。COX 是花生四烯酸合成前列腺素的关键限速酶,COX 有两种异构体,即结构型 COX-1 和诱生型 COX-2。COX-1 在组织细胞中恒量表达,催化生理性前列腺素合成而参与机体生理功能调节;COX-2 主要在病理情况下由炎症刺激诱导产生,促进炎症部位前列腺素的合成。传统的 NSAIDs 如阿司匹林、吲哚美辛等旨在抑制 COX-2 而减轻炎症反应,但特异性差,同时抑制了 COX-1,导致胃肠黏膜生理性前列腺素 E 合成不足。后者通过增加黏液和碳酸氢盐分泌、促进黏膜血流增加、细胞保护等作用在维持黏膜防御和修复功能中起重要作用。

NSAIDs 和幽门螺杆菌是引起消化性溃疡发病的两个独立因素,至于两者是否有协同作用则尚无定论。

(三)胃酸/胃蛋白酶

消化性溃疡的最终形成是由于胃酸/胃蛋白酶对黏膜自身消化所致。因胃蛋白酶活性是 pH 依赖性的,在 pH>4 时便失去活性,因此,在探讨消化性溃疡发病机制和治疗措施时主要考虑胃酸。无酸情况下罕有溃疡发生及抑制胃酸分泌药物能促进溃疡愈合的事实均确证胃酸在溃疡形成过程中的决定性作用,是溃疡形成的直接原因。胃酸的这一损害作用一般只有在正常黏膜防御和修复功能遭受破坏时才能发生。

DU 患者中约有 1/3 存在五肽胃泌素刺激的最大酸排量(MAO)增高,其余患者 MAO 多在正常高值,DU 患者胃酸分泌增高的可能因素及其在 DU 发病中的间接及直接作用已如前述。GU 患者基础酸排量(BAO)及 MAO 多属正常或偏低。对此,可能解释为 GU 患者多伴多灶萎缩性胃炎,因而胃体壁细胞泌酸功能已受影响,而 DU 患者多为慢性胃窦炎,胃体黏膜未受损或受损轻微因而仍能保持旺盛的泌酸能力。少见的特殊情况如胃泌素瘤患者,极度增加的胃酸分泌的攻击作用远远超过黏膜的防御作用,而成为溃疡形成的起始因素。近年来,非幽门螺杆菌、非 NSAIDs(也非胃泌素瘤)相关的消化性溃疡报道有所增加,这类患者病因未明,是否与高酸分泌有关尚待研究。

(四)其他因素

下列因素与消化性溃疡发病有不同程度的关系。

(1)吸烟:吸烟者消化性溃疡发生率比不吸烟者高,吸烟影响溃疡愈合和促进溃疡复发。吸烟影响溃疡形成和愈合的确切机制未明,可能与吸烟增加胃酸分泌、减少十二指肠及胰腺碳酸氢盐分泌、影响胃十二指肠协调运动、黏膜损害性氧自由基增加等因素有关。

(2)遗传:遗传因素曾一度被认为是消化性溃疡发病的重要因素,但随着幽门螺杆菌在消化性溃疡发病中的重要作用得到认识,遗传因素的重要性受到挑战。例如,消化性溃疡的家族史可能是幽门螺杆菌感染的"家庭聚集"现象;O 型血胃上皮细胞表面表达更多黏附受体而有利于幽门螺杆菌定植。因此,遗传因素的作用尚有待进一步研究。

(3)急性应激可引起应激性溃疡已是共识。但在慢性溃疡患者,情绪应激和心理障碍的致病作用却无定论。临床观察发现长期精神紧张、过劳,确实易使溃疡发作或加重,但这多在慢性溃疡已经存在时发生,因此情绪应激可能主要起诱因作用,可能通过神经内分泌途径影响胃十二指肠分泌、运动和黏膜血流的调节。

(4)胃十二指肠运动异常:研究发现部分 DU 患者胃排空增快,这可使十二指肠球部酸负荷增大;部分 GU 患者有胃排空延迟,这可增加十二指肠液反流入胃,加重胃黏膜屏障损害。但目前认为,胃肠运动障碍不大可能是原发病因,但可加重幽门螺杆菌或 NSAIDs 对黏膜的损害。

概言之,消化性溃疡是一种多因素疾病,其中幽门螺杆菌感染和服用 NSAIDs 是已知的主要病因,溃疡发生是黏膜侵袭因素和防御因素失平衡的结果,胃酸在溃疡形成中起关键作用。

三、病理

DU 发生在球部,前壁比较常见;GU 多在胃角和胃窦小弯。组织学上,GU 大多发生在幽门腺区(胃窦)与泌酸腺区(胃体)交界处的幽门腺区一侧。幽门腺区黏膜可随年龄增长而扩大[假幽门腺化生和/或肠化生],使其与泌酸腺区之交界线上移,故老年患者 GU 的部位多较高。溃疡一般为单个,也可多个,呈圆形或椭圆形。DU 直径多<10 mm,GU 要比 DU 稍大。亦可见到直径>2 cm 的巨大溃疡。溃疡边缘光整、底部洁净,由肉芽组织构成,上面覆盖有灰白色或灰黄色纤维渗出物。活动性溃疡周围黏膜常有炎症水肿。溃疡浅者累及黏膜肌层,深者达肌层甚至浆膜层,溃破血管时引起出血,穿破浆膜层时引起穿孔。溃疡愈合时周围黏膜炎症、水肿消退,边缘上皮细胞增生覆盖溃疡面,其下的肉芽组织纤维转化,变为瘢痕,瘢痕收缩使周围黏膜皱襞向其集中。

四、临床表现

上腹痛是消化性溃疡的主要症状,但部分患者可无症状或症状较轻以致不为患者所注意,而以出血、穿孔等并发症为首发症状。典型的消化性溃疡有如下临床特点:①慢性过程,病史可达数年至数十年;②周期性发作,发作与自发缓解相交替,发作期可为数周或数月,缓解期亦长短不一,短者数周、长者数年;发作常有季节性,多在秋冬或冬春之交发病,可因精神情绪不良或过劳而诱发;③发作时上腹痛呈节律性,表现为空腹痛即餐后 2～4 h 或(及)午夜痛,腹痛多为进食或服用抗酸药所缓解,典型节律性表现在 DU 多见。

(一)症状

上腹痛为主要症状,性质多为灼痛,亦可为钝痛、胀痛、剧痛或饥饿样不适感。多位于中上腹,可偏右或偏左。一般为轻至中度持续性痛。疼痛常有典型的节律性如上述。腹痛多在进食或服用抗酸药后缓解。

部分患者无上述典型表现的疼痛,而仅表现为无规律性的上腹隐痛或不适。具或不具典型疼痛者均可伴有反酸、嗳气、上腹胀等症状。

(二)体征

溃疡活动时上腹部可有局限性轻压痛,缓解期无明显体征。

五、特殊类型的消化性溃疡

(一)复合溃疡

复合溃疡指胃和十二指肠同时发生的溃疡。DU 往往先于 GU 出现。幽门梗阻发生率较高。

(二)幽门管溃疡

幽门管位于胃远端,与十二指肠交界,长约为 2 cm。幽门管溃疡与 DU 相似,胃酸分泌一般较高。幽门管溃疡上腹痛的节律性不明显,对药物治疗反应较差,呕吐较多见,较易发生幽门梗阻、出血和穿孔等并发症。

(三)球后溃疡

DU 大多发生在十二指肠球部,发生在球部远段十二指肠的溃疡称球后溃疡。多发生在十二指肠乳头的近端。具 DU 的临床特点,但午夜痛及背部放射痛多见,对药物治疗反应较差,较易并发出血。

(四)巨大溃疡

巨大溃疡指直径>2 cm 的溃疡。对药物治疗反应较差、愈合时间较慢,易发生慢性穿透或穿孔。胃的巨大溃疡注意与恶性溃疡鉴别。

(五)老年人消化性溃疡

近年,老年人发生消化性溃疡的报道增多。临床表现多不典型,GU 多位于胃体上部甚至胃底部,溃疡常较大,易误诊为胃癌。

(六)无症状性溃疡

约 15% 消化性溃疡患者可无症状,而以出血、穿孔等并发症为首发症状。可见于任何年龄,以老年人较多见;NSAIDs 引起的溃疡近半数无症状。

六、实验室和其他检查

(一)胃镜检查

胃镜检查是确诊消化性溃疡首选的检查方法。胃镜检查不仅可对胃十二指肠黏膜直接观察、摄像,还可在直视下取活组织作病理学检查及幽门螺杆菌检测,因此胃镜检查对消化性溃疡的诊断及胃良、恶性溃疡鉴别诊断的准确性高于 X 线钡餐检查。例如,在溃疡较小或较浅时钡餐检查有可能漏诊;钡餐检查发现十二指肠球部畸形可有多种解释;活动性上消化道出血是钡餐检查的禁忌证;胃的良、恶性溃疡鉴别必须由活组织检查来确定。

内镜下消化性溃疡多呈圆形或椭圆形,也有呈线形,边缘光整,底部覆有灰黄色或灰白色渗出物,周围黏膜可有充血、水肿,可见皱襞向溃疡集中。内镜下溃疡可分为活动期(A)、愈合期(H)和瘢痕期(S)3个病期,其中每个病期又可分为1和2两个阶段。

(二)X线钡餐检查

X线钡餐检查适用于对胃镜检查有禁忌或不愿接受胃镜检查者。溃疡的X线征象有直接和间接两种:龛影是直接征象,对溃疡有确诊价值;局部压痛、十二指肠球部激惹和球部畸形、胃大弯侧痉挛性切迹均为间接征象,仅提示可能有溃疡。

(三)幽门螺杆菌检测

幽门螺杆菌检测应列为消化性溃疡诊断的常规检查项目,因为有无幽门螺杆菌感染决定治疗方案的选择。检测方法分为侵入性和非侵入性两大类。前者需通过胃镜检查取胃黏膜活组织进行检测,主要包括快呋塞米素酶试验、组织学检查和幽门螺杆菌培养;后者主要有^{13}C或^{14}C尿素呼气试验、粪便幽门螺杆菌抗原检测及血清学检查(定性检测血清抗幽门螺杆菌IgG抗体)。

快呋塞米素酶试验是侵入性检查的首选方法,操作简便、费用低。组织学检查可直接观察幽门螺杆菌,与快呋塞米素酶试验结合,可提高诊断准确率。幽门螺杆菌培养技术要求高,主要用于科研。^{13}C或^{14}C尿素呼气试验检测幽门螺杆菌敏感性及特异性高而无须胃镜检查,可作为根除治疗后复查的首选方法。

应注意,近期应用抗生素、质子泵抑制剂、铋剂等药物,因有暂时抑制幽门螺杆菌作用,会使上述检查(血清学检查除外)呈假阴性。

(四)胃液分析和血清胃泌素测定

胃液分析和血清胃泌素测定一般仅在疑有胃泌素瘤时做鉴别诊断之用。

七、诊断和鉴别诊断

慢性病程、周期性发作的节律性上腹疼痛,且上腹痛可为进食或抗酸药所缓解的临床表现是诊断消化性溃疡的重要临床线索。但应注意,一方面有典型溃疡样上腹痛症状者不一定是消化性溃疡,另一方面部分消化性溃疡患者症状可不典型甚至无症状。因此,单纯依靠病史难以做出可靠诊断。确诊有赖胃镜检查。X线钡餐检查发现龛影亦有确诊价值。

鉴别诊断本病主要临床表现为慢性上腹痛,当仅有病史和体检资料时,需与其他有上腹痛症状的疾病如肝、胆、胰、肠疾病和胃的其他疾病相鉴别。功能性消化不良临床常见且临床表现与消化性溃疡相似,应注意鉴别。如做胃镜检查,可确定有无胃十二指肠溃疡存在。

胃镜检查如见胃十二指肠溃疡,应注意与引起胃十二指肠溃疡的少见特殊病因或以溃疡为主要表现的胃十二指肠肿瘤鉴别。其中,与胃癌、胃泌素瘤的鉴别要点如下。

(一)胃癌

内镜或X线检查见到胃的溃疡,必须进行良性溃疡(胃溃疡)与恶性溃疡(胃癌)的鉴别。Ⅲ型(溃疡型)早期胃癌单凭内镜所见与良性溃疡鉴别有困难,放大内镜和染色内镜对鉴别有帮助,但最终必须依靠直视下取活组织检查鉴别。恶性溃疡的内镜特点为:①溃疡形状不规则,一般较大;②底凹凸不平、苔污秽;③边缘呈结节状隆起;④周围皱襞中断;⑤胃壁僵硬、蠕动减弱(X线钡餐检查亦可见上述相应的X线征)。活组织检查可以确诊,但必须强调,对于怀疑胃癌而一次活检阴性者,必须在短期内复查胃镜进行再次活检;即使内镜下诊断为良性溃疡且活检阴性,仍有漏诊胃癌的可能,因此对初诊为胃溃疡者,必须在完成正规治疗的疗程后进行胃镜复查,胃镜复查溃疡缩小或愈合不是鉴别良、恶性溃疡的最终依据,必须重复活检加以证实。

(二)胃泌素瘤

胃泌素瘤亦称 Zollinger-Ellison 综合征,是胰腺非 β 细胞瘤分泌大量胃泌素所致。肿瘤往往很小(直径<1 cm),生长缓慢,半数为恶性。大量胃泌素可刺激壁细胞增生,分泌大量胃酸,使上消化道经常处于高酸环境,导致胃十二指肠球部和不典型部位(十二指肠降段、横段、甚或空肠近端)发生多发性溃疡。胃泌素瘤与普通消化性溃疡的鉴别要点是该病溃疡发生于不典型部位,具难治性特点,有过高胃酸分泌(BAO 和 MAO 均明显升高,且 BAO/MAO>60%)及高空腹血清胃泌素(>200 pg/mL,常>500 pg/mL)。

八、并发症

(一)出血

溃疡侵蚀周围血管可引起出血。出血是消化性溃疡最常见的并发症,也是上消化道大出血最常见的病因(约占所有病因的 50%)。

(二)穿孔

溃疡病灶向深部发展穿透浆膜层则并发穿孔。溃疡穿孔临床上可分为急性、亚急性和慢性3 种类型,以第一种常见。急性穿孔的溃疡常位于十二指肠前壁或胃前壁,发生穿孔后胃肠的内容物漏入腹腔而引起急性腹膜炎。十二指肠或胃后壁的溃疡深至浆膜层时已与邻近的组织或器官发生粘连,穿孔时胃肠内容物不流入腹腔,称为慢性穿孔,又称穿透性溃疡。这种穿透性溃疡改变了腹痛规律,变得顽固而持续,疼痛常放射至背部。邻近后壁的穿孔或游离穿孔较小,只引起局限性腹膜炎时称亚急性穿孔,症状较急性穿孔轻而体征较局限,且易漏诊。

(三)幽门梗阻

幽门梗阻主要是由 DU 或幽门管溃疡引起。溃疡急性发作时可因炎症水肿和幽门部痉挛而引起暂时性梗阻,可随炎症的好转而缓解;慢性梗阻主要由于瘢痕收缩而呈持久性。幽门梗阻临床表现为餐后上腹饱胀、上腹疼痛加重,伴有恶心、呕吐,大量呕吐后症状可以改善,呕吐物含发酵酸性宿食。严重呕吐可致失水和低氯低钾性碱中毒。可发生营养不良和体质量减轻。体检可见胃型和胃蠕动波,清晨空腹时检查胃内有振水声。进一步做胃镜或 X 线钡剂检查可确诊。

(四)癌变

少数 GU 可发生癌变,DU 则否。GU 癌变发生于溃疡边缘,据报道癌变率在 1%左右。长期慢性GU 病史、年龄在 45 岁以上、溃疡顽固不愈者应提高警惕。对可疑癌变者,在胃镜下取多点活检做病理检查;在积极治疗后复查胃镜,直到溃疡完全愈合;必要时定期随访复查。

九、治疗

治疗的目的是消除病因、缓解症状、愈合溃疡、防止复发和防治并发症。针对病因的治疗如根除幽门螺杆菌,有可能彻底治愈溃疡病,是近年消化性溃疡治疗的一大进展。

(一)一般治疗

生活要有规律,避免过度劳累和精神紧张。注意饮食规律,戒烟、酒。服用 NSAIDs 者尽可能停用,即使未用亦要告诫患者今后慎用。

(二)治疗消化性溃疡的药物及其应用

治疗消化性溃疡的药物可分为抑制胃酸分泌的药物和保护胃黏膜的药物两大类,主要起缓解症状和促进溃疡愈合的作用,常与根除幽门螺杆菌治疗配合使用。现就这些药物的作用机制及临床应用分别简述如下。

1.抑制胃酸药物

溃疡的愈合与抑酸治疗的强度和时间成正比。抗酸药具中和胃酸作用,可迅速缓解疼痛症状,但一般剂量难以促进溃疡愈合,故目前多作为加强止痛的辅助治疗。H_2 受体阻滞剂(H_2RA)可抑制基础及刺激的胃酸分泌,以前一作用为主,而后一作用不如 PPI 充分。使用推荐剂量各种 H_2RA 溃疡愈合率相近,不良反应发生率均低。西咪替丁可通过血-脑屏障,偶有精神异常不良反应;与雄激素受体结合而影响性功能;经肝细胞色素 P450 代谢而延长华法林、苯妥英钠、茶碱等药物的肝内代谢。雷尼替丁、法莫替丁和尼扎替丁上述不良反应较少。已证明 H_2RA 全天剂量于睡前顿服的疗效与 1 d2 次分服相仿。由于该类药物价格较 PPI 便宜,临床上特别适用于根除幽门螺杆菌疗程完成后的后续治疗,及某些情况下预防溃疡复发的长程维持治疗。质子泵抑制剂(PPI)作用于壁细胞胃酸分泌终末步骤中的关键酶 H^+/K^+-ATP 酶,使其不可逆失活,因此抑酸作用比 H_2RA 更强且作用持久。与 H_2RA 相比,PPI 促进溃疡愈合的速度较快、溃疡愈合率较高,因此特别适用于难治性溃疡或 NSAIDs 溃疡患者不能停用 NSAIDs 时的治疗。对根除幽门螺杆菌治疗,PPI 与抗生素的协同作用较 H_2RA 好,因此是根除幽门螺杆菌治疗方案中最常用的基础药物。使用推荐剂量的各种 PPI,对消化性溃疡的疗效相仿,不良反应均少。

2.保护胃黏膜药物

硫糖铝和胶体铋目前已少用作治疗消化性溃疡的一线药物。枸橼酸铋钾(胶体次枸橼酸铋)因兼有较强抑制幽门螺杆菌作用,可作为根除幽门螺杆菌联合治疗方案的组分,但要注意此药不能长期服用,因会过量蓄积而引起神经毒性。米索前列醇具有抑制胃酸分泌、增加胃十二指肠黏膜的黏液及碳酸氢盐分泌和增加黏膜血流等作用,主要用于 NSAIDs 溃疡的预防,腹泻是常见不良反应,因会引起子宫收缩,故孕妇忌服。

(三)根除幽门螺杆菌治疗

对幽门螺杆菌感染引起的消化性溃疡,根除幽门螺杆菌不但可促进溃疡愈合,而且可预防溃疡复发,从而彻底治愈溃疡。因此,凡有幽门螺杆菌感染的消化性溃疡,无论初发或复发、活动或静止、有无并发症,均应予以根除幽门螺杆菌治疗。

1.根除幽门螺杆菌的治疗方案

已证明在体内具有杀灭幽门螺杆菌作用的抗生素有克拉霉素、阿莫西林、甲硝唑(或替硝唑)、四环素、呋喃唑酮、某些喹诺酮类如左氧氟沙星等。PPI 及胶体铋体内能抑制幽门螺杆菌,与上述抗生素有协同杀菌作用。目前尚无单一药物可有效根除幽门螺杆菌,因此必须联合用药。应选择幽门螺杆菌根除率高的治疗方案力求一次根除成功。研究证明以 PPI 或胶体铋为基础加上两种抗生素的三联治疗方案有较高根除率。这些方案中,以 PPI 为基础的方案所含 PPI 能通过抑制胃酸分泌提高口服抗生素的抗菌活性从而提高根除率,再者 PPI 本身具有快速缓解症状和促进溃疡愈合作用,因此是临床中最常用的方案。而其中,又以 PPI 加克拉霉素再加阿莫西林或甲硝唑的方案根除率最高。幽门螺杆菌根除失败的主要原因是患者的服药依从性问题和幽门螺杆菌对治疗方案中抗生素的耐药性。因此,在选择治疗方案时要了解所在地区的耐药情况,近年世界不少国家和我国一些地区幽门螺杆菌对甲硝唑和克拉霉素的耐药率在增加,应引起注意。呋喃唑酮(200 mg/d,分 2 次)耐药性少见、价廉,国内报道用呋喃唑酮代替克拉霉素或甲硝唑的三联疗法亦可取得较高的根除率,但要注意呋喃唑酮引起的周围神经炎和溶血性贫血等不良反应。治疗失败后地再治疗比较困难,可换用另外两种抗生素(阿莫西林原发和继发耐药均极少见,可以不换)如 PPI 加左氧氟沙星(500 mg/d,每天 1 次)和阿莫西林,或采用 PPI 和胶体铋合用再加四环素(1500 mg/d,每天 2 次)和甲硝唑的四联疗法。

2.根除幽门螺杆菌治疗结束后的抗溃疡治疗

在根除幽门螺杆菌疗程结束后,继续给予一个常规疗程的抗溃疡治疗(如 DU 患者予 PPI 常规剂量,每天 1 次,总疗程为 2～4 周,或 H_2RA 常规剂量、疗程为 4～6 周;GU 患者 PPI 常规剂量、每天1 次、总疗程为 4～6 周,或 H_2RA 常规剂量、疗程 6～8 周)是最理想的。这在有并发症或溃疡面积大的患者尤为必要,但对无并发症且根除治疗结束时症状已得到完全缓解者,也可考虑停药以节省药物费用。

3.根除幽门螺杆菌治疗后复查

治疗后应常规复查幽门螺杆菌是否已被根除,复查应在根除幽门螺杆菌治疗结束至少 4 周后进行,且在检查前停用 PPI 或铋剂 2 周,否则会出现假阴性。可采用非侵入性的 ^{13}C 或 ^{14}C 尿素呼气试验,也可通过胃镜在检查溃疡是否愈合的同时取活检做尿素酶及(或)组织学检查。对未排除胃恶性溃疡或有并发症的消化性溃疡应常规进行胃镜复查。

(四)NSAIDs 溃疡的治疗、复发预防及初始预防

对服用 NSAIDs 后出现的溃疡,如情况允许应立即停用 NSAIDs,如病情不允许可换用对黏膜损伤少的 NSAIDs 如特异性 COX-2 抑制剂(如塞来昔布)。对停用 NSAIDs 者,可予常规剂量常规疗程的 H_2RA 或 PPI 治疗;对不能停用 NSAIDs 者,应选用 PPI 治疗(H_2RA 疗效差)。因幽门螺杆菌和 NSAIDs 是引起溃疡的两个独立因素,因此应同时检测幽门螺杆菌,如有幽门螺杆菌感染应同时根除幽门螺杆菌。溃疡愈合后,如不能停用 NSAIDs,无论幽门螺杆菌阳性还是阴性都必须继续 PPI 或米索前列醇长程维持治疗以预防溃疡复发。对初始使用 NSAIDs 的患者是否应常规给药预防溃疡的发生仍有争论。已明确的是,对于发生 NSAIDs 溃疡并发症的高危患者,如既往有溃疡病史、高龄、同时应用抗凝血药(包括低剂量的阿司匹林)或糖皮质激素者,应常规予抗溃疡药物预防,目前认为 PPI 或米索前列醇预防效果较好。

(五)溃疡复发的预防

有效根除幽门螺杆菌及彻底停服 NSAIDs,可消除消化性溃疡的两大常见病因,因而能大大减少溃疡复发。对溃疡复发同时伴有幽门螺杆菌感染复发(再感染或复燃)者,可予根除幽门螺杆菌再治疗。下列情况则需用长程维持治疗来预防溃疡复发:①不能停用 NSAIDs 的溃疡患者,无论幽门螺杆菌阳性还是阴性(如前述);②幽门螺杆菌相关溃疡,幽门螺杆菌感染未能被根除;③幽门螺杆菌阴性的溃疡(非幽门螺杆菌、非 NSAIDs 溃疡);④幽门螺杆菌相关溃疡,幽门螺杆菌虽已被根除,但曾有严重并发症的高龄或有严重伴随病患者。长程维持治疗一般以 H_2RA 或 PPI 常规剂量的半量维持,而 NSAIDs 溃疡复发的预防多用 PPI 或米索前列醇,已如前述。

(六)外科手术指征

由于内科治疗的进展,目前外科手术主要限于少数有并发症者,包括:①大量出血经内科治疗无效;②急性穿孔;③瘢痕性幽门梗阻;④胃溃疡癌变;⑤严格内科治疗无效的顽固性溃疡。

十、预后

由于内科有效治疗的发展,预后远较过去为佳,病死率显著下降。死亡主要见于高龄患者,死亡的主要原因是并发症,特别是大出血和急性穿孔。

(付红娟)

第六节　溃疡性结肠炎

一、病因和发病机制

(一)病因

溃疡性结肠炎的病因尚不十分明确,可能与基因因素、心理因素、自身免疫因素、感染因素等有关。

(二)发病机制

肠道菌群失调后,一些肠道有害菌或致病菌分泌的毒素、脂多糖等激活了肠黏膜免疫和肠道产酪酸菌减少,引起易感患者肠免疫功能紊乱造成的肠黏膜损伤。

二、临床表现

(一)临床症状

本病多发病缓慢,偶有急性发作者,病程多呈迁延发作与缓解期交替发作。

1.消化系统表现

腹泻、腹痛和便血为最常见症状。初期症状较轻,粪便表面有黏液,以后大便次数增多,粪中常混有脓血和黏液,可呈糊状软便。重者腹胀、食欲缺乏、恶心、呕吐,体检可发现左下腹压痛,可有腹肌紧张、反跳痛等。

2.全身表现

全身表现可有发热、贫血、消瘦和低蛋白血症、精神焦虑等。急性暴发型重症患者,出现发热,水、电解质失衡,维生素和蛋白质从肠道丢失,贫血,体质量下降等。

3.肠外表现

肠外表现可有关节炎、结节性红斑、口腔黏膜复发性溃疡、巩膜外层炎、前葡萄膜炎等。这些肠外表现在结肠炎控制或结肠切除后可以缓解和恢复;强直性脊柱炎、原发性硬化性胆管炎极少见的淀粉样变性等可与溃疡性结肠炎共存,但与溃疡性结肠炎本身的病情变化无关。

(二)体征

轻型患者除左下腹有轻压痛外,无其他阳性体征。重症和暴发型患者,可有明显鼓肠、腹肌紧张、腹部压痛和反跳痛。有些患者可触及痉挛或肠壁增厚的乙状结肠和降结肠,肠鸣音亢进,肝脏可因脂肪浸润或并发慢性肝炎而肿大。直肠指检常有触痛,肛门括约肌常痉挛,但在急性中毒症状较重的患者可松弛,指套染血。

（三）并发症

并发症主要包括中毒性巨结肠、大出血、穿孔、癌变等。

三、诊断要点

（一）症状

有持续或反复发作的腹痛、腹泻，排黏液血便，伴里急后重，重者伴有恶心、呕吐等症状，病程多在4周以上。可有关节、皮肤、眼、口及肝胆等肠外表现。需再根据全身表现来综合判断。

（二）体征

轻型患者常有左下腹或全腹压痛伴肠鸣音亢进。重型和暴发型患者可有腹肌紧张、反跳痛，或可触及痉挛或肠壁增厚的乙状结肠和降结肠。直肠指检常有压痛。

（三）实验室检查

血常规示小细胞性贫血，中性粒细胞增高。血沉增快。清蛋白降低，球蛋白升高。严重者可出现电解质紊乱，低血钾。大便外观有黏液脓血，镜下见红细胞、白细胞及脓细胞。

（四）放射学钡剂检查

急性期一般不宜做钡剂检查。特别注意的是重度溃疡性结肠炎在做钡灌肠时，有诱发肠扩张与穿孔的可能性。钡灌肠对本病的诊断和鉴别诊断有重要价值。尤其是对克罗恩病、结肠恶变有意义。临床静止期可做钡灌肠检查，以判断近端结肠病变，排除克罗恩病者宜再做全消化道钡餐检查。钡剂灌肠检查可见黏膜粗糙水肿、多发性细小充盈缺损、肠管短缩、袋囊变浅或消失呈铅管状等。

（五）内镜检查

临床上多数病变在直肠和乙状结肠，采用乙状结肠镜检查很有价值，对于慢性或疑为全结肠患者，宜行纤维结肠镜检查。内镜检查有确诊价值，通过直视下反复观察结肠的肉眼变化及组织学改变，既能了解炎症的性质和动态变化，又可早期发现恶变前病变，能在镜下准确地采集病变组织和分泌物以利排除特异性肠道感染性疾病。检查可见病变，病变多从直肠开始呈连续性、弥漫性分布，黏膜血管纹理模糊、紊乱或消失、充血、水肿、质脆、出血、脓性分泌物附着，亦常见黏膜粗糙，呈细颗粒状等炎症表现。病变明显处可见弥漫性、多发性糜烂或溃疡。重者有多发性糜烂或溃疡，缓解期患者结肠袋囊变浅或消失，可有假息肉或桥形黏膜等。肠镜图片见图 6-2、图 6-3。

（六）黏膜活检和手术取标本

1.黏膜组织学检查

本病活动期和缓解期有不同表现。

（1）活动期表现：①固有膜内有弥漫性慢性炎性细胞、中性粒细胞、嗜酸性粒细胞浸润。②隐窝有急性炎性细胞浸润，尤其是上皮细胞间有中性粒细胞浸润及隐窝炎，甚至形成隐窝脓肿，脓肿可溃入固有膜。③隐窝上皮增生，杯状细胞减少。④可见黏膜表层糜烂、溃疡形成和肉芽组织增生。

（2）缓解期表现：①中性粒细胞消失，慢性炎性细胞减少。②隐窝大小、形态不规则，排列紊乱。③腺上皮与黏膜肌层间隙增宽。④潘氏细胞化生。

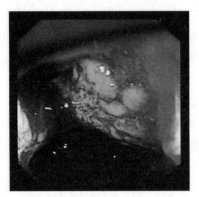

图 6-2　溃疡性结肠炎肠镜所见

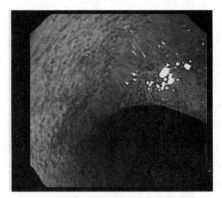

图 6-3　溃疡性结肠炎肠镜所见

2.手术切除标本病理检查

手术切除标本病理检查可根据黏膜组织学特点进行。

（七）诊断方法

在排除细菌性痢疾、阿米巴痢疾、慢性血吸虫病、肠结核等感染性结肠炎及结肠 CD、缺血性结肠炎、放射性结肠炎等疾病基础上，具体诊断方法如下。

（1）具有临床表现、肠镜检查及放射学钡剂检查三者之一者可拟诊。

（2）如果加上黏膜活检或手术取标本做病理者可确诊。

（3）初发病例、临床表现和结肠镜改变均不典型者，暂不诊断为 UC，但须随访 3～6 个月，观察发作情况。

（4）结肠镜检查发现的轻度慢性直、乙状结肠炎不能与 UC 等同，应观察病情变化，认真寻找病因。

四、治疗原则

UC 的治疗应掌握好分级、分期、分段治疗的原则。分级指按疾病的严重度，采用不同药物和不同治疗方法；分期指疾病分为活动期和缓解期，活动期以控制炎症及缓解症状为主要目标，缓解期应继续维持缓解，预防复发；分段治疗指确定病变范围以选择不同给药方法，远段结肠炎可采用局部治疗，广泛性结肠炎或有肠外症状者则以系统性治疗为主。溃疡性直肠炎治疗原则和方法与远段结肠炎相同，局部治疗更为重要，优于口服用药。

（一）一般治疗

休息，进柔软、易消化、富含营养的食物，补充多种维生素。贫血严重者可输血，腹泻严重者应补液，纠正电解质紊乱。

（二）药物治疗

1.活动期的治疗

（1）轻度 UC：可选用柳氮磺吡啶（SASP）制剂，每天 3～4 g，分次口服；或用相当剂量的 5-氨基水杨酸（5-ASA）制剂。病变分布于远端结肠者可酌用 SASP 栓剂 0.5～1.0 g，2 次/天。氢化可的松琥珀酸钠盐100～200 mg保留灌肠，每晚 1 次。亦可用中药保留灌肠治疗。

（2）中度 UC：可用上述剂量水杨酸类制剂治疗，疗效不佳者，适当加量或改口服类固醇皮质激素，常用泼尼松 30～40 mg/d，分次口服。

（3）重度 UC：①如患者尚未用过口服类固醇激素，可用口服泼尼松龙 40～60 mg/d，观察 7～10 d。亦可直接静脉给药。已使用者应静脉滴注氢化可的松 300 mg/d 或甲泼尼龙 48 mg/d。②肠外应用广谱抗生素控制肠道继发感染，如氨苄西林、硝基咪唑及喹诺酮类制剂。③应嘱患者卧床休息，适当补液、补充电解质，防止电解质紊乱。便血量大者应考虑输血。营养不良病情较重者进要素饮食，必要时可给予肠外营养。④静脉类固醇激素使用 7～10 d 后无效者可考虑应用环孢素静脉滴注，每天 2～4 mg/kg。应注意监测血药浓度。⑤慎用解痉剂及止泻剂，避免诱发中毒性巨结肠。如上述药物治疗效果不佳时，应及时予内外科会诊，确定结肠切除手术的时机与方式。

综上，对于各类型 UC 的药物治疗方案可以总结见表 6-2。

表 6-2 各类型溃疡性结肠炎药物治疗方案

类型	药物治疗方案
轻度 UC	柳氮磺吡啶片 1.0 g，口服，1 次/天或相当 5-美沙拉泰(5-ASA)
中度 UC	柳氮磺吡啶片 1.0 g，口服，1 次/天或相当 5-ASA 醋酸泼尼松片 10 mg，口服，2 次/天
重度 UC	甲泼尼龙 48 mg/d(或者氢化可的松 300 mg/d)静脉滴注广谱抗生素(喹诺酮或头孢类＋硝基咪唑类)

2.缓解期的治疗

症状缓解后，维持治疗的时间至少 1 年，一般认为类固醇类无维持治疗效果，在症状缓解后逐渐减量，应尽可能过渡到用 SASP 维持治疗。维持治疗剂量一般为口服每天 1.0～3.0 g，亦可用相当剂量的 5-氨基水杨酸类药物。6-巯基嘌呤(6-MP)或巯唑嘌呤等用于对上述药物不能维持或对类固醇激素依赖者。

3.手术治疗

大出血、穿孔、明确的或高度怀疑癌变者；重度 UC 伴中毒性巨结肠，静脉用药无效者；内科治疗症状顽固、体能下降、对类固醇类药物耐药或依赖者应考虑手术治疗。

（付红娟）

第七节 酒精性肝病

一、概述

正常人 24 h 内体内可代谢酒精 120 g，而酒精性肝病(ALD)是由于长期大量饮酒，超过机体的代谢能力所导致的疾病。临床上分为轻症酒精性肝病(AML)、酒精性脂肪肝(AFL)、酒精性肝炎(AH)、酒精性肝纤维化(AF)和酒精性肝硬化(AC)不同阶段。严重酗酒时可诱发广泛肝细胞坏死甚至急性肝功能衰竭。因饮酒导致的 ALD 在西方国家已成为常见病、多发病，占中年人死因的第 4 位。我国由酒精所致肝损害的发病率亦呈逐年上升趋势，酒精已成为继病毒性肝炎后导致肝损害的第二大病因，严重危害人民健康。

ALD 的发病机制较为复杂，目前尚不完全清楚。可能与酒精及其代谢产物对肝脏的毒性作用、氧化应激、内毒素、细胞因子(TNF-α、TGF-β 等)产生异常、免疫异常、蛋氨酸代谢异常、酒精代谢相关酶类基因多态性、细胞凋亡等多种因素有关。

二、诊断

(一)酒精性肝病临床诊断标准

(1)有长期饮酒史,一般超过 5 年,折合酒精量男性不低于 40 g/d,女性不低于 20 g/d,或 2 周内有大量饮酒史,折合酒精量超过 80 g/d。但应注意性别、遗传易感性等因素的影响。酒精量换算公式为:酒精量(g)=饮酒量(mL)×酒精含量(%)×0.8。

(2)临床症状为非特异性,可无症状,或有右上腹胀痛、食欲缺乏、乏力、体质量减轻、黄疸等;随着病情加重,可有神经精神、蜘蛛痣、肝掌等症状和体征。

(3)血清天冬氨酸氨基转移酶(AST)、丙氨酸氨基转移酶(ALT)、γ-谷氨酰转肽酶(GGT)、总胆红素(TBIL)、凝血酶原时间(PT)和平均红细胞容积(MCV)等指标升高,禁酒后这些指标可明显下降,通常4周内基本恢复正常,AST/ALT>2,有助于诊断。

(4)肝脏 B 超或 CT 检查有典型表现。

(5)排除嗜肝病毒的感染、药物和中毒性肝损伤等。

符合第(1)、(2)、(3)项和第(5)项或第(1)、(2)、(4)项和第(5)项可诊断酒精性肝病;仅符合第(1)、(2)项和第(5)项可疑诊酒精性肝病。

(二)临床分型诊断

1.轻症酒精性肝病

肝脏生物化学、影像学和组织病理学检查基本正常或轻微异常。

2.酒精性脂肪肝

影像学诊断符合脂肪肝标准,血清 ALT、AST 可轻微异常。

3.酒精性肝炎

血清 ALT、AST 或 GGT 升高,可有血清 TBIL 增高。重症酒精性肝炎是指酒精性肝炎中,合并肝性脑病、肺炎、急性肾衰竭、上消化道出血,可伴有内毒素血症。

4.酒精性肝纤维化

症状及影像学无特殊。未做病理检查时,应结合饮酒史、血清纤维化标志物(透明质酸、Ⅲ型胶原、Ⅳ型胶原、层粘连蛋白)、GGT、AST/ALT、胆固醇、载脂蛋白-A1、TBIL、α_2 巨球蛋白、铁蛋白、稳态模式胰岛素抵抗等改变,这些指标十分敏感,应联合检测。

5.酒精性肝硬化

有肝硬化的临床表现和血清生物化学指标的改变。

三、鉴别诊断

鉴别诊断见表 6-3。

表 6-3　酒精性肝病的鉴别诊断

	病史	病毒学检查
非酒精性肝病	好发于肥胖、2 型糖尿病患者	肝炎标志物阴性
病毒性肝炎	无长期饮酒史	肝炎标志物阳性
酒精性肝病	有长期饮酒史	肝炎标志物阴性

四、治疗

(一)治疗原则

治疗包括戒酒、改善营养、治疗肝损伤、防治并发存在的其他肝病、阻止或逆转肝纤维化的进展、促进肝再生、减少并发症、提高生活质量、终末期肝病进行肝移植等措施。

1.戒酒

戒酒是 ALD 治疗的最关键措施,戒酒或显著减少酒精摄入可显著改善所有阶段患者的组织学改变和生存率;Child A 级的 ALD 患者戒酒后 5 年生存率可超过 80%;Child B、C 级患者在戒酒后也能使 5 年生存率从 30% 提高至 60%,除戒酒以外尚无 ALD 特异性治疗方法。戒酒过程中应注意戒断综合征(包括酒精依赖者,神经精神症状的出现与戒酒有关,多呈急性发作过程,常有四肢抖动及出汗等症状,严重者有戒酒性抽搐或癫痫样痉挛发作)的发生。

2.营养支持

ALD 患者同时也需良好的营养支持,因其通常并发热量、蛋白质缺乏性营养不良,而营养不良又可加剧酒精性肝损伤。因此,宜给予富含优质蛋白和 B 族维生素、高热量的低脂饮食,必要时适当补充支链氨基酸为主的复方氨基酸制剂。酒精性肝病的饮食治疗可参考表 6-4。

表 6-4 ALD 患者的饮食指导原则

1.蛋白质=1.0~1.5/kg 体质量
2.总热量=1.2~1.4(休息状态下的能量消耗最少)126 kJ/kg 体质量
3.50%~55% 为糖类,最好是复合型糖类
4.30%~35% 为脂肪,最好不饱和脂肪酸含量高并含有足量的必需脂肪酸
5.营养最好是肠内或口服(或)经小孔径喂食给予;部分肠道外营养为次要选择;全肠外营养为最后的选择
6.水、盐摄入以保持机体水、电解质平衡
7.多种维生素及矿物质
8.支链氨基酸的补充通常并不需要
9.许多患者能耐受标准的氨基酸补充
10.若患者不能耐受标准氨基酸补充仍可补充支链氨基酸
11.避免仅仅补充支链氨基酸,支链氨基酸并不能保持氮的平衡
12.有必要补充必需氨基酸,必需氨基酸指正常时可从前体合成而在肝硬化患者不能合成,包括胆碱、胱氨酸、氨基乙磺酸、酪氨酸

3.维生素及微量元素

慢性饮酒者可能因摄入不足、肠道吸收减少、肝内维生素代谢障碍、疾病后期肠道黏膜屏障衰竭等导致维生素(维生素 B_1、维生素 B_6、维生素 A、维生素 E、叶酸等)、微量元素(锌、硒)的严重缺乏。因此适量补充上述维生素和微量元素是必需的,尤其是补充维生素 B_1(目前,推荐应用脂溶性维生素 B_1 前体苯磷硫胺)和补锌在预防和治疗 ALD 非常重要。而维生素 E 是临床上使用较早的抗氧化剂,脂溶性的维生素 E 可以在细胞膜上积聚,结合并清除自由基,减轻肝细胞膜及线粒体膜的脂质过氧化。Sokol 等发现维生素 E 能明显减轻胆汁淤积时疏水性胆汁酸所引起的肝细胞膜脂质过氧化,从而减轻肝细胞损伤。

(二)药物治疗

1.非特异性抗感染治疗

(1)糖皮质激素:多项随机对照研究和荟萃分析,使用糖皮质激素治疗 ALD 仍有一些争议,对于严重急性肝炎(AH)患者,糖皮质激素是研究得最多也可能是最有效的药物。然而,接受激素治疗的患者病死率仍较高,特别在伴发肾衰竭的患者。激素是否能延缓肝硬化进展及改善长期生存率尚不明确。并发急性感染、胃肠道出血、胰腺炎、血糖难以控制的糖尿病者为应用皮质激素的禁忌证。

(2)己酮可可碱(PTX):PTX 是一种非选择性磷酸二酯酶抑制剂,具有拮抗炎性细胞因子的作用,可降低 TNF-α 基因下游许多效应细胞因子的表达。研究表明 PTX 可以显著改善重症 AH 患者的短期生存率,但在 PTX 成为 AH 的常规治疗方法之前,还需进行 PTX 与糖皮质激素联合治疗或用于对皮质激素有禁忌证的 AH 患者的临床试验。

2.保肝抗纤维化

(1)还原型谷胱甘肽:还原型谷胱甘肽由谷氨酸、半胱氨酸组成,具有广泛的抗氧化作用,可与酒精的代谢产物乙醛、氧自由基结合,使其失活,并加速自由基的排泄,抑制或减少肝细胞膜及线粒体膜过氧化脂质形成,保护肝细胞。此外,还可以通过 γ-谷氨酸循环,维护肝脏蛋白质合成。目前临床应用比较广泛。

(2)多稀磷脂酰胆碱(易善复):多稀磷脂酰胆碱是由大豆中提取的磷脂精制而成,其主要活性成分是1,2-二亚油酰磷脂酰胆碱(DLPC)。DLPC 可将人体内源性磷脂替换,结合并进入膜成分中,增加膜流动性,同时还可以维持或促进不同器官及组织的许多膜功能,包括可调节膜结合酶系统的活性;能抑制细胞色素 $P4502E_1$($CYP2E_1$)的含量及活性,减少自由基;可增强过氧化氢酶活性、超氧化物歧化酶活性和谷胱甘肽还原酶活性。研究表明,多稀磷脂酰胆碱可提高 ALD 患者治疗的有效率,改善患者的症状和体征,并提高生存质量,但不能改善患者病理组织学,只能防止组织学恶化的趋势。常用多稀磷脂酰胆碱500 mg静脉给药。

(3)丙硫氧嘧啶(PTU):多个长期疗效的观察研究提示 PTU 对重度 ALD 有一定效果,而对于轻、中度 ALD 无效。Rambaldi A 通过随机、多中心、双盲、安慰剂对照的临床研究,发现 PTU 与安慰剂相比,在降低病死率、减少并发症及改善肝脏组织学等方面没有显著差异。由于 PTU 能引起甲状腺功能减退,因此应用 PTU 治疗 ALD 要慎重选择。

(4)腺苷蛋氨酸:酒精通过改变肠道菌群,使肠道对内毒素的通透性增加,同时对内毒素清除能力下降,导致高内毒素血症,激活库弗细胞释放 TNF-α、TGF-β、IL-1、IL-6、IL-8 等炎症细胞因子,使具有保护作用的 IL-10 水平下调。腺苷蛋氨酸能降低 TNF-α 水平,下调TGF-β的表达,抑制肝细胞凋亡和肝星状细胞的激活,提高细胞内腺苷蛋氨酸/S-腺苷半胱氨酸比值,并能够去除细胞内增加的 S-腺苷半胱氨酸,提高肝微粒体谷胱甘肽贮量从而阻止酒精性肝损发生,延缓肝纤维化的发生和发展的作用。

(5)硫普罗宁:含有巯基,能与自由基可逆性结合成二硫化合物,作为一种自由基清除剂在体内形成一个再循环的抗氧化系统,可有效清除氧自由基,提高机体的抗氧化能力,调节氧代谢平衡,修复乙醇引起的肝损害,对抗酒精性肝纤维化。临床试验显示,硫普罗宁在降酶、改善肝功能方面疗效显著,对抗酒精性肝纤维化有良好的作用。

(三)肝移植

晚期 ALD 是原位肝移植的最常见指征之一。Child C 级酒精性肝硬化患者的 1 年生存率为

50％～85％,而 Child B 级患者 1 年生存率为 75％～95％。因此,如果不存在其他提示病死率增高的情况如自发性细菌性腹膜炎、反复食管胃底静脉曲张出血或原发性肝细胞癌等,肝移植应限于 Child C 级肝硬化患者。虽然大多数移植中心需要患者在移植前有一定的戒酒期(一般为6个月),但移植后患者再饮酒的问题及其对预后的影响仍值得重视。目前,统计的移植后再饮酒的比例高达 35％。大多数移植中心为戒酒后 Child-Pugh 积分仍较高的患者提供肝移植治疗。多项研究显示,接受肝移植的酒精性肝硬化患者的生存率与其他病因引起的肝硬化患者相似,5 年和 10 年生存率介于胆汁淤积性肝病和病毒性肝病之间。移植后生活质量的改善也与其他移植指征相似。

(付红娟)

第八节　非酒精性脂肪性肝病

非酒精性脂肪性肝病(NAFLD)是一种无过量饮酒和其他明确的肝损害因素所致,以肝实质细胞脂肪变性为特征的临床病理综合征。组织学上,NAFLD 分为非酒精性脂肪肝(NAFL)和非酒精性脂肪性肝炎(NASH)两种类型。NAFL 指存在大泡为主脂肪变,无肝细胞损伤,多为良性、非进展性。NASH 指肝脏脂肪变性,合并炎症和肝细胞损伤,伴或不伴纤维化,可进展为肝硬化、肝衰竭和肝癌。

一、流行病学

不同种族、不同年龄组男女均可发病。欧美等发达国家普通成人中 NAFLD 患病率高达 20％～40％,亚洲国家为 12％～30％。肥胖症患者 NAFLD 患病率为 60％～90％,NASH 为 20％～25％。2 型糖尿病和高脂血症患者 NAFLD 患病率分别为 28％～55％ 和 27％～92％。近年来中国患病率不断上升,呈低龄化趋势,发达城区成人 NAFLD 患病率在 15％ 左右。绝大多数 NAFLD 患者与代谢危险因素有关。

二、病因与发病机制

NAFLD 主要分为原发性和继发性两大类,通常所指的 NAFLD 是原发性的,与胰岛素抵抗和遗传易感性相关;而继发性 NAFLD 包括了由药物(胺碘酮、他莫昔芬等的使用)、广泛小肠切除、内分泌疾病等病因所致的脂肪肝。此外,NAFLD 与一些少见的脂质代谢病和存在严重胰岛素抵抗的罕见综合征有关。

本病病因复杂。发病机制中,"二次打击"或"多重打击"学说已被广泛接受。初次打击主要指胰岛素抵抗引起的肝细胞内脂质,特别是三酰甘油异常沉积,引起线粒体形态异常和功能障碍。第二次打击主要为反应性氧化代谢产物增多,形成脂质过氧化产物,导致损伤肝细胞内磷脂膜氧化,溶酶体自噬异常,凋亡信号通路活化;内质网应激,炎症因子通路活化,促进脂肪变性。"多重打击"学说即遗传因素(家族聚集、种族等)、环境因素(胰岛素抵抗、肠道菌群紊乱、脂肪细胞因子失调、氧化应激等)共同导致 NAFLD 的发生和进展。

三、病理

推荐 NAFLD 的病理学诊断和临床疗效评估参照美国国立卫生研究院 NASH 临床研究网病理工作组指南,常规进行 NAFLD 活动度积分(NAS)和肝纤维化分期。

(一)NAS 评分

NAS(0~8 分)评分如下。

(1)肝细胞脂肪变:0 分(<5%);1 分(5%~33%);2 分(34%~66%);3 分(>66%)。

(2)小叶内炎症(20 倍镜计数坏死灶):0 分,无;1 分(<2 个);2 分(2~4 个);3 分(>4 个)。

(3)肝细胞气球样变:0 分,无;1 分,少见;2 分,多见。NAS 为半定量评分系统,NAS<3 分可排除 NASH,NAS>4 分则可诊断 NASH,介于两者之间者为 NASH 可能。规定不伴有小叶内炎症、气球样变和纤维化,但肝脂肪变>33%者为 NAFL,脂肪变达不到此程度者仅称为肝细胞脂肪变。

(二)肝纤维化分期

肝纤维化分期(0~4 期)如下。

(1)0 期:无纤维化。

(2)1 期:肝腺泡 3 区轻~中度窦周纤维化或仅有门脉周围纤维化。

(3)2 期:腺泡 3 区窦周纤维化合并门脉周围纤维化。

(4)3 期:桥接纤维化。

(5)4 期:高度可疑或确诊肝硬化,包括 NASH 合并肝硬化、脂肪性肝硬化以及隐源性肝硬化(因为肝脂肪变和炎症随着肝纤维化进展而减轻)。

四、临床表现

非酒精性脂肪性肝病起病隐匿,发病缓慢,常无症状。少数患者可有乏力、肝区隐痛或上腹胀痛等非特异症状。严重脂肪性肝炎可出现黄疸、食欲减退、恶心、呕吐等症状。部分患者可有肝大。失代偿期的肝硬化患者临床表现与其他原因所致的肝硬化相似。

查体可见 30%~100%的患者存在肥胖,50%患者有肝大,表面光滑,边缘圆钝,质地正常,无明显压痛。进展至肝硬化时,患者可出现黄疸、水肿、肝掌、蜘蛛痣等慢性肝病体征及门脉高压体征。

五、实验室检查

血清转氨酶(ALT/AST)上升 2~5 倍常见于 NASH 患者,但不是反映 NAFLD 严重程度。30%NAFLD 患者碱性磷酸酶(ALP)、γ-谷氨酰转肽酶(GGT)可升高 2~3 倍。肝硬化和肝衰竭时,可出现血清蛋白和凝血酶原时间异常,常早于血清胆红素的升高。30%~50%的 NASH 患者存在血糖增高或糖耐量异常。20%~80%的患者存在高脂血症。近年来,细胞角蛋白片段作为诊断 NASH 的新型标志物被广泛研究。

六、辅助检查

(一)超声检查

当肝脂肪沉积超过 30%时,可检出脂肪肝,肝脂肪含量达 50%以上时,超声诊断敏感性可达

90％。弥漫性脂肪肝表现为肝脏近场回声弥漫性增强,强于肾脏回声,远场回声逐渐衰减,肝内管道结构显示不清。

(二)CT 检查

弥漫性脂肪肝表现为肝的密度(CT 值)普遍降低,严重脂肪肝 CT 值可变为负值。增强后肝内血管显示非常清楚,其形态走向均无异常。$0.7 <$ 肝/脾 CT 比值 $\leqslant 1.0$ 为轻度;肝/脾比值 $0.5 <$ CT比值 $\leqslant 0.7$ 为中度;肝/脾 CT 比值 $\leqslant 0.5$ 者为重度脂肪肝。CT 诊断脂肪肝的特异性优于 B 超。

(三)MRI 检查

MRI 检查主要用于鉴别超声与 CT 上难以区分的局灶性脂肪肝、弥漫性脂肪肝伴正常肝岛与肝脏肿瘤。MRI 波谱分析、二维磁共振成像是目前无创性诊断研究的热点。

(四)肝活组织检查

肝活组织检查指征:①经常规检查和诊断性治疗仍未能确诊的患者;②存在脂肪性肝炎和进展期肝纤维化风险,但临床或影像学缺乏肝硬化证据者;③鉴别局灶性脂肪性肝病与肝肿瘤、某些少见疾病如血色病、胆固醇酯贮积病和糖原贮积病;④血清铁蛋白和铁饱和度持续增高者推荐进行肝活检,尤其是存在血色沉着病 C282Y 基因纯合子或杂合子突变的患者。

七、诊断

明确 NAFLD 的诊断必须符合以下 3 项条件:①无饮酒史或饮酒折合乙醇量每周 < 140 g(女性每周 < 70 g);②除外病毒性肝炎、药物性肝病、Wilson 病、全胃肠外营养、自身免疫性肝病等可导致脂肪肝的特定疾病;③肝脏组织学表现符合脂肪性肝病的病理学诊断标准。

鉴于肝组织学诊断有时难以获得,NAFLD 工作组定义为:①肝脏影像学表现符合弥漫性脂肪肝的诊断标准并无其他原因可供解释;和/或②有代谢综合征相关组分如肥胖、2 型糖尿病、高脂血症的患者出现不明原因 ALT/AST/GGT 持续增高半年以上,减肥或改善胰岛素抵抗后,异常酶谱和影像学脂肪肝改善甚至恢复正常者可明确 NAFLD 的诊断。

八、鉴别诊断

(一)酒精性肝病

酒精性肝病和 NAFLD 在组织学特征、临床特点和实验室检查存在一定的重叠。故而应重视病史、体检信息的采集。NAFLD 常为肥胖和/或糖尿病,高血脂患者,AST/ALT 比值 < 1,而酒精性肝病则一般病情较重,血清胆红素水平较高,AST/ALT 比值 > 2;酒精性肝病常见组织学表现如 Mallory 小体、胆管增生、巨大线粒体等在 NAFLD 中常不明显;酒精性肝病一般发生于每天摄入乙醇量超过 40 g(女性 20 g)的长期酗酒者,无饮酒史或每周摄入乙醇量 < 140 g 基本可以排除酒精性肝病。但是每周摄入乙醇介于少量(男性每周 < 140 g,女性每周 < 70 g)和过量(男性每周 > 280 g,女性每周 > 140 g)之间的患者,其血清酶学异常和脂肪肝原因常难以界定,需考虑酒精滥用和代谢因素共存可能。

(二)NASH

NASH 需与慢性病毒性肝炎(特别是丙型肝炎)、自身免疫性肝炎、早期 Wilson 病等可导致脂肪肝的肝病相鉴别。NASH 肝细胞损害、炎症和纤维化主要位于肝小叶内,且病变以肝腺泡3 区为重;其他疾病的肝组织学改变主要位于门脉周围等特征,病史资料、肝炎病毒标志、自身抗体和铜蓝蛋白等检测有助于相关疾病的明确诊断。NASH 如存在血清铁及铁饱和持续性增高，需与血色病相鉴别。

（三）其他原因导致的脂肪肝

还需除外药物、全胃肠外营养、炎症性肠病、甲状腺功能减退、库欣综合征、β脂蛋白缺乏血症以及一些与胰岛素抵抗有关的综合征导致脂肪肝的特殊情况。

九、治疗

治疗的首要目标是改善胰岛素抵抗，防治代谢综合征和终末期靶器官病变；次要目标是减少肝脏脂肪沉积，避免"多重打击"导致 NASH 和肝功能失代偿。治疗包括病因治疗、饮食控制、运动疗法和药物治疗。

（一）病因治疗

针对原发病和危险因素予以治疗，如减肥、合理控制血糖和血脂、纠正营养失衡等。

（二）控制饮食和适量运动

控制饮食和适量运动是治疗关键。建议低热量低脂平衡饮食，肥胖成人每天热量摄入需减少 500～1000 kcal。中等量有氧运动（每周至少 150 min）。体质量至少下降 3％～5％才能改善肝脂肪变，达到 10％可改善肝脏炎症坏死程度。

（三）药物治疗

（1）改善胰岛素抵抗，纠正糖脂代谢紊乱：噻唑烷二酮类，可改善胰岛素抵抗，可用来治疗肝活检证实 NASH 的脂肪性肝炎。二甲双胍并不能改善 NAFLD 患者肝组织学损害，不推荐用于 NASH 的治疗。

如无明显肝功能异常、失代偿期肝硬化，NAFLD 患者可安全使用血管紧张素Ⅱ受体阻断药降血压，他汀类、依折麦布调脂治疗。Omega-3 可作为 NAFLD 患者高三酰甘油一线治疗药物。

（2）抗氧化剂：维生素 E 800 U/d 可作为无糖尿病的 NASH 成人的一线治疗药物。但尚未推荐用于合并糖尿病和肝硬化的 HASH 患者。

（3）护肝抗炎药：无足够证据推荐 NAFLD/NASH 患者常规使用护肝药物。可以根据疾病的活动度、病期、药物的效能选择以下药物：如必需磷脂、还原型谷胱甘肽、水飞蓟宾。

（4）中医药治疗：常用中药有丹参、泽泻、决明子、山楂、柴胡等。

（四）外科手术

（1）BMI＞40 kg/m²，或＞35 kg/m² 伴有并发症如难以控制的 2 型糖尿病可以考虑减肥手术。

（2）肝衰竭晚期 NASH 患者推荐进行肝移植。然而部分患者肝移植后容易复发，并迅速进展至 NASH 和肝硬化，可能与遗传以及术后持续性高脂血症、糖尿病和皮质激素治疗等有关。BMI＞40 kg/m² 不宜做肝移植。

（付红娟）

第九节　肝　硬　化

一、病因和发病机制

(一)病因

引起肝硬化的原因很多,在国内以乙型病毒性肝炎所致的肝硬化最为常见。在国外特别是北美西欧则以酒精中毒最多见。

1.病毒性肝炎

在我国占首位的是病毒性肝炎后肝硬化,约占肝硬化的 70%,乙型与丙型、丁型肝炎可以发展成肝硬化。急性或亚急性肝炎如有大量肝细胞坏死和纤维化可以直接演变为肝硬化,但是更重要的演变方式是经过慢性肝炎阶段。从病毒性肝炎发展至肝硬化病程可长达 20~30 年。

2.慢性酒精性中毒

慢性酒精性中毒指长期饮酒其代谢产物乙醛对肝的影响,导致肝血管、肝细胞受损,纤维化程度升高,最终导致肝硬化。一般每天摄入乙醇 50 g,10 年以上者 8%~15% 可导致肝硬化。酒精可加速肝硬化的程度。

3.肝内外胆道梗阻及胆汁淤积

肝血液回流受阻,肝遗传代谢性疾病,非酒精性脂肪肝炎,自身免疫性肝病,药物性肝损伤等诸多因素,均有可能导致肝硬化。

4.化学药物或毒物

长期反复接触某些化学毒物,如磷、砷、四氯化碳等,或者长期服用某些药物,如四环素、甲基多巴等,均可引起中毒性肝炎,最后演变为肝硬化。

5.遗传和代谢疾病

由遗传性和代谢性疾病的肝病变逐渐发展而成肝硬化,称为代谢性肝硬化。在我国以肝豆状核变性最为常见。

(二)发病机制

肝硬化的主要发病机制是进行性纤维化,上述各种病因引起广泛的肝细胞坏死,导致正常肝小叶结构破坏。肝内星状细胞激活,细胞因子生成增加,胶原合成增加,降解减少,肝窦毛细血管化、纤维组织弥漫增生、纤维间隔血管交通吻合支产生及再生结节压迫,使肝内血液循环进一步障碍,肝逐渐变形、变硬,功能进一步减退,形成肝硬化。由于弥漫性屏障的形成,降低了肝细胞的合成功能,影响了门静脉血流动力学,造成肝细胞缺氧和营养供给障碍,加重细胞坏死。此外,门静脉小分支与肝静脉小分支之间通过新生血管或扩张的肝窦等发生异常吻合,门静脉与肝动脉之间也有侧支形成。这是发生肝功能不全和门静脉高压症的基础。

二、临床表现

(一)症状

肝硬化往往起病缓慢,症状隐匿,可能隐伏数年至十数年之久(平均 3~5 年),我国以 20~

50 岁男性为主,青壮年患者的发病多与病毒性肝炎有关。随着病情的发展到后期可出现黄疸、腹水及消化道和肝性脑病等并发症。根据肝功能储备情况,临床将肝硬化分为代偿性肝硬化和失代偿性肝硬化两类,两类肝硬化的临床症状各不相同。

1.代偿性肝硬化

代偿性肝硬化指早期肝硬化无症状者,占 30%～40%,可有轻度乏力、食欲缺乏或腹胀症状。常在体格检查或因其他疾病行剖腹术时才发现。部分慢性肝炎患者行活检时诊断此病。

2.失代偿性肝硬化

失代偿性肝硬化指中晚期肝硬化,有明显肝功能异常及失代偿征象。

(1)一般症状:包括食欲减退、体质量减轻、乏力、腹泻、腹痛、皮肤瘙痒等。

(2)腹水:患者主诉腹胀,少量腹水常用超声或 CT 诊断,中等以上腹水在临床检查时可发现,后者常伴下肢水肿。

(3)黄疸:常表现为巩膜皮肤黄染、尿色深、胆红素尿。这是由于肝细胞排泌胆红素功能衰竭,是严重肝功能不全的表现。

(4)发热:常为持续性低热,体温 38 ℃～38.5 ℃,除酒精性肝硬化患者要考虑酒精性肝炎外,其余均应鉴别发热是由肝硬化本身还是细菌感染引起。

(5)贫血与出血倾向:由于上述原因患者可有不同程度的贫血,黏膜、指甲苍白或指甲呈匙状。

(6)神经精神症状:如出现嗜睡、兴奋和水僵等症状,应考虑肝性脑病的可能。

(二)体征

除上述症状外,有患者可表现为男性乳房发育,蜘蛛痣、肝掌和体毛分布改变,腹部检查除腹水外可见静脉和胸腔静脉显露及怒张,血流以脐为中心向四周流向。脾一般为中度肿大,有时为巨脾。

(三)并发症

肝硬化往往因并发症死亡,主要并发症有肝性脑病、上消化道大量出血、感染、原发性肝癌、肝肾综合征、肝肺综合征、门静脉血栓的形成等。

三、诊断要点

应详细询问肝炎史、饮酒史、药物史、输血史及家族遗传性病史。根据症状做相关检查以排除及确定病因诊断。

(一)症状

代偿性肝硬化无明显症状,失代偿性肝硬化则主要有食欲减退、体质量减轻、乏力、腹泻、腹痛、皮肤瘙痒、腹水、黄疸、发热、精神神经症状。

(二)体征

除上述症状外,有患者可表现为男性乳房发育,蜘蛛痣、肝掌和体毛分布改变,腹部检查除腹水外可见静脉和胸腔静脉显露及怒张,血流以脐为中心向四周流向,脾大等。

(三)实验室检查

1.血常规检查

在肝功能代偿期,血常规多在正常范围内。在失代偿期,由于出血、营养失调和脾功能亢进等因素发生轻重不等的贫血。在脾功能亢进时,血白细胞及血小板均降低,其中以血小板降低尤为明显。

2.尿液检查

尿常规检查时,乙型肝炎肝硬化合并乙肝相关性肾炎时尿蛋白阳性。由于肝功能减退,肝不能将来自肠道的尿胆原变为直接胆红素,故尿中尿胆原增加,腹水患者尿钠排出降低,肝肾综合征时<10 mmol,尿钠/尿钾<1。

3.肝功能试验

肝硬化初期肝功能检查多无特殊改变或仅有慢性肝炎的表现,如转氨酶升高等。随着肝硬化发展、肝功能储备减少,则可有肝硬化相关的变化,如 AST>ALT,白蛋白降低、胆碱酯酶活力降低、胆红素升高等。

(四)影像学检查

1.B 超检查

B 超检查见肝脏缩小,肝表面明显凸凹不平,锯齿状或波浪状,肝边缘变钝,肝实质回声不均、增强,呈结节状,门静脉和脾门静脉内径增宽,肝静脉变细、扭曲,粗细不均,腹腔内可见液性暗区。

2.CT 扫描

CT 扫描诊断肝硬化的敏感性与 B 超检查所见相似,但对早期发现肝细胞癌更有价值。

3.MRI 扫描

对肝硬化的诊断价值与 CT 扫描相似,但在肝硬化合并囊肿、血管瘤或肝细胞癌时,MRI 检查具有较大的鉴别诊断价值。

(五)上消化道内镜或钡餐 X 线食管造影检查

上消化道内镜或钡餐 X 线食管造影检查可发现食管胃底静脉曲张的有无及严重程度。

(六)病理学检查

肝穿病理学检查仍为诊断肝硬化的金标准,特别是肝硬化前期。早期肝硬化如不做肝穿病理检查,临床上往往不易确定。肝组织学检查对肝硬化的病因诊断亦有较大帮助。

四、治疗原则

肝硬化的治疗应该是综合性的,首先应去除各种导致肝硬化的病因,如酒精性肝硬化者必须戒酒,乙型肝硬化者可抗病毒治疗,肝豆状核变性可行排铜治疗。

(一)一般治疗

肝硬化患者一般全身营养状况差,支持疗法目的在于恢复全身情况,供给肝脏足够的营养以有利于肝细胞的修复再生。

1.休息

代偿期的肝硬化患者可适当工作或劳动,应注意劳逸结合,以不感疲劳为度。肝硬化失代偿期应停止工作,休息乃至卧床休息。

2.饮食

肝硬化患者的饮食原则上应是高热量、高蛋白、维生素丰富而易消化的食物。严禁饮酒,动物脂肪不易摄入过多。如肝功能严重减退或有肝性脑病先兆时应严格限制蛋白食物。有腹水者应予少钠盐或无钠盐饮食。

(二)药物治疗

1.乙肝肝硬化患者抗病毒治疗

HBeAg 阳性者 HBV DVA 每毫升≥10^5 拷贝,HBe Ag 阴性者 HBV DVA 每毫升≥10^4 拷贝,ALT 正常或升高,需用核苷类似物抗病毒治疗。目前可供使用的药物有拉米夫定、阿德福韦酯、替比夫定和恩替卡韦。

2.抗纤维化药物

目前尚无有效地逆转肝纤维化的方法,活血化瘀的中药,如丹参、桃仁提取物、虫草菌丝及丹参黄芪的复方制剂或干扰素-γ 和 α 用于早期肝硬化治疗,有一定的抗纤维化作用。

3.保护肝细胞的药物

保护肝细胞的药物用于转氨酶及胆红素升高的肝硬化患者。常用药物有下面几种。

(1)甘草酸:有免疫调节、抗感染、抗纤维化、保护肝细胞作用。宜用于早期肝硬化患者。

(2)谷胱甘肽:是由谷氨酸、胱氨酸、甘氨酸组成的含巯基胱肽物质。能提供巯基、半胱氨酸维护细胞正常代谢,与毒性物质结合,起解毒作用。

4.维生素类

B 族维生素有防止脂肪肝和保护肝细胞的作用。维生素 C 有促进代谢和解毒作用。慢性营养不良者可补充维生素 B_{12} 和叶酸。维生素 E 有抗氧化和保护肝细胞的作用,已用于酒精性肝硬化患者的治疗。有凝血障碍者可注射维生素 K_1。

(三)腹水的处理

治疗腹水不但可以减轻症状,还可防止腹水所引发的一系列并发症,如 SBP、肝肾综合征等。主要治疗措施及药物有以下几方面。

1.限制钠和水的摄入

这是腹水的基础治疗,部分中重度腹水患者可发生自发性利尿,腹水消退。钠摄入量每天 60~90 mg,有稀释性低钠血症者应同时限制水摄入。

2.利尿剂

对腹水较大或基础治疗无效者应使用利尿剂。临床常用的利尿剂有螺内酯和呋塞米。利尿剂的使用应从小剂量开始。

3.提高胶体血浆渗透压

每周定期输注白蛋白或血浆,可通过提高胶体渗透压促进腹水消退。

4.放腹水

对于一些时间长的顽固性腹水可通过该法进行,同时补充蛋白以增加有效血容量。

(付红娟)

第七章

肾内科常见病的诊疗

第一节　急性肾小球肾炎

急性肾小球肾炎简称急性肾炎,是儿童时期较常见的肾脏疾病。本病起病急,以水肿、血尿、高血压为主要症状,临床病情轻重不一,属原发性肾小球疾病。在急性肾炎中,多数属链球菌感染后肾小球肾炎;少数有上述急性肾炎综合征的临床表现,但缺少链球菌感染的证据,我们称其为急性非链球菌感染后肾小球肾炎。总的来讲,前者病情较后者为重。本病可发生于各年龄组,但主要发生于儿童及青少年。

一、病因

(一)急性链球菌感染后肾小球肾炎

已知 APSGN 与 A 组乙型溶血性链球菌致肾炎菌株有关,包括 M 型 1、2、4、12、18、25、49、55、57 和 60。猩红热、上呼吸道感染、脓疱疮等是本病常见的前驱感染;不同前驱感染到发病的间隔时间不等,上呼吸道感染后 8～14 d 发病,而皮肤感染后 3～4 周或更长时间才发病。本病属免疫学发病机制,补体也参与发病。

(二)非链球菌感染后急性肾炎

(1)金黄色葡萄球菌较为常见:凝固酶阴性的葡萄球菌、革兰氏阴性杆菌亦可成为病因。

(2)乙型肝炎病毒(包括 HBsAg、HbcAg、HBeAg)、EB 病毒、巨细胞病毒(CMV)、水痘毒、麻疹病毒等。

(3)寄生虫包括疟疾、血吸虫病、丝虫病、梅毒螺旋体、包囊虫病等。

多数学者认为 Non-APSGN 也是免疫学发病机制,补体成分也参与肾脏损害。

二、病理表现

(一)光镜检查

本病特点是弥漫性毛细血管内增生性肾小球肾炎,系膜细胞和内皮细胞增生并常有白细胞浸润。病变几乎累及所有肾小球;由于增生和渗出性病变,故肾小球增大,毛细管腔变窄。部分患儿中还可见轻中度上皮细胞的一到两层节段性增生。如有较多新月体形成,可使肾小囊腔受阻。这种病变随病的严重性而程度不一。用 Trichrome 染色,于肾小球基膜的上皮侧见到在本病中具有特异意义的"驼峰"改变。

(二)电镜检查

除光镜所见增生渗出变化外,能清晰地看到驼峰。此为散在的、圆顶状的电子密度沉积物,位于肾小球基膜的上皮侧,但不与后者之致密层相连。覆盖驼峰的上皮细胞足突局部融合,但其他处的足突仍正常。驼峰见于疾病早期,一般病后 4～8 周时消退。

(三)免疫荧光检查

急性期沿肾小球毛细血管襻及系膜区有颗粒状的 IgG、C_3、C_{1q} 沉着,有时也可见 IgM 和 IgA,此外于系膜区或肾小球囊腔内可见纤维蛋白相关抗原(FRA)。系膜区如 C_3 和 IgG 或 IgM 持续较久常与临床上病情迁延相一致。

三、诊断

(一)临床表现

急性肾炎临床表现轻重悬殊,轻者全无临床症状,仅表现为无症状镜下血尿;重者可呈急进性过程,短期内出现肾功能不全。

典型表现者发病前有前驱感染病史,在前驱感染后经 1～3 周无症状的间歇期而急性起病,主要症状为轻-中度水肿、血尿、高血压和程度不等的肾功能受累。50%～70%患儿有肉眼血尿,严重者可伴排尿困难。肉眼血尿持续 1～2 周即转镜下血尿。蛋白尿程度不等,但多数<3 g/d,有 20%可达肾病的水平即>3.5 g/d。水肿为非可凹性,一般仅累及眼睑及颜面,偶有重者遍及全身。30%～80%有血压增高,主因水钠潴留、血容量增加而致,一般属轻或中度增高。大部分患儿 2～4 周时自行利尿消肿,血压也同时恢复。在急性期常可有全身性非特异症状如疲乏无力、头痛、食欲减退。儿童可有腹痛、恶心、呕吐,成人尚可有腰酸、腰痛。

重症患者可有少尿、明显水肿及血容量过多相应的临床症状和体征。主要并发症如下。

(1)水、钠潴留,血容量增大致严重循环充血,轻者仅表现为气急、心率快、心尖部收缩期杂音、肺部少许啰音;严重者则明显气急、不能平卧、颈静脉怒张、两肺满布湿啰音、奔马律及肝大压痛;个别以急性肺水肿起病。

(2)高血压脑病,指血压(尤其是舒张压)急剧增高时伴发神经系统症状(头痛、呕吐,甚至惊厥)。本症发生于起病 1～2 周内,起病较急,剧烈头痛、频繁恶心呕吐,继之视力障碍(包括暂时性黑矇)、嗜睡或烦躁,如不及时处理则继之可发生阵发惊厥,甚至呈癫痫持续状态,个别可出现脑疝征象。惊厥发作后有久暂不一的意识障碍,少数有暂时性偏瘫失语。眼底检查常见视网膜小动脉痉挛,有时还可见视盘水肿,脑脊液压力和蛋白正常或略增。当患儿血压>18.7/12.0 kPa(140/90 mmHg)伴视力障碍、惊厥、昏迷三项之一者即可诊断。AGN 高血压脑病一般预后好。血压控制后,遂开始利尿而上述症状迅速缓解不留后遗症;但个别病例,特别是癫痫持续状态者,可因脑缺氧过久而有后遗症。

(3)急性肾衰竭,AGN 早期时相当一部分患儿有程度不一的少尿性氮质血症,但真正发展为急性肾衰竭者为少数。患儿尿量减少(少尿乃至无尿),血中肌酐、尿素氮增高,高血钾、代谢性酸中毒呈急性肾衰竭。通常少尿持续 1 周左右,然后尿量增加病情好转,肾功能也逐渐恢复。

急性肾炎临床上轻重悬殊,除上述典型表现外,还可有多种非典型表现,最轻的所谓亚临床病例可全无水肿高血压,仅于链球菌感染流行时,或作与 AGN 有密切接触者过筛检查中发现镜下血尿,可有低补体血症(血清 C_3 降低)、ASO 滴度升高,尿改变轻微(仅有镜下血尿或无异常),如作肾活检可见典型病变。

所谓肾外症状性肾炎:患儿有高血压和/或水肿,有时甚至发生高血压脑病或严重循环充血状态,但尿改变轻微或呈一过性轻微改变,甚或尿检正常。

(二)辅助检查

(1)尿常规:尿蛋白＋～＜＋＋＋,肉眼血尿(多呈茶色)或镜下血尿,可检见红细胞管型和颗粒管型。部分患儿可检见少数白细胞和上皮细胞。尿红细胞形态学检查符合肾小球性血尿。

(2)血常规:白细胞总数正常或稍高,部分患者有轻度贫血(正细胞、正色素贫血),部分可有血小板计数偏高。

(3)胸片:肺纹粗重,重症呈肺水肿表现;心影正常或丰满。

(4)心电图:多数正常;部分可有 ST-T 改变。

(5)血沉:中度增快。

(6)抗链球菌溶血素"O"滴度:AGN 时 ASO 阳性率 $50\%\sim80\%$,通常于感染后 $2\sim3$ 周时出现,$3\sim5$ 周时滴度最高,50% 患儿于半年内恢复,75% 于一年时转阴,个别持续更久。

(7)血清补体:90% 患儿急性期(发病初 $2\sim3$ 周)血中总补体(CH_{50})活性及 C_3 都明显降低,C_3 常降至正常 50% 以下。其后逐渐恢复,$6\sim8$ 周时多恢复正常。

(8)血清电解质多数正常;少尿患者可有血钾升高,低血钠、低血钙、高血磷等表现。

(9)重症少尿患者可有血尿素氮及血清肌酐升高。

(10)部分患者可有血浆纤维蛋白原升高。

(11)腹部 B 超:提示双肾正常大小或稍增大,回声有不同程度增强。

(三)诊治要求检查以下项目

尿常规＋比重(尿十项＋镜检);血常规(包括血小板计数);全量血沉;血生化、肝、肾功能(A/G、BUN、Ch、Scr)加蛋白电泳;抗链"O";血清补体(CH_{50}、C_3);循环免疫复合物;HBsAg;尿肾小管系列;心电图(ECG);X 线胸片;PPD 或 OT 试验;重症需查血气分析等;腹部 B 超(双肾);肾活检(必要时,不作为常规检查);其他:为鉴别诊断作有关检查,如抗核抗体、抗 dsDNA 抗体、ANCA、抗 GBM 抗体、免疫球蛋白等。

四、鉴别诊断

(1)其他病原体所致的感染后肾炎(non-APSGN)。

(2)多种原发性肾小球疾病所致急性肾炎综合征。如特发性急进性肾炎、IgA 肾病、膜增生性肾炎等。

(3)全身性疾病致肾损害,表现为急性肾炎综合征者。如狼疮肾炎、紫癜肾炎、溶血尿毒综合征(HUS)、原发性小血管炎、肺出血-肾炎综合征、肝豆状核变性、胱氨酸病等。

(4)其他原因:①药物诱发血尿:如感冒通、磺胺等。②外伤引起血尿。③尿路感染以血尿为主要表现者。④慢性肾炎急性发作。⑤家族性肾炎(如 Alport 综合征)。⑥肿瘤引起血尿。

五、治疗

(一)一般治疗

急性期应卧床休息 2～3 周,直到肉眼血尿消失、水肿减退、血压下降。记出入量,低盐(≤1～2 g/d)、低蛋白(每天≤0.5 g/kg)饮食。尿少且水肿重者应限制液体入量。注意保证足够热量和 B 族维生素、维生素 C。待尿量增加,氮质血症消除即应恢复正常蛋白供应。

(二)针对感染灶治疗

(1)一般选用青霉素。如青霉素过敏者选用其他链球菌敏感的抗生素,疗程 10～14 d。

(2)对病程<6 个月的急性肾炎患者,一般不主张作扁桃体切除术。对病程 3～6 个月以上,尿仍异常且考虑与扁桃体病灶有关者可于病情稳定时考虑做扁桃体摘除术。

(三)对症治疗

1.利尿剂

利尿剂用于水肿严重、高血容量者。

(1)呋塞米:每次 1 mg/kg,一天 2 次,可口服或肌内注射。静脉注射时需加 10% 葡萄糖溶液 10～20 mL 稀释后缓慢静推或静脉滴注。用于重症。

(2)噻嗪类利尿剂:常用氢氯噻嗪口服,剂量是每天 1～2 mg/kg,分 2～3 次。用于轻者。

2.降压药

经休息和限盐、水治疗后血压仍高者,应给予降压药物。常用药物如下。

(1)利舍平:首剂按每次 0.07 mg/kg(最大剂量≤1 mg/次)肌内注射,每天 1～2 次。

(2)钙通道阻滞剂。①硝苯吡啶(心痛定):口服 5～10 mg/次,间隔 8 h 重复给药。②尼群地平:每次 5～10 mg,1 次/天,口服。③氨氯地平:每次 2.5～5 mg,1 次/天,晚服。

(3)血管紧张素转化酶抑制剂(ACEI):常用药有卡托普利(开博通),剂量为每次 6.25～12.5 mg,2～3 次/天,口服。

(四)并发症的治疗

1.急性循环充血及充血性心力衰竭

(1)重症监护(包括心电及血压监测)。

(2)严格限制水盐,记录出入量。

(3)给予强力利尿剂——呋塞米,静脉途径。

(4)α受体阻滞剂:酚妥拉明,剂量是每次 0.5～1 mg/kg(每次最大剂量≤10 mg)溶于 10% 葡萄糖溶液 10～20 mL 内静脉注,4～8 h 一次。

(5)洋地黄制剂:患儿出现心衰表现时应及时给予快速洋地黄制剂,常用毛花苷 C,化量按 25～30 μg/kg 计算,首剂给予 1/3～1/2 化量,余量 12～24 h 内平均给予,采用 10% 葡萄糖液稀释后静脉滴注途径。

2.高血压脑病

(1)重症监护(监测血压、心电图等)。

(2)限制水盐、保证足够热量和入量。

(3)控制血压:①降压药物联合使用:如利尿剂加转化酶抑制剂,利尿剂加钙通道阻滞剂等。②重症高血压经上述治疗仍不能控制者,可在监测血压的情况下静脉滴注硝普钠,开始时的浓度为 5 mg 溶于 10% 葡萄糖溶液内静脉滴注(滴注过程中应用黑色纸或布包裹点滴瓶和管路,以避光保持药效),密切监测血压并使用输液泵调节药液滴注速度。每 6 h 更换一次药液,注意降压速度不可过快、降压幅度不可太大,控制血压稳定后,逐渐减量至停用,千万不可骤停降压药。

(4)镇静剂的应用:选用有效的镇静剂控制惊厥,惊厥时禁用口服镇静剂。常用药物:①地西泮。每次 0.3～0.5 mg/kg,缓慢静脉注射。②苯巴比妥钠(鲁米那钠)。每次 5～10 mg/kg,肌内注射。③冬眠Ⅱ号(氯丙嗪加异丙嗪各半)。每次 1 mg/kg,稀释后静脉注射或肌内注射。④10%水合氯醛。每次 80～100 mg/kg,溶于生理盐水 10 mL 内灌肠给药。

重症患者需用 2～3 种镇静剂才能控制惊厥,必要时间隔 4～8 h 重复给药。用镇静剂后注意保持患者头后仰体位(颈部垫高——"颈枕"),使气道通畅,防止舌根后倒堵塞气道引起窒息。

(5)降颅压:对有惊厥的高血压脑病并发症的患者,除给予镇静、降压治疗外,还应给予降颅压的治疗。常用 20%甘露醇每次 1 g/kg,静脉滴注,1 h 内注入。必要时 4～8 h 重复一次。

(五)注意

(1)对高血压脑病患者应常规进行眼底检查,注意有无视盘水肿及眼底动脉痉挛,以指导治疗和了解疗效。

(2)对惊厥患者应予以吸氧、吸痰等抢救措施。

(3)用地西泮静脉注射时速度宜慢,并需密切监测,以防止发生呼吸抑制。

(马振华)

第二节 慢性肾小球肾炎

慢性肾小球肾炎(CGN)简称慢性肾炎,是指以蛋白尿、血尿、水肿、高血压为基本临床表现,起病方式不同,病情进展缓慢,可有不同程度的肾功能减退,最终发展为慢性肾衰竭的一组肾小球疾病。多以中、青年为主,男性多见。

一、病因与发病机制

病因不明,少数有急性肾炎病史,占 15%～20%,多数由各种肾小球疾病发展而来,如 IgA或非 IgA 系膜增生性肾炎、系膜毛细血管性肾炎、膜性肾病及局灶节段性肾小球硬化等。

起始因素多为免疫炎症介导。在慢性化发病过程中,非免疫非炎症因素占有重要作用:肾脏病变致肾内动脉硬化、缺血,加重了肾小球损害;肾小球内灌注压升高,毛细血管壁对蛋白质的通透性增加,加剧了肾小球结构损害,出现程度不等的肾小球硬化,相应肾单位的肾小管萎缩、肾间质纤维化;疾病晚期肾体积缩小、皮质变薄,病理类型转化为硬化性肾小球肾炎。

二、临床表现

大多数患者起病缓慢、隐袭,病程长,进展慢。少数患者有急性肾炎病史,病程超过 1 年以上发展至慢性肾炎,有些患者始发疾病即为慢性肾炎,临床表现典型。共同的表现如下。

(一)水肿

水肿可有可无,一般不严重。水肿程度、持续时间不一,常为眼睑水肿和轻度的下肢凹陷性水肿,缓解期可无水肿。

(二)高血压

多数患者血压升高,呈持续性中等程度的升高,血压在 21.3～24.0 kPa/13.3～14.7 kPa (160～180 mmHg/100～110 mmHg)。出现头痛、失眠、记忆力减退,还可有眼底出血、渗出,甚至视神经盘水肿。如血压控制不好,肾功能恶化较快,预后较差。

(三)尿液检查

不同程度的血尿、蛋白尿,尿蛋白定量常在 1～3 g/d。尿沉渣镜检红细胞可增多,可见颗粒管型。

(四)肾功能损害

随疾病进展,肾小球滤过率逐渐下降,血肌酐、尿素氮正常或轻度升高,以后出现夜尿增多、尿比重降低等肾小管功能损害表现。到晚期肾功能逐渐恶化,出现贫血等临床症状,进入尿毒症期。部分患者因感染、劳累呈急性发作,或用肾毒性药物后病情急剧恶化,及时去除诱因和适当治疗后病情可一定程度缓解。

(五)全身症状

不特异,可表现为头晕、乏力、食欲不佳、腰区酸痛、贫血等。

三、诊断与鉴别诊断

尿化验异常,有蛋白尿、血尿、管型尿,水肿,高血压病史超过 1 年以上,B 超示双肾体积缩小,肾功能损害等多考虑本病。慢性肾炎主要与下列疾病相鉴别。

(一)慢性肾盂肾炎

有慢性尿路感染史,尿蛋白量少(一般<2 g/d),尿沉渣以白细胞增多为主,有白细胞管型。肾小管功能受损,尿 β_2-微球蛋白、溶菌酶等增高,静脉肾盂造影见肾盂、肾盏变形,B 超提示双肾不等大,肾外形凹凸不平等,可资鉴别。

(二)隐匿性肾小球肾炎

表现为无症状性蛋白尿和/或血尿,无水肿、高血压和肾功能损害。病理类型多样,单纯性血尿表现者多为 IgA 肾病。本病多见于青少年,男性多常见,排外生理性蛋白尿,功能性血尿及其他继发性、遗传性肾小球疾病后可确诊本病。治疗上无特殊方案,以保养为主,勿使用肾毒性药物,定期检测血压和尿常规,大多数患者能长期保持肾功能正常,少数患者转归不好,逐渐发展,出现水肿和高血压而转成慢性肾炎。

(三)继发性肾小球肾炎

如狼疮性肾炎、过敏性紫癜肾炎等,依据相应的系统表现和实验室检查,一般不难鉴别。

(四)原发性高血压肾损害

良性高血压中老年患者,有 10 年以上的高血压病史,由于肾小管缺血,远曲小管功能损伤,尿浓缩功能减退,出现夜尿增多,尿 β_2-微球蛋白及 NAG 增高,肾小球滤过率逐渐下降。尿蛋白量少,不超过 1 g/d,早期可有微清蛋白尿,常有高血压的心、脑血管并发症。治疗目标是控制血压达到 17.3 kPa/10.7 kPa(130 mmHg/80 mmHg)左右,延缓肾脏损害。恶性高血压导致肾损害表现为血压>24.0 kPa/17.3 kPa(180 mmHg/130 mmHg),视网膜有出血、渗出、视力障碍,常有蛋白尿,甚至大量蛋白尿,血尿常见,肾功能明显减退,最后发展为尿毒症。治疗应积极合理控制血压,肾功能达尿毒症期时可行血液透析治疗。

四、治疗

慢性肾炎的治疗应以防止或延缓肾功能进一步恶化,改善或缓解临床症状及防治严重并发症为主要的目的,可采用以下治疗措施。

(一)一般治疗

有明显水肿、大量尿蛋白、血尿、持续性中度高血压者均应卧床休息。症状轻,病情稳定者可以从事轻体力工作,但应避免劳累、受凉、感染等。

(二)对症治疗

1.积极控制血压

高血压是加速肾小球硬化,促进肾功能恶化的重要因素。要把血压控制在理想水平:尿蛋白≥1 g/d,血压应控制在 16.7 kPa/10.0 kPa(125 mmHg/75 mmHg)以下;尿蛋白<1 g/d,血压可放宽到 17.3 kPa/10.7 kPa(130 mmHg/80 mmHg)以下。首选血管紧张素转换酶抑制剂(ACEI)和血管紧张素Ⅱ受体拮抗剂(ARB),如卡托普利 12.5~50 mg,3 次/天;贝那普利 10~20 mg,1 次/天;缬沙坦 80~160 mg,1 次/天;氯沙坦 50~150 mg,1 次/天。必要时可联合用钙通道阻滞剂和 β 受体阻滞剂等降压药。

2.限制蛋白及磷的入量

限制食物中蛋白及磷的入量。

3.抗凝治疗

长期口服抗血小板聚集药,如双嘧达莫,先由小剂量 25 mg 开始 3 次/天,逐渐增至 100 mg,3 次/天;小剂量阿司匹林 75 mg,1 次/天,能延缓肾功能衰退,但长期观察的研究结果并未证实该疗效。

4.避免肾受损伤的因素

感染、劳累、妊娠及应用肾毒性药物,均能损害肾脏,导致肾功能恶化,应以避免。

五、预后

慢性肾炎病情迁延,病变均为缓慢进展,最终发展至慢性肾衰竭。病变进展速度个体差异较大。预防上呼吸道感染、积极治疗慢性感染病灶、避免使用肾毒性药物等,都可延缓疾病的发展。

(马振华)

第三节 急性间质性肾炎

间质性肾炎指肾脏间质有炎症细胞浸润和水肿或纤维化,因常伴有不同程度的肾小管损伤,故又有肾小管-间质性肾炎之称。急性间质性肾炎(AIN)原指各种感染引起肾脏的形态学特征,现指各种原因引起的一种临床病理综合征,特征是临床急性起病,肾功能急剧恶化,在 GFR 下降同时常有肾小管功能不全;病理以肾间质炎性细胞浸润、水肿伴有小管上皮细胞退行性变、坏死为病理特征。AIN 是急性肾衰竭(ARF)的重要原因之一,占 ARF 的 10%~15%。

一、病因

(一)感染

甲组链球菌、金黄色葡萄球菌、白喉杆菌、布氏杆菌、钩端螺旋体菌、军团菌,弓形体、EB 病毒及肺炎支原体、大肠埃希菌、流行性出血热病毒、麻疹病毒等,都可引起急性间质性肾炎。

感染引起间质性肾炎的机制尚不完全清楚,其中有些病原体可直接侵入肾脏,参与间质炎症反应的细胞由产生抗侵入病原体抗体的细胞和参与吞噬有关的细胞组成。侵入肾脏的细菌释放内毒素或外毒素,直接损伤组织,通常为微生物直接侵袭肾脏并在肾脏内繁殖所引起的肾间质化脓性炎症,即肾盂肾炎等。

由系统感染(多为肾外感染)引起的变态反应所致的急性间质性肾炎,其病原体包括细菌、病毒、螺旋体、支原体、原虫及蠕虫等。如由 Hantaan 病毒引起的肾出血热综合征、由黄疸出血型钩端螺旋体引起的钩端螺旋体病等。

(二)药物

药物变态反应引起的急性间质性肾炎是目前临床上最常见的类型。与急性间质性肾炎强相关的药物有甲氧西林、青霉素类、头孢菌素Ⅰ、非类固醇抗炎药和西咪替丁;可能相关的有羧苄西林、头孢菌素类、苯唑西林、磺胺类、利福平、噻嗪类、呋塞米、白细胞介素、苯茚二酮。弱相关的有苯妥英钠、四环素、丙磺舒、卡托普利、别嘌醇、红霉素、氯霉素和氯贝丁酯。其中由抗生素引起的急性间质性肾炎占大多数。

药物性急性间质性肾炎一般是由变态反应引起的,与直接毒性作用关系不大,因急性间质性肾炎仅在用药的少数患者中发生,与用药剂量无关,肾脏损伤常伴有过敏的全身表现(发热、皮疹、嗜酸细胞增多、关节痛),再次接触同一药物或同类药物时仍可再发生反应,循环中有某些致病药物的抗体,同时有一些体液或细胞免疫介导反应的证据。

(三)代谢性原因

严重的代谢失调,如高血钙、高尿酸血症和低血钾等可导致急性间质性肾炎。

(四)其他原因

有继发于肾小球肾炎、继发于 SLE、继发于肾移植、代谢性原因、特发性急性间质性肾炎等。在各种免疫复合物型疾病中,SLE 最常见在 TBMs 和肾小管周围毛细血管壁有免疫复合物沉积(50%)。60%的患者有单核细胞引起的局灶性或弥漫性间质浸润,伴或不伴中性粒细胞和浆细胞,肾小管有不同程度的损伤。弥漫增殖性较膜性或局灶增殖性狼疮肾炎常见肾小球外免疫沉积物,肾小管间质性肾炎也较为常见。人们早已注意到肾小球肾炎可伴有间质炎症反应,但只是在近些年才重视其机制的研究。继发于移植肾,肾小球外免疫球蛋白的沉积只是促发间质反应诸因素之一。沿 TBMs 线状和颗粒状沉积物均有报告,多数都能洗脱出抗-TBM 抗体。

(五)特发性急性间质性肾炎

另有一些患者找不到任何致病因素称之为特发性 AIN,这类患者唯一共有的特征是可逆的急性肾衰竭、肾间质水肿和单核细胞浸润。

二、发病机制

感染的病毒、细菌及其毒素可直接侵袭肾脏引起间质损伤,一些药物、毒物、物理因素以及代谢紊乱亦可直接导致 AIN。但是产生 AIN 的主要原因是免疫反应,包括抗原特异性和非抗原特异性所致的肾间质损伤。研究证实,由细胞介导的免疫反应途径在 AIN 的发病中起了重要作用。运用单抗免疫组化进行研究,发现肾间质中参与炎症反应的浸润细胞大多为 T 淋巴细胞,以 CD4 细胞占多数;但在由非甾体抗炎药(NSAIDs)、西咪替丁、抗生素类药物引起的病例中,则以 CD8 细胞略占多数。

经典抗原介导的免疫性间质性肾炎是抗肾小管基膜抗体性间质性肾炎,循环血中可测得抗原特异性 IgG。肾小管基膜上可见 IgG 呈线性沉淀,或颗粒状沉积于某些系统性红斑狼疮和干燥综合征患者的小管基膜上,这种表现在其他 AIN 病例中极为罕见。间质内浸润细胞发病初多为中性粒细胞,经 2～3 周转为单核细胞。

三、临床表现

(一)全身过敏表现

常见药疹、药物热及外周血嗜酸粒细胞增多,有时还可见关节痛及淋巴结肿大。但是由非甾体抗炎药引起者常无全身过敏表现。过敏症状可先于肾衰竭 1 周前发生,也可同时发生。大多数患者(60%～100%)有发热,30%～40%的患者有红斑或斑丘疹样皮损,瘙痒,但关节痛无特异性,较其他症状少见。偶有腰痛,可能与肾被膜紧张有关。1/3 的患者有肉眼血尿。

(二)急性感染的症状

感染引起的急性间质性肾炎主要见于严重感染和有脓毒血症的患者,症状有发热、恶寒、腰痛、虚弱等,血中多形核白细胞增高。急性肾盂肾炎为其典型的表现。

(三)尿化验异常

常出现无菌性白细胞尿、血尿及蛋白尿。蛋白尿多呈轻度,但当非甾体抗炎药引起肾小球微小病变型肾病时却常见大量蛋白尿,并可由此引起肾病综合征。

感染性急性间质性肾炎尿中以多形核白细胞为主,可见白细胞管型,并有少量红细胞和尿蛋白。过敏性急性间质性肾炎 80% 以上有血尿、蛋白尿和脓尿,90% 有镜下血尿,发现嗜酸细胞尿强烈提示药物过敏引起的急性间质性肾炎。

蛋白尿一般是肾小管性的,很少达肾病综合征的程度,多为 1.2 g/d 以下,但非类固醇抗炎药引起的急性间质性肾炎,尿蛋白可达肾病范围,嗜酸细胞尿不如其他常见。

依据临床和无红细胞管型除外急性肾小球肾炎和血管炎后,尿中嗜酸细胞极有助于急性肾小管坏死与过敏性间质性肾炎的鉴别,但无嗜酸细胞不具鉴别价值,因许多急性间质性肾炎患者无嗜酸细胞尿,并且嗜酸细胞尿随时间而异。特发性急性间质性肾炎尿中嗜酸粒细胞不增加,伴有眼葡萄膜炎的有嗜酸性细胞尿。

(四)肾功能损害

1.肾小管功能不全

间质损伤的基本表现即肾小管功能不全。由于肾小管各段的功能不同,肾小管功能不全的类型与损伤部位有关,而损伤的程度决定功能不全的严重性。皮质部位的肾小管间质损伤主要影响近端小管或远端小管,髓质部位的损伤影响髓襻和集合管,从而决定了各自的表现。影响近端小管的病变导致 HCO_3^- 尿(Ⅱ型 RTA)、肾性糖尿、氨基酸尿、磷酸盐尿和尿酸尿。肾功能不全患者若见血磷和尿酸盐水平降低应怀疑有肾小管间质疾病。远端小管受损出现Ⅰ型 RTA、高血 K^+ 和失盐。影响髓质和乳头的病变累及髓襻、集合管和产生及维持髓质高渗所必需的其他髓质结构,导致肾性尿崩症、多尿和夜尿。但临床上所见肾小管受影响并非单一的,在同一病例可见多种功能异常。

2.急性肾衰竭

患者表现为急性肾衰竭伴或不伴少尿。并常因肾小管功能损害出现肾性糖尿、低比重及低渗尿。急性间质性肾炎引起的肾功能损害从单纯的肾小管功能不全到急性肾衰竭。据报道,本病引起的急性肾衰竭占急性肾衰竭总数的13%。急性肾衰竭时见少尿或无尿,如初始的症状和体征未察觉而继续用致病性药物时常见少尿。

(五)继发性急性间质性肾炎的表现

患者表现以原发病为主,继发性急性间质性肾炎的表现无特异性。原发病伴有间质病变时肾功能损害多加重。但SLE和肾移植患者在肾小球病变不明显时,突出的间质病变即可导致急性肾衰竭。这在SLE患者常发生在有肾外和血清学各种表现的患者,尽管肾功能恶化,尿液分析却无多少异常。急性尿酸性肾病表现为少尿、结晶尿和血尿。

(六)特发性急性间质性肾炎的表现

这是指少数经肾组织活检证实为AIN却无任何诸如药物、感染以及全身疾病等致病因素,除急性肾衰竭外其他临床表现无特异性,无发热和皮疹,伴眼葡萄膜炎的特发性急性间质性肾炎。患者常伴有非少尿型ARF,可见于各年龄组男女患者,以中年女性多见。皮疹、嗜酸性细胞增多等全身过敏症状少见,大多有高γ球蛋白血症,血沉增快,近端小管重吸收钠的能力降低,并出现糖尿、氨基酸尿、中等量的蛋白尿。少数患者免疫荧光检查可见肾小管基膜有颗粒样沉积。多数预后较好,有的自然缓解,对皮质激素疗法有的有效,有的无效。眼葡萄膜炎易复发。

(七)肾活检

组织学表现无特异性,对病因学无提示作用,化脓性感染引起的大量嗜中性粒细胞例外。最常见的表现是间质水肿引起的肾小管分离。间质的炎症细胞主要是淋巴细胞、浆细胞或巨噬细胞,各自的比例随类型而异。有些病例见嗜酸粒细胞,尤其是药物变态反应引起的间质性肾炎。炎细胞灶是局灶性的,但有时可呈弥漫性实质损害。药物引起的变态反应偶可见巨细胞。肾小管有各种变化,在一些病例因间质肿胀而移位。在另一些病例,肾小管萎缩,或其数目明显减少。肾小管常有扩张,内排列低级的上皮细胞,这种情况当有急性肾衰竭时特别常见。有时可见小的坏死区域,常由炎症细胞引起。肾小管管型的数目不一。动脉和小动脉常不受影响,但在老年病例和高血压病病例,小动脉可见某种程度的内膜增厚。在伴有急性肾衰竭的病例,于直小血管可见有核细胞。在大多数病例肾小球无异常,但在肾衰竭的患者肾小球囊内排列的细胞具有肾小管细胞的特征。电镜和免疫荧光显微镜检查可见线型或颗粒型免疫沉积物,成分有IgG、IgM、C_3和自身抗原等。

四、诊断及鉴别诊断

(一)诊断

根据病史和体格检查,结合临床表现和实验室检查,便可做出诊断。感染引起的急性间质性肾炎发生在严重的肾脏或全身性感染患者;有的在用抗生素期间出现急性间质性炎症,倾向于是药物引起的,但不能排除感染引起的病变。药物引起的急性间质性肾炎发生在开始用药后的3～30天内,有变态反应的全身表现及肾脏方面的表现。继发性的急性间质性肾炎表现以原发病为主,兼有肾小管受损的表现,或伴有肾小管间质损伤后病情恶化加速,偶见以肾小管间质病变为主导致肾衰竭者。常先有肾小球疾病的临床表现如蛋白尿、水肿、高血压等,在若干时间之后,突然出现小管-间质受损的症状,如多尿、夜尿、低渗尿等。

急性间质性肾炎的典型病例常有:①近期用药史。②全身过敏表现。③尿化验异常。④肾小管及肾小球功能损害。一般认为若有上述表现的前两条,再加上后两条中任何一条,临床急性间质性肾炎即可诊断成立。但非典型病例常无第二条,必须依靠肾穿刺病理检查确诊。

(二)鉴别诊断

有急性肾衰竭、血尿和蛋白尿的急性间质性肾炎,需与急性肾小球肾炎及急性肾小管坏死相鉴别。

1.与急性肾小球肾炎鉴别

急性肾小球肾炎患者在用抗生素的当时或用药后的很短时间内即可发生严重的肾衰竭,常见红细胞管型和低补体血症;而在急性间质性肾炎患者,疾病发生在开始治疗后的较长时间,补体正常,嗜酸细胞增多,可见嗜酸细胞尿,无红细胞管型。

2.与急性肾小管坏死鉴别

急性肾小管坏死患者尿中可见游离的肾小管上皮细胞、灰褐色的颗粒管型和上皮细胞管型;有些药物既能引起急性间质性肾炎,也能引起其他肾脏病,如非类固醇抗炎药可使原有的肾脏病加剧,利福平可导致急性肾小管坏死等,一般可借助于尿液分析进行鉴别诊断。

五、治疗

(1)感染所致的急性间质性肾炎抗感染治疗,参照尿路感染治疗。

(2)药物所致的急性间质性肾炎首先停用致敏药物。去除变应原后,多数轻症急性间质性肾炎即可逐渐自行缓解。但有的病例肾功能恢复不完全,功能恢复的程度和速度与肾脏病变的严重性有关。无氮质血症的病例,尿沉渣在几天内可转为正常;肾功能不全的病例则可能需要 2~4 个月的恢复时间。

(3)免疫抑制治疗:重症病例宜服用糖皮质激素如泼尼松每天 30~40 mg,病情好转后逐渐减量,共服用 2~3 个月,能够加快疾病缓解。激素的使用指征:①停用药物后肾功能恢复延迟。②肾间质弥漫细胞浸润或肉芽肿形成。③肾功能急剧恶化。④严重肾衰竭透析治疗。为冲击疗法或口服。很少需并用细胞毒性药物。

(4)继发性急性间质性肾炎的治疗:积极治疗原发病,如系统性红斑狼疮,干燥综合征等。

(5)特发性急性间质性肾炎的治疗主要是用糖皮质激素,有的无效。部分病例能自然缓解。

(6)急性肾衰竭的治疗,可用支持疗法,表现为急性肾衰竭病例应及时进行透析治疗。

六、预后与转归

急性间质性肾炎的预后较好,大多数为可逆性,少数患者可遗留肾损害,并发展为终末期肾衰竭。其预后主要与疾病的严重程度、肾功能状况、肾间质浸润的程度、急性肾衰竭的持续时间和年龄等有关。

(马振华)

第八章

肿瘤科常见病的诊疗

第一节 胃 癌

胃癌是我国最常见的恶性肿瘤之一,死亡率居恶性肿瘤首位。胃癌多见于男性,男女之比约为 2∶1。平均死亡年龄为 61.6 岁。

一、病因

尚不十分清楚,与以下因素有关。

(一)地域环境

地域环境不同,胃癌的发病率也大不相同,发病率最高的国家和最低的国家之间相差可达数十倍。在世界范围内,日本发病率最高,美国则很低。我国的西北部及东南沿海各省的胃癌发病率远高于南方和西南各省。生活在美国的第二、三代日本移民由于地域环境的改变,发病率逐渐降低。

(二)饮食因素

饮食因素是胃癌发生的最主要原因。具体因素如下所述。

(1)含有致癌物:如亚硝胺类化合物、真菌毒素、多环烃类等。

(2)含有致癌物前体:如亚硝酸盐,经体内代谢后可转变成强致癌物亚硝胺。

(3)含有促癌物:如长期高盐饮食破坏了胃黏膜的保护层,使致癌物直接与胃黏膜接触。

(三)化学因素

(1)亚硝胺类化合物:多种亚硝胺类化合物均致胃癌。亚硝胺类化合物在自然界存在的不多,但合成亚硝胺的前体物质亚硝酸盐和二级胺却广泛存在。亚硝酸盐及二级胺在 pH 1∼3 或细菌的作用下可合成亚硝胺类化合物。

(2)多环芳烃类化合物:最具代表性的致癌物质是 3,4-苯并芘。污染、烘烤及熏制的食品中 3,4-苯并芘含量增高。3,4-苯并芘经过细胞内粗面内质网的功能氧化酶活化成二氢二醇环氧化物,并与细胞的 DNA、RNA 及蛋白质等大分子结合,致基因突变而致癌。

(四)幽门螺杆菌

1994年,WHO国际癌症研究机构得出"幽门螺杆菌是一种致癌因子,在胃癌的发病中起病因作用"的结论。幽门螺杆菌感染率高的国家和地区常有较高的胃癌发病率,且随着幽门螺杆菌抗体滴度的升高胃癌的危险性也相应增加。幽门螺杆菌感染后是否发生胃癌与年龄有关,儿童期感染幽门螺杆菌发生胃癌的危险性增加;而成年后感染多不足以发展成胃癌。幽门螺杆菌致胃癌的机制有如下提法:①促进胃黏膜上皮细胞过度增生。②诱导胃黏膜细胞凋亡。③幽门螺杆菌的代谢产物直接转化胃黏膜。④幽门螺杆菌的DNA转换到胃黏膜细胞中致癌变。⑤幽门螺杆菌诱发同种生物毒性炎症反应,这种慢性炎症过程促使细胞增生和增加自由基形成而致癌。

(五)癌前疾病和癌前病变

这是两个不同的概念,胃的癌前疾病指的是一些发生胃癌危险性明显增加的临床情况,如慢性萎缩性胃炎、胃溃疡、胃息肉、胃黏膜巨大皱襞症、残胃等;胃的癌前病变指的是容易发生癌变的胃黏膜病理组织学变化,但其本身尚不具备恶性改变。现阶段得到公认的是不典型增生。不典型增生的病理组织学改变主要是细胞的过度增生和丧失了正常的分化,在结构和功能上部分地丧失了与原组织的相似性。不典型增生分为轻度、中度和重度3级。一般而言重度不典型增生易发生癌变。不典型增生是癌变过程中必经的一个阶段,这一过程是一个谱带式的连续过程,即正常→增生→不典型增生→原位癌→浸润癌。

此外,遗传因素、免疫监视机制失调、癌基因的过度表达和抑癌基因突变、重排、缺失、甲基化等变化都与胃癌的发生有一定的关系。

二、病理

(一)肿瘤位置

1.初发胃癌

将胃大弯、胃小弯各等分为3份,连接其对应点,可分为上1/3(U)、中1/3(M)和下1/3(L)。每个原发病变都应记录其二维的最大值。如果1个以上的分区受累,所有的受累分区都要按受累的程度记录,肿瘤主体所在的部位列在最前如LM或UML等。如果肿瘤侵犯了食管或十二指肠,分别记为E或D。胃癌一般以L区最为多见,约占半数,其次为U区,M区较少,广泛分布者更少。

2.残胃癌

肿瘤在吻合口处(A)、胃缝合线处(S)、其他位置(O)、整个残胃(T)、扩散至食管(E)、十二指肠(D)、空肠(J)。

(二)大体类型

1.早期胃癌

早期胃癌指病变仅限于黏膜和黏膜下层,而不论病变的范围和有无淋巴结转移。癌灶直径10 mm以下称小胃癌,5 mm以下称微小胃癌。早期胃癌分为3型(图8-1)。Ⅰ型,隆起型;Ⅱ型,表浅型,包括3个亚型,Ⅱa型,表浅隆起型;Ⅱb型,表浅平坦型;Ⅱc型,表浅凹陷型;Ⅲ型,凹陷型。如果合并两种以上亚型时,面积最大的一种写在最前面,其他依次排在后面。如Ⅱc+Ⅲ。Ⅰ型和Ⅱa型鉴别如下:Ⅰ型病变厚度超过正常黏膜的2倍,Ⅱa型的病变厚度不到正常黏膜的2倍。

2.进展期胃癌

进展期胃癌指病变深度已超过黏膜下层的胃癌。按 Borrmann 分型法分为 4 型(图 8-2):①Ⅰ型,息肉(肿块)型;②Ⅱ型,无浸润溃疡型,癌灶与正常胃界限清楚;③Ⅲ型,有浸润溃疡型,癌灶与正常胃界限不清楚;Ⅳ型,弥漫浸润型。

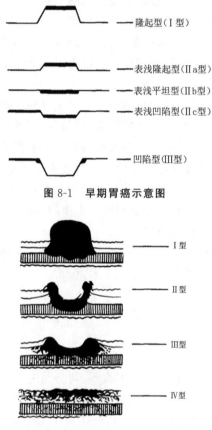

图 8-1　早期胃癌示意图

图 8-2　胃癌的 Borrmann 分型

(三)组织类型

(1)WHO 将胃癌归类为上皮性肿瘤和类癌两种,其中前者又包括以下治疗。

(1)腺癌(包括乳头状腺癌、管状腺癌、低分化腺癌、黏液腺癌及印戒细胞癌)。

(2)腺鳞癌。

(3)鳞状细胞癌。

(4)未分化癌。

(5)不能分类的癌。

(2)日本胃癌研究会将胃癌分为以下 3 型:①普通型,包括乳头状腺癌、管状腺癌(高分化型、中分化型)、低分化性腺癌(实体型癌和非实体型癌)、印戒细胞癌和黏液细胞癌。②特殊型,包括腺鳞癌、鳞状细胞癌、未分化癌和不能分类的癌。③类癌。

(四)转移扩散途径

1.直接浸润

直接浸润是胃癌的主要扩散方式之一。当胃癌侵犯浆膜层时,可直接浸润腹膜、邻近器官或组织,主要有胰腺、肝脏、横结肠及其系膜等,也可借黏膜下层或浆膜下层向上浸润至食管下端、向下浸润至十二指肠。

2.淋巴转移

淋巴转移是胃癌的主要转移途径,早期胃癌的淋巴转移率近20%,进展期胃癌的淋巴转移率高达70%左右。一般情况下按淋巴流向转移,少数情况也有跳跃式转移。胃周淋巴结分为以下23组(图8-3),具体如下:除了上述胃周淋巴结外,还有2处淋巴结在临床上很有意义,一是左锁骨上淋巴结,如触及肿大为癌细胞沿胸导管转移所致;二是脐周淋巴结,如肿大为癌细胞通过肝圆韧带淋巴管转移所致。淋巴结的转移率=转移淋巴结数目/受检淋巴结数目。

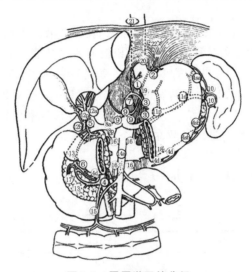

图8-3　胃周淋巴结分组

1.贲门右区;2.贲门左区;3.沿胃小弯;4sa.胃短血管旁;4sb.胃网膜左血管旁;4d.胃网膜右血管旁;5.幽门上区;6.幽门下区;7.胃左动脉旁;8a.肝总动脉前;8p.肝总动脉后;9.腹腔动脉旁;10.脾门;11p.近端脾动脉旁;11d.远端脾动脉旁;12a.肝动脉旁;12p.门静脉后;12b.胆总管旁;13.胰头后;14a.肠系膜上动脉旁;15.结肠中血管旁;16.腹主动脉旁(a1,膈肌主动脉裂孔至腹腔干上缘;a2,腹腔干上缘至左肾静脉下缘;b1,左肾静脉下缘至肠系膜下动脉上缘;b2,肠系膜下动脉上缘至腹主动脉分叉处);17.胰头前;18.胰下缘;19.膈下;20.食管裂孔;21.胸下部食管旁;22.膈上

3.血行转移

胃癌晚期癌细胞经门静脉或体循环向身体其他部位播散,常见的有肝、肺、骨、肾、脑等,其中以肝转移最为常见。

4.种植转移

当胃癌浸透浆膜后,癌细胞可自浆膜脱落并种植于腹膜、大网膜或其他脏器表面,形成转移性结节,黏液腺癌种植转移最为多见。若种植转移至直肠前凹,直肠指诊可能触到肿块。胃癌卵巢转移占全部卵巢转移癌的50%左右,其机制除以上所述外,也可能是经血行转移或淋巴逆流所致。

5.胃癌微转移

胃癌微转移是近几年提出的新概念,定义为治疗时已经存在但目前常规病理学诊断技术还不能确定的转移

(五)临床病理分期

国际抗癌联盟(UICC)1987 年公布了胃癌的临床病理分期,尔后经多年来的不断修改已日趋合理。

1.肿瘤浸润深度

用 T 来表示,可以分为以下几种情况:T_1,肿瘤侵及黏膜和/或黏膜肌(M)或黏膜下层(SM),SM 又可分为 SM_1 和 SM_2,前者是指癌肿越过黏膜肌不足 0.5 mm,而后者则超过了 0.5 mm。T_2,肿瘤侵及肌层(MP)或浆膜下(SS)。T_3,肿瘤浸透浆膜(SE)。T_4,肿瘤侵犯邻近结构或经腔内扩展至食管、十二指肠。

2.淋巴结转移

无淋巴结转移用 N_0 表示,其余根据肿瘤的所在部位,区域淋巴结分为 3 站,即 N_1、N_2、N_3。超出上述范围的淋巴结归为远隔转移(M_1),与此相应的淋巴结清除术分为 D_0、D_1、D_2 和 D_3。

考虑到淋巴结转移的个数与患者的 5 年生存率关系更为密切,UICC 在新 TNM 分期中(1997 年第 5 版),对淋巴结的分期强调转移的淋巴结数目而不考虑淋巴结所在的解剖位置,规定如下:N_0 无淋巴结转移(受检淋巴结个数须≥15);N_1 转移的淋巴结数为 1~6 个;N_2 转移的淋巴结数为 7~15 个;N_3 转移的淋巴结数在 16 个以上。

3.远处转移

M_0 表示无远处转移,M_1 表示有远处转移。

4.胃癌分期(表8-1)

表 8-1　胃癌的分期

	N_0	N_1	N_2	N_3
T_1	ⅠA	ⅠB	Ⅱ	
T_2	ⅠB	Ⅱ	ⅢA	
T_3	Ⅱ	ⅢA	ⅢB	
T_4	ⅢA	ⅢB		
$H_1P_1CY_1M_1$				Ⅳ

表 8-1 中 Ⅳ 期胃癌包括如下几种情况:N_3 淋巴结有转移、肝脏有转移(H_1)、腹膜有转移(P_1)、腹腔脱落细胞检查阳性(CY_1)和其他远隔转移(M_1),包括胃周以外的淋巴结、肺脏、胸膜、骨髓、骨、脑、脑脊膜、皮肤等。

三、临床表现

(一)症状

早期患者多无症状,以后逐渐出现上消化道症状,包括上腹部不适、心窝部隐痛、食后饱胀感等。胃窦癌常引起十二指肠功能的改变,可以出现类似十二指肠溃疡的症状。如果上述症状未得到患者或医师的充分注意而按慢性胃炎或十二指肠溃疡病处理,患者可获得暂时性缓解。随着病情的进一步发展,患者可逐渐出现上腹部疼痛加重、食欲缺乏、消瘦、乏力等;若癌灶浸润胃周血管则引起消化道出血,根据患者出血速度的快慢和出血量的大小,可出现呕血或黑便;若幽门被部分或完全梗阻则可致恶心与呕吐,呕吐物多为隔宿食和胃液;贲门癌和高位小弯癌可有进食哽噎感。此时虽诊断容易但已属于晚期,治疗较为困难且效果不佳。因此,外科医师对有上述临床表现的患者,尤其是中年以上的患者应细加分析,合理检查以避免延误诊断。

(二)体征

早期患者多无明显体征,上腹部深压痛可能是唯一值得注意的体征。晚期患者可能出现:上腹部肿块、左锁骨上淋巴结肿大、直肠指诊在直肠前凹触到肿块、腹水等。

四、诊断

胃镜和 X 线钡餐检查仍是目前诊断胃癌的主要方法,胃液脱落细胞学检查现已较少应用。此外,利用连续病理切片、免疫组化、流式细胞分析、反转录酶-聚合酶链反应(RT-PCR)等方法诊断胃癌微转移也取得了一些进展,本节也将做一简单介绍。

(一)纤维胃镜

纤维胃镜优点在于可以直接观察病变部位,且可以对可疑病灶直接钳取小块组织做病理组织学检查。胃镜的观察范围较大,从食管到十二指肠都可以观察及取活检。检查中利用刚果红、亚甲蓝等进行活体染色可提高早期胃癌的检出率。若发现可疑病灶应进行活检,为避免漏诊,应在病灶的四周钳取 4～6 块组织,不要集中一点取材或取材过少。

(二)X 线钡餐检查

X 线钡餐检查通过对胃的形态、黏膜变化、蠕动情况及排空时间的观察确立诊断,痛苦较小。近年,随着数字化胃肠造影技术逐渐应用于临床使影像更加清晰,分辨率大为提高,因此 X 线钡餐检查仍是目前胃癌的主要诊断方法之一。其不足是不能取活检,且不如胃镜直观,对早期胃癌诊断较为困难。进展期胃癌 X 线钡餐检查所见与 Borrmann 分型一致,即表现为肿块(充盈缺损)、溃疡(龛影)或弥漫性浸润(胃壁僵硬、胃腔狭窄等)3 种影像。早期胃癌常需借助于气钡双重对比造影。

(三)影像学检查

影像学检查常用的有腹部超声、超声内镜(EUS)、多层螺旋 CT(MSCT)等。这些影像学检查除了能了解胃腔内和胃壁本身(如超声内镜可将胃壁分为 5 层对浸润深度作出判断)的情况外,主要用于判断胃周淋巴结,胃周器官肝、胰及腹膜等部位有无转移或浸润,是目前胃癌术前 TNM 分期的首选方法。分期的准确性普通腹部超声为 50%,EUS 与 MSCT 相近,在 76% 左右,但 MSCT 在判断肝转移、腹膜转移和腹膜后淋巴结转移等方面优于 EUS。此外,MSCT 扫描三维立体质量建模拟内镜技术近年也开始用于胃癌的诊断与分期,但尚需进一步积累经验。

(四)胃癌微转移的诊断

胃癌微转移的诊断主要采用连续病理切片、免疫组化、反转录酶-聚合酶链反应(RT-PCR)、流式细胞术、细胞遗传学、免疫细胞化学等先进技术,检测淋巴结、骨髓、周围静脉血及腹腔内的微转移灶,阳性率显著高于普通病理检查。胃癌微转移的诊断可为医师判断预后、选择术式、确定淋巴结清扫范围、术后确定分期及建立个体化的化疗方案提供依据。

五、鉴别诊断

大多数胃癌患者经过外科医师初步诊断后,通过 X 线钡餐或胃镜检查都可获得正确诊断。在少数情况下,胃癌需与胃良性溃疡、胃肉瘤、胃良性肿瘤及慢性胃炎相鉴别。

(一)胃良性溃疡

胃良性溃疡与胃癌相比较,胃良性溃疡一般病程较长,曾有典型溃疡疼痛反复发作史,抗酸剂治疗有效,多不伴有食欲缺乏。除非合并出血、幽门梗阻等严重的并发症,多无明显体征,不会出现近期明显消瘦、贫血、腹部包块甚至左锁骨上窝淋巴结肿大等。更为重要的是,X线钡餐和胃镜检查,良性溃疡常小于 2.5 cm,圆形或椭圆形龛影,边缘整齐,蠕动波可通过病灶;胃镜下可见黏膜基底平坦,有白色或黄白色苔覆盖,周围黏膜水肿、充血,黏膜皱襞向溃疡集中。

(二)胃良性肿瘤

胃良性肿瘤多无明显临床表现,X线钡餐为圆形或椭圆形的充盈缺损,而非龛影。胃镜则表现为黏膜下包块。

六、治疗

(一)化学治疗

胃癌对化疗药物有低度至中度的敏感性。胃癌的化疗可于术前、术中和术后进行,以下主要介绍常用的术后辅助化疗。术后化疗的意义在于在外科手术的基础上杀灭亚临床癌灶或脱落的癌细胞,以达到降低或避免术后复发、转移的目的。目前对胃癌术后化疗的疗效仍存在较大的争议,一些荟萃分析显示术后化疗患者的生存获益较小。

1.适应证

(1)根治术后患者:早期胃癌根治术后原则上不必辅以化疗,但具有下列一项以上者应辅助化疗,癌灶面积>5 cm²、病理组织分化差、淋巴结有转移、多发癌灶或年龄<40 岁。进展期胃癌根治术后无论有无淋巴结转移,术后均需化疗。

(2)非根治术后患者:如姑息性切除术后、旁路术后、造瘘术后、开腹探查未切除以及有癌残留的患者。

(3)不能手术或再发的患者:要求患者全身状态较好、无重要脏器功能不全。4 周内进行过大手术、急性感染期、严重营养不良、胃肠道梗阻、重要脏器功能严重受损、血白细胞计数<3.5×10⁹/L、血小板计数<80×10⁹/L等不宜化疗。化疗过程中如出现上述情况也应终止化疗。

2.常用化疗方案

已证实胃癌化疗联合用药优于单一用药。临床上常用的化疗方案及疗效如下。

(1)FAM 方案:由 5-FU(氟尿嘧啶)、ADM(阿霉素)和 MMC(丝裂霉素)三药组成。用法:5-FU (600 mg/m²),静脉滴注,第 1、8、29、36 d;ADM 30 mg/m²,静脉注射,第 1、29 d;MMC 10 mg/m²,静脉注射,第 1 d。每 2 个月重复一次。有效率为 21%~42%。

(2)UFTM 方案:由 UFT(替加氟/尿嘧啶)和 MMC 组成,用法:UFT 600 mg/d,口服;MMC 6~8 mg,静脉注射,1 次/周。以上两药连用 8 周,有效率为 9%~67%。

(3)替吉奥(S-1)方案:由替加氟(FT)、吉莫斯特(CDHP)和奥替拉西钾三药按一定比例组成。前者为 5-FU 前体药物,后两者为生物调节剂。用法:40 mg/m²,2 次/d,口服;6 周为 1 个疗程,其中用药 4 周,停药 2 周。有效率为 44.6%。

近年胃癌化疗新药如紫杉醇类(多西他赛)、拓扑异构酶Ⅰ抑制药(伊立替康)、口服氟化嘧啶类(卡培他滨)、第三代铂类(奥沙利铂)等备受关注,含新药的化疗方案呈逐年增高趋势,这些新药单药有效率>20%,联合用药疗效更好,可达 50%以上。此外,分子靶向药物联合化疗也在应用和总结经验中。

(二)放射治疗

胃癌对放射线敏感性较低,因此多数学者不主张术前放疗。因胃癌复发多在癌床和邻近部位,故术中放疗有助于防止胃癌的复发。术中放疗的优点为:①术中单次大剂量(20~30 Gy)放射治疗的生物学效应明显高于手术前、后相同剂量的分次照射。②能更准确地照射到癌复发危险较大的部位,即肿瘤床。③术中可以对周围的正常组织加以保护,减少放射线的不良反应。术后放疗仅用于缓解由狭窄、癌浸润等所引起的疼痛以及对残癌处(非黏液细胞癌)银夹标志后的局部治疗。

(三)免疫治疗

生物治疗在胃癌综合治疗中的地位越来越受到重视。主要包括:①非特异性免疫增强剂,临床上应用较为广泛的主要有卡介苗、短小棒状杆菌、香菇多糖等。②过继性免疫制剂,属于此类的有淋巴因子激活的杀伤细胞(LAK)、细胞毒性 T 细胞(CTL)等以及一些细胞因子,如白细胞介素-2(IL-2)、肿瘤坏死因子(TNF)、干扰素(IFN)等。

(孙秀杰)

第二节　结　肠　癌

结肠癌是胃肠道常见的恶性肿瘤。近年来,我国的结肠癌发病率呈明显上升且有多于直肠癌的趋势,以 51~60 岁居多。好发部位依次是乙状结肠、回盲部、升结肠、降结肠、横结肠。

一、病因

结肠癌的发病原因可能是多方面的。近年来认为结肠癌的发生与发展是经过黏膜增生、腺瘤及癌变的多步骤多基因起作用的遗传性疾病。

(一)癌前疾病

(1)腺瘤:目前国内外研究已取得共识,认为结肠癌约半数左右来自腺瘤的癌变。

(2)溃疡性结肠炎:特别是长期慢性溃疡性结肠炎,由于肠黏膜反复破坏和修复,因而癌变率随病史的延长而增高,其病变程度及范围也与癌变呈相关。

(二)膳食和运动

食物中过多的动物脂肪及动物蛋白的摄入,缺少新鲜菜果及纤维素食品,缺乏适度的体力活动,使肠的蠕动功能下降,肠道菌群发生变化,肠道中胆酸和胆盐含量增多等,其结果都会引起或加重肠黏膜损害。

(三)环境因素

下列因素也与结肠癌的发病有关:①精神因素;②钼的缺乏;③阳光与维生素 D 的缺乏。

二、病理与分期

绝大多数结肠癌为腺癌。

(一)根据肿瘤的大体形态分类

(1)肿块型:肿瘤向肠腔内生长,好发于右侧结肠,特别是盲肠。

(2)浸润型:肿瘤沿肠壁浸润,易引起肠腔狭窄和肠梗阻。多发生于左侧结肠,特别是乙状结肠。

（3）溃疡型：肿瘤向肠壁深层生长并向周围浸润，是结肠癌的最常见类型。

(二)结肠癌的分期普遍采用 Dukes 分期法

（1）A 期：癌仅局限于肠壁内。又分为 3 个亚期，即 A_0 期，癌局限于黏膜内；A_1 期，癌穿透黏膜达黏膜下层；A_2 期，癌累及黏膜肌层但未穿透浆膜。

（2）B 期：癌穿透肠壁但尚无淋巴结转移。

（3）C 期：癌穿透肠壁且有淋巴结转移。又分为两个亚期，即 C_1 期，淋巴结转移限于结肠壁和结肠旁淋巴结；C_2 期，肠系膜淋巴结，包括系膜根部淋巴结转移。

（4）D 期：远处淋巴结转移或腹腔转移，或广泛侵及邻近脏器而无法切除。

结肠癌的转移方式主要为淋巴转移，首先转移到结肠壁和结肠旁淋巴结，再到肠系膜血管周围和肠系膜根部淋巴结。血行转移多见于肝，其次是肺、胃等，也可直接浸润邻近器官和腹腔种植。

三、临床表现

结肠癌早期症状不明显，发展后可出现以下症状。

(一)排便习惯和粪便性状的改变

排便习惯和粪便性状的改变常为最早出现的症状。多为排便次数增多，粪便不成形或稀便，粪便带血、脓或黏液，亦可发生便秘。

(二)腹部不适

腹部不适也是早期症状之一。常为定位不确切的持续性隐痛、不适或腹胀感，初为间歇性，后转为持续，发生肠梗阻则腹痛加重。

(三)腹部肿块

在结肠部位出现呈结节状质硬肿块，横结肠和乙状结肠部位肿块可有一定活动度。如肿块肠外浸润或并发感染，则肿块固定且有明显压痛。

(四)肠梗阻症状

肠梗阻症状是结肠癌的后期症状。多呈慢性低位不完全肠梗阻。一旦发生完全肠梗阻则症状加重。

(五)全身症状

患者可出现贫血、消瘦、乏力、低热等。晚期还可出现肝大、黄疸、水肿、腹水、锁骨上淋巴结肿大及恶病质等。

由于右侧结肠和左侧结肠癌病理类型不同，临床表现也有区别。一般右侧结肠癌的临床表现以全身症状、贫血和腹部肿块为主，而左侧结肠癌则以肠梗阻、便秘、腹泻、便血等症状为主。

四、诊断

(一)早期症状

结肠癌的早期症状多较轻或不明显，易被忽视。应重视对高危人群和怀疑为结肠癌患者的监测。凡 40 岁以上有以下任何一种表现者应视为高危人群。

（1）直系亲属中有结直肠癌患者。

（2）有癌症史或有肠道癌前病变。

（3）大便隐血试验持续阳性。

(4)具有以下 5 项中的两项以上者:慢性腹泻、慢性便秘、黏液血便、慢性阑尾炎史及精神创伤史。

(二)辅助检查

下列辅助检查方法可供选择。

(1)X 线钡剂灌肠或气钡双重造影及乙状结肠镜或纤维结肠镜检查,有助于明确诊断。

(2)B 型超声和 CT、MRI 对了解腹内肿块和肿大淋巴结、肝内转移灶及肠外浸润等均有帮助。

(3)血清癌胚抗原(CEA)约 60％患者高于正常,虽特异性差,但对判断复发和预后有帮助。

(4)直肠黏液 T-抗原试验或大便隐血试验可作为对高危人群的筛查。

五、治疗

原则应采用以手术为主的综合治疗。

(一)手术治疗

1.术前准备

结肠癌术前肠道准备十分重要,主要方法是:术前 3 d 进流质饮食,并发肠梗阻时应禁饮食、补液、胃肠减压;口服肠道抗生素(如新霉素、甲硝唑等)和缓泻剂(如蓖麻油或硫酸镁);术前晚及术日晨做清洁灌肠。

2.结肠癌根治性手术

切除范围包括肿瘤所在肠襻及其系膜和区域淋巴结。适用于 Dukes A、B、C 期患者。

(1)右半结肠切除术:适用于盲肠、升结肠、结肠肝曲的癌肿。切除范围包括右半横结肠、升结肠、盲肠和末端回肠 15～20 cm。对结肠肝曲的癌肿应加切整个横结肠和胃网膜右动脉组淋巴结。

(2)横结肠切除术:适用于横结肠癌,切除范围包括结肠肝曲和脾曲的全部横结肠及胃结肠韧带的淋巴结组。

(3)左半结肠切除术:适用于结肠脾曲、降结肠癌,切除范围包括横结肠左半、降结肠及部分或全部乙状结肠。

(4)乙状结肠癌根治术:切除范围包括全部乙状结肠和全部降结肠或部分降结肠及部分直肠。

3.其他术式

姑息性切除术、结肠造口术、单纯肠吻合旁路术,适用于 Dukes D 期和不能根治的 Dukes C 期患者。

(二)化学药物治疗

辅助化疗用于根治术后 Dukes B、C 期结肠癌的综合治疗。化学治疗配合根治性手术,可提高 5 年生存率。目前常用的化疗方案均以 5-氟尿嘧啶为基础用药。最常用静脉化疗,也可经肛门用 5-氟尿嘧啶栓剂或乳剂用药的方法,以减轻化疗的全身毒性。还有经口服、动脉局部灌注及腔内给药等方法。常用的化疗药物有 5-氟尿嘧啶、铂类、表柔比星、羟喜树碱等。

(孙秀杰)

第九章

重症医学科常见病的诊疗

第一节　急性颅内高压症

急性颅内压增高症是多种疾病共有的一种症候群。正常成人侧卧时颅内压力经腰椎穿刺测定为 0.69~0.78 kPa(7~8 cmH₂O)，若超过 1.96 kPa(20 cmH₂O)时为颅内压增高。

一、颅内压的生理调节

颅腔除了血管与外界相通外，基本上可看作是一个不可伸缩的容器，其总容积是不变的。颅腔内的 3 种内容物——脑、血液及脑脊液，它们都是不能被压缩的。但脑脊液与血液在一定范围内是可以被置换的。所以颅腔内任何一种内容物的体积增大时，必然导致其他两种内容物的体积代偿性减少来相适应。如果调节作用失效，或颅内容物体积增长过多过速，超出调节功能所能够代偿时，就出现颅内压增高。

脑脊液从侧脑室内脉络丛分泌产生，经室间孔入第三脑室，再经大脑导水管到第四脑室，然后经侧孔和正中孔进入蛛网膜下腔。主要经蛛网膜颗粒吸收入静脉窦，小部分由软脑膜或蛛网膜的毛细血管所吸收。

脑血流量是保证脑正常功能所必需的，它决定于脑动脉灌注压(脑血流的输入压与输出压之差)。当脑动脉血压升高时，血管收缩，限制过多的血液进入颅内。当脑动脉压力下降时，血管扩张，使脑血流量不致有过多的下降。当颅内压增高时，脑灌注压减少，因而脑血流量减少。一般认为颅内压增高需要依靠减少脑血流量来调节时，说明脑代偿功能已达到衰竭前期了。

在 3 种内容物中，脑实质的体积变动很少，而脑血流量在一定范围内由脑血管的自动调节反应而保持相对稳定状态。所以，颅内压主要是依靠脑脊液量的变化来调节。

颅内压的调节很大程度取决于机体本身的生理和病理情况。调节有一定的限度，超过这个限度就引起颅内压增高。

二、颅内压增高的病理生理

临床常见有下列几种情况：①颅内容物的体积增加超过了机体生理代偿的限度，如颅内肿瘤、脓肿、急性脑水肿等。②颅内病变破坏了生理调节功能,如严重脑外伤、脑缺血、缺氧等。③病变发展过于迅速,使脑的代偿功能来不及发挥作用,如急性颅内大出血、急性颅脑外伤等。④病变引起脑脊液循环通路阻塞。⑤全身情况差使颅内压调节作用衰竭,如毒血症和缺氧状态。

颅内压增高有 2 种类型:①弥漫性增高,如脑膜脑炎、蛛网膜下腔出血、全脑水肿等。②先有局部的压力增高,通过脑的移位及压力传送到别处才使整个颅内压升高,如脑瘤、脑出血等。

三、诊断

(一)临床表现特点

在极短的时间内发生的颅内压增高称为急性颅内压增高。可见于脑外伤引起的硬膜外血肿、脑内血肿、脑挫裂伤等或急性脑部感染、脑炎、脑膜炎等引起的严重脑水肿;脑室出血或近脑室系统的肿瘤或脑脓肿等。

1.头痛

急性颅内压增高意识尚未丧失之前,头痛剧烈,常伴喷射性呕吐。头痛常在前额与双颞,头痛与病变部位常不相关。

2.视盘水肿

急性颅内压增高可在数小时内见视盘水肿,视盘周围出血。但急性颅内压增高不一定都呈现视盘水肿。因而视盘水肿是颅内压增高的重要体征,但无否定的意义。

3.意识障碍

意识障碍是急性颅内压增高的最重要症状之一,可以为嗜睡、昏迷等不同程度的意识障碍。

4.脑疝

整个颅腔被大脑镰和天幕分成 3 个相通的腔,并以枕骨大孔与脊髓腔相通。当颅内某一分腔有占位病变时,压力高、体积大的部分就向其他分腔挤压、推移而形成脑疝。由于脑疝压迫,使血液循环及脑脊液循环受阻,进一步加剧颅内高压,最终危及生命。常见的脑疝有 2 类:小脑幕切迹疝及枕骨大孔疝。

(1)小脑幕切迹疝:通常是一侧大脑半球占位性病变所致,由于颞叶海马钩回疝入小脑幕切迹孔,压迫同侧动眼神经和中脑,患者呈进行性意识障碍,病变侧瞳孔扩大、对光反射消失,病情进一步恶化时双侧瞳孔散大、去大脑强直,最终呼吸、心跳停止。

(2)枕骨大孔疝:主要见于颅后窝病变。由于小脑扁桃体疝入枕骨大孔,延髓受压。临床表现为突然昏迷、呼吸停止、双瞳孔散大,随后心跳停止而死亡。

5.其他症状

可有头晕、耳鸣、烦躁不安、展神经麻痹、复视、抽搐等。儿童患者常有头围增大、颅缝分离、头皮静脉怒张等。颅内压增高严重时,可有生命体征变化,血压升高、脉搏变慢及呼吸节律减慢。生命体征变化是颅内压增高的危险征象。

(二)诊断要点

1.是否急性颅内压增高

急性发病的头痛、呕吐、视盘水肿及很快出现意识障碍、抽搐等则应考虑有急性颅内压增高。应做颅脑 CT 或 MRI 检查并密切观察临床症状、体征的变化。

2.颅内压增高的程度

颅内压增高程度可分 3 级:压力在 $1.96\sim2.55$ kPa($20\sim26$ cmH_2O)为轻度增高;压力在

2.55～5.30 kPa(26～54 cmH$_2$O)为中度增高;超过 5.30 kPa(54 cmH$_2$O)为重度增高。如出现以下情况说明颅内压增高已达严重地步。

(1)头痛发作频繁,反复呕吐,眼底检查发现视盘水肿进行性加重者。

(2)意识障碍逐渐加深者。

(3)血压上升、脉搏减慢、呼吸节律变慢者表示颅内压增高较严重。

(4)观察过程中出现瞳孔大小不等者。

3.颅内压增高的原因

应详细询问病史并体检,做有关的实验室检查,同时做脑脊液检查,脑 CT、MRI、脑电图、脑血管造影等辅助检查可提供重要的诊断资料,从而采取相应的治疗措施。

四、治疗

降低颅内压。

(一)脱水治疗

1.高渗性脱水

20%甘露醇每次 250 mL 静脉滴注,于 20～40 min 内滴完,每 6 h1 次,作用迅速,可以维持 4～8 h,为目前首选的降颅压药物。甘油可以口服,剂量为每天 1～2 g/kg;也可静脉滴注,剂量为每天0.7～1 g/kg。成人可用 10%甘油每天 500 mL,滴注速度应慢,以防溶血。同时应限制液体入量和钠盐摄入量,并注意电解质平衡,有心功能不全者应预防因血容量突然增加而致急性左侧心力衰竭及肺水肿。

2.利尿剂

可利尿脱水,常用呋塞米(呋塞米)和依他尼酸(利尿酸),其脱水作用不及高渗脱水剂,但与甘露醇合用可减少其用量。用法:成人一般剂量为每次 20～40 mg,每天 1～6 次,肌内注射或静脉注射。

3.血清蛋白

每次 50 mL,每天 1 次,连续用 2～3 d。应注意心功能。

4.激素

作用机制尚未十分肯定,主要在于改善血-脑屏障功能及降低毛细血管通透性。常用地塞米松,每天 10～20 mg,静脉滴注或肌内注射。

(二)减少脑脊液容量

对阻塞性或交通性脑积水患者可做脑脊液分流手术,对紧急患者可做脑室穿刺引流术,暂时缓解颅内高压。也可以口服碳酸酐酶抑制剂,如乙酰唑胺(醋唑磺胺),可抑制脑脊液生成,剂量为 250 mg,每天2～3 次。

(三)其他

对严重脑水肿伴躁动、发热、抽搐或去大脑强直者,可采用冬眠低温治疗,充分供氧,必要时可气管切开以改善呼吸道阻力。有条件时可使用颅内压监护仪,有利于指导脱水剂的应用和及时抢救。

(四)病因治疗

当颅内高压危象改善后,应及时明确病因,以便进行病因治疗。

(王春燕)

第二节　自发性蛛网膜下腔出血

自发性蛛网膜下腔出血(spontaneous subarachnoid hemorrhage,SSAH)是指各种非外伤性原因引起的脑血管破裂,血液流入蛛网膜下腔的统称。它不是一种独立的疾病,而是某些疾病的临床表现,占急性脑血管疾病的 10%～20%。

一、病因病机

最常见的病因为颅内动脉瘤,占自发性蛛网膜下腔出血的 75%～80%,其次为脑血管畸形(10%～15%),高血压性动脉硬化、动脉炎、烟雾病、脊髓血管畸形、结缔组织病、血液病、颅内肿瘤卒中、抗凝治疗并发症等为少见原因。

二、临床表现

(一)性别、年龄

男女比例为 1:(1.3～1.6)。可发生在任何年龄,发病率随年龄增长而增加,并在 60 岁左右达到高峰,以后随年龄增大反而下降。各种常见病因的自发性蛛网膜下腔出血的好发年龄见本节鉴别诊断部分。

(二)起病形式

绝大部分在情绪激动或用力等情况下急性发病。

(三)症状、体征

(1)出血症状:表现为突然发病,剧烈头痛、恶心呕吐、面色苍白、全身冷汗。半数患者可出现精神症状,如烦躁不安、意识模糊、定向力障碍等。意识障碍多为一过性的,严重者呈昏迷状态,甚至出现脑疝而死亡。20%可出现抽搐发作。有的还可出现眩晕、项背痛或下肢疼痛,脑膜刺激征明显。

(2)颅神经损害:6%～20%患者出现一侧动眼神经麻痹,提示存在同侧颈内动脉后交通动脉动脉瘤或大脑后动脉动脉瘤。

(3)偏瘫:20%患者出现轻偏瘫。

(4)视力、视野障碍:发病后 1 h 内即可出现玻璃体膜下片状出斑,引起视力障碍。10%～20%有视盘水肿。当视交叉、视束或视放射受累时产生双颞偏盲或同向偏盲。

(5)其他:约 1%的颅内动静脉畸形和颅内动脉瘤出现颅内杂音。部分蛛网膜下腔出血发病后可有发热。

(四)并发症

(1)再出血:以出血后 5～11 d 为再出血高峰期,80%发生在 1 个月内。颅内动脉瘤初次出血后的24 h 内再出血率最高,为 4.1%,第 2 次再出血的发生率为每天 1.5%,到第 14 d 时累计为19%。表现为在经治疗病情稳定好转的情况下,突然再次发生剧烈头痛、恶心呕吐、意识障碍加重、原有局灶症状和体征重新出现等。

(2)血管痉挛:通常发生在出血后第 1～2 周,表现为病情稳定后再出现神经系统定位体征和意识障碍。腰穿或头颅 CT 检查无再出血表现。

（3）急性非交通性脑积水：常发生在出血后 1 周内，主要为脑室内积血所致，临床表现为头痛、呕吐、脑膜刺激征、意识障碍等，复查头颅 CT 可以诊断。

（4）正常颅压脑积水：多出现在蛛网膜下腔出血的晚期，表现为精神障碍、步态异常和尿失禁。

三、辅助检查

（一）CT

颅脑 CT 是诊断蛛网膜下腔出血的首选方法，诊断急性蛛网膜下腔出血准确率几乎 100%，主要表现为蛛网膜下腔内高密度影，即脑沟与脑池内高密度影（图 9-1A、B）。动态 CT 检查有助于了解出血的吸收情况、有无再出血、继发脑梗死、脑积水及其程度等。强化 CT 还显示脑血管畸形和直径＞0.8 cm 的动脉瘤。

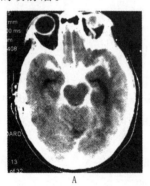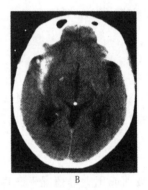

图 9-1　自发性蛛网膜下腔出血 CT 表现

A.自发性蛛网膜下腔出血（鞍上池与环池）的 CT 表现；B.自
发性蛛网膜下腔出血（外侧裂池）的 CT 表现

蛛网膜下腔出血的 CT 分级（Fisher）见表 9-1。

表 9-1　蛛网膜下腔出血的 CT 分级（Fisher 法）

级别	CT 发现
Ⅰ级	无出血所见
Ⅱ级	蛛网膜下腔一部分存在弥漫性薄层出血（1 mm）
Ⅲ级	蛛网膜下腔有较厚（1 mm 以上）出血或局限性血肿
Ⅳ级	伴脑实质或脑室内积血

由于自发性蛛网膜下腔出血的原因脑动脉瘤占 1/2 以上，因此，可根据 CT 显示的蛛网膜下腔出血的部位初步判断或提示颅内动脉瘤的位置。如颈内动脉动脉瘤破裂出血常是鞍上池不对称积血，大脑中动脉动脉瘤破裂出血多见外侧裂积血，前交通动脉动脉瘤破裂出血则是纵裂池、基底部积血，而出血在脚间池和环池者，一般不是动脉瘤破裂引起。

（二）脑脊液检查

通常 CT 检查已确诊者，腰穿不作为临床常规检查。如果出血量较少或者距起病时间较长，CT 检查无阳性发现时，需要行腰穿检查脑脊液。蛛网膜下腔的新鲜出血，脑脊液检查的特征性表现为均匀血性脑脊液；脑脊液变黄或发现了含有红细胞、含铁血黄素或胆红素结晶的吞噬细胞等，则提示为陈旧性出血。

(三)脑血管影像学检查

1.DSA

即血管造影的影像通过数字化处理，把不需要的组织影像删除掉，只保留血管影像，这种技术叫做数字减影技术。其特点是图像清晰，分辨率高，对观察血管病变，血管狭窄的定位测量，诊断及介入治疗提供了真实的立体图像，为脑血管内介入治疗提供了必备条件(图 9-2A～D)。主要适用于全身血管性疾病、肿瘤的检查及治疗。是确定自发性蛛网膜下腔出血病因的首选方法，也是诊断动脉瘤、血管畸形、烟雾病等颅内血管性病变的最有价值的方法。DSA 不仅能及时明确动脉瘤大小、部位、单发或多发、有无血管痉挛，而且还能显示脑动静脉畸形的供应动脉和引流静脉，以及侧支循环情况。对怀疑脊髓动静脉畸形者还应行脊髓动脉造影。脑血管造影可加重脑缺血、引起动脉瘤再次破裂等，因此，造影时机宜避开脑血管痉挛和再出血的高峰期，即出血 3 d 内或 3 周后进行为宜。旋转 DSA 及三维重建技术的应用，使其能在三维空间内做任意角度的观察，清晰地显露出动脉瘤体、瘤颈、载瘤动脉及与周围血管解剖关系；有效地避免了邻近血管重叠或掩盖。此项技术突破了常规 DSA 一次造影只能显示一个角度和图像后处理手段少等局限性，极大地方便了介入诊疗操作，对脑血管病变的诊断和治疗具有很大的应用价值。由于 DSA 显示的是造影剂充盈的血管管腔的空间结构，因此，目前仍被公认为是血管性疾病的诊断"金标准"，诊断颅内动脉瘤的准确率达 95% 以上。但是，随着 CTA、MRA 技术的迅速发展，在某些方面大有取代 DSA 之势。

2.CT 血管成像(CTA)

CTA 检查经济、快速、无创，可同时显示颈内动脉系、椎动脉系和 Willis 环血管全貌，因此，是筛查颅内血管性疾病的首选影像学诊断方法之一。由于 CTA 受患者病情因素限制少，急性脑出血或蛛网膜出血患者，当临床怀疑动脉瘤或脑动静脉畸形可能为出血原因时，DSA 检查受限，CTA 可作为早期检查的可靠方法(图 9-2A～C)。由于脑血流循环时间短，脑动脉 CTA 容易产生静脉污染以及颅底骨质难以彻底清除，Willis动脉环近段动脉重建效果欠佳，血管性病变漏诊率高。但是，近年来，64 层螺旋 CT 的扫描速度已超越动脉血流速度，因此，无论是小剂量造影剂团注测试技术还是增强扫描智能触发技术，配合 64 层螺旋 CT 扫描，纯粹的脑动脉期图像的获取已不成问题，尤其是数字减影 CTA(Subtraction CT Angiography,DSCTA)技术基本上去除了颅底骨骼对 CTA 的影响。超薄的扫描层厚使其能最大限度地消除了常规头部 CT 扫描时颅底骨质伪影，显著地提高了 Willis 动脉环近段动脉 CTA 图像质量，真正地使其三维及二维处理图像绝对无变形、失真，能最真实的显示脑血管病变及其邻近结构的解剖关系，图像质量媲美 DSA，提供诊断信息量超越 DSA。表面遮盖法(SSD)及最大密度投影法(MIP)是最常用的三维重建方法，容积显示法(VR)是最高级的三维成像方法。DSCTA 对脑动脉瘤诊断的特异性和敏感性与 DSA 一致，常规 CTA 组诊断 Willis 动脉环及其远段脑动脉瘤的特异性和敏感性亦与 DSA 一致，但对 Willis 动脉环近段动脉瘤有漏诊的情况，敏感性仅 71.4%。但是，DSCTA 也存在一定局限性，基础病变，如血肿、钙化、动脉支架及动脉银夹等被减影导致漏诊或轻微运动可致减影失败，患者照射剂量增加及图像噪声增加等也是问题。近期临床上应用的 320 层螺旋 CT 更显示出了其优越性。

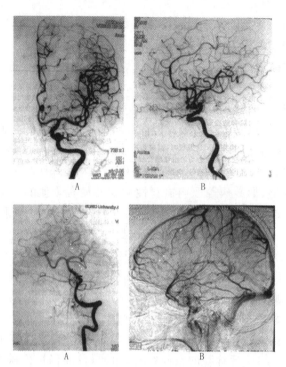

图 9-2　脑血管 DSA 表现

A.正常一侧颈内动脉 DSA 表现（正位片动脉期）；B.正常一侧颈内动脉 DSA 表现（侧位片动脉期）；C.正常椎-基底动脉 DSA 表现（动脉期）；D.正常一侧颈内动脉 DSA 表现（侧位片静脉期）

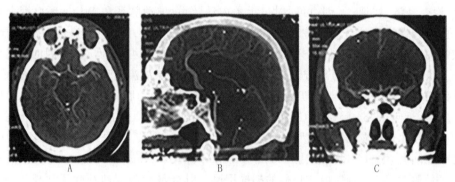

图 9-3　正常 CTA 表现

A.轴位；B.矢状位；C.冠状位

目前，CTA 主要用于诊断脑动脉瘤、脑动静脉畸形、闭塞性脑血管病、静脉窦闭塞和脑出血等。CTA 能清晰观察到脑动脉瘤的瘤体大小、瘤颈宽度及与载瘤动脉的关系；能清晰观察到脑动静脉畸形血管团大小、形态及供血动脉和引流静脉；能清晰观察到脑血管狭窄或闭塞部位、形态及血管壁硬、软斑块。64 层螺旋 CTA 对脑动脉瘤检查有较高的敏感性和特异性，诊断附和率达 100％，能查出约 1.7 mm 大小的动脉瘤。采用多层面重建（MPR）、曲面重建（CPR）、容积显示（VR）和最大密度投影（MIP）等技术可清楚地显示动脉瘤的瘤体大小、瘤颈宽度及与载瘤动脉的关系；并可任意旋转图像，多角度观察，能获得完整的形态及与邻近血管、颅骨的空间解剖关系，为制定治疗方案和选择手术入路提供可靠依据。CTA 可显示脑动静脉畸形的供血动脉、病变血管团和引流静脉的立体结构,有助于临床医师选择手术入路,以避开较大脑血管和分支处进行定位和穿刺治疗。脑动静脉畸形出血急性期的 DSA 检查,其显示受血肿影响,而 CTA 三维图像能任意角度观察,显示病灶与周围结构关系较 DSA 更清晰。CTA 诊断颈内动脉狭窄的附和率为 95%,最大密度投影法可更好地显示血管狭窄程度。在脑梗死早期显示动脉闭塞,指导溶栓治疗。CTA 可清晰显示静脉窦是否通畅。CTA 显示造影剂外溢的患者,往往血肿增大。

总之,CT 血管造影(CTA)与数字减影血管造影(DSA)相比,最大优势是快速和无创伤,并可多方位、多角度观察脑血管及病变形态,提供近似实体的解剖概念,对筛查自发性蛛网膜下腔出血的病因和诊断某些脑血管疾病不失为一种重要而有效的检查方法。但是,CTA 的不足之处在于造影剂用量大,需掌握注药与扫描的最佳时间间隔,不能显示扫描范围以外的病变,可能漏诊。并且对侧支循环的血管、直径小于 1.2 mm 的穿动脉、动脉的硬化改变及血管痉挛的显示不如 DSA。

3.磁共振血管成像(MRA)

包括时间飞越法 MRA 及相位对比法 MRA,其具有无创伤、无辐射、不用对比剂的特点,被广泛应用于血管性病变的诊断中,可显示颈内动脉狭窄、颅内动静脉畸形、动脉瘤等疾病。主要用于有动脉瘤家族史或破裂先兆者的筛查,动脉瘤患者的随访以及急性期不能耐受脑血管造影检查的患者。不足之处是由于扫描时间长及饱和效应,使得血流信号下降,血管分支显示不佳,大大降低了图像的效果及诊断的准确性(图 9-4A～C)。

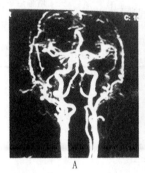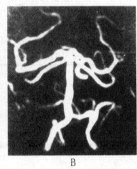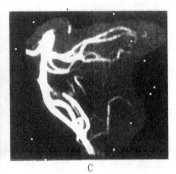

图 9-4　正常 MRA 表现

A.全脑;B.椎-基底动脉正位片;C.椎-基底动脉侧位片

MRA 探测脑动脉瘤有很高的敏感性,特别是探测没有伴发急性蛛网膜下腔出血的动脉瘤。MRA 能完全无创伤性地显示血管解剖和病变及血流动力学信息,能清楚地显示瘤巢的供血动脉和引流静脉的走行、数量、形态等。另外,MRI 可通过其直接征象"流空信号簇"对脑动静脉畸形做出明确的诊断。因此,MRI 与 MRA 的联合应用,作为一种完全无损伤性的血管检查方法,在临床症状不典型或临床症状与神经系统定位不相符时,可以大大提高脑血管畸形的发现率和确诊率。

四、诊断与鉴别诊断

(一)诊断

根据急性发病方式、剧烈头痛、恶心呕吐等临床症状、体征,结合 CT 检查,确诊蛛网膜下腔出血并不困难。进一步寻找蛛网膜下腔出血的原因,即病因诊断更为重要,尤其是确定外科疾病引起蛛网膜下腔出血的原因。因此,对于自发性蛛网膜下腔出血患者,若无明显的血液病史、抗凝治疗等病史,均要常规行脑血管造影和/或 CTA、MRA 检查,以寻找出血原因,明确病因。

(二)病因鉴别诊断

临床上常见的自发性蛛网膜下腔出血的病因鉴别诊断见表 9-2。

表 9-2 自发性蛛网膜下腔出血的病因鉴别诊断

病因	动脉瘤	动静脉畸形	高血压	烟雾病	脑瘤出血
发病年龄	40~60 岁	35 岁以下	50 岁以上	青少年多见	30~60 岁
出血前症状	无症状,少数动眼神经麻痹	常见癫痫发作	高血压史	可见偏瘫	颅压高和病灶症状
出血	正常或增高	正常	增高	正常	正常
复发出血	常见且有规律	年出血率2%	可见	可见	少见
意识障碍	多较严重	较重	较重	有轻有重	较重
颅神经麻痹	2~6 颅神经	无	少见	少见	颅底肿瘤常见
偏瘫	少见	较常见	多见	常见	常见
眼部症状	可见玻璃体积血	可见同向偏盲	眼底动脉硬化	少见	视盘水肿
CT 表现	蛛网膜下腔高密度	增强可见AVM影	脑萎缩或梗死灶	脑室出血铸型或梗死灶	增强后可见肿瘤影
脑血管造影	动脉瘤和血管痉挛	动静脉畸形	脑动脉粗细不均	脑底动脉异常血管团	有时可见肿瘤染色

五、治疗

(一)急性期治疗

1.一般处理

(1)密切观察:生命体征监测;密切观察神经系统体征的变化;保持呼吸道通畅,维持稳定的呼吸循环系统功能。

(2)降低颅内压:常用的有甘露醇、呋塞米、甘油果糖或甘油氯化钠,也可以酌情选用清蛋白。

(3)纠正水、电解质平衡紊乱:记出入液体量;注意维持液体出入量平衡。适当补液、补钠、补钾,调整饮食和静脉补液中晶体胶体的比例可以有效预防低钠血症。

(4)对症治疗:烦躁者给予镇静药,头痛给予镇痛药,禁用吗啡、哌替啶等镇痛药。癫痫发作,可采用抗癫痫药物,如安定、卡马西平或者丙戊酸钠。

(5)加强护理:卧床休息,给予高纤维、高能量饮食,保持尿便通畅。意识障碍者可放置鼻胃管,预防窒息和吸入性肺炎。尿潴留者,给予导尿并膀胱冲洗,预防尿路感染。定时翻身、局部按摩、被动活动肢体、应用气垫床等措施预防褥疮、肺不张和深静脉血栓形成等并发症。

2.防治再出血

(1)安静休息:绝对卧床 4~6 周,镇静、镇痛,避免用力和情绪激动。

(2)控制血压:如果平均动脉压>16.7 kPa(125 mmHg)或收缩压>24.0 kPa(180 mmHg),可在血压监测下使用降压药物,保持血压稳定在正常或者起病前水平。可选用钙通道阻滞剂、

β受体阻滞剂等。

(3)抗纤溶药物:常用6-氨基己酸(EACA)、氨甲苯酸或氨甲环酸。抗纤溶治疗可以降低再出血的发生率,但同时也增加脑动脉痉挛和脑梗死的发生率,建议与钙通道阻滞剂同时使用。

(4)外科手术:已经确诊为动脉瘤性蛛网膜下腔出血者,应根据病情,及早行动脉瘤夹闭术或介入栓塞治疗。

3.防治并发症

(1)脑动脉痉挛及脑缺血:①维持正常血压和血容量,保持有效的血液循环量,给予胶体溶液(清蛋白、血浆等)扩容升压。②早期使用尼莫地平,常用剂量10～20 mg/d,静脉滴注1 mg/h,共10～14 d,注意其低血压的不良反应。③腰穿放液,发病后1～3 d行腰穿释放适量的脑脊液,有利于预防脑血管痉挛,减轻脑膜刺激征等。但是,有诱发颅内感染、再出血及脑疝的危险。

(2)脑积水:①药物治疗,轻度脑积水可先行乙酰唑胺等药物治疗,酌情选用甘露醇、呋塞米等。②脑室穿刺脑脊液外引流术,蛛网膜下腔出血后脑室内积血性扩张或出现急性脑积水,经内科治疗后症状仍进行性加重者,可行脑室穿刺外引流术。但是,可增加再出血的概率。③脑脊液分流术,对于出血病因处理后,出现慢性交通性脑积水,经内科治疗仍进行性加重者,可行脑室-腹腔分流术。

(二)病因治疗

(1)手术治疗:对于出血病因明确者,应及时进行病因手术治疗,例如开颅动脉瘤夹闭术、脑动静脉畸形或脑肿瘤切除术等。

(2)血管内介入治疗:适合血管内介入治疗的动脉瘤、颅内动静脉畸形患者,也可采用动脉瘤或动静脉畸形栓塞术。

(3)立体定向放射治疗:主要用于小型动静脉畸形以及栓塞或手术后残余病灶的治疗。

六、预后

自发性蛛网膜下腔出血的预后与病因、治疗等诸多因素相关,脑动静脉畸形引起的蛛网膜下腔出血预后最佳,血液病引起的蛛网膜下腔出血效果最差。动脉瘤第1次破裂后,死亡率达30％～40％,其中半数在发病后48 h内死亡,5年内死亡率为51％;存活的病例中,1/3生活不能自理,1/3可再次发生出血,发生再次出血者的死亡率达60％～80％。脑动静脉畸形初次出血死亡率10％左右。80％血管造影阴性的蛛网膜下腔出血患者能恢复正常工作,而动脉瘤破裂引起的蛛网膜下腔出血患者只有50％能恢复健康。

(王春燕)

第三节 血栓形成性脑梗死

血栓形成性脑梗死主要是脑动脉主干或皮质支动脉粥样硬化导致血管增厚、管腔狭窄闭塞和血栓形成;还可见于动脉血管内膜炎症、先天性血管畸形、真性红细胞增多症及血液高凝状态、血流动力学异常等,均可致血栓形成,引起脑局部血流减少或供血中断,脑组织缺血、缺氧导致软化坏死，出现局灶性神经系统症状和体征，如偏瘫、偏身感觉障碍和偏盲等。大面积脑梗死还有颅内高压症状，严重者可发生昏迷和脑疝。约90％的血栓形成性脑梗死是在动脉粥样硬化的基础上发生的，因此称动脉粥样硬化性血栓形成性脑梗死。

脑梗死的发病率约为110/10万，占全部脑卒中的60％～80％；其中血栓形成性脑梗死占脑梗死的60％～80％。

一、病因与发病机制

（一）病因

1.动脉壁病变

血栓形成性脑梗死最常见的病因为动脉粥样硬化，常伴高血压，与动脉粥样硬化互为因果。其次为各种原因引起的动脉炎、血管异常（如夹层动脉瘤、先天性动脉瘤）等。

2.血液成分异常

血液黏度增高，以及真性红细胞增多症、血小板增多症、高脂血症等，都可使血液黏度增高，血液淤滞，引起血栓形成。如果没有血管壁的病变为基础，不会发生血栓。

3.血流动力学异常

在动脉粥样硬化的基础上，当血压下降、血流缓慢、脱水、严重心律失常及心功能不全时，可导致灌注压下降，有利于血栓形成。

（二）发病机制

发病机制主要是动脉内膜深层的脂肪变性和胆固醇沉积，形成粥样硬化斑块及各种继发病变，使管腔狭窄甚至阻塞。病变逐渐发展，则内膜分裂，内膜下出血和形成内膜溃疡。内膜溃疡易发生血栓形成，使管腔进一步狭窄或闭塞。由于动脉粥样硬化好发于大动脉的分叉处及拐弯处，故脑血栓的好发部位为大脑中动脉、颈内动脉的虹吸部及起始部，椎动脉及基底动脉的中下段等。由于脑动脉有丰富的侧支循环，管腔狭窄需达到80％以上才会影响脑血流量。逐渐发生的动脉硬化斑块一般不会出现症状，当内膜损伤破裂形成溃疡后，血小板及纤维素等血中有形成分黏附、聚集、沉着形成血栓。当血压下降、血流缓慢、脱水等血液黏度增加，致供血减少或促进血栓形成的情况下，即出现急性缺血症状。

病理生理学研究发现，脑的耗氧量约为总耗氧量的20％，故脑组织缺血缺氧是以血栓形成性脑梗死为代表的缺血性脑血管疾病的核心发病机制。脑组织缺血缺氧将会引起神经细胞肿胀、变性、坏死、凋亡以及胶质细胞肿胀、增生等一系列继发反应。脑血流阻断1 min后神经元活动停止，缺血缺氧4 min即可造成神经元死亡。脑缺血的程度不同而神经元损伤的程度也不同。脑神经元损伤导致局部脑组织及其功能的损害。缺血性脑血管疾病的发病是多方面而且相当复杂的过程，脑缺血损害也是一个渐进的过程，神经功能障碍随缺血时间的延长而加重。目前的研究发现氧自由基的形成、钙离子超载、一氧化氮（NO）和一氧化氮合成酶的作用、兴奋性氨基酸毒性作用、炎症细胞因子损害、凋亡调控基因的激活、缺血半暗带功能障碍等方面参与了其发生机制。这些机制作用于多种生理、病理过程的不同环节，对脑功能演变和细胞凋亡给予调节，同时也受到多种基因的调节和制约，构成一种复杂的相互调节与制约的网络关系。

1.氧自由基损伤

脑缺血时氧供应下降和ATP减少，导致过氧化氢、羟自由基以及起主要作用的过氧化物等氧自由基的过度产生和超氧化物歧化酶等清除自由基的动态平衡状态遭到破坏，攻击膜结构和

DNA,破坏内皮细胞膜,使离子转运、生物能的产生和细胞器的功能发生一系列病理生理改变,导致神经细胞、胶质细胞和血管内皮细胞损伤,增加血-脑屏障通透性。自由基损伤可加重脑缺血后的神经细胞损伤。

2.钙离子超载

研究认为,Ca^{2+} 超载及其一系列有害代谢反应是导致神经细胞死亡的最后共同通路。细胞内 Ca^{2+} 超载有多种原因。

(1)在蛋白激酶 C 等的作用下,兴奋性氨基酸(EAA)、内皮素和 NO 等物质释放增加,导致受体依赖性钙通道开放使大量 Ca^{2+} 内流。

(2)细胞内 Ca^{2+} 浓度升高可激活磷脂酶、三磷酸脂醇等物质,使细胞内储存的 Ca^{2+} 释放,导致 Ca^{2+} 超载。

(3)ATP 合成减少,Na^+,K^+-ATP酶功能降低而不能维持正常的离子梯度,大量 Na^+ 内流和 K^+ 外流,细胞膜电位下降产生去极化,导致电压依赖性钙通道开放,大量 Ca^{2+} 内流。

(4)自由基使细胞膜发生脂质过氧化反应,细胞膜通透性发生改变和离子运转,引起 Ca^{2+} 内流使神经细胞内 Ca^{2+} 浓度异常升高。

(5)多巴胺、5-羟色胺和乙酰胆碱等水平升高,使 Ca^{2+} 内流和胞内 Ca^{2+} 释放。Ca^{2+} 内流进一步干扰了线粒体氧化磷酸化过程,且大量激活钙依赖性酶类,如磷脂酶、核酸酶及蛋白酶,以及自由基形成、能量耗竭等一系列生化反应,最终导致细胞死亡。

3.一氧化氮(NO)和一氧化氮合成酶的作用

有研究发现,NO 作为生物体内重要的信使分子和效应分子,具有神经毒性和脑保护双重作用,即低浓度 NO 通过激活鸟苷酸环化酶使环鸟苷酸(cGMP)水平升高,扩张血管,抑制血小板聚集、白细胞-内皮细胞的聚集和黏附,阻断 NMDA 受体,减弱其介导的神经毒性作用起保护作用;而高浓度 NO 与超氧自由基作用形成过氧亚硝酸盐或者氧化产生亚硝酸阴离子,加强脂质过氧化,使 ATP 酶活性降低,细胞蛋白质损伤,且能使各种含铁硫的酶失活,从而阻断 DNA 复制及靶细胞内的能量合成和能量衰竭,亦可通过抑制线粒体呼吸功能实现其毒性作用而加重缺血脑组织的损害。

4.兴奋性氨基酸毒性作用

兴奋性氨基酸(EAA)是广泛存在于哺乳动物中枢神经系统的正常兴奋性神经递质,参与传递兴奋性信息,同时又是一种神经毒素,以谷氨酸(Glu)和天冬氨酸(Asp)为代表。脑缺血使物质转化(尤其是氧和葡萄糖)发生障碍,使维持离子梯度所必需的能量衰竭和生成障碍。因为能量缺乏,膜电位消失,细胞外液中谷氨酸异常增高导致神经元、血管内皮细胞和神经胶质细胞持续去极化,并有谷氨酸从突触前神经末梢释放。胶质细胞和神经元对神经递质的再摄取一般均需耗能,神经末梢释放的谷氨酸发生转运和再摄取障碍,导致细胞间隙 EAA 异常堆积,产生神经毒性作用。EAA 毒性可以直接导致急性细胞死亡,也可通过其他途径导致细胞凋亡。

5.炎症细胞因子损害

脑缺血后炎症级联反应是一种缺血区内各种细胞相互作用的动态过程,是造成脑缺血后的第 2 次损伤。在脑缺血后,由于缺氧及自由基增加等因素均可通过诱导相关转录因子合成,淋巴细胞、内皮细胞、多形核白细胞和巨噬细胞、小胶质细胞以及星形胶质细胞等一些具有免疫活性的细胞均能产生细胞因子,如肿瘤坏死因子(TNF-α)、血小板活化因子(PAF)、白细胞介素(IL)系列、转化生长因子(TGF)-β$_1$ 等,细胞因子对白细胞又有趋化作用,诱导内皮细胞表达细胞间黏附分子(ICAM-1)、P-选择素等黏附分子,白细胞通过其毒性产物、巨噬细胞作用和免疫反应加重缺血性损伤。

6.凋亡调控基因的激活

细胞凋亡是由体内外某种信号触发细胞内预存的死亡程序而导致的以细胞 DNA 早期降解为特征的主动性自杀过程。细胞凋亡在形态学和生化特征上表现为细胞皱缩,细胞核染色质浓缩,DNA 片段化,而细胞的膜结构和细胞器仍完整。脑缺血后,神经元生存的内外环境均发生变化,多种因素如过量的谷氨酸受体的激活、氧自由基释放和细胞内 Ca^{2+} 超载等,通过激活与调控凋亡相关基因、启动细胞死亡信号转导通路,最终导致细胞凋亡。缺血性脑损伤所致的细胞凋亡可分 3 个阶段:信号传递阶段、中央调控阶段和结构改变阶段。

7.缺血半暗带功能障碍

缺血半暗带(IP)是无灌注的中心(坏死区)和正常组织间的移行区。IP 是不完全梗死,其组织结构存在,但有选择性神经元损伤。围绕脑梗死中心的缺血性脑组织的电活动中止,但保持正常的离子平衡和结构上的完整。假如再适当增加局部脑血流量,至少在急性阶段突触传递能完全恢复,即 IP 内缺血性脑组织的功能是可以恢复的。缺血半暗带是兴奋性细胞毒性、梗死周围去极化、炎症反应、细胞凋亡起作用的地方,使该区迅速发展成梗死灶。缺血半暗带的最初损害表现为功能障碍,有独特的代谢紊乱。主要表现在葡萄糖代谢和脑氧代谢这两方面:①当血流速度下降时,蛋白质合成抑制,启动无氧糖酵解、神经递质释放和能量代谢紊乱。②急性脑缺血缺氧时,神经元和神经胶质细胞由于能量缺乏、K^+ 释放和谷氨酸在细胞外积聚而去极化,缺血中心区的细胞只去极化而不复极;而缺血半暗带的细胞以能量消耗为代价可复极,如果细胞外的 K^+ 和谷氨酸增加,这些细胞也只去极化,随着去极化细胞数量的增大,梗死灶范围也不断扩大。

尽管对缺血性脑血管疾病一直进行着研究,但对其病理生理机制尚不够深入,希望随着中西医结合对缺血性脑损伤治疗的研究进展,其发病机制也随之更深入地阐明,从而更好地为临床和理论研究服务。

二、病理

动脉闭塞 6 h 以内脑组织改变尚不明显,属可逆性,8～48 h 缺血最重的中心部位发生软化,并出现脑组织肿胀、变软,灰白质界限不清。如病变范围扩大、脑组织高度肿胀时,可向对侧移位,甚至形成脑疝。镜下见组织结构不清,神经细胞及胶质细胞坏死,毛细血管轻度扩张,周围可见液体和红细胞渗出,此期为坏死期。动脉阻塞 3 d 后,特别是 7～14 d,脑组织开始液化,脑组织水肿明显,病变区明显变软,神经细胞消失,吞噬细胞大量出现,星形胶质细胞增生,此期为软化期。4 周后液化的坏死组织被吞噬和移走,胶质增生,小病灶形成胶质瘢痕,大病灶形成中风囊,此期称恢复期,可持续数月至 1～2 年。上述病理改变称白色梗死。少数梗死区,由于血管丰富,于再灌流时可继发出血,呈现出血性梗死或称红色梗死。

三、临床表现

(一)症状与体征

患者多在 50 岁以后发病,常伴有高血压;多在睡眠中发病,醒来才发现肢体偏瘫。部分患者先有头昏、头痛、眩晕、肢体麻木、无力等短暂性脑缺血发作的前驱症状,多数经数小时甚至 1～2 d 症状达高峰,通常意识清楚,但大面积脑梗死或基底动脉闭塞可有意识障碍,甚至发生脑疝等危重症状。神经系统定位体征视脑血管闭塞的部位及梗死的范围而定。

（二）临床分型

有的根据病情程度分型，如完全性缺血性中风，系指起病6 h内病情即达高峰，一般较重，可有意识障碍。还有的根据病程进展分型，如进展型缺血性中风，则指局限性脑缺血逐渐进展，数天内呈阶梯式加重。

1.按病程和病情分型

（1）进展型：局限性脑缺血症状逐渐加重，呈阶梯式加重，可持续6 h至数天。

（2）缓慢进展型：在起病后1～2周症状仍逐渐加重，血栓逐渐发展，脑缺血和脑水肿的范围继续扩大，症状由轻变重，直到出现对侧偏瘫、意识障碍，甚至发生脑疝，类似颅内肿瘤，又称类脑瘤型。

（3）大块梗死型：又称爆发型，如颈内动脉或大脑中动脉主干等较大动脉的急性脑血栓形成，往往症状出现快，伴有明显脑水肿、颅内压增高，患者头痛、呕吐、病灶对侧偏瘫，常伴意识障碍，很快进入昏迷，有时发生脑疝，类似脑出血，又称类脑出血型。

（4）可逆性缺血性神经功能缺损（reversible ischemic neurologic deficit，RIND）：此型患者症状、体征持续超过24 h，但在2～3周完全恢复，不留后遗症。病灶多数发生于大脑半球半卵圆中心，可能由于该区尤其是非优势半球侧侧支循环迅速而充分地代偿，缺血尚未导致不可逆的神经细胞损害，也可能是一种较轻的梗死。

2.OCSP分型

OCSP分型即英国牛津郡社区脑卒中研究规划（Oxfordshire Community Stroke Project，OCSP）的分型。

（1）完全前循环梗死（TACI）：表现为三联征，即完全大脑中动脉（MCA）综合征的表现。①大脑高级神经活动障碍（意识障碍、失语、失算、空间定向力障碍等）；②同向偏盲；③对侧三个部位（面、上肢和下肢）较严重的运动和/或感觉障碍。多为MCA近段主干，少数为颈内动脉虹吸段闭塞引起的大面积脑梗死。

（2）部分前循环梗死（PACI）：有以上三联征中的两个，或只有高级神经活动障碍，或感觉运动缺损较TACI局限。提示是MCA远段主干、各级分支或ACA及分支闭塞引起的中、小梗死。

（3）后循环梗死（POCI）：表现为各种不同程度的椎-基底动脉综合征——可表现为同侧脑神经瘫痪及对侧感觉运动障碍；双侧感觉运动障碍；双眼协同活动及小脑功能障碍，无长束征或视野缺损等。为椎-基底动脉及分支闭塞引起的大小不等的脑干、小脑梗死。

（4）腔隙性梗死（LACI）：表现为腔隙综合征，如纯运动性偏瘫、纯感觉性脑卒中、共济失调性轻偏瘫、手笨拙-构音不良综合征等。大多是基底节或脑桥小穿支病变引起的小腔隙灶。

OCSP分型方法简便，更加符合临床实际的需要，临床医师不必依赖影像或病理结果即可对急性脑梗死迅速分出亚型，并作出有针对性的处理。

（三）临床综合征

1.颈内动脉闭塞综合征

颈内动脉闭塞综合征指颈内动脉血栓形成，主干闭塞。病史中可有头痛、头晕、晕厥、半身感觉异常或轻偏瘫；病变对侧有偏瘫、偏身感觉障碍和偏盲；可有精神症状，严重时有意识障碍；病变侧有视力减退，有的还有视神经乳头萎缩；病灶侧有Horner综合征；病灶侧颈动脉搏动减弱或消失；优势半球受累可有失语，非优势半球受累可出现体象障碍。

2.大脑中动脉闭塞综合征

大脑中动脉闭塞综合征指大脑中动脉血栓形成,大脑中动脉主干闭塞,引起病灶对侧偏瘫、偏身感觉障碍和偏盲,优势半球受累还有失语。累及非优势半球可有失用、失认和体象障碍等顶叶症状。病灶广泛,可引起脑肿胀,甚至死亡。

(1)皮质支闭塞:引起病灶对侧偏瘫、偏身感觉障碍,面部及上肢重于下肢,优势半球病变有运动性失语,非优势半球病变有体象障碍。

(2)深穿支闭塞:出现对侧偏瘫和偏身感觉障碍,优势半球病变可出现运动性失语。

3.大脑前动脉闭塞综合征

大脑前动脉闭塞综合征指大脑前动脉血栓形成,大脑前动脉主干闭塞。在前交通动脉以前发生阻塞时,因为病损脑组织可通过对侧前交通动脉得到血供,故不出现临床症状;在前交通动脉分出之后阻塞时,可出现对侧中枢性偏瘫,以面瘫和下肢瘫为重,可伴轻微偏身感觉障碍;并可有排尿障碍(旁中央小叶受损);精神障碍(额极与胼胝体受损);强握及吸吮反射(额叶受损)等。

(1)皮质支闭塞:引起对侧下肢运动及感觉障碍;轻微共济运动障碍;排尿障碍和精神障碍。

(2)深穿支闭塞:引起对侧中枢性面、舌及上肢瘫。

4.大脑后动脉闭塞综合征

大脑后动脉闭塞综合征指大脑后动脉血栓形成。约70%的患者两条大脑后动脉来自基底动脉,并有后交通动脉与颈内动脉联系交通。有20%~25%的人一条大脑后动脉来自基底动脉,另一条来自颈内动脉;其余的人中,两条大脑后动脉均来自颈内动脉。

大脑后动脉供应颞叶的后部和基底面、枕叶的内侧及基底面,并发出丘脑膝状体及丘脑穿动脉供应丘脑血液。

(1)主干闭塞:引起对侧同向性偏盲,上部视野受损较重,黄斑回避(黄斑视觉皮质代表区为大脑中、后动脉双重血液供应,故黄斑视力不受累)。

(2)中脑水平大脑后动脉起始处闭塞:可见垂直性凝视麻痹、动眼神经麻痹、眼球垂直性歪扭斜视。

(3)双侧大脑后动脉闭塞:有皮质盲、记忆障碍(累及颞叶)、不能识别熟悉面孔(面容失认症)、幻视和行为综合征。

(4)深穿支闭塞:丘脑穿动脉闭塞则引起红核丘脑综合征,病侧有小脑性共济失调,意向性震颤。舞蹈样不自主运动和对侧感觉障碍。丘脑膝状体动脉闭塞则引起丘脑综合征,病变对侧偏身感觉障碍(深感觉障碍较浅感觉障碍为重),病变对侧偏身自发性疼痛。轻偏瘫,共济失调和舞蹈-手足徐动症。

5.椎-基底动脉闭塞综合征

椎-基底动脉闭塞综合征指椎-基底动脉血栓形成。椎-基底动脉实为一连续的脑血管干并有着共同的神经支配,无论是结构、功能还是临床病症的表现,两侧互为影响,实难予以完全分开,故常总称为"椎-基底动脉系疾病"。

(1)基底动脉主干闭塞综合征:指基底动脉主干血栓形成。发病虽然不如脑桥出血那么急,但病情常迅速恶化,出现眩晕、呕吐、四肢瘫痪、共济失调、昏迷和高热等。大多数在短期内死亡。

(2)双侧脑桥正中动脉闭塞综合征:指双侧脑桥正中动脉血栓形成,为典型的闭锁综合征,表现为四肢瘫痪、假性延髓性麻痹、双侧周围性面瘫、双眼球外展麻痹、两侧的侧视中枢麻痹。但患者意识清楚,视力、听力和眼球垂直运动正常,所以,患者通过听觉、视觉和眼球上下运动表示意识和交流。

（3）基底动脉尖综合征：基底动脉尖分出两对动脉——小脑上动脉和大脑后动脉，分支供应中脑、丘脑、小脑上部、颞叶内侧及枕叶。血栓性闭塞多发生于基底动脉中部，栓塞性病变通常发生在基底动脉尖。栓塞性病变导致眼球运动及瞳孔异常，表现为单侧或双侧动眼神经部分或完全麻痹、眼球上视不能（上丘受累）、光反射迟钝而调节反射存在（顶盖前区病损）、一过性或持续性意识障碍（中脑或丘脑网状激活系统受累）、对侧偏盲或皮质盲（枕叶受累）、严重记忆障碍（颞叶内侧受累）。如果是中老年人突发意识障碍又较快恢复，有瞳孔改变、动眼神经麻痹、垂直注视障碍、无明显肢体瘫痪和感觉障碍应想到该综合征的可能。如果还有皮质盲或偏盲、严重记忆障碍更支持本综合征的诊断，需做头部 CT 或 MRI 检查，若发现有双侧丘脑、枕叶、颞叶和中脑病灶则可确诊。

（4）中脑穿动脉综合征：指中脑穿动脉血栓形成，亦称 Weber 综合征，病变位于大脑脚底，损害锥体束及动眼神经，引起病灶侧动眼神经麻痹和对侧中枢性偏瘫。中脑穿动脉闭塞还可引起红核综合征（Benedikt 综合征），累及动眼神经髓内纤维及黑质，引起病灶侧动眼神经麻痹及对侧锥体外系症状。

（5）脑桥支闭塞综合征：指脑桥支血栓形成引起的脑桥腹外侧综合征（Millard-Gubler 综合征），病变位于脑桥的腹外侧部，累及展神经核和面神经核以及锥体束，引起病灶侧眼球外直肌麻痹、周围性面神经麻痹和对侧中枢性偏瘫。

（6）内听动脉闭塞综合征：指内听动脉血栓形成（内耳卒中）。内耳的内听动脉有两个分支，较大的耳蜗动脉供应耳蜗及前庭迷路下部；较小的耳蜗动脉供应前庭迷路上部，包括水平规管及椭圆囊斑。由于口径较小的前庭动脉缺乏侧支循环，以致前庭迷路上部对缺血选择性敏感，故迷路缺血常出现严重眩晕、恶心呕吐。若耳蜗支同时受累则有耳鸣、耳聋。耳蜗支单独梗死则会突发耳聋。

（7）小脑后下动脉闭塞综合征：指小脑后下动脉血栓形成，也称 Wallenberg 综合征。表现为急性起病的头晕、眩晕、呕吐（前庭神经核受损）、交叉性感觉障碍，即病侧面部感觉减退、对侧肢体痛觉、温度觉障碍（病侧三叉神经脊束核及对侧交叉的脊髓丘脑束受损），同侧 Horner 综合征（下行交感神经纤维受损），同侧小脑性共济失调（绳状体或小脑受损），声音嘶哑、吞咽困难（疑核受损）。小脑后下动脉常有解剖变异，常见不典型临床表现。

四、辅助检查

（一）影像学检查

1.胸部 X 线检查

了解心脏情况及肺部有无感染和癌肿等。

2.CT 检查

不仅可确定梗死的部位及范围，而且可明确是单发还是多发。在缺血性脑梗死发病 12～24 h，CT 常没有明显的阳性表现。梗死灶最初表现为不规则的稍低密度区，病变与血管分布区一致。常累及基底节区，如为多发灶，亦可连成一片。病灶大、水肿明显时可有占位效应。在发病后 2～5 d，病灶边界清晰，呈楔形或扇形等。1～2 周，水肿消失，边界更清，密度更低。发病第 2 周，可出现梗死灶边界不清楚，边缘出现等密度或稍低密度，即模糊效应；在增强扫描后往往呈脑回样增强，有助于诊断。4～5 周，部分小病灶可消失，而大片状梗死灶密度进一步降低和囊变,后者 CT 值接近脑脊液。

在基底节和内囊等处的小梗死灶(一般在 15 mm 以内)称之为腔隙性脑梗死,病灶亦可发生在脑室旁深部白质、丘脑及脑干。

在 CT 排除脑出血并证实为脑梗死后,CT 血管成像(CTA)对探测颈动脉及其各主干分支的狭窄准确性较高。

3.MRI 检查

对病灶较 CT 敏感性、准确性更高的一种检测方法,其无辐射、无骨伪迹、更易早期发现小脑、脑干等部位的梗死灶,并于脑梗死后 6 h 左右便可检测到由于细胞毒性水肿造成 T_1 和 T_2 加权延长引起的 MRI 信号变化。近年除常规应用 SE 法的 T_1 和 T_2 加权以影像对比度原理诊断外,更需采用功能性磁共振成像,如弥散成像(DWI)和表观弥散系数(apparent diffusion coefficient,ADC)、液体衰减反转恢复序列(FLAIR)等进行水平位和冠状位检查,往往在脑缺血发生后 $1\sim1.5$ h 便可发现脑组织水含量增加引起的 MRI 信号变化,并随即可进一步行磁共振血管成像(MRA)、CT 血管成像(CTA)或数字减影血管造影(DSA)以了解梗死血管部位,为超早期施行动脉内介入溶栓治疗创造条件,有时还可发现血管畸形等非动脉硬化性血管病变。

(1)超早期:脑梗死临床发病后 1 h 内,DWI 便可描出高信号梗死灶,ADC 序列显示暗区。实际上 DWI 显示的高信号灶仅是血流低下引起的缺血灶。随着缺血的进一步发展,DWI 从高信号渐转为等信号或低信号,病灶范围渐增大;PWI、FLAIR 及 T_2WI 均显示高信号病灶区。值得注意的是,DWI 对超早期脑干缺血性病灶,在水平位不易发现,而往往在冠状位可清楚显示。

(2)急性期:血-脑屏障尚未明显破坏,缺血区有大量水分子聚集,T_1WI 和 T_2WI 明显延长,T_1WI 呈低信号,T_2WI 呈高信号。

(3)亚急性期及慢性期:由于正血红铁蛋白游离,T_1WI 呈边界清楚的低信号,T_2WI 和 FLAIR 均呈高信号;迨至病灶区水肿消除,坏死组织逐渐产生,囊性区形成,乃至脑组织萎缩,FLAIR 呈低信号或低信号与高信号混杂区,中线结构移向病侧。

(二)脑脊液检查

脑梗死患者脑脊液检查一般正常,大块梗死型患者可有压力增高和蛋白含量增高;出血性梗死时可见红细胞。

(三)经颅多普勒超声

TCD 是诊断颅内动脉狭窄和闭塞的手段之一,对脑底动脉严重狭窄($>65\%$)的检测有肯定的价值。局部脑血流速度改变与频谱图形异常是脑血管狭窄最基本的 TCD 改变。三维 B 超检查可协助发现颈内动脉粥样硬化斑块的大小和厚度,有没有管腔狭窄及严重程度。

(四)心电图检查

进一步了解心脏情况。

(五)血液学检查

(1)血常规、血沉、抗"O"和凝血功能检查:了解有无感染征象、活动风湿和凝血功能情况。

(2)血糖:了解有无糖尿病。

(3)血清脂质:包括总胆固醇和甘油三酯有无增高。

(4)脂蛋白:低密度脂蛋白胆固醇(LDL-C)由极低密度脂蛋白胆固醇(VLDL-C)转化而来。通常情况下,LDL-C 从血浆中清除,其所含胆固醇酯由脂肪酸水解,当体内 LDL-C 显著升高时,LDL-C 附着到动脉的内皮细胞与 LDL 受体结合,而易被巨噬细胞摄取,沉积在动脉内膜上形成动脉硬化。有一组报道正常人组 LDL-C（2.051±0.853）mmol/L，脑梗死患者组为（3.432±1.042）mol/L。

（5）载脂蛋白 B：载脂蛋白 B（ApoB）是血浆低密度脂蛋白（LDL）和极低密度脂蛋白（VLDL）的主要载脂蛋白，其含量能精确反映出 LDL 的水平，与动脉粥样硬化（AS）的发生关系密切。在 AS 的硬化斑块中，胆固醇并不是孤立地沉积于动脉壁上，而是以 LDL 整个颗粒形成沉积物；ApoB 能促进沉积物与氨基多糖结合成复合物，沉积于动脉内膜上，从而加速 AS 形成。对总胆固醇（TC）、LDL-C 均正常的脑血栓形成患者，ApoB 仍然表现出较好的差别性。ApoA-I 的主要生物学作用是激活卵磷脂胆固醇转移酶，此酶在血浆胆固醇（Ch）酯化和 HDL 成熟（即 HDL→HDL$_2$→HDL$_3$）过程中起着极为重要的作用。ApoA-I 与 HDL$_2$ 可逆结合以完成 Ch 从外周组织转移到肝脏。因此，ApoA-I 显著下降时，可形成 AS。

（6）血小板聚集功能：近些年来的研究提示血小板聚集功能亢进参与体内多种病理反应过程，尤其是对缺血性脑血管疾病的发生、发展和转归起重要作用。血小板最大聚集率（PMA）、解聚型出现率（PDC）和双相曲线型出现率（PBC），发现缺血型脑血管疾病 PMA 显著高于对照组，PDC 明显低于对照组。

（7）血栓烷 A$_2$ 和前列环素：许多文献强调花生四烯酸（AA）的代谢产物在影响脑血液循环中起着重要作用，其中血栓烷 A$_2$（TXA$_2$）和前列环素（PGI$_2$）的平衡更引人注目。脑组织细胞和血小板等质膜有丰富的不饱和脂肪酸，脑缺氧时，磷脂酶 A$_2$ 被激活，分解膜磷脂使 AA 释放增加。后者在环氧化酶的作用下血小板和血管内皮细胞分别生成 TXA$_2$ 和 PGI$_2$。TXA$_2$ 和 PGI$_2$ 水平改变在缺血性脑血管疾病的发生上是原发还是继发的问题，目前还不清楚。TXA$_2$ 大量产生，PGI$_2$ 的生成受到抑制，使正常情况下 TXA$_2$ 与 PGI$_2$ 之间的动态平衡受到破坏。TXA$_2$ 强烈的缩血管和促进血小板聚集作用因失去对抗而占优势，对于缺血性低灌流的发生起着重要作用。

（8）血液流变学：缺血性脑血管疾病全血黏度、血浆比黏度、血细胞比容升高，血小板电泳和红细胞电泳时间延长。通过对脑血管疾病进行 133 例脑血流（CBF）测定，并将黏度相关的几个变量因素与 CBF 做了统计学处理，发现全部患者的 CBF 均低于正常，证实了血液黏度因素与 CBF 的关系。有学者把血液流变学各项异常作为脑梗死的危险因素之一。

红细胞表面带有负电荷，其所带电荷越少，电泳速度就越慢。有一组报道示脑梗死组红细胞电泳速度明显慢于正常对照组，说明急性脑梗死患者红细胞表面电荷减少，聚集性强，可能与动脉硬化性脑梗死的发病有关。

五、诊断与鉴别诊断

（一）诊断

（1）血栓形成性脑梗死为中年以后发病。

（2）常伴有高血压。

（3）部分患者发病前有 TIA 史。

（4）常在安静休息时发病，醒后发现症状。

（5）症状、体征可归为某一动脉供血区的脑功能受损，如病灶对侧偏瘫、偏身感觉障碍和偏盲，优势半球病变还有语言功能障碍。

（6）多无明显头痛、呕吐和意识障碍。

（7）大面积脑梗死有颅内高压症状，头痛、呕吐或昏迷，严重时发生脑疝。

（8）脑脊液检查多属正常。

（9）发病 48 h 后 CT 出现低密度灶。

（10）MRI 检查可更早发现梗死灶。

（二）鉴别诊断

1.脑出血

血栓形成性脑梗死和脑出血均为中老年人多见的急性起病的脑血管疾病，必须进行 CT/MRI 检查予以鉴别。

2.脑栓塞

血栓形成性脑梗死和脑栓塞同属脑梗死范畴，且均为急性起病，后者多有心脏病病史，或有其他肢体栓塞史，心电图检查可发现心房颤动等，以供鉴别诊断。

3.颅内占位性病变

少数颅内肿瘤、慢性硬膜下血肿和脑脓肿患者可以突然发病，表现局灶性神经功能缺失症状，而易与脑梗死相混淆。但颅内占位性病变常有颅内高压症状和逐渐加重的临床经过，颅脑 CT 对鉴别诊断有确切的价值。

4.脑寄生虫病

如脑囊虫病、脑型血吸虫病，也可在癫痫发作后，急性起病偏瘫。寄生虫的有关免疫学检查和神经影像学检查可帮助鉴别。

六、治疗

欧洲脑卒中组织（ESO）缺血性脑卒中和短暂性脑缺血发作处理指南[欧洲脑卒中促进会（EUSI），2008 年]推荐所有急性缺血性脑卒中患者都应在卒中单元内接受以下治疗。

（一）溶栓治疗

理想的治疗方法是在缺血组织出现坏死之前，尽早清除栓子，早期使闭塞脑血管再开通和缺血区的供血重建，以减轻神经组织的损害，正因为如此，溶栓治疗脑梗死一直引起人们的广泛关注。国外早在 1958 年即有溶栓治疗脑梗死的报道，由于有脑出血等并发症，益处不大，溶栓疗法一度停止使用。近 30 多年来，由于溶栓治疗急性心肌梗死的患者取得了很大的成功，大大减少了心肌梗死的范围，死亡率下降 20%～50%。溶栓治疗脑梗死又受到了很大的鼓舞。再者，CT 扫描能及时排除颅内出血，可在早期或超早期进行溶栓治疗，因而提高了疗效和减少脑出血等并发症。

1.病例选择

（1）临床诊断符合急性脑梗死。

（2）头颅 CT 扫描排除颅内出血和大面积脑梗死。

（3）治疗前收缩压不宜＞24.0 kPa（180 mmHg），舒张压不宜＞14.7 kPa（110 mmHg）。

（4）无出血素质或出血性疾病。

（5）年龄＞18 岁及＜75 岁。

（6）溶栓最佳时机为发病后 6 h 内，特别是在 3 h 内。

（7）获得患者家属的书面知情同意。

2.禁忌证

（1）病史和体检符合蛛网膜下腔出血。

（2）CT 扫描有颅内出血、肿瘤、动静脉畸形或动脉瘤。

（3）两次降压治疗后血压仍＞24.0/14.7 kPa(180/110 mmHg)。

（4）过去 30 d 内有手术史或外伤史，3 个月内有脑外伤史。

（5）病史有血液疾病、出血素质、凝血功能障碍或使用抗凝药物史，凝血酶原时间(PT)＞15 s，部分凝血活酶时间(APTT)＞40 s，国际标准化比值(INR)＞1.4，血小板计数＜100×10⁹/L。

（6）脑卒中发病时有癫痫发作的患者。

3.治疗时间窗

前循环脑卒中的治疗时间窗一般认为在发病后 6 h 内（使用阿替普酶为 3 h 内），后循环闭塞时的治疗时间窗适当放宽到 12 h。这一方面是因为脑干对缺血耐受性更强，另一方面是由于后循环闭塞后预后较差，更积极的治疗有可能挽救患者的生命。许多研究者尝试放宽治疗时限，有认为脑梗死 12～24 h 早期溶栓治疗有可能对少部分患者有效。但美国脑卒中协会(ASA)和欧洲脑卒中促进会(EUSI)都赞同认真选择在缺血性脑卒中发作后 3 h 内早期恢复缺血脑的血流灌注，才可获得良好的转归。两个指南也讨论了超过治疗时间窗溶栓的效果，EUSI 的结论是目前仅能作为临床试验的组成部分。对于不能可靠地确定脑卒中发病时间的患者，包括睡眠觉醒时发现脑卒中发病的病例，两个指南均不推荐进行静脉溶栓治疗。

4.溶栓药物

（1）尿激酶：是从健康人新鲜尿液中提取分离，然后再进行高度精制而得到的蛋白质，没有抗原性，不引起变态反应。其溶栓特点为不仅溶解血栓表面，而且深入栓子内部，但对陈旧性血栓则难起作用。尿激酶是非特异性溶栓药，与纤维蛋白的亲和力差，常易引起出血并发症。尿激酶的剂量和疗程目前尚无统一标准，剂量波动范围也大。

静脉滴注法：尿激酶每次 100 万～150 万 U 溶于 0.9％氯化钠注射液 500～1 000 mL，静脉滴注，仅用 1 次。另外，还可每次尿激酶 20 万～50 万 U 溶于 0.9％氯化钠注射液 500 mL 中静脉滴注，每天 1 次，可连用 7～10 d。

动脉滴注法：选择性动脉给药有两种途径，一是超选择性脑动脉注射法，即经股动脉或肘动脉穿刺后，先进行脑血管造影，明确血栓所在的部位，再将导管插至颈动脉或椎-基底动脉的分支，直接将药物注入血栓所在的动脉或直接注入血栓处，达到较准确的选择性溶栓作用。在注入溶栓药后，还可立即再进行血管造影了解溶栓的效果。二是采用颈动脉注射法，常规颈动脉穿刺后，将溶栓药注入发生血栓的颈动脉，起到溶栓的效果。动脉溶栓尿激酶的剂量一般是 10 万～30 万 U，有学者报道药物剂量还可适当加大。但急性脑梗死取得疗效的关键是掌握最佳的治疗时间窗，才会取得更好的效果，治疗时间窗比给药途径更重要。

（2）阿替普酶(rt-PA)：rt-PA 是第一种获得美国食品药品监督管理局(FDA)批准的溶栓药，特异性作用于纤溶酶原，激活血块上的纤溶酶原，而对血循环中的纤溶酶原亲和力小。因纤溶酶赖氨酸结合部位已被纤维蛋白占据，血栓表面的 α_2-抗纤溶酶作用很弱，但血中的纤溶酶赖氨酸结合部位未被占据，故可被 α_2-抗纤溶酶很快灭活。因此，rt-PA 优点为局部溶栓，很少产生全身抗凝、纤溶状态，而且无抗原性。但 rt-PA 半衰期短（3～5 min），而且血循环中纤维蛋白原激活抑制物的活性高于 rt-PA，会有一定的血管再闭塞，故临床溶栓必须用大剂量连续静脉滴注。rt-PA 治疗剂量是 0.85～0.90 mg/kg，总剂量＜90 mg，10％的剂量先予静脉推注，其余 90％的剂量在 24 h 内静脉滴注。

美国（美国脑卒中学会、美国心脏病协会分会，2007）更新的《急性缺血性脑卒中早期治疗指南》指出,早期治疗的策略性选择,发病接诊的当时第一阶段医师能做的就是3件事:①评价患者。②诊断、判断缺血的亚型。③分诊、介入、外科或内科,0~3 h的治疗只有一个就是静脉溶栓,而且推荐使用rt-PA。

《中国脑血管病防治指南》(卫生部疾病控制司、中华医学会神经病学分会,2004年)建议:①对经过严格选择的发病3 h内的急性缺血性脑卒中患者,应积极采用静脉溶栓治疗,首选阿替普酶(rt-PA),无条件采用rt-PA时,可用尿激酶替代。②发病3~6 h的急性缺血性脑卒中患者,可应用静脉尿激酶溶栓治疗,但选择患者应更严格。③对发病6 h以内的急性缺血性脑卒中患者,在有经验和有条件的单位,可以考虑进行动脉内溶栓治疗研究。④基底动脉血栓形成的溶栓治疗时间窗和适应证,可以适当放宽。⑤超过时间窗溶栓,不会提高治疗效果,且会增加再灌注损伤和出血并发症,不宜溶栓,恢复期患者应禁用溶栓治疗。

美国《急性缺血性脑卒中早期处理指南》(美国脑卒中学会、美国心脏病协会分会,2007)Ⅰ级建议:MCA梗死小于6 h的严重脑卒中患者,动脉溶栓治疗是可以选择的,或可选择静脉内滴注rt-PA;治疗要求患者处于一个有经验、能够立刻进行脑血管造影,且提供合格的介入治疗的脑卒中中心。鼓励相关机构界定遴选能进行动脉溶栓的个人标准。Ⅱ级建议:对于具有使用静脉溶栓禁忌证,诸如近期手术的患者,动脉溶栓是合理的。Ⅲ级建议:动脉溶栓的可获得性不应该一般地排除静脉内给rt-PA。

(二)降纤治疗

降纤治疗可以降解血栓蛋白质,增加纤溶系统的活性,抑制血栓形成或促进血栓溶解。此类药物亦应早期应用,最好是在发病后6 h内,但没有溶栓药物严格,特别适应于合并高纤维蛋白原血症者。目前,国内纤溶药物种类很多,现介绍下面几种。

1.巴曲酶

巴曲酶又名东菱克栓酶,能分解纤维蛋白原,抑制血栓形成,促进纤溶酶的生成,而纤溶酶是溶解血栓的重要物质。巴曲酶的剂量和用法:第1 d10 BU,第3 d和第5 d各为5~10 BU稀释于100~250 mL 0.9%氯化钠注射液中,静脉滴注1 h以上。对治疗前纤维蛋白原在4 g/L以上和突发性耳聋(内耳卒中)的患者,首次剂量为15~20 BU,以后隔天5 BU,疗程1周,必要时可增至3周。

2.精纯溶栓酶

精纯溶栓酶又名注射用降纤酶,是以我国尖吻蝮蛇(又名五步蛇)的蛇毒为原料,经现代生物技术分离、纯化而精制的蛇毒制剂。本品为缬氨酸蛋白水解酶,能直接作用于血中的纤维蛋白α链释放出肽A。此时生成的肽A血纤维蛋白体的纤维系统,诱发t-PA的释放,增加t-PA的活性,促进纤溶酶的生成,使已形成的血栓得以迅速溶解。本品不含出血毒素,因此很少引起出血并发症。剂量和用法:首次10 U稀释于100 mL 0.9%氯化钠注射液中缓慢静脉滴注,第2 d 10 U,第3 d5~10 U。必要时可适当延长疗程,1次5~10 U,隔天静脉滴注1次。

3.降纤酶

降纤酶曾用名蝮蛇抗栓酶、精纯抗栓酶和去纤酶。取材于东北白眉蝮蛇蛇毒,是单一成分蛋白水解酶。剂量和用法:急性缺血性脑卒中,首次10 U加入0.9%氯化钠注射液100~250 mL中静脉滴注,以后每天或隔天1次,连用2周。

4.注射用纤溶酶

从蝮蛇蛇毒中提取纤溶酶并制成制剂,其原理是利用抗体最重要的生物学特性——抗体与抗原能特异性结合,即抗体分子只与其相应的抗原发生结合。纤溶酶单克隆抗体纯化技术,就是用纤溶酶抗体与纤溶酶进行特异性结合,从而达到分离纯化纤溶酶,同时去除蛇毒中的出血毒素和神经毒。剂量和用法:对急性脑梗死(发病后 72 h 内)第 1～3 d 每次 300 U 加入 5％葡萄糖注射液或 0.9％氯化钠注射液250 mL中静脉滴注,第 4～14 d 每次 100～300 U。

5.安康乐得

安康乐得是马来西亚一种蝮蛇毒液的提纯物,是一种蛋白水解酶,能迅速有效地降低血纤维蛋白原,并可裂解纤维蛋白肽 A,导致低纤维蛋白血症。剂量和用法:2～5 AU/kg,溶于 250～500 mL 0.9％氯化钠注射液中,6～8 h 静脉滴注完,每天 1 次,连用 7 d。

《中国脑血管病防治指南》建议:①脑梗死早期(特别是 12 h 以内)可选用降纤治疗,高纤维蛋白血症更应积极降纤治疗。②应严格掌握适应证和禁忌证。

(三)抗血小板聚集药

抗血小板聚集药又称血小板功能抑制剂。随着对血栓性疾病发生机制认识的加深,发现血小板在血栓形成中起着重要的作用。近年来,抗血小板聚集药在预防和治疗脑梗死方面越来越引起人们的重视。

抗血小板聚集药主要包括血栓烷 A_2 抑制剂(阿司匹林)、ADP 受体拮抗剂(噻氯匹定、氯吡格雷)、磷酸二酯酶抑制剂(双嘧达莫)、糖蛋白(GP)Ⅱb/Ⅲa 受体拮抗剂和其他抗血小板药物。

1.阿司匹林

阿司匹林是一种强效的血小板聚集抑制剂。阿司匹林抗栓作用的机制,主要是基于对环氧化酶的不可逆性抑制,使血小板内花生四烯酸转化为血栓烷 A_2(TXA_2)受阻,因为 TXA_2 可使血小板聚集和血管平滑肌收缩。在脑梗死发生后,TXA_2 可增加脑血管阻力、促进脑水肿形成。小剂量阿司匹林,可以最大限度地抑制 TXA_2 和最低限度地影响前列环素(PGI_2),从而达到比较理想的效果。国际脑卒中实验协作组和 CAST 协作组两项非盲法随机干预研究表明,脑卒中发病后 48 h 内应用阿司匹林是安全有效的。

阿司匹林预防和治疗缺血性脑卒中效果的不恒定,可能与用药剂量有关。有些研究者认为每天给75～325 mg最为合适。有学者分别给患者口服阿司匹林每天 50 mg、100 mg、325 mg 和1 000 mg,进行比较,发现 50 mg/d 即可完全抑制 TXA_2 生成,出血时间从 5.03 min 延长到6.96 min,100 mg/d 出血时间 7.78 min,但 1 000 mg/d 反而缩减至 6.88 min。也有人观察到口服阿司匹林 45 mg/d,尿内 TXA_2 代谢产物能被抑制 95％,而尿内 PGI_2 代谢产物基本不受影响;每天 100 mg,则尿内 TXA_2 代谢产物完全被抑制,而尿内 PGI_2 代谢产物保持基线的 25％～40％;若用 1 000 mg/d,则上述两项代谢产物完全被抑制。根据以上实验结果和临床体会提示,阿司匹林每天 100～150 mg 最为合适,既能达到预防和治疗的目的,又能避免发生不良反应。

《中国脑血管病防治指南》建议:①多数无禁忌证的未溶栓患者,应在脑卒中后尽早(最好48 h内)开始使用阿司匹林。②溶栓患者应在溶栓 24 h 后,使用阿司匹林,或阿司匹林与双嘧达莫缓释剂的复合制剂。③阿司匹林的推荐剂量为 150～300 mg/d,分2 次服用,2～4 周后改为预防剂量(50～150 mg/d)。

2.氯吡格雷

由于噻氯匹定有明显的不良反应,已基本被淘汰,被第 2 代 ADP 受体拮抗剂氯吡格雷所取代。氯吡格雷和噻氯匹定一样对 ADP 诱导的血小板聚集有较强的抑制作用,对花生四烯酸、胶原、凝血酶、肾上腺素和血小板活化因子诱导的血小板聚集也有一定的抑制作用。与阿司匹林不同的是,它们对 ADP 诱导的血小板第Ⅰ相和第Ⅱ相的聚集均有抑制作用,且有一定的解聚作用。它还可以与红细胞膜结合,降低红细胞在低渗溶液中的溶解倾向,改变红细胞的变形能力。

氯吡格雷和阿司匹林均可作为治疗缺血性脑卒中的一线药物,多项研究都说明氯吡格雷的效果优于阿司匹林。氯吡格雷与阿司匹林合用防治缺血性脑卒中比单用效果更好。氯吡格雷可用于预防颈动脉粥样硬化高危患者急性缺血事件。有文献报道23例颈动脉狭窄患者,在颈动脉支架置入术前常规服用阿司匹林100 mg/d,介入治疗前晚给予负荷剂量氯吡格雷300 mg,术后服用氯吡格雷75 mg/d,3个月后经颈动脉彩超发现,新生血管内皮已完全覆盖支架,无血管闭塞和支架内再狭窄。

氯吡格雷的使用剂量为每次50～75 mg,每天1次。它的不良反应与阿司匹林比较,发生胃肠道出血的风险明显降低,发生腹泻和皮疹的风险略有增加,但明显低于噻氯匹定。主要不良反应有头昏、头胀、恶心、腹泻,偶有出血倾向。氯吡格雷禁用于对本品过敏者及近期有活动性出血者。

3.双嘧达莫

双嘧达莫又名潘生丁,通过抑制磷酸二酯酶活性,阻止环腺苷酸(cAMP)的降解,提高血小板cAMP的水平,具有抗血小板黏附聚集的能力。双嘧达莫已作为预防和治疗冠心病、心绞痛的药物,而用于防治缺血性脑卒中的效果仍有争议。欧洲脑卒中预防研究(ESPS)大宗RCT研究认为双嘧达莫与阿司匹林联合防治缺血性脑卒中,疗效是单用阿司匹林或双嘧达莫的2倍,并不会导致更多的出血不良反应。

美国FDA最近批准了阿司匹林和双嘧达莫复方制剂用于预防脑卒中。这一复方制剂每片含阿司匹林50 mg和缓释双嘧达莫400 mg。一项单中心大规模随机试验发现,与单用小剂量阿司匹林比较,这种复方制剂可使脑卒中发生率降低22%,但这项资料的价值仍有争论。

双嘧达莫的不良反应轻而短暂,长期服用可有头痛、头晕、呕吐、腹泻、面红、皮疹和皮肤瘙痒等。

4.血小板糖蛋白(glycoprotein,GP)Ⅱb/Ⅲa受体拮抗剂

GPⅡb/Ⅲa受体拮抗剂是一种新型抗血小板药,其通过阻断GPⅡb/Ⅲa受体与纤维蛋白原配体的特异性结合,有效抑制各种血小板激活剂诱导的血小板聚集,进而防止血栓形成。GPⅡb/Ⅲa受体是一种血小板膜蛋白,是血小板活化和聚集反应的最后通路。GPⅡb/Ⅲa受体拮抗剂能完全抑制血小板聚集反应,是作用最强的抗血小板药。

GPⅡb/Ⅲa受体拮抗剂分3类,即抗体类如阿昔单抗、肽类如依替巴肽和非肽类如替罗非班。这3种药物均获美国FDA批准应用。

该药还能抑制动脉粥样硬化斑块的其他成分,对预防动脉粥样硬化和修复受损血管壁起重要作用。GPⅡb/Ⅲa受体拮抗剂在缺血性脑卒中二级预防中的剂量、给药途径、时间、监护措施以及安全性等目前仍在探讨之中。

有报道对于阿替普酶(rt-PA)溶栓和球囊血管成形术机械溶栓无效的大血管闭塞和急性缺血性脑卒中患者,GPⅡb/Ⅲa受体拮抗剂能够提高治疗效果。阿昔单抗的抗原性虽已减低,但仍有部分患者可引起变态反应。

5.西洛他唑

西洛他唑又名培达,可抑制磷酸二酯酶(PDE),特别是PDEⅢ,提高cAMP水平,从而起到扩张血管和抗血小板聚集的作用,常用剂量为每次50～100 mg,每天2次。

为了检测西洛他唑对颅内动脉狭窄进展的影响,Kwan进行了一项多中心双盲随机与安慰

剂对照研究,将 135 例大脑中动脉 M1 段或基底动脉狭窄有急性症状者随机分为两组,一组接受西洛他唑 200 mg/d 治疗,另一组给予安慰剂治疗,所有患者均口服阿司匹林 100 mg/d,在进入试验和 6 个月后分别做 MRA 和 TCD 对颅内动脉狭窄程度进行评价。主要转归指标为 MRA 上有症状颅内动脉狭窄的进展,次要转归指标为临床事件和 TCD 的狭窄进展。西洛他唑组,45 例有症状颅内动脉狭窄者中有 3 例(6.7%)进展、11 例(24.4%)缓解;而安慰剂组 15 例(28.8%)进展、8 例(15.4%)缓解,两组差异有显著性意义。

有症状颅内动脉狭窄是一个动态变化的过程,西洛他唑有可能防止颅内动脉狭窄的进展。西洛他唑的不良反应可有皮疹、头晕、头痛、心悸、恶心、呕吐,偶有消化道出血、尿路出血等。

6.三氟柳

三氟柳的抗血栓形成作用是通过干扰血小板聚集的多种途径实现的,如不可逆性抑制环氧化酶(COX)和阻断血栓素 A_2(TXA_2)的形成。三氟柳抑制内皮细胞 COX 的作用极弱,不影响前列腺素合成。另外,三氟柳及其代谢产物 2-羟基-4-三氟甲基苯甲酸可抑制磷酸二酯酶,增加血小板和内皮细胞内 cAMP 的浓度,增强血小板的抗聚集效应,该药应用于人体时不会延长出血时间。

有研究将 2 113 例 TIA 或脑卒中患者随机分组,进行三氟柳(600 mg/d)或阿司匹林(325 mg/d)治疗,平均随访 30.1 个月,主要转归指标为非致死性缺血性脑卒中、非致死性心肌梗死和血管性疾病死亡的联合终点,结果两组联合终点发生率、各个终点事件发生率和存活率均无明显差异,三氟柳组出血性事件发生率明显低于阿司匹林组。

7.沙格雷酯

沙格雷酯又名安步乐克,是 5-HT_2 受体阻滞剂,具有抑制由 5-HT 增强的血小板聚集作用和由 5-HT 引起的血管收缩的作用,增加被减少的侧支循环血流量,改善周围循环障碍等。口服沙格雷酯后 1~5 h 即有抑制血小板的聚集作用,可持续 4~6 h。口服每次 100 mg,每天 3 次。不良反应较少,可有皮疹、恶心、呕吐和胃部灼热感等。

8.曲克芦丁

曲克芦丁又名维脑路通,能抑制血小板聚集,防止血栓形成,同时能对抗 5-HT、缓激肽引起的血管损伤,增加毛细血管抵抗力,降低毛细血管通透性等。每次 200 mg,每天 3 次,口服;或每次 400~600 mg 加入 5% 葡萄糖注射液或 0.9% 氯化钠注射液 250~500 mL 中静脉滴注,每天 1 次,可连用 15~30 d。不良反应较少,偶有恶心和便秘。

(四)扩血管治疗

扩张血管药目前仍然是广泛应用的药物,但脑梗死急性期不宜使用,因为脑梗死病灶后的血管处于血管麻痹状态,此时应用血管扩张药,能扩张正常血管,对病灶区的血管不但不能扩张,还要从病灶区盗血,称"偷漏现象"。因此,血管扩张药应在脑梗死发病 2 周后才应用。常用的扩张血管药有以下几种。

1.丁苯酞

每次 200 mg,每天 3 次,口服。偶见恶心,腹部不适,有严重出血倾向者忌用。

2.倍他司汀

每次 20 mg 加入 5% 葡萄糖注射液 500 mL 中静脉滴注,每天 1 次,连用 10~15 d;或每次 8 mg,每天 3 次,口服。有些患者会出现恶心、呕吐和皮疹等不良反应。

3.盐酸法舒地尔注射液

每次 60 mg(2 支)加入 5%葡萄糖注射液或 0.9%氯化钠注射液 250 mL 中静脉滴注,每天 1 次,连用 10～14 d。可有一过性颜面潮红、低血压和皮疹等不良反应。

4.丁咯地尔

每次 200 mg 加入 5%葡萄糖注射液或 0.9%氯化钠注射液250～500 mL中,缓慢静脉滴注,每天1次,连用 10～14 d。可有头痛、头晕、肠胃道不适等不良反应。

5.银杏达莫注射液

每次 20 mL 加入 5%葡萄糖注射液或 0.9%氯化钠注射液 500 mL 中静脉滴注,每天 1 次,可连用14 d。偶有头痛、头晕、恶心等不良反应。

6.葛根素注射液

每次 500 mg 加入 5%葡萄糖注射液或 0.9%氯化钠注射液 500 mL 中静脉滴注,每天 1 次,连用14 d。少数患者可出现皮肤瘙痒、头痛、头昏、皮疹等不良反应,停药后可自行消失。

7.灯盏花素注射液

每次 20 mL(含灯盏花乙素 50 g)加入 5%葡萄糖注射液或 0.9%氯化钠注射液 250 mL 中静脉滴注,每天 1 次,连用 14 d。偶有头痛、头昏等不良反应。

(五)钙通道阻滞剂

钙通道阻滞剂是继 β 受体阻滞剂之后,脑血管疾病治疗中最重要的进展之一。正常时细胞内钙离子浓度为 10^{-9} mol/L,细胞外钙离子浓度比细胞内大 10 000 倍。在病理情况下,钙离子迅速内流到细胞内,使原有的细胞内外钙离子平衡破坏,结果造成:①由于血管平滑肌细胞内钙离子增多,导致血管痉挛,加重缺血、缺氧。②由于大量钙离子激活 ATP 酶,使 ATP 酶加速消耗,结果细胞内能量不足,多种代谢无法维持。③由于大量钙离子破坏了细胞膜的稳定性,使许多有害物质释放出来。④由于神经细胞内钙离子陡增,可加速已经衰竭的细胞死亡。使用钙通道阻滞剂的目的在于阻止钙离子内流到细胞内,阻断上述病理过程。

钙通道阻滞剂改善脑缺血和解除脑血管痉挛的机制:①解除缺血灶中的血管痉挛。②抑制肾上腺素能受体介导的血管收缩,增加脑组织葡萄糖利用率,继而增加脑血流量。③有梗死的半球内血液重新分布,缺血区脑血流量增加,高血流区血流量减少,对临界区脑组织有保护作用。几种常用的钙通道阻滞剂如下。

1.尼莫地平

尼莫地平为选择性扩张脑血管作用最强的钙通道阻滞剂。口服,每次 40 mg,每天 3～4 次。注射液,每次 24 mg,溶于 5%葡萄糖注射液 1 500 mL 中静脉滴注,开始注时,1 mg/h,若患者能耐受,1 h 后增至 2 mg/h,每天 1 次,连续用药 10 d,以后改用口服。德国 Bayer 药厂生产的尼莫同,每次口服 30～60 mg,每天 3 次,可连用 1 个月。注射液开始 2 h 可按照 0.5 mg/h 静脉滴注,如果耐受性良好,尤其血压无明显下降时,可增至 1 mg/h,连用 10 d 后改为口服。该药规格为尼莫同注射液 50 mL 含尼莫地平 10 mg,一般每天静脉滴注 10 mg。不良反应比较轻微,口服时可有一过性消化道不适、头晕、嗜睡和皮肤瘙痒等。静脉给药可有血压下降(尤其是治疗前有高血压者)、头痛、头晕、皮肤潮红、多汗、心率减慢或心率加快等。

2.尼卡地平

对脑血管的扩张作用强于外周血管的作用。每次口服 20 mg,每天 3～4 次,连用 1～2 个月。可有胃肠道不适、皮肤潮红等不良反应。

3.氟桂利嗪

氟桂利嗪又名西比灵,每次 5～10 mg,睡前服。有嗜睡、乏力等不良反应。

4.桂利嗪

桂利嗪又名脑益嗪,每次口服 25 mg,每天 3 次。有嗜睡、乏力等不良反应。

（六）防治脑水肿

大面积脑梗死、出血性梗死的患者多有脑水肿,应给予降低颅压处理,如床头抬高 30°角,避免有害刺激、解除疼痛、适当吸氧和恢复正常体温等基本处理;有条件行颅内压测定者,脑灌注压应保持在 9.3 kPa(70 mmHg)以上;避免使用低渗和含糖溶液,如脑水肿明显者应快速给予降颅压处理。

1.甘露醇

甘露醇对缩小脑梗死面积与减轻病残有一定的作用。甘露醇除降低颅内压外,还可降低血液黏度、增加红细胞变形性、减少红细胞聚集、减少脑血管阻力、增加灌注压、提高灌注量、改善脑的微循环。同时,还可提高心排血量。每次 125～250 mL 静脉滴注,6 h1 次,连用 7～10 d。甘露醇治疗脑水肿疗效快、效果好。不良反应:降颅压有反跳现象,可能引起心力衰竭、肾功能损害、电解质紊乱等。

2.复方甘油注射液

能选择性脱出脑组织中的水分,可减轻脑水肿;在体内参加三羧酸循环代谢后转换成能量,供给脑组织,增加脑血流量,改善脑循环,因而有利于脑缺血病灶的恢复。每天 500 mL 静脉滴注,每天2 次,可连用 15～30 d。静脉滴注速度应控制在 2 mL/min,以免发生溶血反应。由于要控制静脉滴速,并不能用于急救。有大面积脑梗死的患者,有明显脑水肿甚至发生脑疝,一定要应用足量的甘露醇,或甘露醇与复方甘油同时或交替用药,这样可以维持恒定的降颅压作用和减少甘露醇的用量,从而减少甘露醇的不良反应。

3.七叶皂苷钠注射液

有抗渗出、消水肿、增加静脉张力、改善微循环和促进脑功能恢复的作用。每次 25 mg 加入5％葡萄糖注射液或 0.9％氯化钠注射液 250～500 mL 中静脉滴注,每天 1 次,连用 10～14 d。

4.手术减压治疗

主要适用于恶性大脑中动脉(MCA)梗死和小脑梗死。

（七）提高血氧和辅助循环

高压氧是有价值的辅助疗法,在脑梗死的急性期和恢复期都有治疗作用。最近研究提示,脑广泛缺血后,纠正脑的乳酸中毒或脑代谢产物积聚,可恢复神经功能。高压氧向脑缺血区域弥散,可使这些区域的细胞在恢复正常灌注前得以生存,从而减轻缺血缺氧后引起的病理改变,保护受损的脑组织。

（八）神经细胞活化剂

据一些药物实验研究报告,这类药物有一定的营养神经细胞和促进神经细胞活化的作用,但确切的效果,尚待进一步大宗临床验证和评价。

1.胞磷胆碱

参与体内卵磷脂的合成,有改善脑细胞代谢的作用和促进意识的恢复。每次 750 mg 加入5％葡萄糖注射液 250 mL 中静脉滴注,每天 1 次,连用 15～30 d。

2.三磷酸胞苷二钠

其主要药效成分是三磷酸胞苷,该物质不仅能直接参与磷脂与核酸的合成,而且还间接参与磷脂与核酸合成过程中的能量代谢,有神经营养、调节物质代谢和抗血管硬化的作用。每次60～120 mg加入5％葡萄糖注射液250 mL中静脉滴注,每天1次,可连用10～14 d。

3.小牛血去蛋白提取物

小牛血去蛋白提取物又名爱维治,是一种小分子肽、核苷酸和寡糖类物质,不含蛋白质和致热原。爱维治可促进细胞对氧和葡萄糖的摄取和利用,使葡萄糖的无氧代谢转向为有氧代谢,使能量物质生成增多,延长细胞生存时间,促进组织细胞代谢、功能恢复和组织修复。每次1 200～1 600 mg加入5％葡萄糖注射液500 mL中静脉滴注,每天1次,可连用15～30 d。

4.依达拉奉

依达拉奉是一种自由基清除剂,有抑制脂自由基的生成、抑制细胞膜脂质过氧化连锁反应及抑制自由基介导的蛋白质、核酸不可逆的破坏作用,是一种脑保护药物。每次30 mg加入5％葡萄糖注射液250 mL中静脉滴注,每天2次,连用14 d。

(九)其他内科治疗

1.调节和稳定血压

急性脑梗死患者的血压检测和治疗是一个存在争议的领域。因为血压偏低会减少脑血流灌注,加重脑梗死。在急性期,患者会出现不同程度的血压升高。原因是多方面的,如脑卒中后的应激反应、膀胱充盈、疼痛及机体对脑缺氧和颅内压升高的代偿反应等,且其升高的程度与脑梗死病灶大小和部位、疾病前是否患高血压有关。脑梗死早期的高血压处理取决于血压升高的程度及患者的整体情况。美国脑卒中学会(ASA)和欧洲脑卒中促进会(EUSI)都赞同:收缩压超过29.3 kPa(220 mmHg)或舒张压超过16.0 kPa(120 mmHg)以上,则应给予谨慎缓慢降压治疗,并严密观察血压变化,防止血压降得过低。然而有一些脑血管治疗中心,主张只有在出现下列情况才考虑降压治疗,如合并夹层动脉瘤、肾衰竭、心脏衰竭及高血压脑病时。但在溶栓治疗时,需及时降压治疗,应避免收缩压>24.7 kPa(185 mmHg),以防止继发性出血。降压推荐使用微输液泵静脉注射硝普钠,可迅速、平稳地降低血压至所需水平,也可用利喜定(压宁定)、卡维地洛等。血压过低对脑梗死不利,应适当提高血压。

2.控制血糖

糖尿病是脑卒中的危险因素之一,并可加重急性脑梗死和局灶性缺血再灌注损伤。欧洲脑卒中组织(ESO)《缺血性脑卒中和短暂性脑缺血发作处理指南》[欧洲脑卒中促进会(EUSI),2008年]指出,已证实急性脑卒中后高血糖与大面积脑梗死、皮质受累及其功能转归不良有关,但积极降低血糖能否改善患者的临床转归,尚缺乏足够证据。如果过去没有糖尿病史,只是急性脑卒中后血糖应激性升高,则不必应用降糖措施,只需输液中尽量不用葡萄糖注射液似可降低血糖水平;有糖尿病史的患者必须同时应用降糖药适当控制高血糖;血糖超过10 mmol/L(180 mg/dL)时需降糖处理。

3.心脏疾病的防治

对并发心脏疾病的患者要采取相应防治措施,如果要应用甘露醇脱水治疗,则必须加用呋塞米以减少心脏负荷。

4.防治感染

对有吞咽困难或意识障碍的脑梗死患者,常常容易合并肺部感染,应给予相应抗生素和止咳化痰药物,必要时行气管切开,有利吸痰。

5.保证营养和水、电解质的平衡

特别是对有吞咽困难和意识障碍的患者,应采用鼻饲,保证营养、水与电解质的补充。

6.体温管理

在实验室脑卒中模型中,发热与脑梗死体积增大和转归不良有关。体温升高可能是中枢性高热或继发感染的结果,均与临床转归不良有关。应积极迅速找出感染灶并予以适当治疗,并可使用乙酰氨基酚进行退热治疗。

(十)康复治疗

脑梗死患者只要生命体征稳定,应尽早开始康复治疗,主要目的是促进神经功能的恢复。早期进行瘫痪肢体的功能锻炼和语言训练,防止关节挛缩和足下垂,可采用针灸、按摩、理疗和被动运动等措施。

七、预后与预防

(一)预后

(1)如果得到及时的治疗,特别是能及时在卒中单元获得早期溶栓疗法等系统规范的中西医结合治疗,可提高疗效,减少致残率,50%以上的患者能自理生活,甚至恢复工作能力。

(2)脑梗死国外病死率为 6.9%~20%,其中颈内动脉系梗死为 17%,椎-基底动脉系梗死为 18%。秦震等观察随访经 CT 证实的脑梗死 1~7 年的预后,发现:①累计生存率,6 个月为 96.8%,12 个月为 91%,2 年为 81.7%,3 年为 81.7%,4 年为 76.5%,5 年为 76.5%,6 年为 71%,7 年为 71%。急性期病死率为 22.3%,其中颈内动脉系 22%,椎-基底动脉系 25%。意识障碍、肢体瘫痪和继发肺部感染是影响预后的主要因素。②累计病死率在开始半年内迅速上升,一年半达高峰。说明发病后一年半不能恢复自理者,继续恢复的可能性较小。

(二)预防

1.一级预防

一级预防是指发病前的预防,即通过早期改变不健康的生活方式,积极主动地控制危险因素,从而达到使脑血管疾病不发生或发病年龄推迟的目的。从流行病学角度看,只有一级预防才能降低人群发病率,所以对于病死率及致残率很高的脑血管疾病来说,重视并加强开展一级预防的意义远远大于二级预防。

对血栓形成性脑梗死的危险因素及其干预管理有下述几方面:服用降血压药物,有效控制高血压,防治心脏病,冠心病患者应服用小剂量阿司匹林,定期监测血糖和血脂,合理饮食和应用降糖药物和降脂药物,不抽烟、不酗酒,对动脉狭窄患者及无症状颈内动脉狭窄患者一般不推荐手术治疗或血管内介入治疗,对重度颈动脉狭窄(≥70%)的患者在有条件的医院可以考虑行颈动脉内膜切除术或血管内介入治疗。

2.二级预防

脑卒中首次发病后应尽早开展二级预防工作,可预防或降低再次发生率。二级预防有下述几个方面:首先要对第 1 次发病机制正确评估,管理和控制血压、血糖、血脂和心脏病,应用抗血小板聚集药物,颈内动脉狭窄的干预同一级预防,有效降低同型半胱氨酸水平等。

(王春燕)

第四节　急性呼吸衰竭

一、病因和发病机制

急性呼吸衰竭(acute respiratory failure,ARF)简称急性呼衰,是指患者既往无呼吸系统疾病,由于突发因素,在数秒或数小时迅速发生呼吸抑制或呼吸功能突然衰竭,在海平面大气压、静息状态下呼吸空气时,由于通气和/或换气功能障碍,导致缺氧伴或不伴二氧化碳潴留,产生一系列病理生理改变的紧急综合征。

病情危重时,因机体难以得到代偿,如不及时诊断,尽早抢救,会发生多器官功能损害,乃至危及生命。必须注意在实际临床工作中,经常会遇到在慢性呼吸衰竭的基础上,由于某些诱发因素而发生急性呼吸衰竭。

(一)急性呼吸衰竭分类

一般呼吸衰竭分为通气和换气功能衰竭两类,亦有人分为三类,即再加上一个混合型呼吸衰竭。其标准如下。

(1)换气功能衰竭(Ⅰ型呼吸衰竭)以低氧血症为主,$PaO_2 < 8.0$ kPa(60 mmHg),$PaCO_2 < 6.7$ kPa(50 mmHg),$P_{(A-a)}O_2 > 3.3$ kPa(25 mmHg),$PaO_2/PAO_2 < 0.6$。

(2)通气功能衰竭(Ⅱ型呼吸衰竭)以高碳酸血症为主,$PaCO_2 > 6.7$ kPa(50 mmHg),PaO_2正常,$P_{(A-a)}O_2 < 3.3$ kPa(25 mmHg),$PaO_2/PAO_2 > 0.6$。

(3)混合性呼吸衰竭(Ⅲ型呼吸衰竭):$PaCO_2 < 8.0$ kPa(60 mmHg),$PaCO_2 > 6.7$ kPa(50 mmHg),$P_{(A-a)}O_2 > 3.3$ kPa(25 mmHg)。

急性肺损伤和急性呼吸窘迫综合征属于Ⅰ型呼吸衰竭。

(二)急性呼吸衰竭的病因

可以引起急性呼吸衰竭的疾病很多,多数是呼吸系统的疾病。

1.各种导致气道阻塞的疾病

急性病毒或细菌性感染,或烧伤等物理化学性因子所引起的黏膜充血、水肿,造成上气道(指隆突以上至鼻的呼吸道)急性梗阻。异物阻塞也可以引起急性呼吸衰竭。

2.引起肺实质病变的疾病

感染性因子引起的肺炎为此类常见疾病,误吸胃内容物,淹溺或化学毒性物质以及某些药物、高浓度长时间吸氧也可引起吸入性肺损伤而发生急性呼吸衰竭。

3.肺水肿

(1)各种严重心脏病、心力衰竭引起的心源性肺水肿。

(2)非心源性肺水肿,有人称之为通透性肺水肿,如急性高山病、复张性肺水肿。ARDS为此种肺水肿的代表。此类疾病可造成严重低氧血症。

4.肺血管疾病

肺血栓栓塞是可引起急性呼吸衰竭的一种重要病因,还包括脂肪栓塞、气体栓塞等。

5.胸部疾病

如胸壁外伤、连枷胸、自发性气胸或创伤性气胸、大量胸腔积液等影响胸廓运动,从而导致通气减少或吸入气体分布不均,均有可能引起急性呼吸衰竭。

6.脑损伤

镇静药和对脑有毒性的药物、电解质平衡紊乱及酸、碱中毒、脑和脑膜感染、脑肿瘤、脑外伤等均可导致急性呼吸衰竭。

7.神经肌肉系统疾病

即便是气体交换的肺本身并无病变,因神经或肌肉系统疾病造成肺泡通气不足也可发生呼吸衰竭。如安眠药物或一氧化碳、有机磷等中毒,颈椎骨折损伤脊髓等直接或间接抑制呼吸中枢。也可因多发性神经炎、脊髓灰质炎等周围神经性病变,多发性肌炎、重症肌无力等肌肉系统疾病,造成肺泡通气不足而呼吸衰竭。

8.睡眠呼吸障碍

睡眠呼吸障碍表现为睡眠中呼吸暂停,频繁发生并且暂停时间显著延长,可引起肺泡通气量降低,导致乏氧和 CO_2 潴留。

二、病理生理

(一)肺泡通气不足

正常成人在静息时有效通气量约为 4 L/min,若单位时间内到达肺泡的新鲜空气量减少到正常值以下,则为肺泡通气不足。

由于每肺泡通气量(VA)的下降,引起缺氧和 CO_2 潴留,PaO_2 下降,$PaCO_2$ 升高。同时,根据肺泡气公式:$PaO_2 = (PB - PH_2O) \cdot FiO_2 - PaCO_2/R$($PaO_2$,PB 和 PH_2O 分别表示肺泡气氧分压、大气压和水蒸气压力,FiO_2 代表吸入气氧浓度,R 代表呼吸商),由已测得的 $PaCO_2$ 值,就可推算出理论的肺泡气氧分压理论值。如 $PaCO_2$ 为 9.3 kPa(70 mmHg),PB 为101.1 kPa(760 mmHg),37 ℃时 PH_2O 为6.3 kPa(47 mmHg),R 一般为 0.8,则 PaO_2 理论值为 7.2 kPa(54 mmHg)。假若 $PaCO_2$ 的升高单纯因 VA 下降引起,不存在影响气体交换肺实质病变的因素,则说明肺泡气与动脉血的氧分压差应该在正常范围,一般为 0.4~0.7 kPa(3~5 mmHg),均在 1.3 kPa(10 mmHg)以内。所以,当 $PaCO_2$ 为 9.3 kPa(70 mmHg)时,PaO_2 为 7.2 kPa(54 mmHg),动脉血氧分压应当在 6.7 kPa(50 mmHg)左右,则为高碳酸血症型的呼吸衰竭。

通气功能障碍分为阻塞性和限制性功能障碍。阻塞性通气功能障碍多由气道炎症、黏膜充血水肿等因素引起的气道狭窄导致。由于气道阻力与管径大小呈负相关,故管径越小,阻力越大,肺泡通气量越小,此为阻塞性通气功能障碍缺氧和二氧化碳潴留的主要机制。而限制性通气功能障碍主要机制则是胸廓或肺的顺应性降低导致的肺泡通气量不足,进而导致缺氧或合并二氧化碳潴留。

(二)通气/血流灌流(V/Q)失调

肺泡的通气与其灌注周围的毛细血管血流的比例必须协调,才能保证有效的气体交换。正常肺泡每分通气量为 4 L,肺毛细血管血流量是 5 L,两者之比是 0.8。如肺泡通气量与血流量的比率>0.8,示肺泡灌注不足,形成无效腔,此种无效腔效应多见于肺泡通气功能正常或增加,而肺血流减少的疾病(如换气功能障碍或肺血管疾病等),临床以缺氧为主。肺泡通气量与血流量的比率<0.8,使肺动脉的混合静脉血未经充分氧合进入肺静脉,则形成肺内静脉样分流,多见于

通气功能障碍,肺泡通气不足,临床以缺氧或伴二氧化碳潴留为主。通气/血流比例失调,是引起低氧血症最常见的病理生理学改变。

(三)肺内分流量增加(右到左的肺内分流)

在肺部疾病如肺水肿、急性呼吸窘迫综合征(ARDS)中,肺泡无气所致肺毛细血管混合静脉血未经气体交换,流入肺静脉引起右至左的分流增加。动-静脉分流使静脉血失去在肺泡内进行气体交换的机会,故 PaO_2 可明显降低,但不伴有 $PaCO_2$ 的升高,甚至因过度通气反而降低,至病程晚期才出现二氧化碳蓄积。另外用提高吸入氧气浓度的办法(氧疗)不能有效地纠正此种低氧血症。

(四)弥散功能障碍

肺在肺泡-毛细血管膜完成气体交换。它由 6 层组织构成,由内向外依次为:肺泡表面活性物质、肺泡上皮细胞、肺泡上皮细胞基膜、肺间质、毛细血管内皮细胞基膜和毛细血管内皮细胞。弥散面积减少(肺气肿、肺实变、肺不张)和弥散膜增厚(肺间质纤维化、肺水肿)是引起弥散量降低的最常见原因。因氧的弥散能力仅为二氧化碳的 1/20,故弥散功能障碍只产生单纯缺氧。由于正常人肺泡毛细血管膜的面积大约为 70 m^2,相当于人体表面积的 40 倍,故人体弥散功能的储备巨大,虽是发生呼吸衰竭病理生理改变的原因之一,但常需与其他 3 种主要的病理生理学变化同时发生、参与作用使低氧血症出现。吸氧可使 PaO_2 升高,提高肺泡膜两侧的氧分压时,弥散量随之增加,可以改善低氧血症。

(五)氧耗量增加

氧耗量增加是加重缺氧的原因之一,发热、寒战、呼吸困难和抽搐均将增加氧耗量。寒战耗氧量可达 500 mL,健康者耗氧量为 250 mL/min。氧耗量增加,肺泡氧分压下降,健康者借助增加肺泡通气量代偿缺氧。氧耗量增加的通气功能障碍患者,肺泡氧分压得不到提高,故缺氧也难以缓解。

总之,不同的疾病发生呼吸衰竭的途径不全相同,经常是一种以上的病理生理学改变的综合作用。

(六)缺氧、CO_2 潴留对机体的影响

1.对中枢神经的影响

脑组织耗氧量占全身耗量的 1/5～1/4。中枢皮质神经元细胞对缺氧最为敏感,缺氧程度和发生的急缓对中枢神经的影响也不同。如突然中断供氧,改吸纯氮 20 s 可出现深昏迷和全身抽搐。逐渐降低吸氧的浓度,症状出现缓慢,轻度缺氧可引起注意力不集中、智力减退、定向障碍;随缺氧加重,PaO_2 低于 6.7 kPa(50 mmHg)可致烦躁不安、意识恍惚、谵妄;低于 4.0 kPa(30 mmHg)时,会使意识消失、昏迷;低于 2.7 kPa(20 mmHg)则会发生不可逆转的脑细胞损伤。

CO_2 潴留使脑脊液氢离子浓度增加,影响脑细胞代谢,降低脑细胞兴奋性,抑制皮质活动;随着 CO_2 的增加,对皮质下层刺激加强,引起皮质兴奋;若 CO_2 继续升高,皮质下层受抑制,使中枢神经处于麻醉状态。在出现麻醉前的患者,往往有失眠、精神兴奋、烦躁不安的先兆兴奋症状。

缺氧和 CO_2 潴留均会使脑血管扩张,血流阻力减小,血流量增加以代偿之。严重缺氧会发生脑细胞内水肿,血管通透性增加,引起脑间质水肿,导致颅内压增高,挤压脑组织,压迫血管,进而加重脑组织缺氧,形成恶性循环。

2.对心脏、循环的影响

缺氧可刺激心脏,使心率加快和每搏输出量增加,血压上升。冠状动脉血流量在缺氧时明显增加,心脏的血流量远超过脑和其他脏器。心肌对缺氧非常敏感,早期轻度缺氧即在心电图上有变化,急性严重缺氧可导致心室颤动或心搏骤停。缺氧和 CO_2 潴留均能引起肺动脉小血管收缩而增加肺循环阻力,导致肺动脉高压和增加右心负荷。

吸入气中 CO_2 浓度增加,可使心率加快,每搏输出量增加,使脑、冠状血管舒张,皮下浅表毛细血管和静脉扩张,而使脾和肌肉的血管收缩,再加每搏输出量增加,故血压仍升高。

3.对呼吸影响

缺氧对呼吸的影响远较 CO_2 潴留的影响为小。缺氧主要通过颈动脉窦和主动脉体化学感受器的反射作用刺激通气,如缺氧程度逐渐加重,这种反射迟钝。

CO_2 是强有力的呼吸中枢兴奋剂,吸入 CO_2 浓度增加,通气量成倍增加,急性 CO_2 潴留出现深大快速的呼吸;但当吸入 CO_2 浓度超过 12% 时,通气量不再增加,呼吸中枢处于被抑制状态。而慢性高碳酸血症,并无通气量相应增加,反而有所下降,这与呼吸中枢反应性迟钝;通过肾脏对碳酸氢盐再吸收和 H^+ 排出,使血 pH 无明显下降;还与患者气道阻力增加、肺组织损害严重、胸廓运动的通气功能减退有关。

4.对肝、肾和造血系统的影响

缺氧可直接或间接损害肝功能使谷丙转氨酶上升,但随着缺氧的纠正,肝功能逐渐恢复正常。动脉血氧降低时,肾血流量、肾小球滤过量、尿排出量和钠的排出量均有增加;但当 PaO_2 <5.3 kPa(40 mmHg)时,肾血流量减少,肾功能受到抑制。

组织低氧分压可增加红细胞生成素促使红细胞增生。肾脏和肝脏产生一种酶,将血液中非活性红细胞生成素的前身物质激活成生成素,刺激骨髓引起继发性红细胞增多。有利于增加血液携氧量,但亦增加血液黏稠度,加重肺循环和右心负担。

轻度 CO_2 潴留会扩张肾血管,增加肾血流量,尿量增加;当 $PaCO_2$ 超过 8.7 kPa(65 mmHg),血 pH 明显下降,则肾血管痉挛,血流减少,HCO_3^- 和 Na^+ 再吸收增加,尿量减少。

5.对酸碱平衡和电解质的影响

严重缺氧可抑制细胞能量代谢的中间过程,如三羧酸循环、氧化磷酸化作用和有关酶的活动。这不但降低产生能量效率,还因产生乳酸和无机磷引起代谢性酸中毒。由于能量不足,体内离子转运的钠泵遭损害,使细胞内钾离子转移至血液,而 Na^+ 和 H^+ 进入细胞内,造成细胞内酸中毒和高钾血症。代谢性酸中毒产生的固定酸与缓冲系统中碳酸氢盐起作用,产生碳酸,使组织二氧化碳分压增高。

pH 取决于碳酸氢盐与碳酸的比值,前者靠肾脏调节(1~3 d),而碳酸调节靠肺(数小时)。健康人每天由肺排出碳酸达 15 000 mmol,故急性呼吸衰竭 CO_2 潴留对 pH 影响十分迅速,往往与代谢性酸中毒同时存在时,因严重酸中毒引起血压下降,心律失常,乃至心脏停搏。而慢性呼吸衰竭因 CO_2 潴留发展缓慢,肾碳酸氢根排出减少,不致使 pH 明显降低。因血中主要阴离子 HCO_3^- 和 Cl^- 之和为一常数,当 HCO_3^- 增加,则 Cl^- 相应降低,产生低氯血症。

三、临床表现

因低氧血症和高碳酸血症所引起的症状和体征是急性呼吸衰竭时最主要的临床表现。由于造成呼吸衰竭的基础病因不同,各种基础疾病的临床表现自然十分重要,需要注意。

(一)呼吸困难

呼吸困难是呼吸衰竭最早出现的症状。可表现为频率、节律和幅度的改变。早期表现为呼吸困难,呼吸频率可增加,深大呼吸、鼻翼翕动,进而辅助呼吸肌肉运动增强(三凹征),呼吸节律紊乱,失去正常规则的节律。呼吸频率增加(30～40 次/分钟)。中枢性呼吸衰竭,可使呼吸频率改变,如陈-施呼吸、比奥呼吸等。

(二)低氧血症

当动脉血氧饱和度低于 90%,PaO_2 低于 6.7 kPa(50 mmHg)时,可在口唇或指甲出现发绀,这是缺氧的典型表现。但患者的发绀程度与体内血红蛋白含量、皮肤色素和心脏功能相关,所以发绀是一项可靠但不特异的诊断体征。因神经与心肌组织对缺氧均十分敏感,在机体出现低氧血症时常出现中枢神经系统和心血管系统功能异常的临床征象。如判断力障碍、运动功能失常、烦躁不安等中枢神经系统症状。缺氧严重时,可表现为谵妄、癫痫样抽搐、意志丧失以致昏迷、死亡。肺泡缺氧时,肺血管收缩,肺动脉压升高,使肺循环阻力增加,右心负荷增加,乃是低氧血症时血流动力学的一项重要变化。在心、血管方面常表现为心率增快、血压升高。缺氧严重时则可出现各种类型的心律失常,进而心率减慢,周围循环衰竭,甚至心搏停止。

(三)高碳酸血症

由于急性呼吸衰竭时,二氧化碳蓄积进展很快,因此产生严重的中枢神经系统和心血管功能障碍。高碳酸血症出现中枢抑制之前的兴奋状态,如失眠,躁动,但禁忌给予镇静或安眠药。严重者可出现肺性脑病(CO_2 麻醉),临床表现为头痛、反应迟钝、嗜睡以至神志不清、昏迷。急性高碳酸血症主要通过降低脑脊液 pH 而抑制中枢神经系统的活动。扑翼样震颤也是二氧化碳蓄积的一项体征。二氧化碳蓄积引起的心血管系统的临床表现因血管扩张或收缩程度而异。如多汗,球结膜充血水肿,颈静脉充盈,周围血压下降等。

(四)其他重要脏器的功能障碍

严重的缺氧和二氧化碳蓄积损伤肝、肾功能,出现血清转氨酶增高,碳酸酐酶活性增加,胃壁细胞分泌增多,出现消化道溃疡、出血。当 $PaO_2 < 5.3$(40 mmHg)时,肾血流减少,肾功能抑制,尿中可出现蛋白、血细胞或管型,血液中尿素氮、肌酐含量增高。

(五)水、电解质和酸碱平衡的失调

严重低氧血症和高碳酸血症常有酸碱平衡的失调,如缺氧而通气过度可发生急性呼吸性碱中毒;急性二氧化碳潴留可表现为呼吸性酸中毒。严重缺氧时无氧代谢引起乳酸堆积,肾脏功能障碍使酸性物质不能排出体外,二者均可导致代谢性酸中毒。代谢性和呼吸性酸碱失衡又可同时存在,表现为混合性酸碱失衡。

酸碱平衡失调的同时,将会发生体液和电解质的代谢障碍。酸中毒时钾从细胞内逸出,导致高血钾,pH 每降低 0.1 血清钾大约升高 0.7 mmol/L。酸中毒时发生高血钾,如同时伴有肾衰(代谢性酸中毒),易发生致命性高钾血症。在诊断和处理急性呼吸衰竭时均应予以足够的重视。

又如当测得的 PaO_2 的下降明显超过理论上因肺泡通气不足所引起的结果时,则应考虑存着除肺泡通气不足以外的其他病理生理学变化,因在实际临床工作中,单纯因肺泡通气不足引起呼吸衰竭并不多见。

四、诊断

一般说来,根据急慢性呼吸衰竭基础病史,如胸部外伤或手术后、严重肺部感染或重症革兰

氏阴性杆菌败血症等,结合其呼吸、循环和中枢神经系统的有关体征,及时做出呼吸衰竭的诊断是可能的。但对某些急性呼吸衰竭早期的患者或缺氧、二氧化碳蓄积程度不十分严重时,单依据上述临床表现做出诊断有一定困难。动脉血气分析的结果直接提供动脉血氧和二氧化碳分压水平,可作为诊断呼吸衰竭的直接依据。而且,它还有助于我们了解呼吸衰竭的性质和程度,指导氧疗,呼吸兴奋剂和机械通气的参数调节,以及纠正电解质、酸碱平衡失调有重要价值故血气分析在呼吸衰竭诊断和治疗上具有重要地位。

急性呼吸衰竭患者,只要动脉血气证实 PaO_2 < 8.0 kPa(60 mmHg),常伴 $PaCO_2$ 正常或 < 4.7 kPa(35 mmHg),则诊断为 Ⅰ 型呼吸衰竭,若伴 $PaCO_2$ > 6.7 kPa(50 mmHg),即可诊断为 Ⅱ 型呼吸衰竭。若缺氧程度超过肺泡通气不足所致的高碳酸血症,则诊断为混合型或 Ⅲ 型呼衰。

应当强调的是不但要诊断呼吸衰竭的存在与否,尚需要判断呼吸衰竭的性质,是急性呼吸衰竭还是慢性呼吸衰竭基础上的急性加重,更应当判别产生呼吸衰竭的病理生理学过程,明确为 Ⅰ 型或 Ⅱ 型呼吸衰竭,以利采取恰当的抢救措施。

此外还应注意在诊治过程中,应当尽快去除产生呼吸衰竭的基础病因,否则患者经氧疗或机械通气后因得到足够的通气量维持氧和二氧化碳分压在相对正常的水平后可再次发生呼吸衰竭。

五、治疗

急性呼吸衰竭是需要抢救的急症。对它的处理要求迅速、果断。数小时或更短时间的犹豫、观望或拖延,可以造成脑、肾、心、肝等重要脏器因严重缺氧发生不可逆性的损害。同时及时、合宜的抢救和处置才有可能为去除或治疗诱发呼吸衰竭的基础病因争取到必要的时间。治疗措施集中于立即纠正低氧血症,急诊插管或辅助通气、足够的循环支持。

(一)氧疗

通过鼻导管或面罩吸氧,提高肺泡氧分压,增加肺泡膜两侧氧分压差,增加氧弥散能力,以提高动脉氧分压和血氧饱和度,是纠正低氧血症的一种有效措施。氧疗作为一种治疗手段使用时,要选择适宜的吸入氧流量,应以脉搏血氧饱和度 > 90% 为标准,并了解机体对氧的摄取与代谢以及它在体内的分布,注意可能产生的氧毒性作用。

由于高浓度(FiO_2 > 21%)氧的吸入可以使肺泡气氧分压提高。若因 PaO_2 降低造成低氧血症或主因通气/血流失调引起的 PaO_2 下降,氧疗可以改善。氧疗可以治疗低氧血症,降低呼吸功和减少心血管系统低氧血症。

根据肺泡通气和 PaO_2 的关系曲线,在低肺泡通气量时,吸入低浓度的氧气,即可显著提高 PaO_2,纠正缺氧。所以通气与血流比例失调的患者吸低浓度氧气就能纠正缺氧。

弥散功能障碍患者,因二氧化碳的弥散能力为氧的弥散能力 20 倍,需要更大的肺泡膜分压差才足以增强氧的弥散能力,所以应吸入更高浓度的氧(> 35%)才能改善缺氧。

由肺内静脉分流增加的疾病导致的缺氧,因肺泡内充满水肿液,肺萎陷,尤在肺炎症血流增多的患者,肺内分流更多,所以需要增加外源性呼气末正压(PEEP),才可使萎陷肺泡复张,增加功能残气量和气体交换面积,提高 PaO_2、SaO_2,改善低氧血症。

(二)保持呼吸道通畅

进行各种呼吸支持治疗的首要条件是通畅呼吸道。呼吸道黏膜水肿、充血,以及胃内容物误吸或异物吸入都可使呼吸道梗阻。保证呼吸道的畅通才能保证正常通气,所以是急性呼吸衰竭处理的第一步。

1.开放呼吸道

首先要注意清除口咽部分泌物或胃内反流物,预防呕吐物反流至气管,使呼吸衰竭加重。口咽部护理和鼓励患者咳痰很重要,可用多孔导管经鼻孔或经口腔负压吸引法,清除口咽部潴留物。吸引前短时间给患者吸高浓度氧,吸引后立即重新通气。无论是直接吸引或是经人工气道吸引均需注意操作技术,管径应适当选择,尽量避免损伤气管黏膜,在气道内一次负压吸引时间不宜超过 15 s,以免引起低氧血症、心律失常或肺不张等因负压吸引造成的并发症。此法亦能刺激咳嗽,有利于气道内痰液的咳出。对于痰多、黏稠难咳出者,要经常鼓励患者咳痰。多翻身拍背,协助痰液排出;给予祛痰药使痰液稀释。对于有严重排痰障碍者可考虑用纤维支气管镜吸痰。同时应重视无菌操作,使用一次性吸引管,或更换灭菌后的吸引管。吸痰时可同时作深部痰培养以分离病原菌。

2.建立人工气道

当以上措施仍不能使呼吸道通畅时,则需建立人工气道。所谓人工气道就是进行气管插管,于是吸入气体就可通过导管直接抵达下呼吸道,进入肺泡。其目的是为了解除上呼吸道梗阻,保护无正常咽喉反射患者不致误吸,和进行充分有效的气管内吸引,以及为了提供机械通气时必要的通道。临床上常用的人工气道为气管插管和气管造口术后置入气管导管两种。

气管插管有经口和经鼻插管两种。前者借喉镜直视下经声门插入气管,容易成功,较为安全。后者分盲插或借喉镜、纤维支气管镜等的帮助,经鼻沿后鼻道插入气管。与经口插管比较需要一定的技巧,但经鼻插管容易固定,负压吸引较为满意,与机械通气等装置衔接比较可靠,给患者带来的不适也较经口者轻,神志清醒患者常也能耐受。尤需注意勿压伤鼻翼组织或堵塞咽鼓管、鼻窦开口等,造成急性中耳炎或鼻窦炎等并发症。

近年来已有许多组织相容性较理想的高分子材料制成的导管与插管,为密封气道用的气囊也有低压、大容量的气囊问世,鼻插管可保留的时间也在延长。具体对人工气道方法的选择,各单位常有不同意见,应当根据病情的需要,手术医师和护理条件的可能,以及人工气道的材料性能来考虑。肯定在 3 d(72 h)以内可以拔管时,应选用鼻或口插管,需要超过 3 周时当行气管造口置入气管导管,3~21 d 的情况则当酌情灵活掌握。

使用人工气道后,气道的正常防御机制被破坏,细菌可直接进入下呼吸道;声门由于插管或因气流根本不通过声门而影响咳嗽动作的完成,不能正常排痰,必须依赖气管负压吸引来清除气道内的分泌物;由于不能发音,失去语言交流的功能,影响患者的心理精神状态;再加上人工气道本身存在着可能发生的并发症。因此人工气道的建立常是抢救急性呼吸衰竭所不可少的,但必须充分认识其弊端,慎重选择,尽力避免可能的并发症,及时撤管。

3.气道湿化

无论是经过患者自身气道或通过人工气道进行氧化治疗或机械通气,均必须充分注意到呼吸道黏膜的湿化。因为过分干燥的气体长期吸入将损伤呼吸道上皮细胞和支气管表面的黏液层,使黏膜纤毛清除能力下降,痰液不易咳出,肺不张,容易发生呼吸道或肺部感染。

保证患者足够液体摄入是保持呼吸道湿化最有效的措施。目前已有多种提供气道湿化用的温化器或雾化器装置,可以直接使用或与机械通气机连接应用。

湿化是否充分最好的标志,就是观察痰液是否容易咳出或吸出。应用湿化装置后应当记录每天通过湿化器消耗的液体量,以免湿化过量。

(三)改善 CO_2 的潴留

高碳酸血症主要是由于肺泡通气不足引起,只有增加通气量才能更好地排出二氧化碳,改善高碳酸血症。现多采用呼吸兴奋剂和机械通气支持,以改善通气功能。

1.呼吸兴奋剂的合理应用

呼吸兴奋剂能刺激呼吸中枢或周围化学感受器,增强呼吸驱动、呼吸频率,潮气量,改善通气,同时氧耗量和二氧化碳的产出也随之增加。故临床上应用呼吸兴奋剂时要严格掌握适应证。

常用的药物有尼可刹米(可拉明)和洛贝林,用量过大可引起不良反应,近年来在西方国家几乎被淘汰。取而代之的有多沙普仑,对末梢化学感受器和延脑呼吸中枢均有作用,增加呼吸驱动和通气,对原发性肺泡低通气、肥胖低通气综合征有良好疗效,可防止 COPD 呼衰氧疗不当所致的 CO_2 麻醉。其治疗量和中毒量有较大差距故安全性大,一般用 0.5～2 mg/kg 静脉滴注,开始滴速 1.5 mg/min,以后酌情加快,其可致心律失常,长期用有肝毒性及并发消化性溃疡。都可喜通过刺激颈动脉体和主动脉体的化学感受器兴奋呼吸,无中枢兴奋作用,对肺泡通气不良部位的血流重新分配而改善 PaO_2,都可喜不用于哺乳、孕妇和严重肝病,也不主张长期应用以防止发生外周神经病变。

COPD 并意识障碍的呼衰患者 临床常见大多数 COPD 患者的呼衰与意识障碍程度呈正相关,患者意识障碍后自主翻身、咳痰动作、对呼吸兴奋剂的反应均迟钝,并易于吸入感染,对此种病情,可明显改善通气外,并有改善中枢神经兴奋和神志作用,因而患者的防御功能增强,呼衰的病情亦随之好转。

间质性肺疾病、肺水肿、ARDS 等疾病 无气道阻塞但有呼吸中枢驱动增强,这种患者 PaO_2、$PaCO_2$ 常均降低,由于患者呼吸功能已增强,故无应用呼吸兴奋剂的指征,且呼吸兴奋剂可加重呼吸性碱中毒的程度而影响组织获氧,故主要应给予氧疗。

COPD 并膈肌疲劳、无心功能不全、无心律失常,心率≤100 次/分钟的呼衰可选用氨茶碱,其有舒张支气管、改善小气道通气、减少闭合气量,抑制炎性介质和增强膈肌、提高潮气量作用,已观察到血药浓度达 13 mg/L 时对膈神经刺激则膈肌力量明显增强,且可加速膈肌疲劳的恢复。以上的茶碱综合作用使呼吸功减少、呼吸困难程度减轻,同时由于呼吸肌能力的提高对咳嗽、排痰等气道清除功能加强,还有助于药物吸入治疗,以及对呼吸机撤离的辅助作用;剂量以 5 mg/kg 于 30 min 静脉滴注使之达有效血药浓度,继以0.5～0.6 mg/(kg·h)静脉滴注维持有效剂量,在应用中注意对心率、心律的影响,及时酌情减量和停用。

COPD、肺心病呼衰合并左心功能不全、肺水肿的患者,应先用强心利尿剂使肺水肿消退以改善肺顺应性,用抗生素控制感染以改善气道阻力,再使用呼吸兴奋剂才可取得改善呼吸功能的较好疗效。否则,呼吸兴奋剂虽可兴奋呼吸,但增加 PaO_2 有限,且呼吸功耗氧和生成 CO_2 量增多,反使呼衰加重。此种患者亦应不用增加心率和影响心律的茶碱类和较大剂量的都可喜,小剂量都可喜(<1.5 mg/kg)静脉滴注后即可达血药峰值,增强通气不好部位的缺氧性肺血管收缩,和增加通气好的部位肺血流,从而改善换气使 PaO_2 增高,且此种剂量很少发生不良反应,但剂量>1.5 mg/kg 可致全部肺血管收缩,且使肺动脉压增高、右心负荷增大。

不宜使用呼吸兴奋剂的情况如下。①使用肌肉松弛剂维持机械通气者:如破伤风肌强直时、有意识打掉自主呼吸者。②周围性呼吸肌麻痹者:多发性神经根神经炎、严重重症肌无力、高颈髓损伤所致呼吸肌无力、全脊髓麻痹等。③自主呼吸频率>20 次/分钟,而潮气量不足者:呼吸频率能够增快,说明呼吸中枢对缺氧或 CO_2 潴留的反应性较强,若使用呼吸兴奋剂不但效果不佳,而且加速呼吸肌疲劳。④中枢性呼衰的早期:如安眠药中毒早期。⑤患者精神兴奋、癫痫频发者。⑥呼吸兴奋剂慎用于缺血性心脏病、哮喘状态、严重高血压及甲亢患者。

2.机械通气

符合下述条件应实施机械通气:①经积极治疗后病情仍继续恶化。②意识障碍。③呼吸形式严重异常,如呼吸频率>35～40次/分钟或<6～8次/分钟,或呼吸节律异常,或自主呼吸微弱或消失。④血气分析提示严重通气和/或氧合障碍:PaO_2<6.7 kPa(50 mmHg),尤其是充分氧疗后仍<6.7 kPa(50 mmHg)。⑤$PaCO_2$进行性升高,pH动态下降。

机械通气初始阶段,可给高FiO_2(100%)以迅速纠正严重缺氧,然后依据目标PaO_2、PEEP水平、平均动脉压水平和血流动力学状态,酌情降低FiO_2至50%以下。设法维持SaO_2>90%,若不能达到上述目标,即可加用PEEP、增加平均气道压,应用镇静剂或肌松剂。若适当PEEP和平均动脉压可以使SaO_2>90%,应保持最低的FiO_2。

正压通气相关的并发症包括呼吸机相关肺损伤、呼吸机相关肺炎、氧中毒和呼吸机相关的膈肌功能不全。

(四)抗感染治疗

呼吸道感染是呼吸衰竭最常见的诱因。建立人工气道机械通气和免疫功能低下的患者易反复发生感染。如呼吸道分泌物引流通畅,可根据痰细菌培养和药物敏感实验结果,选择有效的抗生素进行治疗。

(五)营养支持

呼吸衰竭患者因摄入能量不足、呼吸做功增加、发热等因素,机体处于负代谢,出现低蛋白血症,降低机体的免疫功能,使感染不宜控制,呼吸肌易疲劳不易恢复。可常规给予高蛋白、高脂肪和低碳水化合物,以及多种维生素和微量元素,必要时静脉内高营养治疗。

(王春燕)

第五节 慢性呼吸衰竭

一、病因

慢性呼吸衰竭最常见的病因是支气管、肺疾病,如COPD、重症肺结核、肺间质纤维化等,此外还有胸廓、神经肌肉病变及肺血管疾病,如胸廓、脊椎畸形,广泛胸膜肥厚粘连、肺血管炎等。

二、发病机制和病理生理

(一)缺氧和二氧化碳潴留的发生机制

1.肺通气不足

在COPD时,细支气管慢性炎症所致管腔狭窄的基础上,感染使气道炎性分泌物增多,阻塞呼吸道造成阻塞性通气不足,肺泡通气量减少,肺泡氧分压下降,二氧化碳排出障碍,最终导致PaO_2下降,$PaCO_2$升高。

2.通气/血流比例失调

正常情况下肺泡通气量为 4 L/min,肺血流量 5 L/min,通气/血流比值为 0.8。病理状态下,如慢性阻塞性肺气肿,由于肺内病变分布不均,有些区域有通气,但无血流或血流量不足,使通气/血流>0.8,吸入的气体不能与血液进行有效的交换,形成无效腔效应。在另一部分区域,虽有血流灌注,但因气道阻塞,肺泡通气不足,使通气/血流<0.8,静脉血不能充分氧合,形成动脉-静脉样分流。通气/血流比例失调的结果主要是缺氧,而不伴二氧化碳潴留。

3.弥散障碍

由于氧和二氧化碳通透肺泡膜的能力相差很大,氧的弥散力仅为二氧化碳的1/20。病理状态下,弥散障碍主要影响氧交换产生以缺氧为主的呼吸衰竭。

4.氧耗量增加

发热、寒战、呼吸困难和抽搐等均增加氧耗,正常人此时借助增加通气量以防止缺氧的发生。而 COPD 患者在通气功能障碍基础上,如出现氧耗量增加的因素时,则可出现严重的缺氧。

(二)缺氧对机体的影响

1.对中枢神经系统的影响

缺氧对中枢神经系统影响的程度随缺氧的程度和急缓而不同。轻度缺氧仅有注意力不集中、智力减退、定向力障碍等。随着缺氧的加重可出现烦躁不安、神志恍惚、谵妄,甚至昏迷。各部分脑组织对缺氧的敏感性不一样,以皮质神经元最为敏感,因此临床上缺氧的最早期表现是精神症状。严重缺氧可使血管通透性增加,引起脑间质和脑细胞水肿,颅内压急剧升高,进而加重脑组织缺氧,形成恶性循环。

2.对心脏、循环的影响

缺氧可使心率增加,血压升高,冠状动脉血流量增加以维持心肌活动所必需的氧。心肌对缺氧十分敏感,早期轻度缺氧心电图即有变化,急性严重缺氧可导致心室颤动或心搏骤停。长期慢性缺氧可使心肌纤维化、硬化。肺小动脉可因缺氧收缩而增加肺循环阻力,引起肺动脉高压、右心肥厚,最终导致肺源性心脏病,右心衰竭。

3.对呼吸的影响

轻度缺氧可通过颈动脉窦和主动脉体化学感受器的反射作用刺激通气。但缺氧程度缓慢加重时,这种反射变得迟钝。

4.缺氧对肝、肾功能和造血系统的影响

缺氧直接或间接损害肝细胞,使丙氨酸氨基转移酶升高,缺氧纠正后肝功能可恢复正常。缺氧可使肾血流量减少,肾功能受到抑制。慢性缺氧可引起继发性红细胞增多,在有利于增加血液携氧量的同时,亦增加了血液黏稠度,甚至可加重肺循环阻力和右心负荷。

5.对细胞代谢、酸碱平衡和电解质的影响

严重缺氧使细胞能量代谢的中间过程受到抑制,同时产生大量乳酸和无机磷的积蓄引起代谢性酸中毒。因能量的不足,体内离子转运钠泵受到损害,使钾离子由细胞内转移到血液和组织间液,钠和氢离子进入细胞内,造成细胞内酸中毒及高钾血症。

(三)二氧化碳潴留对人体的影响

1.对中枢神经系统的影响

轻度二氧化碳潴留,可间接兴奋皮质,引起失眠、精神兴奋、烦躁不安等兴奋症状;随着二氧化碳潴留的加重,皮质下层受到抑制,使中枢神经处于麻醉状态,表现为嗜睡、昏睡,甚至昏迷。二氧化碳潴留可扩张脑血管,严重时引起脑水肿。

2.对循环系统的影响

二氧化碳潴留可使心率加快,心排血量增加,脑血管、冠状动脉、皮下浅表毛细血管及静脉扩张,而部分内脏血管收缩,早期引起血压升高,严重时导致血压下降。

3.对呼吸系统的影响

二氧化碳是强有力的呼吸中枢兴奋剂,随着吸入二氧化碳浓度的增加,通气量逐渐增加。但当其浓度持续升高至12%时通气量不再增加,呼吸中枢处于抑制状态。临床上Ⅱ型呼吸衰竭患者并无通气量的增加原因在于存在气道阻力增高、肺组织严重损害和胸廓运动受限等多种因素。

4.对泌尿系统的影响

轻度二氧化碳潴留可使肾血管扩张,肾血流量增加,尿量增加。严重二氧化碳潴留时,由于pH的下降,使肾血管痉挛,血流量减少,尿量随之减少。

5.对酸碱平衡的影响

二氧化碳潴留可导致呼吸性酸中毒,血pH取决于碳酸氢盐和碳酸的比值,碳酸排出量的调节靠呼吸,故呼吸在维持酸碱平衡中起着十分重要的作用。慢性呼吸衰竭二氧化碳潴留发展较慢,由于肾脏的调节使血pH维持正常称为代偿性呼吸性酸中毒。急性呼吸衰竭或慢性呼吸衰竭的失代偿期,肾脏尚未发生代偿或代偿不完全,使pH下降称为失代偿性呼吸性酸中毒。若同时有缺氧、摄入不足、感染性休克和肾功能不全等因素使酸性代谢产物增加,pH下降,则与代谢性酸中毒同时存在,即呼吸性酸中毒合并代谢性酸中毒。如在呼吸性酸中毒的基础上大量应用利尿剂,而氯化钾补充不足,则导致低钾低氯性碱中毒,即呼吸性酸中毒合并代谢性碱中毒,此型在呼吸衰竭中很常见。

三、临床表现

除引起慢性呼吸衰竭原发病的症状体征外,主要是缺氧和二氧化碳潴留引起的呼吸衰竭和多脏器功能紊乱的表现。

(一)呼吸困难

呼吸困难是临床最早出现的症状,主要表现在呼吸节律、频率和幅度的改变。COPD所致的呼吸衰竭,开始只表现为呼吸费力伴呼气延长,严重时则为浅快呼吸,因辅助呼吸肌的参与可表现为点头或提肩样呼吸。并发肺性脑病,二氧化碳麻醉时,则出现呼吸浅表、缓慢甚至呼吸停止。

(二)发绀

发绀是缺氧的典型症状。由于缺氧使血红蛋白不能充分氧合,当动脉血氧饱和度<90%时,可在口唇、指端、耳垂、口腔黏膜等血流量较大的部位出现发绀。但因发绀主要取决于血液中还原血红蛋白的含量,故贫血患者即使血氧饱和度明显降低,也可无发绀表现,而COPD患者由于继发红细胞增多,即使血氧饱和度轻度降低也会有发绀。此外发绀还受皮肤色素及心功能的影响。

(三)神经精神症状

缺氧和二氧化碳潴留均可引起精神症状。但因缺氧及二氧化碳潴留的程度、发生急缓及机体代偿能力的不同而表现不同。慢性缺氧多表现为记忆力减退,智力或定向力的障碍。急性严重缺氧可出现精神错乱、躁狂、昏迷、抽搐等症状。轻度二氧化碳潴留可表现为兴奋症状,如失眠、烦躁、夜间失眠而白天嗜睡,即昼睡夜醒;严重二氧化碳潴留可导致肺性脑病的发生,表现为神志淡漠、肌肉震颤、抽搐、昏睡甚至昏迷。肺性脑病是典型二氧化碳潴留的表现,在肺性脑病前期,即发生二氧化碳麻醉状态之前,切忌使用镇静、催眠药,以免加重二氧化碳潴留,诱发肺性脑病。

(四)血液循环系统

严重缺氧、酸中毒可引起心律失常、心肌损害、周围循环衰竭、血压下降。二氧化碳潴留可使外周浅表静脉充盈、皮肤红润、潮湿、多汗、血压升高,因脑血管扩张可产生搏动性头痛。COPD因长期缺氧、二氧化碳潴留,可导致肺动脉高压,右心衰竭。严重缺氧可导致循环淤滞,诱发弥散性血管内凝血(DIC)。

(五)消化和泌尿系统

由于缺氧使胃肠道黏膜充血水肿、糜烂渗血,严重者可发生应激性溃疡引起上消化道出血。严重呼吸衰竭可引起肝、肾功能异常,出现丙氨酸氨基转移酶、血尿素氮升高。

四、诊断

根据患者有慢性肺部疾病史或其他导致呼吸功能障碍的疾病,如 COPD、严重肺结核等,新近呼吸道感染史以及缺氧、二氧化碳潴留的临床表现,结合动脉血气分析,不难做出诊断。

血气分析在呼吸衰竭的诊断及治疗中是必不可少的检查项目,不仅可以明确呼吸衰竭的诊断,并有助于了解呼吸衰竭的性质、程度,判断治疗效果,对指导氧疗、机械通气各种参数的调节,纠正酸碱失衡和电解质紊乱均有重要意义。常用血气分析指标如下。

(一)动脉血氧分压(PaO_2)

动脉血氧分压是物理溶解于血液中的氧分子所产生的分压力,是决定血氧饱和度的重要因素,反映机体氧合状态的重要指标。正常值为 $12.7\sim13.3$ kPa($95\sim100$ mmHg)。随着年龄增长 PaO_2 逐渐降低。当 $PaO_2<8.0$ kPa(60 mmHg)可诊断为呼吸衰竭。

(二)动脉血氧饱和度(SaO_2)

动脉血氧饱和度是动脉血中血红蛋白实际结合的氧量与所能结合的最大氧量之比,即血红蛋白含氧的百分数,正常值为 $96\%\pm3\%$。SaO_2 作为缺氧指标不如 PaO_2 灵敏。

(三)pH

pH 是反映体液氢离子浓度的指标。动脉血 pH 是酸碱平衡中最重要的指标,它可反映血液的酸碱度,正常值为 $7.35\sim7.45$。pH<7.35 为失代偿性酸中毒,>7.45 为失代偿性碱中毒。但pH 的异常并不能说明酸碱失衡的性质,即是代谢性还是呼吸性;pH 在正常范围,不能说明没有酸碱失衡。

(四)动脉血二氧化碳分压($PaCO_2$)

动脉血二氧化碳分压是物理溶解于血液中的二氧化碳气体的分压力。它是判断呼吸性酸碱失衡的重要指标,亦是衡量肺泡通气的可靠指标。正常值为 $4.7\sim6.0$ kPa($35\sim45$ mmHg),平均 5.32 kPa(40 mmHg)。$PaCO_2>6.0$ kPa(45 mmHg),提示通气不足。如是原发性的,为呼吸性酸中毒;如是继发性的,可以是由于代偿代谢性碱中毒而引起的改变。如 $PaCO_2<4.7$ kPa(35 mmHg),提示通气过度,可以是原发性呼吸性碱中毒,也可以是为了代偿代谢性酸中毒而引起的继发性改变。当 $PaCO_2>6.7$ kPa(50 mmHg)时,可结合 $PaO_2<8.0$ kPa(60 mmHg)诊断为呼吸衰竭(Ⅱ型呼吸衰竭)。

(五)碳酸氢离子(HCO_3^-)

HCO_3^-是反映代谢方面的指标,但也受呼吸因素的影响,$PaCO_2$增加时HCO_3^-也略有增加。正常值22~27 mmol/L,平均值24 mmol/L。

(六)剩余碱(BE)

只反映代谢的改变,不受呼吸因素影响。正常值为−3~＋3 mmol/L。血液偏碱时为正值,偏酸时为负值,BE＞＋3 mmol/L为代谢性碱中毒,BE＜−3 mmol/L为代谢性酸中毒。

(七)缓冲碱(BB)

指1 L全血(以BBb表示)或1 L血浆(以BBp表示)中所有具缓冲作用的阴离子总和,正常值:42(40~44) mmol/L。

五、治疗

(一)保持气道通畅

保持气道通畅是纠正呼吸衰竭的重要措施。

1.清除气道分泌物

鼓励患者咳嗽,对于无力咳痰或意识障碍者应加强呼吸道护理,帮助翻身拍背。

2.稀释痰液、化痰祛痰

痰液黏稠不易咳出者给予口服化痰祛痰药(如羧甲司坦1.0,每天3次或盐酸氨溴索15 mg,必要时用)或雾化吸入药物治疗。

3.解痉平喘

对有气道痉挛者,可雾化吸入β_2受体激动剂或溴化异丙托品,口服氨茶碱(或静脉滴注)、沙丁胺醇、特布他林等。

4.建立人工气道

经以上处理无效或病情危重者,应采用气管插管或气管切开,并给予机械通气辅助呼吸。机械通气的适应证:①意识障碍,呼吸不规则。②气道分泌物多而黏稠,不易排出。③严重低氧血症和/或CO_2潴留,危及生命[如$PaO_2 \leqslant 6.0$ kPa(45 mmHg),$PaCO_2 \geqslant 9.3$ kPa(70 mmHg)]。④合并多器官功能障碍。在机械通气治疗过程中应密切观察病情,监测血压、心率,加强护理,随时吸痰,根据血气分析结果随时调整呼吸机治疗参数,预防并发症的发生。

(二)氧疗

吸氧是治疗呼吸衰竭必需的措施。

1.吸氧浓度

对于Ⅰ型呼吸衰竭,以缺氧为主,不伴有CO_2潴留,应吸入较高浓度(＞35％)的氧,使PaO_2提高到8.0 kPa(60 mmHg)或SaO_2在90％以上。对于既有缺氧又有CO_2潴留的Ⅱ型呼衰,则应持续低浓度吸氧(小于35％)。因慢性呼吸衰竭失代偿者缺氧伴CO_2潴留是由通气不足所造成,由于CO_2潴留,其呼吸中枢化学感受器对二氧化碳反应性差,呼吸的维持主要靠低氧血症对颈动脉窦、主动脉体化学感受器的驱动作用。若吸入高浓度氧,首先PaO_2迅速上升,使外周化学感受器丧失低氧血症的刺激,解除了低氧性呼吸驱动从而抑制呼吸中枢。患者的呼吸变浅变慢,$PaCO_2$随之上升,严重时可陷入二氧化碳麻醉状态。

2.吸氧的装置

一般使用双腔鼻管、鼻导管或鼻塞吸氧,吸氧浓度％＝21＋4×吸入氧流量(L/min)。对于慢性Ⅱ型呼衰患者,长期家庭氧疗(1~2 L/min,每天 16 h 以上),有利于降低肺动脉压,改善呼吸困难和睡眠,增强活动能力和耐力,提高生活质量,延长患者的寿命。

(三)增加通气量、减少 CO_2 潴留

除治疗原发病、积极控制感染、通畅气道等治疗外,增加肺泡通气量是有效排出 CO_2 的关键。根据患者的具体情况,若有明显嗜睡,可给予呼吸兴奋剂,常用药物有尼可刹米与洛贝林[如 5% 或 10% 葡萄糖液 300 mL＋尼可刹米 0.375×(3~5)支,静脉滴注,每天 1~2 次]。通过刺激呼吸中枢和外周化学感受器,增加呼吸频率和潮气量以改善通气。需注意必须在气道通畅的基础上应用,且患者的呼吸肌功能基本正常,否则治疗无效且增加氧耗量和呼吸功,对脑缺氧、脑水肿、有频繁抽搐者慎用。主要适用于以中枢抑制为主、通气量不足引起的呼吸衰竭,对以肺炎、弥散性肺病变等以肺换气障碍为主的呼吸衰竭患者不宜应用。近年来尼可刹米与洛贝林这两种药物在西方国家几乎被多沙普仑取代,此药对镇静催眠药过量引起的呼吸抑制和 COPD 并发急性呼吸衰竭有显著的呼吸兴奋作用,对于慢性呼吸衰竭患者可口服呼吸兴奋剂,都可喜 50~100 mg,一天 2 次,该药通过刺激颈动脉体和主动脉体的化学感受器而兴奋呼吸中枢,从而增加通气量。

(四)水、电解质紊乱和酸碱失衡的处理

多种因素均可导致慢性呼衰患者发生水、电解质紊乱和酸碱失衡。

(1)应根据患者心功能状态酌情补液。

(2)未经治疗的慢性呼衰失代偿的患者,常表现为单纯性呼酸或呼酸合并代谢性酸中毒,此时治疗的关键是改善通气,增加通气量,促进 CO_2 的排出,同时积极治疗代酸的病因,补碱不必太积极。如 pH 过低,可适当补碱,先一次给予 5% 碳酸氢钠 100~150 mL 静脉滴注,使 pH 升至 7.25 左右即可。因补碱过量有可能加重 CO_2 潴留。

(3)如经利尿剂、糖皮质激素等药物治疗,又未及时补钾、补氯,则易发生呼酸合并代谢性碱中毒,此时除积极改善通气外,应注意补氯化钾,必要时(血 pH 明显增高)可补盐酸精氨酸(10% 葡萄糖液 500 mL＋盐酸精氨酸 10~20 g),并根据血气分析结果决定是否重复应用。

(五)治疗原发病

呼吸道感染是呼吸衰竭最常见的诱因,故病因治疗首先是根据敏感致病菌选用有效抗生素,积极控制感染。

六、预防

首先应加强慢性胸肺疾病的防治,防止肺功能逐渐恶化和呼吸衰竭的发生。已有慢性呼吸衰竭的患者应注意预防呼吸道感染。

七、预后

取决于慢性呼衰患者原发病的严重程度及肺功能状态。

(王春燕)

第十章

神经内科常见病的康复治疗

第一节 癫痫的康复治疗

癫痫(epilepsy)是一组由大脑神经元异常放电引起的短暂性以大脑功能障碍为特征的慢性脑部疾病,具有突然发作、反复发生的特点,可以表现为运动、感觉、意识、精神等多方面的功能障碍。国际抗癫痫联盟(International League Against Epilepsy,ILAE)和国际癫痫病友联合会(International Bureau for Epilepsy,IBE)联合提出的癫痫的定义是至少一次痫性发作;临床发作是由于脑内存在慢性持久性异常所致;伴随有相应的神经生物学、认知、精神心理及行为等多方面的功能障碍。这一定义突出了癫痫慢性脑功能障碍的本质,强调了癫痫所伴随的多种障碍。

一、癫痫的检查和评定方法

(一)神经电(磁)生理检查

1.脑电图(EEG)在癫痫中的应用

EEG 对癫痫诊断的阳性率为 40%~60%,是癫痫最有效的辅助诊断工具,结合多种激发方法,如过度换气、闪光刺激、药物、睡眠等,及特殊电极如蝶骨电极、鼻咽电极,至少可以在 80%患者中发现异常放电,EEG 表现为棘波、尖波、棘(尖)波综合和其他发作性节律波。发作期和间歇期均可记录到发作波,发作波的检出是诊断癫痫重要的客观指标,对癫痫灶的定位、分型、抗癫痫药物的选择、药物剂量的调整、停药指征、预后判断均有较大的价值。

EEG 可分为头皮脑电图和深部脑电图,头皮脑电图定位效果差,深部电极脑电图定位效果好,因其创伤性患者难以接受,而且安装部位有限,不能反映全脑状况,临床使用受到限制。在我国 EEG 已成为癫痫的常规检查方法。目前,偶极子 64 导脑电、动态脑电图和视频脑电等可以长时间记录患者在日常活动中脑电图,并可记录发作时的录像,与脑电图进行同步分析,使癫痫的诊断更准确、定位更精确。

2.脑磁图(MEG)在癫痫中的应用

MEG 是一种无创性测定脑电活动的方法,其测量的磁场主要来源于大脑皮层锥体细胞树突产生的突触后电位。在单位脑皮质中,数千个锥体细胞几乎同时产生神经冲动,形成集合电流,产生与电流方向正切的脑磁场。人脑产生的磁场强度极其微弱,在评价神经磁信号时需要极为敏感的测量装置,把极微弱的信号从过多的背景噪声中提取出来。因此,脑磁场测量设备必须具有可靠的磁场屏蔽系统、灵敏的磁场测量装置及信息综合处理系统。其特点有:磁场不受头皮软组织、颅骨等结构的影响;有良好的空间和时间分辨率;对人体无侵害,检测方便。目前 MEG 的传感器允许同时记录多达 300 个通道,对癫痫灶的定位非常准确,但设备和检查费用昂贵。

(二)影像学检查

1.CT、MRI 在癫痫中的应用

CT、MRI 的临床应用,对癫痫的病因、性质和定位有很大的帮助,明显提高了癫痫病灶的检出率。MRI 作为 20 世纪 90 年代发展起来的无创性脑功能成像技术,具有良好的时间和空间分辨率,其中功能性磁共振(fMRI)、磁共振频谱仪(MRS)、磁共振弛豫(MRR)等相继应用于癫痫的临床和研究。fMRI 可用于癫痫手术治疗前运动、语言记忆功能区的定位。MRS 可以在分子水平上无损伤地研究神经系统的活动,可以观察不同类型癫痫的神经代谢特点,测评药物及手术的疗效。

2.正电子发射断层扫描(PET)和单光子发射断层扫描(SPECT)在癫痫中的应用

近年来发展起来的脑功能影像学检查,如 PET、SPECT 不仅能准确发现病变部位,而且可直接测定局部功能状态,是致痫灶定位的有效方法。

PET 是目前癫痫灶定位最精确和直观化的手段之一,可从生化、代谢、血流灌注、功能、化学递质及神经受体等方面对癫痫灶进行显像和定量分析,从而可能为 EEG、CT、MRI 检查阴性的癫痫患者提供致痫灶的定位诊断。目前临床使用最多的是 18F-FDGPET。Engel 最早发现发作间期致痫灶的局部葡萄糖代谢降低,而发作期原来葡萄糖代谢降低区反而增高,这种发作间期低代谢而发作期高代谢的区域,可确定为致痫灶。18F-FDGPET 能较敏感地探测到功能性癫痫灶,并予以定位,目前已被公认为癫痫外科术前最佳的无创伤性定位方法。但 18F-FDGPET 的代谢改变区并非均是癫痫灶,与 EEG、MRI 相结合,相互弥补不足,可大大地提高癫痫的诊断和定位特异性。

SPECT 可直接反映脑血流灌注的变化,间接反映全脑代谢功能,不受同位素摄取时间的限制,在癫痫发作间期,病灶呈低血流区,在发作期呈高血流区,使得通过脑血流及脑代谢功能进行痫灶定位成为可能,有研究显示,利用发作期与发作间期减影技术,癫痫定位的效果良好,对癫痫的手术治疗有指导作用。

(三)神经心理学检查

癫痫患者常常合并智能减退、认知障碍和情感、心理异常,临床上常使用各种神经心理量表对患者智力、情感、心理、行为等方面进行评价,根据存在的问题制定出针对性的康复治疗方案。常用的神经心理检查量表有癫痫患者生存质量专用量表(QOLIE-31)、韦氏记忆量表、汉密尔顿抑郁量表、焦虑量表等。

二、治疗

癫痫治疗在近 10 年有了较大的进展,主要体现在:抗癫痫新药在临床越来越多的使用;癫痫外科定位及术前评估的完善和手术治疗;生酮饮食等。

(一)病因治疗

对于病因明确的痫性发作,应针对病因进行治疗,如低血糖症、低血钙症等代谢紊乱者;维生

素 B_6 缺乏者;颅内占位性病变;药物导致的痫性发作等。

(二)药物治疗

明确诊断后,正确的抗癫痫药物(AEDs)治疗是控制癫痫发作的首选方案。合理、规范、有规律的 AEDs 治疗,可使 60%～70% 得到完全控制且停药后无发作,但有 20%～30% 的患者经系统、合理药物治疗无效,称为难治性癫痫。AEDs 需要长期服用,因此,应综合考虑治疗的时机、药物潜在的毒副作用、患者的职业、心理、经济和家庭、社会环境等诸多情况。AEDs 用药的原则:①根据癫痫发作类型及特殊的病因,结合患者的具体情况合理选药(表 10-1);②合理选择用药时机;③坚持单药治疗原则,必要时多药配伍治疗;④适当调整用药剂量,足疗程用药;⑤密切检测药物的毒副作用;⑥缓慢换药,谨慎减量、撤药等。

表 10-1　不同类型癫痫或癫痫综合征(AEDs)的选择

发作类型或综合征	首选 AEDs	次选 AEDs
部分性发作(单纯及复杂部分性发作、继发全身强直 阵挛发作)	卡马西平、托吡酯、奥卡西平、丙戊酸、苯巴比妥、扑米酮	苯妥英钠、乙酰唑胺、氯巴占、氯硝西泮、拉莫三嗪、加巴喷丁
全身强直 阵挛发作	丙戊酸、卡马西平、苯妥英钠、苯巴比妥、托吡酯	氯巴占、氯硝西泮、乙酰唑胺、拉莫三嗪
失神发作	乙琥胺、丙戊酸	乙酰唑胺、托吡酯
强直发作	卡马西平、苯巴比妥、丙戊酸	苯妥英钠、氯巴占、氯硝西泮
失张力及非典型失神发作	丙戊酸、氯巴占、氯硝西泮	乙酰唑胺、氯巴占、苯巴比妥、拉莫三嗪
肌阵挛发作	丙戊酸、氯硝西泮、乙琥胺	乙酰唑胺、氯巴占、苯巴比妥、苯妥英钠
婴儿痉挛症	促肾上腺皮质激素、托吡酯、氯硝西泮	氨己烯酸、硝基西泮

我们从最近的癫痫治疗指南可以看到如下新趋势。

(1)下列情况应开始新药治疗:不能从传统抗癫痫治疗中获益;不适合传统抗癫痫药治疗的情况,如属于禁忌证范围、与正在服用的药物有相互作用(特别是避孕药等)、明显不能耐受传统抗癫痫治疗、处于准备生育期等。

(2)尽量单药治疗:第一次单药治疗失败,换一种药物仍然采取单药治疗(换药过程应谨慎进行);下列情况下才考虑联合治疗:①先后应用两种药物单药治疗仍没有达到发作消失;②权衡疗效与安全性后,认为患者所受到的利益大于带给他的不利(如不良反应)。

(3)药物治疗应取得疗效与安全性的最佳平衡。

(4)个性化治疗:对于儿童,要考虑对认知功能、语言能力的影响;处于生育年龄的妇女,尽量选择新药治疗,考虑与口服避孕药的相互作用、致畸性等;老年人,考虑药物的相互作用和对认知功能的损害。

(5)对患者生活质量和认知功能的影响 1990 年以来,FDA 已陆续批准 8 种新型抗癫痫药:托吡酯(TPM)、加巴喷丁(GBP)、奥卡西平(OXC)、拉莫三嗪(LTG)、左乙拉西坦(LEV)、噻加宾(TGB)、唑尼沙胺(ZNS)。从新的指南和专家共识中,我们可以发现:新药已经有明显的趋势进入一线的治疗选择,疗效肯定,安全性好,临床使用经验正在逐步完善;第一、第二甚至第三个药都最好选择单药治疗;应根据患者具体的特点做出个性化的治疗选择;取得药物疗效及安全性的最佳平衡,提高患者的生活质量应是癫痫治疗的最终目标;新一代广谱抗癫痫药的疗效和安全性得到临床专家的广泛认可,在美国等国家已作为一线药物的治疗选择之一,更可作为某些特殊患者(生育妇女和老年患者等)的首选用药。

(三)癫痫持续状态的治疗

癫痫持续状态(status epilepticus,SE)是癫痫连续发作之间意识尚未完全恢复又频繁再发;或癫痫发作持续 30 min 以上不自行停止。癫痫持续状态是内科常见的急症,若不及时治疗可因高热、循环衰竭或神经元兴奋性毒性损伤导致永久性脑损害,致残率和死亡率很高。任何类型的癫痫均可出现癫痫状态,其中全面性强直-阵挛发作状态最常见,危害性也最大。其治疗的目的是:迅速控制抽搐;预防脑水肿、低血糖、酸中毒、过高热、呼吸循环衰竭等并发症;积极寻找病因。

(1)迅速控制抽搐:可使用地西泮、异戊巴比妥钠、10%水合氯醛、副醛等药物。

(2)对症处理:保持呼吸道通畅,吸氧;进行心电、血压、呼吸监护;查找诱发癫痫状态的原因并治疗。

(3)保持水、电解质平衡,甘露醇静脉滴注防治脑水肿。

(4)对于难治性癫痫持续状态:硫喷妥钠及静脉滴注咪哒唑仑有效;也有研究显示异丙酚开始用于控制难治性癫痫持续状态,其疗效逐渐得到重视,目前还需要进一步利用大样本随机对照试验结果评价其疗效和安全性。

(四)外科治疗

以往对癫痫的手术治疗存在一定的误区,认为任何癫痫患者均可实施手术治疗,癫痫患者手术后可万事大吉,不用再服用任何药物,但事实并非如此。手术治疗主要适用于难治性癫痫。

原则上,癫痫手术的适应证是年龄在 12～50 岁,AEDs 难以控制的癫痫发作,排除精神发育迟缓或精神病,智商在 70 分以上的癫痫患者。手术方式多种多样,按手术原理可以分为切除癫痫放电病灶;破坏癫痫放电的扩散通路;强化抑制结构 3 种手术方式,具体手术方式为脑皮质病灶切除术、前颞叶切除术、选择性杏仁核、海马切除术;多处软膜下横纤维切断术(MST);大脑半球切除术;胼胝体切开术;脑立体定向毁损术;电刺激术;伽马刀(γ-刀)治疗术;迷走神经刺激等。手术方式根据癫痫发作的类型和癫痫灶的部位进行选择。外科手术治疗的效果主要取决于病例及手术方式选择是否适当、致痫灶的定位是否准确和致痫灶是否彻底切除。

(五)预防

预防各种已知的致病因素,如产伤、颅脑外伤、颅内感染性疾病等,及时控制婴幼儿期可能导致脑缺氧的情况如抽搐和高热惊厥等,推行优生优育,降低癫痫的发病率。

三、康复

虽然,使用目前的抗癫痫药物能使 2/3 的患者的癫痫发作得到控制,但这些患者仍然存在着许多与癫痫有关的问题,如抗癫痫药物的不良反应、心理-社交障碍、长期服药常使患者合并智能减退、认知障碍等。其余 1/3 的患者由于频繁的癫痫发作,需要定期随访以及进行多学科评估以确保康复计划的全面性和为患者个体定制。康复的目标是消除或减少疾病导致的医学和社会的后果。对患者的辅导和教育是一项重要的因素。

长期治疗的精神和经济负担、痫性发作时间的不确定性和行为的失控性、社会的偏见等多方面的压力,使患者常伴有明显的心理和行为异常。以往癫痫治疗多注重控制发作,忽略了患者的自身感受,随着医疗模式的改变,国内外学者已经注意到患者的情感、心理以及家庭和社会环境等方面在癫痫治疗中的重要作用,在正规的抗癫痫药物治疗的同时全面考虑其身体、心理和社会等因素,提高其生存质量,使癫痫患者得到真正的康复。

癫痫的康复涉及医疗、心理、教育、职业、社会等诸多方面,康复原则是除对因、对症治疗外,尽早进行个体化、综合性康复训练,提高患者的生活质量。

(一)体育疗法

通过一定程度的体育训练,可以增强体质,调整各器官间的协调和平衡功能,减少药物的蓄积;增强信心,消除自卑心理,缓解忧愁和抑郁情绪。运动方式、运动量应根据患者病情和身体情况合理安排,避免进行危险的过量的体育活动。

(二)智能减退、认知障碍

癫痫患者常常伴有智力减退、认知功能障碍,是其预后不良的重要因素,其发生机制是多方面的,如痫样放电导致神经元功能紊乱,造成的脑组织持续性损害;癫痫灶的代谢异常;幼年期起病的癫痫造成的脑组织发育障碍;发作期伴发的低氧血症、高碳酸血症、兴奋性神经递质的过度释放,造成的神经元不可逆损害;另外,某些癫痫综合征在慢波睡眠相出现的持续性痫样放电导致的睡眠障碍;某些 AEDs 引起的神经元兴奋性降低,均可影响认知功能。影响癫痫患者认知功能的因素多种多样,如癫痫灶的部位、发病年龄和发作类型、抗癫痫药物的毒副作用、家庭社会因素、患者本人受教育程度等。所以,控制癫痫发作,避免选用对认知功能影响大的抗癫痫药物,控制用药种类,密切监测药物认知损害的不良反应,从而把认知功能损害控制到最小限度。

癫痫患者的认知功能损害表现不一,主要有注意力、推理能力、视觉空间能力、视运动协调能力受损、抽象概括能力、计划判断能力、表达能力的减退和记忆力障碍等,其中以记忆力障碍最常见。对于记忆障碍而言,记忆力全面改善虽然不太可能,但是学习助记术有助于解决最常见的日常记忆问题。在记忆康复计划中,应考虑下列问题:日常生活中认知功能障碍的心理教育疗效的需要、个性和情感反应的影响,以及对记忆问题的个人感受。训练目标必须是定制的、小的尽可能具体的、完全能够满足患者的需要和希望。

应对患者进行单独的、针对性神经心理评定,以确定认知功能康复的范围。认知功能障碍常用的康复方法是通过认知功能评价,针对患者存在的认知缺陷,对患者进行重复训练,通过反复练习建立起自动性行为,训练应注重目的性、趣味性和实用性。避免使用已经缺损的认知功能,使用其他方法帮助患者补偿缺损的认知成分,如对记忆障碍的患者可以使用一些外部存储工具(如工作日程表、笔记等),将复杂事务分解成简单成分,或者通过联想等方式帮助记忆。

(三)心理和精神障碍

适当的体力劳动和脑力劳动对健康是有利的,应当鼓励。

癫痫患者由于家庭、社会、抗癫痫药物的毒副作用等因素常存在异常心理,不仅可以加重躯体疾病,而且导致癫痫患者的行为退化和异常。异常行为和心理常表现为抑郁、恐惧、攻击性、焦虑、逆反等负性情绪;自卑、性格孤僻、社会交往障碍;适应能力差,喜欢固定不变的生活方式;学习障碍、怕困难、缺乏自信、易放弃的退缩行为;对治疗措施产生无望和歪曲的判断,治疗依从性差等。

心理治疗是癫痫治疗过程中重要的治疗方法,全面评定患者存在的心理障碍,针对性地开展心理治疗,减轻患者心理负担,稳定情绪,经过综合训练,提高患者的学习、工作能力和适应性,提高抗挫折和自控能力。目前常用的心理治疗方法有支持性心理治疗、催眠术、松弛训练、生物反馈疗法、森田疗法等。另外,也可短期针对性使用药物治疗,如抗抑郁药物、抗焦虑药等。

(四)提高家庭和社会支持,改善患者的生存质量

癫痫患者应有良好的生活习惯和饮食习惯,避免过饱、疲劳、睡眠不足或情感波动。食物以清淡为主,忌辛辣,最好能戒烟酒。除带有明显危险性的工作(如驾驶、高空作业、游泳等),不宜过分限制。更重要的是解除其精神负担,不要因自卑感而脱离群众;让其树立战胜疾病的信心;医师需要对患者耐心解释,使其对疾病有正确的认识。

癫痫患者往往存在生活、就业、婚姻、与亲友关系不融洽、经济水平偏低等家庭和社会问题。强大的家庭和社会支持是患者正确面对疾病、战胜疾病的基础。随着社会的发展和进步,癫痫患者的生活质量日益为人们重视,生活质量包括发作状态、情感生活、任务与休闲性活动、健康状态、经济状态、家庭关系、社会交往、记忆功能等多个方面。

影响癫痫患者生活质量的因素有患者的智力水平、认知功能、患者受教育水平、家庭和社会的支持等多种因素。家庭康复是癫痫治疗中的重要一环,许多患者需要家庭的看护和照料,让患者的亲友了解癫痫的基本知识,给癫痫患者以足够的关心、理解、尊重和支持,督促患者按时、按规定服用药物,提高药物治疗的依从性,合理安排日常生活,避免不良嗜好的养成,释放负性不良情绪,保持良好心理状态,增强患者的责任感,鼓励患者积极参加有益的社交活动,克服自卑心理,指导患者承担力所能及的社会工作,同时避免危险活动和工作,让患者在自我实现中体会到自身的价值,从而提高战胜疾病的信心。

社会支持在癫痫患者康复中具有重要的作用。通过立法保护癫痫患者的学习、受教育、婚姻、生育、就业等的合法权益,增加患者的各项福利和医疗保险,改善癫痫患者的经济状况。向全社会进行癫痫科普教育,纠正社会上某些人群对癫痫患者的歧视和错误看法。促进癫痫患者参与社会活动,培养乐观豁达的性格,减少自卑感,提高抗癫痫药物治疗的依从性,减轻疾病的症状,减缓疾病的发展,提高患者的生活质量。

(五)职业康复

在国外,有一些非营利性机构为癫痫患者提供职业康复服务,以培训患者并协助其找到工作。职业康复服务的内容主要包括以下几点。

1.诊断性评估

评估其残疾状况,确定职业需要技能的目前状况。

2.辅导

确定目标,做出选择,确定职业需要培训的技能并提供支持。

3.培训

基本和特殊职业技能,记忆和注意的代偿技巧,工作搜寻策略,面试技巧,工作指导,个人简历书写和合法权利。

4.咨询

在职培训计划和其他支持性工作经历和职业教育。

5.工作安排

在竞争性的工作岗位、在家或支持性的社区就业或有保护的工场。

6.协助

与相关的专业机构进行协助。

(井 青)

第二节　脑卒中的康复治疗

脑卒中是一组急性脑血管病的总称,包括缺血性的脑血栓形成、脑栓塞、腔隙性脑梗死和脑出血和蛛网膜下腔出血。其常见的病因为高血压、动脉硬化、心脏病、血液成分及血液流变学改变、先天性血管病等。脑卒中是我国的多发病,死亡率和致残率高。幸存者中 $70\%\sim80\%$ 残留有不同程度的残疾,近一半患者生活不能自理。为此,开展脑卒中康复,改善患者的功能,提高其生活自理能力和生活质量,使其最大限度地回归社会具有重要的意义。虽然不同类型的脑卒中患者的临床特点、药物治疗等有所不同,但针对其各种障碍所进行的康复治疗措施大致相同,故通常把这些急性脑血管病的康复统称为脑卒中康复。

一、主要障碍

脑卒中患者可出现各种各样的障碍,包括以下几种。

(一)身体功能和结构方面

1.脑卒中直接引起的障碍

运动障碍(如瘫痪、不随意运动、肌张力异常、协调运动异常、平衡功能障碍等);感觉障碍;言语障碍(失语症及构音障碍);失认症和失用症;智力和精神障碍;二便障碍,吞咽功能障碍,偏盲及意识障碍等。

2.病后处理不当而继发的障碍

废用综合征是患者较长时间卧床、活动量不足引起的。如局部活动减少引起的褥疮、肺部感染、关节挛缩、肌肉萎缩、肌力及肌耐力下降、骨质疏松、深静脉血栓等;全身活动减少引起的心肺功能下降,易疲劳,食欲减退及便秘等;卧位低重心引起的直立性低血压、血液浓缩等;感觉运动刺激不足引起的智力下降、反应迟钝、自主神经不稳定、平衡及协调功能下降等。

误用及过用综合征是病后治疗或自主活动方法不当引起的。如肌肉及韧带损伤、骨折、异位骨化、肩痛及髋关节痛、肩关节半脱位、肩手综合征、膝过伸、痉挛加重、异常痉挛模式加重(优势肌和非优势肌肌张力不平衡加剧)、异常步态及尖足内翻加重与习惯化等。

3.伴发障碍

营养不良、伴发病(如肌肉骨关节疾患、心肺疾患等)引起的障碍。

(二)活动能力方面

因存在上述功能障碍,患者多不同程度地丧失了生活自理、交流等能力。

(三)社会参与方面

因存在上述障碍,限制或阻碍了患者参与家庭和社会活动,降低了生活质量。

二、康复评定

脑卒中康复评定的目的是确定患者的障碍类型及程度,以便拟定治疗目标、治疗方案,确定治疗效果及进行预后预测等。脑卒中急性期和恢复早期患者病情变化较快,评定次数应适当增加,恢复后期可适当减少。全面评定之间应视情况多次进行简便的针对性单项评定。

（一）功能评定

瘫痪评定常采用 Brunnstrom 评测法及 Fugl-Meyer 评测法，肌张力评定多采用改良的 Ashworth 评定法。失语症评定可采用波士顿诊断性失语检查（Boston diagnostic aphasia examination，BDAE）、西方失语成套测验（western aphasia battery，WAB）、汉语失语成套测验（aphasia battery of Chinese，ABC）。构音障碍评定可采用 Frenchay 构音障碍评定。吞咽障碍评定可采用饮水试验、咽唾液试验及视频荧光造影检查。失认症和失用症评定尚无成熟的成套测验方法，多采用单项评定，如 Albert 试验、线性二等分试验、空心十字试验等。意识障碍评定多采用 Glasgow 昏迷评分。智力评定常采用简明精神状态检查（mini mental status examination，MMSE）。抑郁评定可采用美国流行病学调查中心的抑郁量表（center of epidemiological survey-depression Scale，CES-D）。

（二）活动能力评定

活动能力评定多采用 Barthel 指数（Barthel index of ADL）和功能独立性评定（unctional independence measure，FIM）。

（三）社会参与评定

社会参与评定可采用生活满意度或生活质量评定，如简明健康调查量表（SF-36）。

（四）影响康复和预后的因素评定

如伴发病、社会背景、环境及资源、脑卒中和冠心病危险因素等。

三、康复措施

脑卒中康复的目标是通过以运动疗法、作业疗法为主的综合措施，最大限度地促进功能障碍的恢复，防治失用和误用综合征，减轻后遗症；充分强化和发挥残余功能，通过代偿和使用辅助工具等，以争取患者达到生活自理；通过生活环境改造，精神心理再适应等使患者最大限度地回归家庭和社会。

（一）脑卒中康复医疗的原则

（1）脑卒中康复的适应证和禁忌证：多是相对的。对于可以完全自然恢复的轻症患者（TIA 和 Rind）一般无需康复治疗，但高龄体弱者在卧床输液期间，有必要进行。些简单的预防性康复治疗（如关节被动活动），以防止出现失用性并发症。对于重度痴呆、植物状态等重症患者，即使强化康复治疗也难以取得什么效果，重点是加强护理，防治并发症。介于两者之间的情况才是康复治疗的适应证。一般认为病情过于严重或不稳定者（如意识障碍、严重的精神症状、病情进展期或生命体征尚未稳定等），或伴有严重并发症者（如严重感染、急性心肌梗死、重度失代偿性心功能不全、不稳定型心绞痛、急性肾功能不全等），由于不能耐受、配合康复治疗或有可能加重病情等，不宜进行主动性康复训练，但抗痉挛体位、体位变换和关节被动运动等预防性康复手段，只要不影响抢救，所有患者均可进行。一旦这些禁忌证稳定、得到控制或好转，则多又成为主动康复的适应证。

（2）康复医疗是一个从急性期至后遗症期的连续过程，既要注意急性期预防性康复，恢复期促进恢复的康复，又要注意后遗症期的维持和适应性康复。应该充分利用社区资源进行社区康复。

（3）由有经验的、多学科康复组实施康复以确保最佳的康复效果。采用标准化的评价方法和有效的评价工具。采取目标指向性治疗，在充分进行预后预测的基础上，由患者、家属和专业人员共同制订实用可行的家庭和社会复归目标。以证据为基础的干预应以功能目标为基础。

（4）由于脑卒中患者障碍的复杂性及单一治疗效果的局限性，应采用综合的治疗和刺激手段。治疗环境应尽可能与家庭及社区的环境相近。治疗小组成员之间应加强交流与协作，避免脱节与相互矛盾。康复过程由学习和适应构成，宜让患者反复练习难度分级的各种任务，以使其学会（重获）丧失的技能。患者要与环境相互适应，必要时采取适当的补偿策略。应及时纠正心理障碍，激发患者的康复欲望（动机）和康复训练的兴趣等。对患者和家属进行针对性的教育和培训，使家属积极参与康复计划。

（5）康复评价和干预应从急性期开始，一旦患者神志清楚、病情稳定，就应该开始主动性康复训练，以便尽可能地减少废用（包括健侧）。某些误用很难纠正，故早期正确的训练非常重要。应首先着眼于患侧的恢复性训练，防止习得性失用，不宜过早地应用代偿手段。康复训练要达到足够的量才能取得最佳效果，但宜从小量开始，在不引起或加重异常运动反应的前提下，逐渐增加活动量，可采取少量多次的方法，以免患者过度疲劳或引起危险。

（6）进行伴发病和危险因素的管理对确保康复效果和患者生存至关重要。

（二）急性期的康复治疗

急性期在此是指病情尚未稳定的时期。因严重并发症不能耐受主动康复训练者及因严重精神症状、意识障碍等不能配合康复训练者，康复处理基本同此期。此期应积极处理原发病和并发症，以便尽可能减少脑损伤并尽快地顺利过渡到下一个康复阶段；制订并实施脑卒中危险因素管理计划，预防脑卒中复发。本期康复的目的主要是预防失用性并发症。

（1）保持抗痉挛体位：其目的是预防或减轻以后易出现的痉挛模式。取仰卧位时，头枕枕头，不要有过伸、过屈和侧屈。患肩垫起防止肩后缩，患侧上肢伸展、稍外展，前臂旋后，拇指指向外方。患髋垫起以防止后缩，患腿股外侧垫枕头以防止大腿外旋。本体位是护理上最容易采取的体位，但容易引起紧张性迷路反射及紧张性颈反射所致的异常反射活动，为"应避免的体位"。"推荐体位"是侧卧位：取健侧侧卧位时，头用枕头支撑，不让向后扭转；躯干大致垂直，患侧肩胛带充分前伸，肩屈曲 90°～130°，肘和腕伸展，上肢置于前面的枕头上；患侧髋、膝屈曲似踏出一步置于身体前面的枕头上，足不要悬空。取患侧侧卧位时，头部用枕头舒适地支撑，躯干稍后仰，后方垫枕头，避免患肩被直接压于身体下，患侧肩胛带充分前伸，肩屈曲 90°～130°，患肘伸展，前臂旋后，手自然地呈背屈位；患髋伸展，膝轻度屈曲；健肢上肢置于体上或稍后方，健腿屈曲置于前面的枕头上，注意足底不放任何支撑物，手不握任何物品（图 10-1）。

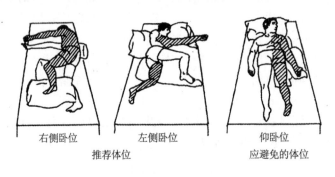

右侧卧位　　　　　左侧卧位　　　　　仰卧位

推荐体位　　　　　　　　　　　　　应避免的体位

图 10-1　抗痉挛体位

（2）体位变换：主要目的是预防褥疮和肺感染，另外由于仰卧位强化伸肌优势，健侧侧卧位强化患侧屈肌优势，患侧侧卧位强化患侧伸肌优势，不断变换体位可使肢体的伸屈肌张力达到平衡，预防痉挛模式出现。一般每 60～120 min 变换体位一次。

（3）关节被动运动：主要是为了预防关节活动受限（挛缩），另外可能有促进肢体血液循环和增加感觉输入的作用。先从健侧开始，然后参照健侧关节活动范围进行患侧运动。一般按从肢体近端到肢体远端的顺序进行，动作要轻柔缓慢。重点进行肩关节外旋、外展和屈曲，肘关节伸展，腕和手指伸展，髋关节外展和伸展，膝关节伸展，足背屈和外翻。在急性期每天做两次，每次每个关节做 3～5 遍，以后视肌张力情况确定被动运动次数，肌张力越高被动关节运动次数应越多。较长时间卧床者尤其要注意做此项活动。

（4）饮食管理：有意识障碍和吞咽障碍者经口进食易发生吸入性肺炎，通常需靠静脉补充营养，如 3 d 后仍不能安全足量地经口进食，可鼻饲营养。另外要加强口腔护理。

（5）二便管理：此期患者易出现尿潴留、失禁及便秘，必要时可予导尿，应用开塞露、缓泻剂等。注意预防泌尿系统感染和褥疮。

（6）加强呼吸管理，防治呼吸系统并发症；预防静脉血栓、褥疮等。

（7）对家属进行脑卒中及其护理和康复知识的宣教和培训。

由于翻身和关节被动运动只能预防褥疮、肺炎和关节挛缩，并不能预防失用性肌萎缩等其他失用，也没有明显促进功能恢复的作用，所以要尽早地开始下一阶段的主动训练。

（三）恢复期的康复治疗

恢复期是指病情已稳定，功能开始恢复的时期。一般而言，患者意识清楚、生命体征稳定且无进行性加重表现后 1～2 d，就应该开始主动性康复训练。在不伴有意识障碍的轻症脑卒中，病后第 2 天就可在严密观察下开始主动训练，但开始活动量要小。由于蛛网膜下腔出血和脑栓塞近期再发的可能性大，在未行手术治疗的蛛网膜下腔出血患者，要观察 1 个月左右才谨慎地开始康复训练。在脑栓塞患者康复训练前如查明栓子来源并给予相应处理，应在向患者及家属交代有关事项后再开始训练比较稳妥。

主动性康复训练应遵循瘫痪恢复的规律，先从躯干、肩胛带和骨盆带开始，按坐位、站位和步行，以及肢体近端至远端的顺序进行。一般把多种训练在一天内交替进行，有所偏重。此期要应用各种偏瘫康复技术促进功能的恢复。关于患侧肢体训练，在软瘫期要设法促进肌张力和主动运动的出现；在出现明显痉挛后要降低痉挛，促进分离运动的恢复，改善运动的速度、精细程度和耐力等。要注意非瘫痪侧肌力维持和强化。

1.床上翻身训练

这是最基本的躯干功能训练之一。患者双手手指交叉在一起，患侧拇指在上，双上肢腕肘伸展（"Bobath 握手"，图 10-2），先练习前方上举，并练习伸向侧方。在翻身时，交叉的双手伸向翻身侧，头和躯干翻转，至侧卧位，然后返回仰卧位，再向另一侧翻身。每天进行多次，必要时训练者给予帮助或利用床栏练习。注意翻身时头一定要先转向同侧。向患侧翻身较容易，很快就可独立完成。

2.桥式运动

桥式运动目的是训练腰背肌群和伸髋的臀大肌，为站立做准备。患者取仰卧位，双腿屈曲，足踏床，慢慢地抬起臀部，维持一段时间后慢慢放下（双桥式运动）；在患者能较容易地完成双桥式运动后，让患者悬空健腿，仅患腿屈曲，足踏床抬臀（单桥式运动），见图 10-3。如能很好地完成本动作,那么就可有效地防止站位时因髋关节不能充分伸展而出现的臀部后突。训练早期多需训练者帮助固定下肢并叩打刺激臀大肌收缩。

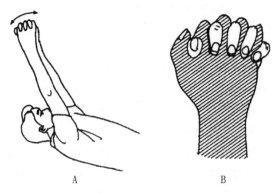

图 10-2　脑卒中早期上肢训练 Bobath 握手

A.健肢带动患肢作肩的屈伸和左右旋转,便于移动身体质量心,进行体位转移和平衡训练;B.双手十指交叉,病侧阴影部分拇指压在健侧拇指上方

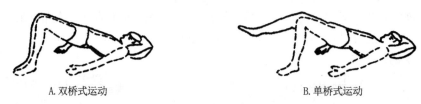

A. 双桥式运动　　　　　　　　　　　　B. 单桥式运动

图 10-3　桥式运动

3.坐位训练

坐位是患者最容易完成的动作之一,也是预防直立性低血压、站立、行走和一些日常生活动所必需的。在上述训练开始的同时就应进行。

由于老年人和较长时间卧床者易出现直立性低血压,故在首次取坐位时,不宜马上取直立(90°)坐位。可用起立平台或靠背架,依次取 30°、45°、60°、80°坐位(或平台直立位),如前一种体位能坚持 30 min 且无明显直立性低血压表现,可过渡到下一项,如已能取 80°坐位 30 min,则以后取坐位和站位时可不考虑直立性低血压问题。理论上应避免床上半坐位,以免强化下肢伸肌优势。

坐位训练包括坐位平衡训练和耐力训练。在平衡训练的同时耐力也随之得以改善。进行坐位训练时,要求患者双足踏地或踏在支持台上,这对预防尖足内翻非常必要。另外,一定要在无支撑或无扶助下练习,否则难以取得好的效果。

静态平衡训练要求患者取无支撑下床边或椅子上静坐位,髋关节、膝关节和踝关节均屈曲90°,足踏地或支持台,双足分开约一脚宽,双手置于膝上。训练者协助患者调整躯干和头至中间位,当感到双手已不再用力时松开双手,此时患者可保持该位置数秒,然后慢慢地倒向一侧。随后训练者要求患者自己调整身体至原位,必要时给予帮助。静态坐位平衡在大多数患者很快就可完成,然后让患者双手手指交叉在一起,伸向前、后、左、右、上、下方并伴有重心相应的移动,此称为自动态坐位平衡训练。当患者在受到突然的推拉外力仍能保持平衡时(被动态平衡),就可认为已完成坐位平衡训练。此后坐位训练主要是耐力训练。在坐位训练的同时,要练习坐位和卧位的转换训练。从健侧坐起时,先向健侧翻身,健侧上肢屈曲置于身体下,双腿远端垂于床边后,头向患侧(上方)侧屈,健侧上肢支撑慢慢坐起。从患侧坐起时稍困难些,也要用健侧上肢支撑坐起,不过要求躯干有较大的旋转至半俯卧位。由坐位到卧位的动作相反。

4.站位训练

一般在进行自动态坐位平衡训练的同时开始站位训练。对一般情况较差、早期进行此训练有困难者,可先站起立平台;躯干功能较好、下肢功能较差者可用长下肢支具。也可利用部分减重支持装置进行站位平衡训练。

起立训练要求患者双足分开约一脚宽,双手手指交叉,上肢前伸,双腿均匀持重,慢慢站起。此时训练者坐在患者前面,用双膝支撑患者的患侧膝部,双手置于患者臀部两侧帮助患者重心前移,伸展髋关节并挺直躯干。坐下时动作相反。要注意防止仅用健腿支撑站起的现象。

静态站位平衡训练是在患者站起后,让患者松开双手,上肢垂于体侧,训练者逐渐除去支撑,让患者保持站位。注意站位时不能有膝过伸。患者能独自保持静态站位后,让患者重心逐渐移向患侧,训练患腿的持重能力。同时让患者双手交叉的上肢(或仅用健侧上肢)伸向各个方向,并伴随躯干(重心)相应的摆动,训练自动态站位平衡。如在受到突发外力的推拉时仍能保持平衡,说明已达到被动态站位平衡。患者可独立站立片刻后就可练习床椅转移。

5.步行训练

一般在患者达到自动态站位平衡、患腿持重达体质量的一半以上,并可向前迈步时才开始步行训练。但由于老年人易出现废用综合征,有的患者靠静态站立持重改善缓慢,故某些患者步行训练可适当提早进行,必要时使用下肢支具。不过步行训练量早期要小,以不致使患者过度费力而出现足内翻和尖足畸形并加重全身痉挛为度。对多数患者而言,不宜过早地使用手杖,以免影响患侧训练。

在步行训练前,先练习双腿交替前后迈步和重心的转移。多数患者不必经过平行杠内步行训练期,可直接进行监视下或少许扶持下步行训练。步行训练早期常有膝过伸和膝打软(膝突然屈曲)现象,应进行针对性的膝控制训练。如出现患侧骨盆上提的划圈步态,说明膝屈曲和踝背屈差。在可独立步行后,进一步练习上下楼梯(健腿先上,患腿先下)、走直线、绕圈、跨越障碍、上下斜坡及实际生活环境下的实用步行训练。

近年提倡利用部分减重支持装置提早进行步行训练,认为在步行能力和行走速度恢复方面均有较好的效果。

6.作业治疗

一般在患者能取坐位姿势后开始。内容包括:①日常生活活动能力训练:如吃饭、个人卫生、穿衣、移动、洗澡及家务活动等,掌握一定的技巧,单手多可完成。必要时可应用生活辅助具,如粗柄勺子、带套圈的筷子、有吸盘固定且把手加长的指甲刀、穿袜器、四脚手杖和助行器等。从训练的角度出发,应尽量使用患手。②工艺活动:如用斜面磨砂板训练上肢粗大的运动,用编织、剪纸等训练两手的协同操作,用垒积木、书写、拧螺丝、拾小物品等训练患手的精细活动。经过一段时间的训练后,如预测瘫痪的利手恢复差,应开始利手转换训练。在患手达一定功能的慢性(发病6个月以上)脑卒中患者可试用强制性使用运动疗法,部分患者可取得明显效果。

7.物理治疗和针灸治疗

功能性电刺激、生物反馈及针灸治疗等对增加感觉输入、促进功能恢复与运动控制等有一定的作用。

8.对失语、构音障碍、认知功能障碍等也需进行针对性训练

结合患者情况应尽早实施出院计划。在患者出院前,可先回家住几日,以适应家庭环境,发现问题并给予相应的指导和训练。为使患者适应社会环境,出院前可带患者集体购物、参加社区活动等。

(四)后遗症期康复治疗

后遗症期是患者功能恢复已达平台期,但通过技巧学习、使用辅助器具及与环境相互适应等仍可有一定的能力恢复的时期。经积极训练一般在发病3~6个月后进入后遗症期,对于早期活动少或较长时间卧床者,运动功能恢复可持续更长的时间。此期患者的运动耐力和日常生活活动能力仍可进一步提高。

在此期出院回家的患者,由于活动空间限制、家属照顾过多或无暇顾及、患者主动性差等原因,在老年人和移动能力较差者易出现功能和能力的退化,甚至造成卧床不起,故参照原先的训练进行维持性训练是非常必要的。即使那些经训练仍不能恢复步行者,也至少应每天练习翻身和坐位,甚至是被动的坐位,这种最低限度的活动可明显地减少褥疮、肺炎等并发症,减少护理工作量。相当一部分患者可通过上下楼梯、远距离步行等,使运动耐力不断提高,活动空间不断扩大,活动种类逐渐增多,生活质量得以提高。但要注意,所有的活动均要在安全的前提下进行,活动量也应逐渐增加,不可冒进。

对不能适应原来生活环境的患者,可进行必要的环境改造,如尽量住平房或楼房底层,去除门槛,台阶改为坡道或两侧安装扶手,厕所改为坐式并加扶手,地面不宜太滑或太粗糙,所有用品要方便取放和使用等。

患者要定期到医院或社区康复机构接受再评价和指导,并力争恢复一定的工作。

四、常见并发症的处理

(一)痉挛

痉挛是上运动神经元损伤后特征性表现,在偏瘫侧肌肉均有不同程度的痉挛,优势肌更明显。痉挛有两重性,其有限制关节运动,影响运动模式、运动速度、精细活动和日常生活活动能力,引起挛缩、关节畸形和疼痛不适,不利于清洁护理等不利影响;但在某些患者可能起到有利于循环、下肢支撑及保持某种姿势的作用。因降低痉挛不一定都利于功能改善,有时甚至有害,故在进行治疗之前,首先应明确治疗的必要性和目的。可先用2%利多卡因进行肌肉浸润或神经阻滞,或进行局部缺血试验(在患侧肢体近端加一个能充气的血压计袖带,充气加压至收缩压以上,持续20~25 min),待痉挛减轻或消失后10 min内观察运动功能和日常生活能力有无改善,确定去除痉挛是否有利于功能与能力的改善。

肌肉痉挛的处理主要有以下几个方面。

1.去除加重痉挛的诱因

(1)伤害性刺激:尿道感染、褥疮、深静脉血栓、疼痛、膀胱过充盈、骨折、内生脚指甲等。

(2)精神紧张因素(如焦虑、抑郁)。

(3)过度用力、疲劳等。

2.运动疗法与物理疗法

(1)姿势控制:它是利用中枢神经受损后得以活化的各种姿势反射(紧张性反射)来抑制某些肌群肌张力增加,如各种抗痉挛体位。其效果尚难确定。

（2）肌牵张：任何使痉挛肌受到持续牵张的活动或姿势均可使相应的肌肉肌张力降低。不过其效果短暂，有无积累效果尚难肯定。牵拉可采取主动运动、被动运动、特定姿势及器具（起立平台、支架夹板等）。

（3）冷疗等物理疗法：应用冰袋冷敷或把患肢置于冰水中 25～30 min，可以减轻痉挛，但效果短暂。热疗、水疗及震动也有一定的短暂降低肌痉挛的作用。

（4）肌电生物反馈与功能性电刺激：效果尚不肯定。

3.口服药物

硝苯呋海因钠、地西泮、巴氯芬等可用于脑卒中后痉挛的治疗，但效果不理想，不良反应大。

4.局部用药物

（1）苯酚（石炭酸）：石炭酸是一种神经崩解剂，贴近周围神经注射后能减少传递至肌肉的神经冲动，从而减轻痉挛。其疗效可持续数月至数年。不良反应有感觉迟钝、丧失及无力。多采用运动点阻滞。

（2）A 型肉毒杆菌毒素：A 型肉毒杆菌毒素系肉毒杆菌产生的一种大分子蛋白毒素，把 A 型肉毒素直接注入靶肌肉后，其在肌肉内弥散，可迅速地与神经肌肉接头处的胆碱能突触前膜受体结合，不可逆地阻滞神经突触兴奋时的钙离子内流，使乙酰胆碱介质释放障碍，从而引起较持久的肌肉松弛。注射后数天起效，作用可持续 2～3 个月，可反复使用。一般采用多点肌肉浸润注射。先从小量开始，小肌肉2.5～100 U，大肌肉 20～200 U。通常每次剂量不超过 120 U，1 个月总剂量不超过 290 U，成人总量有人已用到 300～400 U。不良反应有局部疼痛和血肿等，但多半轻微而短暂。

（3）酒精：用于已丧失功能且因痉挛严重而影响护理及清洁者。因可引起神经持久的损伤，很少采用。

5.外科方法

外科方法主要用于非手术疗法无效的尖足内翻畸形的矫治，一般用于病后 2 年以上的患者。

（二）吞咽功能障碍

吞咽功能障碍是脑卒中常见的并发症之一，其发生率达 16％～60.4％，可造成水和其他营养成分摄入不足，易出现咽下性肺炎，甚至窒息，即使为轻度，对饮食生活的乐趣、发音清晰的交流等也有不利影响。吞咽功能障碍主要见于延髓性麻痹和假性延髓性麻痹，单侧皮质脑干束受损者也可出现一过性的吞咽功能障碍。

正常的吞咽过程可分为三期。口腔期（由口腔至咽入口处）为随意运动；咽期（由口咽到食管入口处）为反射运动；食管期（由食管入口至胃）为蠕动运动。脑卒中患者为口腔期和咽期障碍。因口唇、颊肌、咀嚼肌、舌及软腭等麻痹，食物从口唇流出，不能被充分咀嚼和搅拌，不能保存在固有口腔并形成食团，舌不能充分上举，口腔内压不能充分升高，食团向咽部移动困难，食管入口处诸肌运动障碍，造成入口开大不全等阻碍食物进入食管。咽反射差、软腭上抬及喉头上抬不良等导致食物逆流入鼻腔或误入气管。

对疑有吞咽障碍者重点检查三叉神经、面神经、舌咽神经、迷走神经及舌下神经有无障碍。在临床上可通过饮水试验和咽唾沫试验进行简单筛选。因 30％～40％的吞咽障碍患者无呛咳，故必要时可行视频荧光造影检查。

在意识障碍者，先采用非经口摄取营养的方法，同时预防颈部的伸展位挛缩。一旦意识清楚且病情稳定，能服从指示，可进行相应的检查，判断有无吞咽功能障碍。

吞咽功能障碍的处理主要有以下几个方面。

1.间接的吞咽训练

患者意识清楚,可取坐位者,即可开始本训练。

(1)基础训练:口腔颜面肌及颈部屈肌的肌力强化,颈部及下颌关节活动度训练,改善运动及降低有关诸肌和全身肌肉痉挛的训练。

(2)改善咽反射的训练:用冷冻的湿棉签等反复刺激软腭及咽后壁。

(3)闭锁声门练习:患者双手压在桌子上或墙壁上的同时,训练大声发"啊"。训练随意地闭合声带,可有效地防止误咽。

(4)声门上吞咽:包括让患者充分吸气、憋住、咽唾液,其后呼气,最后咳嗽等一连串训练。这是利用停止呼吸时声门闭锁的原理,最后咳嗽是为了排出喉头周围残存的食物。适用于咽下过程中引起误咽的患者。

2.进食训练

一般在患者神志清楚、病情稳定、有咽反射,并可随意充分地咳嗽后就可练习进食。

(1)进食的体位:躯干后倾位误咽少,程度轻,故刚开始练习进食时,以躯干后倾轻度颈前屈位进食为好。在偏瘫者,健侧在下的侧卧位,颈部稍前屈易引起咽反射,多可减少误咽。另外,颈部向患侧旋转可减少梨状隐窝残留食物。

(2)阶段性进食训练:选择训练用食物要考虑到食物形态、黏度、表面光滑度、湿度、流动性、需咀嚼程度、营养成分含量及患者的喜好等。液状食物易于在口腔移动,但对咽刺激弱,易出现误咽;固态食物需充分咀嚼、搅拌,不易移至咽部,易加重口腔期障碍,但易于刺激咽反射,误咽少。既容易在口腔内移动又不易出现误咽的是均质胶冻状样或糊状食物,如蛋羹、面糊、果冻等。一般选用上述种类的食物进行训练,逐渐过渡到普食和水。

一口进食量以1小汤匙为宜,进食速度不易过快,每进食一小食团后,要反复吞咽数次,应注意酸性和含脂肪多的食物吸入易发生肺炎。

应定时进行口腔护理,防止食物残渣存留,保持口腔卫生。误咽唾液也是常见的吸入性肺炎的原因。为防止食管反流误吸,在餐后应保持数十分钟坐位。吞咽功能障碍者摄入不足,早期易出现水、电解质紊乱,以后逐渐出现低蛋白等营养不良表现,应密切观察患者的营养状况。对摄入不足者应通过鼻饲等补充。

吞咽功能障碍经1个月左右的训练,90%以上可经口进普食。肺部感染和窒息是其常见的死亡原因。

3.低频脉冲电治疗

低频脉冲电治疗有助于维持或增强吞咽相关肌肉的肌力,改善吞咽功能。

(三)肩关节半脱位

肩关节半脱位在上肢呈弛缓性瘫痪时发生率很高,如在卒中患者中发生率为23%～60%,而我们统计约为78.3%,高于国外报道,这与我国有许多患者未进行早期康复有关。

1.特征表现

(1)肩胛带下降,肩关节腔向下倾斜,严重时在肩峰与上肢肱骨之间可出现凹陷,轻者可用触诊方法触及凹陷。

(2)肩胛骨下角的位置比健侧低。

(3)病侧呈翼状肩。

2.病因

肩关节天生就不稳定,有很大的活动度,以利于手和手指进行技巧性活动。与髋关节相比,其关节盂相对较浅,2/3 的肱骨头位于关节盂外。肩关节周围肌肉弥补了肩关节的不稳定性。正常情况下,肩胛骨关节盂朝向上、前及外侧。向上倾斜的关节盂在预防向下脱位中起着重要作用,因为肱骨头向下移位时必须先向外侧移动。臂处于内收位,关节囊上部及喙肱韧带紧张,被动地阻止了肱骨头的侧向移动,也就防止了向下脱位,这被称为"肩关节的锁定机制"。当肱骨外展时,该锁定机制不再起作用。由于臂抬起来向侧面外展或向前运动时,关节囊上部松弛,失去了支持作用,肩关节的稳定性必须由肌肉收缩来提供。防止盂肱关节脱位最重要的是水平走向的肌肉纤维,特别是冈上肌、三角肌的后部肌纤维和冈下肌。

肩关节半脱位主要有以下原因。

(1)解剖结构的不稳定性:由于肩关节的解剖结构特点决定其不稳定性。

(2)肩关节固定机构起不到固定作用:上述的肌肉群被称之为"肩关节的固定机构"。该固定机构把肱骨头保持在肩关节腔内,维持肩关节正常功能,保持上肢和手功能的完整性。此外关节囊上部和鹰嘴肱韧带的紧张,使上肢处于内收位,起到防止向下方脱位的作用。当冈上肌、冈下肌、三角肌后部纤维支配的中枢或周围神经损害引起肌力低下和无力时,使原有固定机制失效,不能起到加固关节囊的作用,关节囊的紧张性也随之消失,不可避免地使肱骨头从肩关节腔内自由脱出,形成半脱位。亦与有关的固定肌肉群反射或主动活动的能力丧失有关。

(3)肩胛带周围肌肉的张力不均衡:肩胛带张力丧失或提肩胛肌主动活动丧失,另一方面颈区增高的神经张力上提了锁骨和肩胛骨,而软瘫的躯干肌不能从下面对抗肩胛带的上提,这些因素更诱发了肩关节半脱位。

(4)病侧上肢自身重力牵拉:当患者坐起或站立时,上肢呈与地面垂直位,病侧上肢的自身重量有向下牵拉的作用,诱发上肢从肩关节腔内脱出,形成肩关节半脱位。

3.防治

(1)肩关节半脱位的预防:当患者上肢处于弛缓性瘫痪时,保持肩胛骨的正确位置是早期预防肩关节半脱位的重要措施。①在卧位时,应采取病侧侧卧位,使病侧上肢能负荷体质量。在平卧位应在肩后部垫枕头,使肩关节向前突出。②在坐位时,如病侧上肢肌张力低,可因本身肢体质量力牵拉使肱骨头脱出。为此应把病侧上肢的前臂放置在胸前的平板上,平板可起到托起病侧上肢的作用,同时嘱患者每天多次用健侧手把病侧上肢上举过头,持续几分钟,坐在轮椅上也应按上述方法执行。③在立位时,应用健侧手把病侧上肢托起来,也可用三角巾吊带支持病侧上肢,起到固定作用。

关于三角巾吊带的预防作用,有些学者提出异议,认为三角巾吊带对病侧上肢会带来不良影响。主要不良影响有以下几个方面:①易使病侧失认。与来自全身运动功能的分离。②如病侧上肢处于屈肌痉挛模式时,屈肌痉挛模式可被强化。③当变换方向,从椅子上站起来,为达到平衡,或者用上肢的另一手操作达到稳定时,妨碍使用病侧上肢来保持姿势及支持。④在步行时,妨碍病侧上肢的摆动及来自病侧上肢的刺激引导。⑤因固定静止不动,妨碍静脉及淋巴回流及局部循环受压。

根据我们实际体会认为,当病侧上肢,特别是肩部周围肌张力很低的情况下,用三角巾可起到辅助预防的作用,减少脱位程度,比不用的好。因为一旦形成脱位,要复位是艰难的。当病侧上肢肩部周围肌张力增高,出现屈肌共同运动模式时,不宜再用三角巾吊带固定,否则会带来上述的不良影响。

（2）肩关节半脱位的治疗：治疗可从以下几个方面进行。

矫正肩胛骨位置，按照肱骨头在肩关节腔内位置进行纠正，恢复肩部的固定机制。如治疗师协助患者把病侧上肢垂直上举过头，使肩关节承重病侧上肢重量，可促进肩关节固定机制的恢复，有助于肩胛骨恢复到正常位置。又可让患者处于坐位，病侧上肢伸展，病侧手指、腕伸展放在病侧边另一椅子上，然后让患者向病侧倾斜，使病侧上肢承重上半身体质量，又保证肩胛骨正确位置排列，恢复固定机制。

刺激肩关节周围稳定肌的活动和张力。通过逐步递加强度刺激，直接促进与肩关节固定有关的肌群的活动。治疗师一手把患者的病侧上肢伸展前伸，另一手快速把肱骨头向上提，诱发牵张反射，提高三角肌、冈上肌的肌张力及活动性。另外，治疗师可用手握患者病侧上肢手，让病侧上肢伸展向前上举与水平呈 45°，此时，治疗师用抓握患者病侧上肢手的手向患者施加压力，沿肩关节方向做快速、反复的挤压，并使患侧肩部不向后退，同时与治疗师的推力相对抗。也可使患肩保持前伸上举位置，治疗师用另一手从近端到远端快速按摩患者的患侧上肢处于伸展位的冈上肌、肱二头肌、三角肌，这手法可刺激这些肌肉的活动及张力。另外，还可以直接刺激肩关节周围肌肉。

降低肩胛带周围不利的神经系统张力，恢复其主动的肌肉控制。例如，治疗师用一只手帮助患者反复侧屈颈部的同时，可用另一只手臂固定患侧肩部，防止患肩发生任何形式的代偿运动。治疗师的手放在患侧肩上，保持肩胛带向下，用手掌保持其肩胛骨不成为翼状，前臂紧贴患侧胸壁以稳定其胸廓和上部躯干。当治疗师帮助患者保持正确的肩胛带姿势并保持肋骨向下、向中线时，肩关节半脱位会立即完全消失。

在不损伤肩关节及周围组织的条件下，做被动无痛性全关节的肩关节活动。如患者用健手帮助病侧上肢伸展上举及治疗师帮助病侧上肢伸展作肩的外展、外旋。

（四）肩痛

肩痛通常发生在脑卒中后的早期，61%的患者偏瘫后发生肩痛，其中 2/3 在卒中后 4 周内出现肩痛，其余的在随后 2 个月内发生。疼痛给康复带来不良影响，诱发患者产生情绪障碍及心理障碍。

1.病因

根据文献报告肩痛的原因有以下几方面：①中枢神经损害的疾病；②痉挛；③失用及误用综合征；④肩关节挛缩；⑤肩手综合征；⑥肩关节半脱位；⑦异位骨化；⑧骨质疏松。

2.发生机制

肩痛的发生与肩关节特有的解剖结构有关。肩关节是由 7 个关节组成，各关节的相互协调、共同运动才能保证肩关节的无痛运动。肩胛骨、肱骨的各部分的协调一致，才能使上肢完全上举成为可能。当一个人正常站立，上肢处于体侧时，肩胛骨和肱骨均处于 0°位置。当上肢伸展外展 90°时，肩关节的运动和肩胛骨的外旋之比为 2∶1。也就是说肩关节运动 60°，肩胛骨外旋 30°。当上肢上举达 180°屈曲时，肱盂关节运动 120°，而肩胛骨外旋 60°。这样，在正常肌张力下，伸展不受影响，这是一种平滑的、步调一致的模式运动。如肩胛骨外旋改变了肩关节腔的解剖排列，外旋就受限，也不能使伸展完全上举或外展。

肱骨外旋、肱骨大结节能通过肩峰突起的后方，是保证上肢完全外展的必要条件。当上肢在内旋状态时，肱骨大结节被喙肩弓阻挡，就使 60°以上的外展受限。因此为使大结节能自由地通过喙肩峰韧带下面,在肩关节腔内肱骨头顺利地向下运动,肱骨必须呈外旋状态。

一旦肩关节一部分或全部的结构,因异常的低肌张力或肌张力不平衡而发生紊乱,会产生肩关节疼痛,像上肢的痉挛屈曲、肩胛骨的下降、后退和肱骨的内旋,均是发生紊乱的条件,如存在这种紊乱条件,无论是主动的还是被动的上肢外展上举时,肩峰突起与肱骨头之间的组织受到两个坚硬骨头的机械性挤压就会引起疼痛。

近来,Alexander 发现二头肌长头,肩关节的旋转袖套对肩的盂肱关节的垂直起到稳定性作用,二头肌长头肌腱的作用在于对盂肱关节窝内的中央的长头可减少垂直的移位,所以当发生移位或冈上肌插入旋转袖套内,就可破坏盂肱关节稳定性。按 Cailliet 的理论,当关节和肌腱被向下牵拉时,就可产生肩关节损伤和疼痛。肩部被撞击易损伤冈上肌腱结构,也是诱发肩痛的原因。而且,晚期的肩痛 30%～40% 被发现是肩关节的旋转袖套被撕裂引起的。

此外,在肩关节部分或全部结构紊乱状态下,频繁地做不正确的肩关节活动,可诱发疼痛出现,最常见的有下列几个。

(1)在肩胛骨未处于必要位置,肱骨外旋的状态下,握上肢远端上提的被动肩关节活动就可能诱发肩痛。正确的,应一手托起肱骨头,使肱骨处于外旋状态下上提可避免疼痛产生。

(2)在协助患者从床上转移到轮椅上,抓握患者的病侧上肢牵拉,患者移动时不能支持患者躯干重量,使患者的肩关节强制外展,引起肩关节损伤,产生疼痛。又如在协助步行训练时,把患者病侧手放在治疗师肩上,面对面行走,此时,一旦产生不平衡或突然运动,使病侧上肢突然强力外展,造成肱骨头挤压肩峰,诱发疼痛。

(3)治疗师在协助患者坐位转移时,用两手放在患者的腋窝下面用力上拔,这时由于体质量,使丧失保护反应的病侧肩发生强制性外展,产生疼痛。

(4)用滑轮作病侧上肢关节活动范围训练,由于处于内旋位的上肢上举,强制性损伤自己的肩。

3.临床表现

40% 的患者在早期否认自己有肩痛,但是临床检查发现有疼痛存在,即在肱二头肌头部有触痛,冈上肌有触痛。这说明早期肩痛是隐匿性的,所以简单地听患者主诉是不够的,必须对患者作早期检查,早期发现和早期治疗。实际上,肩痛在原发病后就可出现。有的主诉是一般安静时不痛,上举时出现,肩部活动后加重,夜间频发。病侧上肢有下垂沉重感,上举前伸平均为 100°,侧方为 70°～100° 时发生疼痛,撞击征阳性。鹰嘴突和结节间有凹陷、压痛,被动运动外旋受限制,疼痛从肩部可放射到上肢。

4.预防

如果能避免引起疼痛的因素,就可以防止肩痛的发生。

(1)早期即进行扩大肩关节活动范围训练,确保正常活动范围,避免易挛缩的肢位。

(2)在做被动肩关节活动时,要用正确的手法,避免因错误的手法引起疼痛。做上肢被动运动时,必须先做肩胛骨的活动,然后做上肢远端活动,这时务必使肩胛骨持续维持在前上方向。

(3)一旦被动时有疼痛产生,应立即停止,避免损伤组织。

5.治疗

治疗包括药物治疗、物理治疗及运动治疗等。

(1)药物治疗:可选择一些镇痛剂口服,如双氯芬酸钠、阿司匹林、吲哚美辛等,也可局部用镇痛剂外涂。

（2）局部封闭治疗：1%普鲁卡因 1 mL，加上氢化可的松 5 mL，局部痛点注射。

（3）局部麻醉治疗：有学者报道在肩峰下腔内局部麻醉有效率可达到 50%，方法如下。①10 mL的针管，0.8 mm×（40～50）mm 的针头一个，0.5%普鲁卡因 8～10 mL。②治疗师在患者的身后，患者取坐位，上肢保持内旋，超过腰部。③助手的大拇指固定患者的肩峰后角上，指示固定肩峰。④治疗师持针在后角下刺入，斜向肩峰喙突方向推进，经过三角肌，冈下肌和关节内直到针头触到关节软骨停止向前，推入药物。此方法好处是无血管和神经损伤，比较安全。

（4）物理治疗：局部作温热治疗，如红外线、微波、超短波以及局部离子透入，均有一定效果。

（5）运动疗法：如上所述肩痛是由于肩关节结构紊乱以及不正确的运动所致，那么用正确的运动手法来纠正关节腔内紊乱的结构是最主要的方法。

疼痛早期处理：当疼痛很轻，仍应在无痛范围内做肩关节被动活动，但必须在做活动前，先做躯干回旋运动，抑制痉挛。鼓励患者用自己健侧上肢带动病侧上肢活动，这很重要。药物患者一旦有肩痛，就采取屈曲姿势，使肩固定，限制活动，屈肌张力更进一步增高，肩胛骨下降、后退更为明显，肩关节固定于内旋。如果这种"疼痛-不动-固定"的恶性循环不中断，只要 2～3 d，疼痛范围就会扩大，症状加重。另外要注意的是防止发生反复损伤肩关节，也就是在协助患者转移、穿衣、步行时，必须用正确的方法。在卧床时，应采取病侧在下的卧位，使肩充分向前。

严重肩痛的处理：必须根据疼痛严重程度，制订不同方法。尊重患者愿望，建立起相互信任、合作的关系。告诉患者不做运动治疗会带来更严重后果，清除患者的恐惧心理。同时进行其他训练，如平衡、行走、上下楼梯等，让患者看到运动疗法的确切效果。①床上姿势：有肩痛及肩固定的患者应采取病侧卧位，但必须从仰卧位逐步过渡到完全侧卧位。开始是 1/4 侧卧位，持续时间约 15 min，或直至有疼痛时恢复仰卧位或健侧卧位。病侧卧位持续时间逐步延长，在几天后达到完全病侧卧位。②患者取坐位，治疗师坐在患者的病侧旁，用一手放在病侧上肢腋下，指示患者把躯干重心向另一侧方向移动，当患者重心移动时，用腋下的手提升肩胛带，反复、有节奏地做这一运动，每次运动范围要大于前一次。躯干伸展可抑制阻碍肩关节自由活动的痉挛，也可以由患者把自己病侧手平放在病侧的旁边的平台上，然后让患者把体质量移向病侧上肢上，治疗师帮助患者的肘部伸直，这也可取得效果。③擦桌子运动：患者两手交叉抓握，病侧手大拇指在上，桌面上放一毛巾，交叉双手放在毛巾上，把毛巾向前推，起到躯干的运动带动肩关节运动的效果。④抑制肩胛骨突前运动时过度紧张法：患者平卧，病侧下肢屈膝位，倒向健侧，治疗师来回摆动患者的骨盆。由于病侧躯干来回有节律地摇动，可使病侧全部痉挛降低。接着，治疗师在病侧上肢肘关节伸直的状态下，把病侧上肢上举到无不舒服的位置，同时继续转动患者的骨盆，这时患者会感到肩关节周围肌肉松弛。⑤患者坐在椅子上，两手交叉抓握，放在前面的大球上，身体前倾推动大球离开双膝，然后再躯干向后，这样髋关节屈曲的运动，同时带动肩关节向上举的运动。由于两手放在大球上得到了支撑，因此一般不会引起肩痛，患者可控制大球向前移动的距离、移动的数量。⑥上肢自动运动：在正确的方法的指导下，患者用健侧手抓握病侧手上举上肢，带动肩部运动。正确的方法是在治疗师帮助下，学习把病侧上肢向前，保证肩胛骨突前及肘关节处在伸直位的条件下尽可能上举病侧上肢。最初患者可能仅上举几厘米，但是在正确方法指导下坚持做下去，每天做几次，肩痛就会逐步消失。如果方法不正确，不仅起不到治疗作用，反而会加重肩痛。如在病侧上肢屈曲状态上举，病侧肩后退情况下上举均会加重肩痛。

（五）肩手综合征

肩手综合征常见于中枢性上运动神经瘫痪的患者中，如卒中、脑外伤等，特别是在卒中患者更为常见,发生率在 5％～32％,其中约 74.1％发生在发病后 1～3 个月,最早在发病后第 3 d,迟至 6 个月后发生。

所谓肩手综合征是指在原发病恢复期间病侧上肢的手突然出现水肿、疼痛及病侧肩疼痛,使手的运动功能受限制。严重的是可引起手及手指变形,手功能完全丧失。因此,应对肩手综合征给予足够的重视,及早治疗。

1.病因及发生机制

尽管有不少关于肩手综合征的病因及机制的报告,但至今尚未得到令人信服的证明及假设。把其原因归属于肢体瘫痪及肢位不当,似乎过于简单。因为大多数患者并不出现肩手综合征。例如,有的患者经治疗后,肩手综合征症状缓解,但其肢体瘫痪、不良肢位仍然存在,但肩手综合征的早期症状不再复发。

尽管如此,患者的一些特有的因素是具有诱发作用的,就是长时间的一些特有的因素,如病侧上肢不活动及不良肢位。许多患者的关节活动范围无限制,亦无疼痛,但突然的发生肩手综合征,这支持上述的假设。从理论上假设,机械作用可直接诱发水肿,继发性外伤也可诱发水肿,肌无力而失去泵作用,使水肿不能清除。总之水肿、疼痛、关节活动范围受限,交感神经累及,造成一个恶性循环,也就是说引起水肿的原因是多样的,它们均可能发展成为肩手综合征。

(1)长时间的腕关节强制性掌屈:患者长期卧床,病侧上肢位于躯干侧,因不注意,使病侧手的腕关节长时间处于强制性的掌屈位或在坐位时也处于同样状态。

试验证明,在强制性的腕掌屈时,手的静脉循环受到阻断。当腕关节处于中间位时,把造影剂注入手静脉内,在 X 射线下观察造影剂流动状态是回流通畅,当被试验者的手掌屈时,就可见到造影剂流动不畅,如在肩下降、上肢内收肌群张力增加、痉挛明显的偏瘫患者,进一步压迫腕关节,使造影剂的回流更受阻。因此,妨碍静脉循环的腕关节屈曲机制也许是发生肩手综合征的最基本原因。

当考虑患者有肩手综合征的进程时,上述这个试验具有实际意义。以下是发生肩手综合征的几个具体问题:①为什么大多数患者的肩手综合征发生在病后的 1～3 个月期间?因为此期间的患者难以得到在急性期那样的护理及监视。因而患者的病手在相当长的时间中处于强制性的掌屈位,没有及时发现并得到纠正。②当上肢肌张力相对较低时,已存在病侧腕关节及肩关节屈曲,而腕关节的伸肌群也存在张力低下,对腕关节屈曲起不到对抗作用,以保持正常位置。③一些患者存在着忽视症,忽视病侧上肢的存在,而不注意不良肢位的存在。实际上,深感觉障碍的存在,也可使患者感觉不到不良肢位的存在。④为什么肩手综合征的早期水肿在手背占优势?这与解剖上手的静脉及淋巴管几乎都在手背有关。⑤肩手综合征的水肿是非常局限,且都终止在腕关节近端,这是因为无论昼夜,患者腕关节始终处于一定程度的掌屈,特别是当没有对这不正确的姿势给予纠正及监视,腕关节掌屈会越来越重。

(2)过度腕关节伸展:这可产生炎症样的水肿及疼痛。在康复治疗中,有时治疗师无意识超越患者关节活动范围的过度的强制性活动,使关节及周围组织损伤。例如治疗师把患者的病侧手放在躯体旁的治疗台上,把肘关节伸展,体质量移向病侧上肢时,易使腕关节过度背屈。这种情况下,频繁地无节制训练,就超越了该病手的正常背屈的关节活动范围,造成水肿。这多数发生在较晚的时期,且多数是早期即开始过度康复的患者。

(3)长时间病侧手背静脉输液:在患者的急性期需输液时,不少护士喜欢在患者病侧手背上静脉输液,如长时间反复,易诱发手背水肿。

(4)病侧手外伤:一些患者可因各种原因引起病侧手的外伤,如跌倒、灼伤。

上述的各因素都是外在因素,不能完全阐明机制,为此有学者提出颈交感神经受刺激的学说,认为中枢神经急剧发生改变,刺激交感神经,强化了从病变到颈髓的向心性冲动,在脊髓颈段后角内形成病理性反射环路。

2.临床表现

肩手综合征的临床表现可分 3 期。

(1)第一期:患者的病侧手突然水肿,且很快使运动范围明显受限制。水肿主要出现在病侧手的背部,包括掌指关节、拇指及其他四指。皮肤失去皱褶,特别是指节、近端、远端的指间关节,水肿触及有柔软感和膨胀感,且常终止于腕关节及近端。手肌腱被掩盖而看不出。手的颜色发生改变,呈橘红或紫色,特别是当手处于下垂状态时。水肿表面有微热及潮湿感。指甲逐步发生变化,与健手相比,表现为苍白、不透明。同时伴病侧上肢肩及腕关节疼痛,关节活动范围受限制,特别是前臂被动外旋、腕关节背屈更为显著。如作超过腕关节可活动范围的被动屈曲时,患者有明显疼痛感,甚至在作病侧上肢负荷体质量的治疗时也可引起。指间关节明显受限,突出的指骨因水肿而完全看不出。手指外展炎症受限,使健侧手指难以插入病侧手指间,使两手相互交叉抓握非常困难,近端的指间关节发硬,因此仅能作稍稍屈曲,不能完全伸展。若被动屈曲该关节,患者有疼痛感,而远端指间关节可伸展,但屈曲几乎不能。如果该关节轻度屈曲有些发硬,任何企图被动屈曲,就会产生疼痛及受限。

第一期持续 3~6 个月,20%是两侧性的,这期如出现症状立即开始治疗,常可控制其发展,且自然治愈。如不及时治疗就很快转入第二期。

(2)第二期:手的症状更为明显,手及手指有明显的难以忍受的压痛加重,肩痛及运动障碍和手的水肿减轻,血管运动性变化,如皮肤温度增高、发红几乎每一患者均残存。病侧手皮肤、肌肉明显萎缩,常可出现类似 Dupuytren 挛缩的手掌肌腱肥厚和手掌呈爪形,手指挛缩。X 射线可见病侧手骨质疏松样变化。肉眼可看到在腕骨间区域的背侧中央及掌骨和腕骨结合部出现坚硬隆起。

第二期持续 3~6 个月,预后不良,为了把障碍减少到最低程度,积极治疗是必需的。

(3)第三期:水肿完全消失,疼痛也完全消失,但未经治疗的手的活动能力永久丧失,形成固定的有特征性畸形手。腕屈曲偏向尺侧,背屈受限制,掌骨背侧隆起固定无水肿;前臂外旋受限,拇指和示指间部分萎缩,无弹性,远端及近端的指间关节固定于轻度屈曲位,即使能屈曲,也是在很小程度范围内,手掌呈扁平,拇指和小指显著萎缩,压痛及血管运动性变化也消失。

第三期是不可逆的终末阶段,病侧手成为完全失用,成为终身残疾。

3.预防

肩手综合征的预防,首先应尽可能地避免产生水肿的因素,应注意以下几点。

(1)在床上及轮椅上必须保持正确的姿势,特别是病侧上肢的位置。如果患者尚不能保持自己的病侧腕关节不处于完全掌屈位时,应让患者坐轮椅,把病侧手放在胸前的搁板上,直到患者能充分进行照料自己病侧上肢为止。这可以预防水肿的发生。

(2)在病侧上肢负重训练时,训练的强度及持续时间应适当控制。必要时,治疗师应协助患者作这一训练的控制。在作这类患者上肢负重训练前,治疗师应确定躯干递加活动范围。一旦在治疗中患者有不适及疼痛主诉时,治疗师必须改变患者手的位置。例如,在坐位,把病侧上肢伸展置于病侧躯体旁,病侧手放在治疗台上,体质量向侧方移动时,手略外旋,可减少腕关节角度,即使这样,还有疼痛,则应停止这样的训练。

（3）尽可能地不用病侧手背静脉输液,应提倡锁骨下静脉输液。

（4）必须防止对病侧手的任何外伤。

4.治疗

一旦发现病侧手水肿、疼痛,关节活动范围减小,就应开始做积极的治疗,可取得很好效果。即使已发生2～3个月,也应治疗,可取得控制其发展,减轻程度的效果。因为延误治疗时机,症状固定化,那么要使病侧手恢复到原来的正常颜色和大小,克服挛缩几乎是不可能的了。治疗的目的在于尽快消除发展及疼痛、僵硬。

（1）防止腕关节掌屈:为促进静脉回流及防止掌指关节持久的屈曲,无论在床上,还是在坐位,均应维持腕关节背屈24 h是非常重要的,如在坐位时,把病侧手放在膝上,使掌指关节伸展,也可用一种使腕关节维持背屈的夹板托起手掌,然后用绷带给予固定。

（2）向心性缠绕压迫手指:即用直径1～2 mm的绳子从远端缠绕病侧手每一指,然后用同样方法缠绕手掌由远到近,至腕关节止,然后再一一解开绳子。这种方法每天可以反复进行。这种方法简便、省钱、省时间,家属也可按此法去做,其效果是非常好的。由于水肿的减轻,循环立即改善,同时用其他方法配合,则效果更好。

（3）冰水浸泡法:把患者的手浸泡在冰水中,冰与水之比为2∶1,浸泡时间以患者能耐受程度为准。

（4）冷水-温水交替浸泡法:冰水浸泡法对患者常感到难以耐受,冷水-温水交替更易被患者接受。冷水温度约10 ℃,温水约40 ℃,先浸泡温水10 min,然后浸泡在冷水中20 min。可反复进行多次,每天至少在3次以上。我们发现在肩手综合征的第一期效果很好,可促进血管扩张-收缩的反应,改善交感神经紧张性。

（5）主动运动:应鼓励患者主动运动病侧的手,如果完全不能动,那么应用健手协助病手活动,以及病侧上肢活动。让患者在平卧时,把病侧上肢上举过头,这可刺激肘伸肌的活动性,肌肉收缩可起到一种泵的作用,促进静脉回流,减轻水肿,或者用健手握病手上举上肢,来回左右摆动,也是有效的。但是病侧上肢体质量负重训练是禁忌的。因为这是发生肩手综合征因素之一。

（6）被动运动:肩关节被动活动范围,对肩痛有预防作用,手及指的被动活动必须轻柔,在无疼痛情况下小范围内活动。要注意,病侧上肢的外旋活动范围下降是与腕关节活动受限有关。因此治疗师应从扩大腕关节活动入手治疗。也可在平卧位进行,把病侧上肢上举,促进静脉回流。

（7）其他治疗:可用1%可卡因7 mL加可的松2 mg的混合液作病侧星状神经节阻断,每周2～3次。亦可用皮质激素口服治疗,如泼尼松30 mg/d。对疼痛部位作局部麻醉或神经阻断注射,可取得一次性效果。

肩手综合征常发生腱鞘炎及腱鞘肥厚,限制关节运动及产生疼痛,亦可用可卡因加皮质激素作腱鞘内注射,如无改善可作腱鞘切除。但必须在发病4个月后进行,不然有可能反而加重症状。

合并骨质疏松的,可给予维生素D口服或注射。

总之,肩手综合征的治疗原则是早期发现、早期治疗,特别是发病3个月内是治疗最佳时期,一旦慢性化,就缺乏有效的治疗方法。

（井　青）

第十一章

心内科常见病的护理

第一节　心律失常的护理

一、疾病概述

(一)概念和特点

心律失常是指心脏冲动频率、节律、起源部位、传导速度或激动次序的异常。按其发生原理可分为冲动形成异常和冲动传导异常两大类。按照心律失常发生时心率的快慢,可分为快速性心律失常与缓慢性心律失常两大类。

心律失常可发生在没有明确心脏病或其他原因的患者。心律失常的后果取决于其对血流动力学的影响,可从心律失常对心、脑、肾灌注的影响来判断。轻者患者可无症状,一般表现为心悸,但也可出现心绞痛、气短、晕厥等症状。心律失常持续时间不一,有时仅持续数秒、数分,有时可持续数天以上,如慢性心房颤动。

(二)相关病理生理

正常生理状态下,促成心搏的冲动起源于窦房结,并以一定的顺序传导于心房与心室,使心脏在一定频率范围内发生有规律的搏动。如果心脏内冲动的形成异常和/或传导异常,使整个心脏或其一部分的活动变为过快、过慢或不规则,或者各部分活动的程序发生紊乱,即形成心律失常。心律失常有多种不同的发生机制,如折返、自律性改变、触发活动和平行收缩等。然而,由于条件限制,目前能直接对人在体内心脏研究的仅限于折返机制,临床检查尚不能判断大多数心律失常的电生理机制。产生心律失常的电生理机制主要包括冲动发生异常、冲动传导异常以及触发活动。

(三)主要病因与诱因

1.器质性心脏病

心律失常可见于各种器质性心脏病,其中以冠心病、心肌病、心肌炎和风湿性心脏病为多见,尤其在发生心力衰竭或急性心肌梗死时。

2.非心源性疾病

几乎其他系统疾病均可引发心律失常,常见的有内分泌失调、麻醉、低温、胸腔或心脏手术、中枢神经系统疾病及自主神经功能失调等。

3.酸碱失衡和电解质紊乱

各种酸碱代谢紊乱、钾代谢紊乱可使传导系统或心肌细胞的兴奋性、传导性异常而引起心律失常。

4.理化因素和中毒

电击可直接引起心律失常甚至死亡,中暑、低温也可导致心律失常。某些药物可引起心律失常,其机制各不相同,洋地黄、奎尼丁、氨茶碱等直接作用于心肌,洋地黄、夹竹桃、蟾蜍等通过兴奋迷走神经,拟肾上腺素药、三环类抗抑郁药等通过兴奋交感神经,可溶性钡盐、棉酚、排钾性利尿剂等引起低钾血症,窒息性毒物则引起缺氧诱发心律失常。

5.其他

发生在健康者的心律失常也不少见,部分病因不明。

(四)临床表现

心律失常的诊断大多数要靠心电图,但相当一部分患者可根据病史和体征做出初步诊断。详细询问发作时的心率快慢,节律是否规整,发作起止与持续时间,发作时是否伴有低血压、昏厥、心绞痛或心力衰竭等表现,及既往发作的诱因、频率和治疗经过,有助于心律失常的诊断,同时要对患者全身情况、既往治疗情况等进行全面的了解。

(五)辅助检查

1.心电图检查

心电图检查是诊断心律失常最重要的一项无创性检查技术。应记录12导联心电图,并记录清楚显示P波导联的心电图长条以备分析,通常选择 V_1 导联或 II 导联。必要时采用动态心电图,连续记录患者24 h的心电图。

2.运动试验

患者在运动时出现心悸、可做运动试验协助诊断。运动试验诊断心律失常的敏感性不如动态心电图。

3.食管心电图

解剖上左心房后壁毗邻食管,因此,插入食管电极导管并置于心房水平时,能记录到清晰的心房电位,并能进行心房快速起搏或程序电刺激。

4.心腔内电生理检查

心腔内电生理检查是将几根多电极导管经静脉和/或动脉插入,放置在心腔内的不同部位辅以8~12通道以上多导生理仪,同步记录各部位电活动,包括右心房、右心室、希氏束、冠状静脉窦(反映左心房、左心室电活动)。其适应证包括:①窦房结功能测定。②房室与室内传导阻滞。③心动过速。④不明原因晕厥。

5.三维心脏电生理标测及导航系统

三维心脏电生理标测及导航系统(三维标测系统)是近年来出现的新的标测技术,能够减少X线曝光时间,提高消融成功率,加深对心律失常机制的理解。

(六)窦性心律失常治疗原则

(1)若患者无心动过缓有关的症状,不必治疗,仅定期随诊观察。对于有症状的病窦综合征患者,应接受起搏器治疗。

(2)心动过缓-心动过速综合征患者发作心动过速,单独应用抗心律失常药物治疗可能加重心动过缓。应用起搏治疗后,患者仍有心动过速发作,可同时应用抗心律失常药物。

(七)房性心律失常治疗原则

1.房性期前收缩

无需治疗。当有明显症状或因房性期前收缩触发室上行心动过速时,应给予治疗。治疗药物包括:普罗帕酮、莫雷西嗪或β受体拮抗剂。

2.房性心动过速治疗:①积极寻找病因,针对病因治疗。②抗凝治疗。③控制心室率。④转复窦性心律。

3.心房扑动

(1)药物治疗:减慢心室率的药物包括β受体拮抗剂、钙通道阻滞剂(维拉帕米、地尔硫䓬)或洋地黄制剂(地高辛、毛花苷C)。转复心房扑动的药物包括ⅠA(如奎尼丁)或ⅠC(如普罗帕酮)类抗心律失常药,如心房扑动患者合并冠心病、充血性心力衰竭等时,不用ⅠA或ⅠC类药物,应选用胺碘酮。

(2)非药物治疗:直流电复律是终止心房扑动最有效的方法。其次食管调搏也是转复心房扑动的有效方法。射频消融可根治心房扑动。

(3)抗凝治疗:持续性心房扑动的患者,发生血栓栓塞的风险明显增高,应给予抗凝治疗。

4.心房颤动

应积极寻找心房颤动的原发疾病和诱发因素,进行相应处理。

治疗包括:①抗凝治疗;②转复并维持窦性心律;③控制心室率。

(八)房室交界区性心律失常治疗原则

1.房室交界区性期前收缩

通常无需治疗。

2.房室交界区性逸搏与心律

一般无需治疗,必要时可起搏治疗。

3.非阵发性房室交界区性心动过速

主要针对病因治疗。洋地黄中毒引起者可停用洋地黄,可给予钾盐、利多卡因或β受体拮抗剂治疗。

4.与房室交界区相关的折返性心动过速

急性发作期应根据患者的基础心脏状况,既往发作的情况以及对心动过速的耐受程度做出适当处理。

主要药物治疗如下述。

(1)腺苷与钙通道阻滞剂:为首选。起效迅速,不良反应为胸部压迫感、呼吸困难、面部潮红、窦性心动过缓、房室传导阻滞等。

(2)洋地黄与β受体拮抗剂:静脉注射洋地黄可终止发作。对伴有心功能不全患者仍作为首选。β受体拮抗剂也能有效终止心动过速,选用短效β受体拮抗剂较合适如艾司洛尔。

(3)普罗帕酮1~2 mg/kg 静脉注射。

(4)其他:食管心房调搏术、直流电复率等。

预防复发:是否需要给予患者长期药物预防,取决于发作的频繁程度以及发作的严重性。药物的选择可依据临床经验或心内电生理试验结果。

5.预激综合征

对于无心动过速发作或偶有发作但症状轻微的预激综合征患者的治疗,目前仍存有争议。如心动过速发作频繁伴有明显症状,应给予治疗。治疗方法包括药物和导管消融。

(九)室性心律失常治疗原则

1.室性期前收缩

首先应对患者室性期前收缩的类型、症状及其原有心脏病变做全面的了解;然后,根据不同的临床状况决定是否给予治疗,采取何种方法治疗以及确定治疗的终点。

2.室性心动过速

一般遵循的原则是:有器质性心脏病或有明确诱因应首先给以针对性治疗;无器质性心脏病患者发生非持续性短暂室速,如无症状或无血流动力学影响,处理的原则与室性期前收缩相同;持续性室性发作,无论有无器质性心脏病,应给予治疗。

3.心室扑动与颤动

快速识别心搏骤停、高声呼救、进行心肺复苏,包括:胸外按压、开放气道、人工呼吸、除颤、气管插管、吸氧、药物治疗等。

(十)心脏传导阻滞治疗原则

1.房室传导阻滞

应针对不同病因进行治疗。一度与二度Ⅰ型房室阻止心室率不太慢者,无需特殊治疗。二度Ⅱ型与三度房室阻滞如心室率显著缓慢,伴有明显症状或血流动力学障碍,甚至 Adams-Strokes 综合征发作者,应给予起搏治疗。

2.室内传导阻滞

慢性单侧束支阻滞的患者如无症状,无需接受治疗。双分支与不完全性三分支阻滞有可能进展为完全性房室传导阻滞,但是否一定发生及何时发生均难以预料,不必常规预防性起搏器治疗。急性前壁心肌梗死发生双分支、三分支阻滞或慢性双分支、三分支阻滞,伴有晕厥或阿斯综合征发作者,则应及早考虑心脏起搏器治疗。

二、护理评估

(一)一般评估

心律失常患者的生命体征,发作间歇期无异常表现。发作期则出现心悸、气短、不敢活动,心电图显示心率过快、过慢、不规则或暂时消失而形成窦性停搏。

(二)身体评估

发作时体格检查应着重于判断心律失常的性质及心律失常对血流动力学状态的影响。听诊心音了解心室搏动率的快、慢和规则与否,结合颈静脉搏动所反映的心房活动情况,有助于做出心律失常的初步鉴别诊断。缓慢(<60 次/分钟)而规则的心率为窦性心动过缓,快速(>100 次/分钟)而规则的心率常为窦性心动过速。窦性心动过速较少超过 160 次/分钟,心房扑动伴 2∶1 房室传导时心室率常固定在 150 次/分钟左右。不规则的心律中以期前收缩为最常见,快而不规则者以心房颤动或心房扑动、房速伴不规则房室传导阻滞为多。心律规则而第一心音强弱不等(大炮音),尤其是伴颈静脉搏动间断不规则增强(大炮波),提示房室分离,多见于完全性或室速。

(三)心理-社会评估

心律失常患者常有焦虑、恐惧等负性情绪,护理人员应做好以下几点。

(1)帮助患者认识到自己的情绪反应,承认自己的感觉,指导患者使用放松术。

(2)安慰患者,告诉患者较轻的心律失常通常不会威胁生命。有条件时安排单人房间,避免与其他焦虑患者接触。

(3)经常巡视病房,了解患者的需要,帮助其解决问题,如主动给患者介绍环境,耐心解答有关疾病的问题等。

(四)辅助检查结果的评估

1.心电图(ECG)检查

心律失常发作时的心电图记录是确诊心律失常的重要依据。应记录 12 导联心电图,包括较长的 II 或 V_1 导联记录。注意 P 和 QRS 波形态、P-QRS 关系、P-P、P-R 与 R-R 间期,判断基本心律是窦性还是异位。通过逐个分析提早或延迟心搏的性质和来源,最后判断心律失常的性质。

2.动态心电图

对心律失常的检出率明显高于常规心电图,尤其是对易引起猝死的恶性心律失常的检出尤为有意义。对心律失常的诊断优于普通心电图。

3.运动试验

运动试验可增加心律失常的诊断率和敏感性,是对 ECG 很好的补充,但运动试验有一定的危险性,需严格掌握禁忌证。

4.食管心电图

食管心电图是食管心房调搏最佳起搏点判定的可靠依据,更能在心律失常的诊断与鉴别诊断方面起到特殊而独到的作用。食管心电图与心内电生理检查具有高度的一致性,为射频导管消融术根治阵发性室上性心动过速(PSVT)提供可靠的分型及定位诊断。亦有助于不典型的预激综合征患者确立诊断。

5.心腔内电生理检查

心腔内电生理检查为有创性电生理检查,除能确诊缓慢性和快速性心律失常的性质外,还能在心律失常发作间隙应用程序电刺激方法判断窦房结和房室传导系统功能,诱发室上性和室性快速性心律失常,确定心律失常起源部位,评价药物与非药物治疗效果,以及为手术、起搏或消融治疗提供必要的信息。

(五)常用药物治疗效果的评估

(1)治疗缓慢性心律失常:一般选用增强心肌自律性和/或加速传导的药物,如拟交感神经药、迷走神经抑制药或碱化剂(摩尔乳酸钠或碳酸氢钠)。护理评估:①服药后心悸、乏力、头晕、胸闷等临床症状有无改善。②有无不良反应发生。

(2)治疗快速性心律失常:选用减慢传导和延长不应期的药物,如迷走神经兴奋剂,拟交感神经药间接兴奋迷走神经或抗心律失常药物。护理评估:①用药后的疗效,有无严重不良反应发生。②药物疗效不佳时,考虑电转复或射频消融术治疗,并做好术前准备。

(3)临床上抗心律失常药物繁多,药物的分类主要基于其对心肌的电生理学作用。治疗缓慢性心律失常的药物,主要提高心脏起搏和传导功能,如肾上腺素类药物(肾上腺素、异丙肾上腺素),拟交感神经药如阿托品、山莨菪碱,β受体激动剂如多巴胺类、沙丁胺醇等。

(4)及时就诊的指标:①心动过速发作频繁伴有明显症状如低血压、休克、心绞痛、心力衰竭或晕厥等。②出现洋地黄中毒症状。

三、主要护理诊断/问题

(一)活动无耐力
与心律失常导致心悸或心排血量减少有关。

(二)焦虑
与心律失常反复发作,对治疗缺乏信心有关。

(三)有受伤的危险
与心律失常引起的头晕、晕厥有关。

(四)潜在并发症
心力衰竭、脑栓塞、猝死。

四、护理措施

(一)体位与休息
当心律失常发作导致胸闷、心悸、头晕等不适时采取高枕卧位、半卧位或其他舒适体位,尽量避免左侧卧位,以防左侧卧位时感觉到心脏搏动而加重不适。有头晕、晕厥发作或曾有跌倒病史者应卧床休息。保证患者充分的休息与睡眠,必要时遵医嘱给予镇静剂。

(二)给氧
伴呼吸困难、发绀等缺氧表现时,给予氧气吸入,2~4 L/min。

(三)饮食
控制膳食总热量,以维持正常体质量为度,40 岁以上者尤应预防发胖。一般以体质量指数(BMI)20~24 为正常体质量。或以腰围为标准,一般以女性≥80 cm,男性≥85 cm 为超标。超重或肥胖者应减少每天进食的总热量,以低脂(30%)、低胆固醇(200 mg/d)膳食,并限制酒及糖类食物的摄入。严禁暴饮暴食。以免诱发心绞痛或心肌梗死。合并高血压或心力衰竭者,应同时限制钠盐。避免摄入刺激性食物如咖啡、浓茶等,保持大便通畅。

(四)病情观察
严密进行心电监测,出现异常心律变化,如 3~5 次/分钟的室性期前收缩或阵发性室性心动过速、窦性停搏、二度Ⅱ型或三度房室传导阻滞等,立即通知医师。应将急救药物备好,需争分夺秒地迅速给药。有无心悸、胸闷、胸痛、头晕、晕厥等。检测电解质变化,尤其是血钾。

(五)用药指导
接受各种抗心律失常药物治疗的患者,应在心电监测下用药,以便掌握心律的变化情况和观察药物疗效。密切观察用药反应,严密观察穿刺局部情况,谨防药物外渗。皮下注射给予抗凝溶栓及抗血小板药时,注意更换注射部位,避免按摩,应持续按压 2~3 min。严格按医嘱给药,避免食用影响药物疗效的食物。用药前、中、后注意心率、心律、PR 间期、QT 间期等的变化,以判断疗效和有无不良反应。

(六)除颤的护理
持续性室性心动过速患者,应用药物效果不明显时,护士应密切配合医师将除颤器电源接好,检查仪器性能是否完好,备好电极板,以便及时顺利除颤。对于缓慢型心律失常患者,应用药物治疗后仍不能增加心率,且病情有所发展或反复发作阿斯综合征时,应随时做好安装人工心脏起搏器的准备。

（七）心理护理

向患者说明心律失常的治疗原则,介绍介入治疗如心射频导管消融术或心脏起搏器安置术的目的及方法,以消除患者的紧张心理,使患者主动配合治疗。

（八）健康教育

1.疾病知识指导

向患者及家属讲解心律失常的病因、诱因及防治知识。

2.生活指导

指导患者劳逸结合,生活规律,保证充足的休息与睡眠。无器质性心脏病者应积极参加体育锻炼。保持情绪稳定,避免精神紧张、激动。改变不良饮食习惯,戒烟、酒、避免浓茶、咖啡、可乐等刺激性食物。保持大便通畅,避免排便用力而加重心律失常。

3.用药指导

嘱患者严格按医嘱按时按量服药,说明所用药物的名称、剂量、用法、作用及不良反应,不可随意增减药物的剂量或种类。

4.制订活动计划

评估患者心律失常的类型及临床表现,与患者及家属共同制订活动计划。对无器质性心脏病的良性心律失常患者,鼓励其正常工作和生活,保持心情舒畅,避免过度劳累。窦性停搏、二度Ⅱ型或三度房室传导阻滞、持续性室速等严重心律失常患者或快速心室率引起血压下降者,应卧床休息,以减少心肌耗氧量。卧床期间加强生活护理。

5.自我监测指导

教会患者及家属测量脉搏的方法,心律失常发作时的应对措施及心肺复苏术,以便于自我检测病情和自救。对安置心脏起搏器的患者,讲解自我监测与家庭护理方法。

6.及时就诊的指标

（1）当出现头晕、气促、胸闷、胸痛等不适症状。

（2）复查心电图发现异常时。

五、护理效果评估

（1）患者及家属掌握自我监测脉搏的方法,能复述疾病发作时的应对措施及心肺复苏术。

（2）患者掌握发生疾病的诱因,能采取相应措施尽可能避免诱因的发生。

（3）患者心理状态稳定,养成正确的生活方式。

（4）患者未发生猝死或发生致命性心律失常时能得到及时发现和处理。

（王玉霞）

第二节　心绞痛的护理

一、稳定型心绞痛

稳定型心绞痛是在冠状动脉狭窄的基础上,冠状动脉供血不足引起的心肌急剧的、暂时的缺血缺氧综合征。临床特点为阵发性胸骨后或心前区压榨性疼痛,常发生于劳力性心肌负荷增加时,持续数分钟,休息或用硝酸酯制剂后消失,其临床表现在1~3个月内相对稳定。

（一）病因与发病机制

最常见的病因为冠状动脉粥样硬化。其他病因最常见为重度主动脉瓣狭窄或关闭不全,肥厚型心肌病、先天性冠状动脉畸形等亦可是本病病因。

心肌能量的产生依赖大量的氧气供应。心肌对氧的依赖性最强,耗氧量为 9 mL/(min·100 g),高居人体其他器官之首。生理条件下,心肌细胞从冠状动脉血中摄取氧的能力也最强,可摄取血氧含量的 65%~75%,接近于最大摄取量,因此,当心肌需氧量增加时,心肌细胞很难再从血液中摄取更多的氧,而只能依靠增加冠状动脉血流储备来满足心肌需氧量的增加。正常情况下,冠状循环储备能力很强,如剧烈体力活动时,冠状动脉扩张可通过使其血流量增加到静息时的 6~7 倍,即使在缺氧状态下,也能使血流量增加 4~5 倍。然而在病理条件下（如冠状动脉狭窄）,冠状循环储备能力下降,冠状动脉供血与心肌需血之间就会发生矛盾,即冠状动脉血流量不能满足心肌的代谢需要,此时就会引起心肌缺血缺氧,诱发心绞痛。

动脉粥样硬化斑块导致冠状动脉狭窄,冠状动脉扩张性减弱,血流量减少。当冠状动脉管腔狭窄<50%时,心肌血供基本不受影响,即血液供应尚能满足心肌平时的需要,则无心肌缺血症状,各种心脏负荷试验也无阳性表现。然而当至少一支主要冠状动脉管腔狭窄>75%时,静息时尚可代偿,但当心脏负荷突然增加（如劳累、激动、左心衰竭等）时,则心肌氧耗量增加,而病变的冠状动脉不能充分扩张以供应足够的血液和氧气,即可引起心绞痛发作。此种心肌缺血为"需氧增加性心肌缺血",而且粥样硬化斑块稳定,冠状动脉对心肌的供血量相对比较恒定。这是大多数稳定型心绞痛的发病机制。

疼痛产生的原因:产生疼痛的直接原因可能是在缺血缺氧的情况下,心肌内积聚过多的代谢产物如乳酸、丙酮酸、磷酸等酸性物质或类激肽多肽类物质,刺激心脏内自主神经的传入纤维末梢,经胸1~5交感神经节和相应的脊髓段,传至大脑,即可产生疼痛感觉。这种痛觉可反映在与自主神经进入水平相同脊髓段的脊神经所分布的区域——胸骨后和两臂的前内侧与小指,尤其是在左侧,而多不在心脏部位。有人认为,在缺血区内富有神经分布的冠状血管的异常牵拉或收缩,也可直接产生疼痛冲动。

（二）病理生理和病理解剖

患者在心绞痛发作之前,常有血压增高、心率增快、肺动脉压和肺毛细血管压增高的变化,反映心脏和肺的顺应性减低。发作时可有左心室收缩力和收缩速度降低、射血速度减慢、左心室收缩压下降、每搏输出量和心排血量降低、左心室舒张末期压和血容量增加等左心室收缩和舒张功能障碍的病理生理变化。左心室壁可呈收缩不协调或部分心室壁有收缩减弱的现象。

粥样硬化可累及冠状动脉任何一支,其中以左前降支受累最为多见,病变也最为严重,其次是右冠状动脉、左回旋支和左主干。血管近端的病变较远端为重,主支病变较分支为重。粥样硬化斑块多分部在分支血管开口处,且常为偏心性,呈新月形。

冠状动脉造影显示,稳定型心绞痛患者中,有 1 支、2 支或 3 支冠状动脉腔径减少>70%者各占 25% 左右,左主干狭窄占 5%~10%,无显著狭窄者约占 15%;而在不稳定型心绞痛患者中,单支血管病变约占 10%,2 支血管病变占 20%,3 支血管病变占 40%,左主干病变约占 20%,无明显血管梗阻者占 10%,而且病变常呈高度狭窄、偏心性狭窄、表面毛糙或充盈缺损等。冠状动脉造影未发现异常的心绞痛患者,可能是因为冠状动脉痉挛、冠状动脉内血栓自发性溶解、微循环灌注障碍或造影检查时未识别,也可能与血红蛋白与氧的离解异常、交感神经过度活动、儿茶酚胺分泌过多或心肌代谢异常等有关。

(三)临床表现

1.症状

心绞痛以发作性胸痛为主要临床表现,疼痛的特点为以下几点。

(1)部位:典型心绞痛的部位是在胸骨体上中段之后或左前胸,范围有手掌大小甚至横贯前胸,界限不很清楚;可以放射到颈部、咽部、颌部、上腹部、肩背部、左臂及左手指,也可以放射至其他部位。非典型者可以表现在胸部以外的其他部位如上腹部、咽部、颈部等。疼痛每次发作的部位往往是相似的。

(2)性质:常呈紧缩感、绞榨感、压迫感、烧灼感、胸闷或窒息感、沉重感,有的只表现为胸部不适、乏力或气短,主观感觉个体差异较大,但一般不会是针刺样疼痛。疼痛发作时,患者往往被迫停止原来的活动,直至症状缓解。

(3)持续时间:疼痛呈阵发性发作,持续数分钟,一般不会超过 10 min,也不会转瞬即逝或持续数小时。疼痛可数天或数周发作一次,亦可 1 d 内发作多次。

(4)诱因:疼痛常由体力劳动(如快步行走、爬坡等)或情绪激动(如愤怒、焦急、过度兴奋等)所诱发,饱食、寒冷、吸烟、贫血、心动过速和休克等亦可诱发。疼痛多发生于劳力或激动当时而不在其之后。典型的心绞痛常在相似的条件下发生,但有时同样的劳力只在早晨而不在下午引起心绞痛,可能与晨间疼痛阈值较低有关。

(5)缓解方式:一般停止诱发活动后疼痛即可缓解,舌下含硝酸甘油也能在 2~5 min 内(很少超过 5 min)使之缓解。

2.体征

体检常无明显异常。心绞痛发作时可有心率增快、血压升高、焦虑、出汗等;有时可闻及第四心音、第三心音或奔马律,心尖部收缩期杂音(是乳头肌缺血性功能失调引起二尖瓣关闭不全所致),第二心音逆分裂;偶闻双肺底湿啰音。

3.分级

参照加拿大心血管学会(CCS)分级标准,将稳定型心绞痛严重程度分为 4 级。

(1)Ⅰ级:一般体力活动如行走和上楼等不引起心绞痛,但紧张、剧烈或持续用力可引起心绞痛发作。

(2)Ⅱ级:日常体力活动稍受限制,快步行走或上楼、登高、饭后行走或上楼、寒冷或风中行走、情绪激动等可发作心绞痛,或仅在睡醒后数小时内发作,在正常情况下以一般速度平地步行 200 m 以上或登一层以上的楼梯受限。

(3)Ⅲ级:日常体力活动明显受限,在正常情况下以一般速度平地步行 100~200 m 或登一层楼梯时可发作心绞痛。

(4)Ⅳ级:轻微活动或休息时即可出现心绞痛症状。

(四)辅助检查

1.实验室检查

基本检查包括空腹血糖(必要时查糖耐量试验)、血脂和血红蛋白等;胸痛较明显者需查心肌坏死标志物;冠状动脉造影前还需查尿常规、肝肾功能、电解质、肝炎相关抗原、人类免疫缺陷病毒(HIV)及梅毒血清试验等;必要时检查甲状腺功能。

2.心电图检查

(1)静息心电图:约半数心绞痛患者的心电图在正常范围。可有陈旧性心肌梗死或非特异性ST-T改变,有时出现房室或束支传导阻滞或室性、房性期前收缩等心律失常。不常见的隐匿性的心电图表现为U波倒置。与既往心电图做比较,可提高心电图的诊断准确率。

(2)心绞痛发作时心电图:95%的患者于心绞痛时出现暂时的缺血性ST段移位。因心内膜下心肌更容易发生缺血,故常见心内膜下心肌缺血的导联ST段压低>0.1 mV,发作缓解后恢复;有时出现T波倒置。平时有T波持续倒置者,心绞痛发作时可变为直立(称为"假性正常化")。T波改变反映心肌缺血的特异性不如ST段,但与平时心电图比较则有助于诊断。

(3)心电图负荷试验:运动负荷试验最为常用,运动可增加心脏负荷以激发心肌缺血。运动方式主要有分级踏板或蹬车。

(4)心电图连续监测:常用方法是让患者佩带慢速转动的记录装置,以两个双极胸导联(现可同步12导联)连续记录并自动分析24 h心电图(动态心电图),然后在显示屏上快速回放并进行人机对话选段记录,最后打印综合报告。动态心电图可发现ST-T改变和各种心律失常,出现时间可与患者的活动情况和症状相对照。胸痛发作时心电图显示缺血性ST-T改变有助于心绞痛的诊断。

3.超声心动图

超声心动图可以观察心腔大小、心脏结构、室壁厚度和心肌功能状态,根据室壁运动异常,可判断心肌缺血和陈旧性梗死区域。稳定型心绞痛患者的静息超声心动图大都无异常表现,负荷超声心动图有助于识别心肌缺血的范围和程度。

4.血管内超声和冠状动脉内多普勒血流描记

血管内超声是近年来应用于临床的一种高分辨率检查手段,可作为冠状动脉造影更进一步的确诊手段。

5.多层螺旋X线计算机断层显像

多层螺旋X线计算机断层显像可进行冠状动脉三维重建,能较好应用于冠心病的诊断。

(五)内科治疗

1.一般治疗

心绞痛发作时立刻休息,症状一般在停止活动后即可消除。平时应尽量避免各种诱发因素如过度体力活动、情绪激动、饱餐、便秘等。调节饮食,特别是进食不宜过饱,避免油腻饮食,忌烟酒。调整日常生活与工作量;减轻精神负担;治疗高血压、糖尿病、贫血、甲状腺功能亢进症等相关疾病。

2.硝酸酯类

该类药物可扩张冠状动脉、降低血流阻力、增加冠状循环血流量;同时能扩张周围血管,减少静脉回流,降低心室容量、心腔内压力、心排血量和血压,减低心脏前后负荷和心肌需氧量,从而缓解心绞痛。患有青光眼、颅内压增高、低血压者不宜应用本类药物。

硝酸甘油:心绞痛发作时应用,0.3~0.6 mg舌下含化,可迅速被唾液溶解而吸收,1~2 min开始起效,作用持续约30 min。对约92%的患者有效,其中76%在3 min内见效。

3.β受体阻滞剂(美托洛尔)

阻断拟交感胺类的刺激作用,减慢心率、降低血压,减弱心肌收缩力和降低心肌氧耗量,从而缓解心绞痛发作。

4.钙通道阻滞剂[盐酸地尔硫䓬片(合心爽)、硝苯地平]

本类药物能抑制 Ca^{2+} 进入细胞和心肌细胞兴奋-收缩耦联中 Ca^{2+} 的作用,因而可抑制心肌收缩,减少心肌氧耗;扩张冠状动脉,解除冠状动脉痉挛,改善心肌供血。

5.抗血小板药物

若无特殊禁忌,所有患者均应服用阿司匹林。

6.调脂药物

调脂药物在治疗冠状动脉粥样硬化中起重要作用,他汀类制剂可使动脉粥样硬化斑块消退,并可改善血管内皮细胞功能。

7.代谢类药物

曲美他嗪通过调节心肌能源底物,抑制脂肪酸氧化,促进葡萄糖氧化,优化心肌能量代谢,能改善心肌缺血及左心室功能,缓解心绞痛,而不影响血流动力学。

8.中医中药治疗

目前以"活血化瘀"法(常用丹参、红花、川芎、蒲黄、郁金、丹参滴丸或脑心通等)"芳香温通"法(常用苏合香丸、苏冰滴丸、宽胸丸或保心丸等)以及"祛痰通络"法(如通心络)最为常用。此外,针刺或穴位按摩治疗也可能有一定疗效。

二、不稳定型心绞痛

不稳定型心绞痛是指稳定型劳力性心绞痛以外的缺血性胸痛,包括初发型劳力性心绞痛、恶化型劳力性心绞痛,以及各型自发性心绞痛。不稳定型心绞痛通常认为是介于稳定型心绞痛与急性心肌梗死之间的一种临床状态。

(一)病因与发病机制

与稳定型劳力性心绞痛的差别在于当冠状动脉粥样硬化斑块不稳定时,易发生斑块破裂或出血、血小板聚集或血栓形成或冠状动脉痉挛致冠状动脉内张力增加,均可使心肌的血氧供应突然减少,心肌代谢产物清除障碍,引起心绞痛发作。此种心肌缺血为"供氧减少性心肌缺血",是引起大多数不稳定型心绞痛的原因。虽然这种心绞痛也可因劳力负荷增加而诱发,但劳力终止后胸痛并不能缓解。

(二)临床表现

1.症状

不稳定型心绞痛的胸痛部位和性质与稳定型心绞痛相似,但通常程度更重,持续时间较长,患者偶尔从睡眠中痛醒。以下线索有助于不稳定型心绞痛的诊断。

(1)诱发心绞痛的体力活动阈值突然或持久地降低。

(2)心绞痛发生的频率、严重程度和持续时间增加或延长。

(3)出现静息性或夜间性心绞痛。

(4)胸痛放射至附近或新的部位。

(5)发作时伴有新的相关特征,如出汗、恶心、呕吐、心悸或呼吸困难等。

(6)原来能使疼痛缓解的方式只能暂时或不完全性地使疼痛缓解。

2.体征

体征可有一过性第三心音或第四心音,重症者可有肺部啰音或原有啰音增加、心动过缓或心动过速,或因二尖瓣反流引起的收缩期杂音。若疼痛发作期间发生急性充血性心力衰竭和低血压提示预后较差。

3.分级

依据心绞痛严重程度将不稳定型心绞痛分为3级。

(1)Ⅰ级:初发性、严重性或加剧性心绞痛,指心绞痛发生在就诊前2个月内,无静息时疼痛,每天发作3次或以上,或稳定型心绞痛的心绞痛发作更频繁或更严重,持续时间更长,或诱发体力活动的阈值降低。

(2)Ⅱ级:静息型亚急性心绞痛,指就诊前1个月内发生过1次或多次静息型心绞痛,但近48 h内无发作。

(3)Ⅲ级:静息型急性心绞痛,指在48 h内有1次或多次静息型心绞痛发作。

(三)内科治疗

不稳定型心绞痛是严重的、具有潜在危险性的疾病,随时可能发展为急性心肌梗死,因此应引起高度重视。对疼痛发作频繁或持续不缓解以及高危患者应立即住院治疗。

1.一般治疗

(1)急性期宜卧床休息,消除心理负担,保持环境安静,必要时给予小剂量镇静剂和抗焦虑药物。

(2)有呼吸困难、发绀者应给氧吸入,维持血氧饱和度达到90%以上。

(3)积极诊治可能引起心肌耗氧量增加的疾病,如感染、发热、急性胃肠道功能紊乱、甲状腺功能亢进症、贫血、心律失常和原有心力衰竭的加重等。

(4)必要时应重复检测心肌坏死标志物,以排除急性心肌梗死。

2.硝酸酯类制剂

在发病最初24 h的治疗中,静脉内应用硝酸甘油有利于较恒定地控制心肌缺血发作;对已用硝酸酯药物和β受体阻滞剂等作为标准治疗的患者,静脉应用硝酸甘油能减少心绞痛的发作次数。初始用量5~10 μg/min,持续滴注,每3~10 min增加10 μg/min,直至症状缓解或出现明显不良反应如头痛或低血压[收缩压<12.0 kPa(90 mmHg)或比用药前下降30 mmHg]。目前推荐静脉用药症状消失24 h后,改用口服制剂或皮肤贴剂。持续静脉应用硝酸甘油24~48 h即可出现药物耐受。

3.β受体阻滞剂

可用于所有无禁忌证的不稳定型心绞痛患者,并应及早开始应用,口服剂量要个体化,使患者安静时心率50~70次/分钟。

4.钙通道阻滞剂

钙通道阻滞剂能有效地减轻心绞痛症状,尤其用于治疗变异型心绞痛疗效最好。

5.抗凝制剂(肝素和低分子量肝素)

静脉注射肝素治疗不稳定型心绞痛是有效的,推荐剂量为先给予肝素80 U/kg静脉注射,然后以18 U/(kg·h)的速度静脉滴注维持,治疗过程中需注意开始用药或调整剂量后6 h测定部分激活凝血酶时间(APTT),并调整用量,使APTT控制在45~70 s。低分子量肝素与普通肝素相比,可以只根据体质量调节皮下用量,而不需要实验室监测;疗效肯定,使用方便。

6.抗血小板制剂

(1)阿司匹林类制剂:阻断血小板聚集,防止血栓形成,抑制血管痉挛。阿司匹林可降低不稳定型心绞痛患者的死亡率和急性心肌梗死的发生率,除了短期效应外,长期服用也是有益的。用量每天 75～325 mg。小剂量阿司匹林的胃肠道不良反应并不常见，对该药过敏、活动性消化性溃疡、局部出血和出血体质者则不宜应用。

（2）二磷酸腺苷（ADP）受体拮抗剂：氯吡格雷是新一代血小板 ADP 受体抑制剂，可抑制血小板内 Ca^{2+} 活性，抑制血小板之间纤维蛋白原桥的形成，防止血小板聚集，作用强于阿司匹林，即可单用于阿司匹林不能耐受者，也可与阿司匹林联合应用。常用剂量每天 75 mg，必要时先给予负荷量 300 mg，2 h 后达有效血药浓度。本药不良反应小，作用快，不需要复查血常规。

7.血管紧张素转换酶（ACE）抑制剂

冠心病患者均能从 ACE 抑制剂治疗中获益，合并糖尿病、心力衰竭或左心室收缩功能不全的高危患者应该使用 ACE 抑制剂。临床常用制剂：卡托普利、依那普利。

8.调脂制剂

他汀类药物能有效降低胆固醇和低密度脂蛋白胆固醇（LDL-C），并因此降低心血管事件；同时他汀类还有延缓斑块进展、稳定斑块和抗炎等有益作用。常用他汀制剂：洛伐他汀、辛伐他汀。在应用他汀类药物时，应严密监测转氨酶及肌酸激酶等生化指标，及时发现药物可能引起的肝脏损害和疾病。

三、心绞痛的护理

（一）一般护理

1.休息与活动

保持适当的体力活动，以不引起心绞痛为度，一般不需卧床休息。但心绞痛发作时立即停止活动，卧床休息，协助患者取舒适体位；不稳定型心绞痛者，应卧床休息。缓解期可逐渐增加活动量，应尽量避免各种诱发因素如过度体力活动、情绪激动、饱餐等，冬天注意保暖。

2.饮食

饮食原则为低盐、低脂低胆固醇、高维生素、易消化饮食。宣传饮食保健的重要性，进食不宜过饱，保持大便通畅，戒烟酒，肥胖者控制体质量。

（二）对症护理及病情观察护理

1.缓解疼痛

心绞痛发作时指导患者停止活动，卧床休息；立即舌下含服硝酸甘油，必要时静脉滴注；吸氧；疼痛严重者给予哌替啶 50～100 mg 肌内注射；护士观察胸痛的部位、性质、程度、持续时间，严密监测血压、心率、心律、脉搏及心电图变化并嘱患者避免引起心绞痛的诱发因素。

2.防止发生急性心肌梗死

指导患者避免心肌梗死的诱发因素，观察心肌梗死的先兆，如心绞痛发作频繁且加重、休息及含服硝酸甘油不能缓解及有无心律失常等。

3.积极去除危险因素

治疗高血压、高血脂、糖尿病等与冠心病有关的疾病。定期复查心电图、血糖、血脂。

（三）用药观察与护理

注意药物疗效及不良反应。心绞痛发作给予硝酸甘油舌下含服后 1～2 min 起作用，若服药后 3～5 min 仍不缓解，可再服 1 片。不良反应有头晕、头胀痛、头部跳动感、面红、心悸等，偶有血压下降，因此第 1 次用药患者宜平卧片刻，必要时吸氧。对于心绞痛发作频繁或含服硝酸甘油效果差的患者应警惕心肌梗死的发生，遵医嘱静脉滴注硝酸甘油，监测血压及心率变化及心电图的变化。静脉滴注硝酸酯类掌握好用药浓度和输液速度,并嘱患者及家属切不可擅自行调节滴速,以免造成低血压。部分患者用药后可出现面部潮红、头部胀痛、头昏、心动过速、心悸等不适,应告诉患者是由于药物导致血管扩张造成的,以解除其顾虑。第一次用药时,患者宜平卧片刻。β受体阻滞剂有减慢心率的不良反应,二度或以上房室传导阻滞者不宜应用。

(四)心理护理

心绞痛发作时患者常感到焦虑,而焦虑能增强交感神经兴奋性,增加心肌需氧量,加重心绞痛,因此心绞痛发作时专人守护消除紧张、焦虑、恐惧情绪,避免各种诱发因素;指导患者正确使用心绞痛发作期及预防心绞痛的药物;若心绞痛发作较以往频繁、程度加重、用硝酸甘油无效,应立即来医院就诊,警惕急性心肌梗死发生。

(五)出院指导

(1)合理安排休息与活动,活动应循序渐进,以不引起心绞痛为原则。避免重体力劳动、精神过度紧张的工作或过度劳累。

(2)指导患者遵医嘱正确用药,学会观察药物的作用和不良反应。

(3)教会心绞痛时的自救护理:立即就地休息,含服随身携带的硝酸甘油,可重复应用;若心绞痛频繁发作或持续不缓解及时到医院就诊。

(4)防止心绞痛再发作应避免各种诱发因素如过度体力活动、情绪激动、饱餐、便秘等,并积极减少危险因素如戒烟,选择低盐、低脂低胆固醇、高维生素、易消化饮食,维持理想体质量;治疗高血压、高血脂、糖尿病等与冠心病有关的疾病。

(王玉霞)

第十二章

传染病的预防与控制

第一节　急性传染病的管理

　　传染病一直是威胁人类生命与健康的严重疾病。随着社会经济的发展,传染病不再是单纯的卫生和健康问题,而成为一个与政治、经济、安全、稳定等密切相关的重大社会问题。

　　自 2003 年传染性非典型肺炎(严重急性呼吸综合征,SARS)暴发以后,国家逐步建立了公共卫生事件应急机制及传染病防控和救治体系。但由于全球化步伐的加快、人类生存环境的破坏、人们生活观念和行为方式的改变,使传染病变得越来越复杂化,危害性越来越大。同时,我国目前按人口计算经济水平较低,传染病各项监控制度尚不健全,群众防治意识仍有待提高,这些都给我国传染病的防控带来诸多困难。

　　为加强我国新形势下传染病防控工作,我国人大修订了《中华人民共和国传染病防治法》,2004 年 12 月 1 d 正式实施。新传染病防治法着重突出以下六个方面:①突出传染病的预防和预警。②完善传染病疫情报告、通报和公布制度。③进一步完善传染病暴发、流行时的控制措施。④设专章规定传染病救治工作制度。⑤加强传染病防治保障制度建设。⑥做到保护公民个人权利与维护社会公众利益的平衡。

　　针对急性呼吸道传染病,于 2007 年 5 月制定并开始实施《全国不明原因肺炎病例监测、排查和管理方案》,并于 2013 年进行修订,在全国范围内进行急性呼吸道传染病的排查和管理,并应用于随后发生的人感染 H7N9 禽流感病毒以及中东呼吸综合征新型冠状病毒感染的管理。

　　通过立法和宣传,提高全社会对传染病严重性的认识,加大防治宣传力度,加强传染病的依法管理、科学管理和严格管理,对保障社会稳定与建设的顺利进行具有重大的现实意义。

一、认真落实《中华人民共和国传染病防治法》,建立和完善各项规章制度

　　2003 年非典(SARS)的暴发,暴露了我国公共卫生基础建设和突发公共卫生应急系统建设与管理中的许多不足。党和国家对此高度重视,及时总结了抗击 SARS 和人感染高致病性禽流感(avian influenza,简称禽流感)疫情的经验教训,先后颁布、修改了《突发公共卫生事件应急条例》和《传染病防治法》等一系列法律、法规,为传染病的现代化管理提供了法律依据。各级相关

部门应该加强监管,同时完善一些相关制度,加强执行力。

二、大力加强传染病防治宣传

由于我国地区发展水平不平衡,受教育程度参差不齐,对传染病的危害认识不足。大多数农村地处偏远地区经济落后,缺乏传染病防控技术和设备,专业人员和资金短缺,群众防治知识和意识薄弱。因此,国家应加大传染病防治宣传力度,提高群众对传染病的防范意识,增加防治知识,改变不良生活习惯和行为,提高素质,创建全民参与防治传染病的良好社会氛围。传染病防治的经验和实践表明,防控传染性疾病全社会都有责任,只有人人参与,才能合力防控传染病。

三、加强国内外的交流与合作

经济全球化同时也使传染病全球化,使得传染病可在全球范围内迅速传播。因此,对传染病,特别是有全球大流行潜在威胁的传染病的监控和预防,不是一个地区和国家能够承担的,需要国际、国内各个层次和领域之间的通力合作,SARS 和禽流感的防治经验就充分证明了这一点。加强各个层次和领域之间的交流与合作,首先是需要加强国际间的交流与合作,特别是对有全球流行趋势的传染病的防治管理。其次是需要国内各个层次和领域之间的交流与合作。如卫生、农业、科学、交通口岸、制药业等部门的大力协作,以及社会和公众的配合。只有这样才能达到迅速、全面控制传染病流行的目的。

四、采取有效传染病预防措施

(一)控制和管理传染源

对患者、病原携带者应早期发现,早期诊断,及时隔离,尽早治疗。对传染病的接触者进行检疫和处理,对感染和携带病原体动物及时处理。应加强传染病患者、病原携带者的管理,严格执行法律、法规、规章,认真落实各种常规和技术规范,在规定时间内进行准确网络上报。

国家卫健委颁布的《突发公共卫生事件与传染病疫情监测信息报告管理办法》要求:对突发公共卫生事件和传染病要实行属地化管理,当地疾病预防控制机构负责对突发公共卫生事件和传染病进行信息监督报告和管理,并建立流行病学调查队伍和实验室,负责公共卫生信息网络维护和管理、疫情资料报告等工作。国家卫健委要求各级疾病预防控制机构要按照国家公共卫生监测体系网络系统平台的要求,充分利用报告的信息资料,建立突发公共卫生事件和传染病疫情定期分析通报制度,常规监测时每个月不少于 3 次疫情分析与通报,紧急情况下每天进行疫情分析与通报。对突发公共卫生事件和传染病疫情,国家卫健委将如实通报公布。

对传染病患者和病原携带者按照"强制管理、严格管理、分类管理、监测管理"的原则,进行综合防控,对各类传染病患者统一由传染病专科医院收治,严禁进入食品、饮水等行业。加强对高危人群的监控,定期进行查体、监测,以防患于未然。尽可能减少传染病对人民群众健康和生命的危害。传染病的管理也应该与时俱进,不同时期,管理的侧重点也有所不同。目前阶段,应关注以下几方面。

1.加强对农民工等流动人员的传染病管理

随着市场经济的发展,大量的农民工进入城市,由于从一个相对封闭的区域进入开放地区,使农民工成为传染病的高危人群。同时,由于其流动性和聚居性,也成了传染病流行的重要途径。因此加强对农民工等流动人口的教育和管理,为他们提供必要的医疗保障,是传染病防治管理工作中的重要环节。

2.加强对传染源动物的防治措施

很多急性传染病通过动物可引起更大范围的传播和流行。除了鼠疫、肾综合征出血热、钩体病、狂犬病等经典传染病以外，一些新发传染病如禽流感、人感染猪链球菌病等也被明确与某些动物传染播散有关。因此，必须对可疑动物采取捕杀、隔离治疗、检疫等相关措施，以利于疫情的控制、疾病的预防。

3.加强医院感染管理，防止医源性感染

医院是各种患者的聚居处，人员流动大，病种情况复杂，如缺乏对传染病的高度警惕，很可能成为传染病传播的源头，SARS 流行期间，我国有惨痛的教训。因此，应大力加强医院管理，按照布局科学、结构合理、设施先进、功能齐全的原则，严格按照国家的有关标准进行。综合医院应坚持开设不同出、入口的肠道门诊和发热门诊，防止交叉感染做好疫源检查。严格消毒隔离工作，控制好传染病源头。积极对医务人员进行传染病防治教育，及时更新传染病防治知识，强化法制观念，认真执行疫情报告制度。

加强一次性医疗用品和医疗废物的管理：按照《医院感染管理办法》要求，医院应对购进的消毒药械、一次性使用医疗器械、器具的相关证明进行审核，必须各种证件齐全，才能进入医院，要求临床科室在使用一次性无菌医疗用品前认真检查，凡有质量问题或过期产品严禁使用，并及时反馈。医疗废物严格分类收集，感染性废弃物、病理性废弃物、损伤性废弃物、药物性废弃物及化学性废弃物等不得混合收集，做到分类放置、专人回收。

4.公共卫生系统的快速反应和隔离观察的管理

SARS 和禽流感之后，卫生系统认真总结了经验和教训，建议了一系列公共卫生事件的应急措施和快速反应的管理流程。不仅要求对急性期患者进行网络上报、积极治疗及隔离，同时基于完善的登记制度，对所有与传染源有密切接触、可能受染的易感者进行管理，不仅接种相应的疫苗和特异性免疫球蛋白以及药物的预防，同时应对接触者进行严格的医学观察、卫生处理以及检疫。

(二)切断传播途径

各种传染病通过不同的传播途径进行传播和流行。对于新发传染病，一定要尽快研究确定传染源和传播途径，才能消除公众恐慌并进行有效的疫情控制。根据《中华人民共和国传染病防治法》《医院感染管理办法》及《消毒管理办法》制定了《医院隔离技术规范》标准。规定了医院隔离的管理要求、建筑布局与隔离要求、医务人员防护用品的使用和不同传播途径疾病的隔离与预防。其中明确了一些相关定义。

标准预防：针对医院所有患者和医务人员采取的一组预防感染措施。包括手卫生，根据预期可能的暴露部位选用手套、隔离衣、口罩、护目镜或防护面屏，以及安全注射。也包括穿戴合适的防护用品处理患者环境中污染的物品与医疗器械。标准预防基于患者的血液、体液、分泌物(不包括汗液)、非完整皮肤和黏膜均可能含有感染性因子的原则，进行相应的预防。

空气传播：带有病原微生物的微粒子(直径≤5 μm)通过空气流动导致的疾病传播。

飞沫传播：带有病原微生物的飞沫核(直径>5 μm)，在空气中短距离(1 m 内)移动到易感人群的口、鼻黏膜或眼结膜等导致的传播。

接触传播：病原体通过手、媒介物直接或间接接触导致的传播。

不同的传染病，传播途径不同。应根据实际情况，做以下隔离消毒。

1.呼吸道隔离

主要措施有:①患同种疾病的病员安置一室,有条件的医院应使此种病员远离其他病区。病室通向走廊的门窗须关闭,出入应随手关门,以防病原体随空气向外传播,接触病员须戴口罩、帽子及穿隔离衣。②病室内每天用紫外线进行空气消毒一次。③病员的口鼻分泌物及痰需用等量的20%含氯石灰(漂白粉)溶液或生石灰混合搅拌后静置 2 h 才能倒掉。也可将痰液煮沸15~3 min。

2.消化道隔离

主要措施有:①不同病种最好能分室居住,如条件不许可,也可同居一室,但必须做好床边隔离,每一病床应加隔离标记,病员不准互相接触,以防交叉感染。②每一病员应有自己的食具和便器(消毒后方可给他人使用),其排泄物、呕吐物、剩余食物均须消毒。③护理人员在接触病员时,须按病种分别穿隔离衣,并消毒双手。④病室应有防蝇设备,保持无蝇,无蟑螂。

3.洗手

要符合卫健委颁发的医务人员手卫生规范标准(WS/T 313)。大力宣传六步洗手法。

4.环境、食品、水卫生的管理和监督

大多数传染病与环境卫生、食品卫生不良以及水污染相关。因此,加强环境、食品以及水源的卫生管理和监督至关重要。

(三)保护易感人群

积极开展预防接种,提高人群的免疫力、降低易感性是十分重要的措施。继乙型肝炎疫苗纳入计划免疫后,已取得了喜人成绩,我国 1~59 岁人群 HBsAg 流行率已由 1992 年的 9.75% 降至 2006 年的 7.18%。此外,天花的消灭、脊髓灰质炎的控制,均与接种疫苗有关。因此,继续坚持有效的预防接种,对传染病的预防可起到关键作用。此外,还应注意生活规律,加强身体锻炼,提高体质。

(四)检疫

对有全球流行趋势的传染病的防治管理中,检疫起到非常重要的作用。分为国境卫生检疫和疫区检疫。

1.国境卫生检疫

为控制传染病由国外传入或由国内传出,在海关、边境、口岸等国境对人员、行李、货物以及交通工具实施医学、卫生检查和处理。根据不同疾病的潜伏期制定检疫期并按规定进行预防接种或医学观察。

2.疫区检疫

包括国内不同流行区(疫区)或疫区与非疫区之间限制往来;对传染源进行隔离治疗;对疫区进行消毒、杀虫、带菌动物处理;对接触者进行医学观察、隔离治疗;对易感者进行预防接种、被动免疫或药物预防等。

虽然我国传染病的防治和管理工作取得了可喜的成绩,但由于新的传染病不断出现、旧的传染病的重新肆虐,其防治和管理工作仍任重而道远。我们要认真贯彻落实《中华人民共和国传染病防治法》等法律、法规和规章,努力把传染病纳入法制化、科学化和规范化管理的轨道,为人类最终消灭传染病做出应有的贡献。

(邓祥红)

第二节　医院内感染

一、定义

医院内感染又称医院获得性感染。

(一)广义的定义

凡患者、陪护人员和医院工作人员因医疗、护理工作而被感染所引起的,任何有临床症状的微生物性疾病,不管受害对象在住院期间是否出现症状,均视为医院内感染。简言之,即任何人员在医院内发生的、与医院有关的一切感染均可称医院内感染。

(二)狭义的定义

医院内感染是指住院患者在医院内获得的感染,包括在住院期间发生的感染和在医院内获得出院后发生的感染,但不包括入院前已开始或者入院时已处于潜伏期的感染。医院工作人员在医院内获得的感染也属医院内感染。

二、类型

根据病原体的来源,将医院内感染分为外源性感染和内源性感染(表 12-1)。

表 12-1　外源性感染和内源性感染

项目	外源性感染(交叉感染)	内源性感染(自身感染)
病原体来源	患者体外	患者体内或体表
感染途径	直接感染与间接感染	免疫功能受损、正常菌群移位、正常菌群失调
预防	用消毒、灭菌、隔离等技术,基本能有效预防	难预防。提高患者免疫力、合理使用抗生素能起到一定的预防作用

三、形成

医院内感染的形成必须具备 3 个基本条件,即感染源、传播途径和易感人群,三者组成感染链(图 12-1),当这 3 个基本条件同时存在并相互联系便导致感染。只要阻断或控制其中某一环节,就能终止医院内感染的传播。

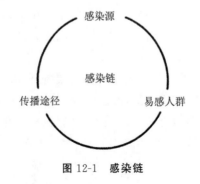

图 12-1　感染链

(一)感染源

感染源是导致感染的来源,指病原体自然生存、繁殖及排出的场所或宿主(包括人和动物)。

1.周围已感染者及病原携带者

已感染者排出的病原体数量多、毒力强,且多具有耐药性,是最重要的感染源。病原携带者体内的病原体不断生长繁殖、排出体外,但自身无明显症状而不受重视,也是主要的感染源。这种感染源主要是指到医院就诊的患者,也包括已感染或携带病原体的医务人员、患者家属和探视者。

2.自身正常菌群

人体的特定部位如肠道、呼吸道、皮肤、泌尿生殖道、口腔黏膜等,在正常情况下均寄居有无致病性的菌群,在侵入性操作或其他原因促使它们在新的部位定植时,可以引起感染性疾病。

3.动物感染源

动物感染源包括鼠类、苍蝇、蟑螂、蚊子、臭虫、跳蚤等。

4.医院环境

医院特殊的潮湿环境与液体也是不容忽视的感染源"储存库",如洗手池、洗手皂、空调系统等。

(二)传播途径

传播途径是指病原体从感染源传播到易感人群的途径与方式。不同的病原体可经不同的传播方式从感染源传播到易感人群。常见的传播方式有接触传播、飞沫传播、空气传播、共同媒介传播、生物媒介传播,以前3种最为常见。

1.接触传播

接触传播指病原体通过与手、媒介直接或间接接触导致的传播,是医院内感染最常见和重要的传播方式。接触传播可分为直接接触传播和间接接触传播。直接接触传播指感染源与易感人群之间有身体的直接接触,如母婴传播;间接接触传播通过媒介传递,最常见的传播媒介是医务人员的手,其次是共用的医疗器械与用具。

2.飞沫传播

带有病原体的飞沫核(直径>5 μm),在空气中短距离(1 m 内)移动到易感人群的口、鼻黏膜或眼结膜等导致的传播。其本质属于特殊的接触传播。

3.空气传播

空气传播是指带有病原体的微粒子(直径≤5 μm)通过空气流动导致的疾病传播。飞沫核传播能长时间、远距离传播,常引起多人感染,甚至导致医院内感染暴发流行,如肺结核、流感、麻疹、腮腺炎等。菌尘传播是通过吸入菌尘或接触降落的菌尘引起感染,易感人群往往没有与患者直接接触。

4.共同媒介传播

共同媒介传播也称共同途径传播,如通过污染的饮水、饮食传播,或通过污染的药液、血制品、医疗器械与设备传播。共同媒介传播常可导致医院内感染暴发流行,在医院内感染中具有重要意义。

5.生物媒介传播

生物媒介传播指动物或昆虫携带病原体传播。

(三)易感人群

易感人群是指对感染性疾病缺乏免疫力而易感染的人。属于易感人群的有以下几种。

(1)患有严重影响或损伤机体免疫功能疾病的患者,如患癌症、系统性红斑狼疮、艾滋病等免疫系统疾病者,烧伤、创伤等皮肤黏膜屏障作用损害者,患糖尿病、肾病、慢性阻塞性肺部疾病等慢性病者,患白血病等影响白细胞杀菌功能者。

(2)接受介入性检查、治疗和植入物者。

(3)长期接受免疫、放射、皮质类固醇类药物治疗者。

(4)长期使用大量抗生素尤其是广谱抗生素者。

(5)其他:如休克、昏迷、术后患者,老年,婴幼儿,产妇等。

四、预防和控制

控制医院内感染是贯彻预防为主的方针,提高医疗、护理质量的一项主要工作。建立健全医院内感染管理组织,制定针对性强的预防与控制规范,并保证各措施付诸实践,是预防与控制医院内感染的基本途径。

(一)根据医院规模,建立医院内感染管理责任制

住院床位总数在100张以上的医院应当建立以医院内感染管理委员会为主体的三级监控体系(图12-2)和独立的医院内感染管理部门。住院床位总数在100张以下的医院应当指定分管医院内感染管理工作的部门。其他医疗机构应当有医院内感染管理专(兼)职人员。

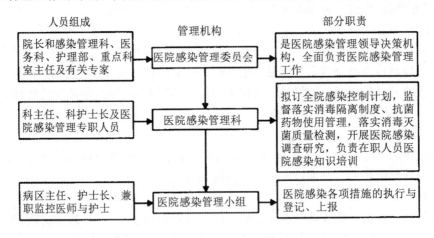

图 12-2 医院内感染三级管理体系的组织机构与任务

(二)健全医院内感染管理规章制度

医院内感染管理制度必须依照国家有关卫生行政部门的法律法规来制定,如《中华人民共和国传染病防治法》《消毒管理办法》等。

1.管理制度

清洁卫生制度、消毒灭菌制度、隔离制度、医务人员医院内感染知识培训制度、医院内感染管理报告制度等。

2.监测制度

消毒灭菌效果检测制度;对手术室、供应室、换药室、导管室、监护室、新生儿室、血液病室、肿

瘤病室、分娩室、器官移植室等感染高发科室的消毒卫生标准的监测；一次性医疗器材及门诊、急诊常用器械的检测。

3.消毒质控标准

如《医院消毒卫生标准》规定了从事医疗活动环境的空气、物体表面、医护人员手、医疗用品、消毒剂、污水、污物处理卫生标准。

（三）落实医院内感染管理措施

预防与控制医院内感染必须切实做到控制感染源、切断传播途径、保护易感人群。具体措施包括以下几点。

（1）医院环境布局合理。

（2）清洁、消毒、灭菌及其效果检测。

（3）正确处理医院污水、污物。

（4）严格执行无菌、隔离、洗手技术。

（5）合理使用抗生素，加强患者及医务工作者的感染检测等。

（四）加强医院内感染教育

对全体医务人员加强医院内感染教育，以明确医务人员在医院内感染管理中的职责，增强预防与控制医院内感染的自觉性及自我防护意识。

（邓祥红）

第三节 结核病的预防与控制

一、结核病防治机构的管理体系

结核病防治机构是指国家、省、地市和县级专门从事结核病防治管理的专业机构。在我国结核病防治机构有多种形式存在，大部分隶属各级疾病预防控制中心，小部分以结核病防治所、慢性病防治中心（站、院）的独立形式存在，还有个别地方由卫生行政部门指定综合性医院承担结核病防治机构的职责。

结核病防治机构作为卫生系统的一个重要组成部分，除了接受卫生系统的领导和管理外，还形成了其独特的管理体系。结核病防治机构管理体系包括国家、省、地市和县级四个层次，每个层次又分成卫生行政管理部门和业务管理部门。这些部门相互交织形成了一个完整的结核病防治网络系统。

（一）国家级结核病防治机构及其管理部门

国家级结核病防治机构的行政管理部门为卫健委，卫健委下设疾病控制局，疾病控制局下设结核病控制处，具体负责国家级结核病防治机构的行政管理。国家级结核病防治机构设置于中国疾病预防控制中心内，作为中国疾病控制中心的一个处室，以中国结核病预防控制中心的形式存在。另外，还同时设置中国疾病预防控制中心结核病防治临床中心。

（二）省级结核病防治机构及其管理部门

省级结核病防治机构的行政管理部门为各直辖市、省和自治区的卫生厅，卫生厅下设疾病控制处,具体负责省级结核病防治机构的行政管理。省级结核病防治机构大部分设置于同级疾病预防控制中心内,小部分以结核病防治研究所的独立形式存在。

(三)地市级结核病防治机构及其管理部门

地市级结核病防治机构的行政管理部门为各地市级卫生局,卫生局下设疾病控制科,具体负责地市级结核病防治机构的行政管理。地市级结核病防治机构大部分设置于同级疾病预防控制中心内,小部分以结核病防治所、慢性病防治中心(站、院)的独立形式存在。

(四)县级结核病防治机构及其管理部门

县级结核病防治机构的行政管理部门为各县级卫生局,卫生局下设疾病防治机构,具体负责县级结核病防治机构的行政管理。县级结核病防治机构大部分设置于同级疾病预防控制中心内,小部分以结核病防治所、慢性病防治中心(站、院)的独立形式存在。

(五)市级辖区结核病防治机构及其管理部门

市级内辖区,一部分不设置结核病防治机构。而部分设置结核病防治机构的区,多为本市级结核病防治机构的派出机构。

(六)县级以下的结核病防治机构及其管理部门

县级以下不设独立的结核病防治机构,一般在乡镇卫生院或社区卫生中心内设立疾病预防保健组,作为各级疾病控制机构的网底,承担其行政区域内的疾病预防保健任务,其行政管理部门为县级卫生局。此外,乡镇卫生院或社区卫生中心下还设村级卫生室。

二、结核病防治管理机构的职责

结核病防治管理机构分为结核病防治卫生行政管理机构(卫健委、卫生厅、卫生局)和结核病防治业务管理机构(疾病预防控制中心、结核病防治研究所、慢性病防治中心、站、院)两类。由于它们行政职能的不同,因此,它们承担着不同的管理职责。

(一)卫生行政机构主要职责

在政府的领导下,各级卫生行政部门对结核病防治工作进行统一监督管理,组织和协调结核病防治机构和医疗机构,实施本地区结核病防治规划。其职责如下。

(1)协助政府制订本地区结核病防治规划、实施计划和年度计划。

(2)协助政府制订本地区结核病防治经费预算,多方筹集经费,保证落实结核病防治经费。

(3)健全结核病防治网络,加强结核病防治能力建设。

(4)组织实施结核病控制措施,保证及时发现肺结核病患者并进行有效的治疗和管理,降低结核病疫情。

(5)将结核病防治工作列入医疗机构的工作目标之中,充分发挥医疗机构在结核病防治工作的作用。

(6)对结核病防治工作的实施情况进行督导检查。

(二)结核病防治业务管理机构的职责

结核病防治业务管理机构包括各级结核病防治专业机构和各类医疗机构。从国家到省、地、县都有结核病防治专业机构,它们按其管辖地域、覆盖人口和工作任务,配备相应的专职人员从事结核病控制工作。

1.国家级结核病防治业务管理机构

中国疾病预防控制中心结核病预防控制中心是负责全国结核病预防控制业务工作的组织协

调和指导中心,是集结核病预防控制资源协调、业务指导、疫情监测管理、项目组织实施及技术人员培训等功能于一体的国家级结核病防治业务专业管理机构。

其主要职责是:为政府制订有关结核病预防控制法规、标准、规范及规划等提供技术支持,开展防治策略和控制措施研究;对全国结核病防治工作进行技术指导、督导检查和考核评价;对全国结核病防治机构实验室工作进行技术指导和质量控制;承担结核病监测、信息收集、处理、上报和专项分析;承担国家结核病防治指南的制订;实施健康教育策略的制订、评价与推广应用;负责国际合作、援助等项目的实施与管理;组织开展结核病防治的相关研究;开展对外交流与合作,引进和推广先进技术、新方法;培训专业技术人员,组织编写各类人员培训教材。

中国疾病预防控制中心结核病防治临床中心在中国疾病预防控制中心的领导下,协助中国疾病预防控制中心结核病预防控制中心,开展全国结核病防治人员和医疗单位有关人员的临床技术培训工作;编写结核病防治工作相关培训材料;开展结核病防治科研、临床技术咨询和指导;开展结核病诊断、治疗和抗结核病药物临床观察研究及耐药监测工作;协助开展结核病健康教育工作;参与结核病防治工作国内外技术交流与合作。

2.省级结核病防治业务管理机构

省级疾病预防控制中心和省级结核病防治研究所是负责全省结核病预防控制业务工作的组织协调和指导中心,是集结核病预防控制资源协调、业务指导、疫情监测管理、项目组织实施及技术人员培训等功能于一体的省级结核病防治业务专业管理机构。其主要职责如下。

(1)为政府制订有关结核病预防控制法规、标准、规范、规划、年度计划(含经费预算)等提供技术支持,并协助组织实施。

(2)做好辖区内肺结核病患者的报告、确诊、登记和治疗管理以及转诊、追踪和密切接触者检查的组织和技术指导工作。进行涂阴肺结核病患者诊断质量的评价。承担患者诊断和治疗工作的疾病预防控制(结核病防治)机构要完成区级的职责。

(3)在卫生行政部门组织下,对医疗机构疫情报告和管理情况进行督导、检查和指导。

(4)设立专职人员负责结核病报表收集、核对和上报工作,定期完成结核病月、季报表和年报表填报,并对信息质量进行督导。对信息资料进行及时评价,提出改进工作的建议。

(5)加强痰菌检查的质量控制,对所辖县区进行实验室痰涂片检查的质量保证工作,对有关人员进行培训。

(6)制订本辖区的培训计划,开展对本省地、市级结防机构业务人员和医疗保健单位有关人员的培训,并接受上级的培训。

(7)制订本辖区的健康促进计划,并组织实施。负责培训地市或县级健康促进人员,组织编发健康促进宣传材料,评价全省健康促进活动的质量。

(8)编制并上报药品计划,建立药品管理制度,保证货源充足,及时向市(地)或县提供抗结核药品。保证有专人管理药品,建立药品账目,保证药品库房条件达到要求。及时检查库存药品的有效期,保证账物相符。

(9)在卫生行政部门的领导下,组织本地区结核病防治工作的督导、检查和评价工作。

(10)开展结核病实施性研究工作。

3.地、市级结核病防治业务管理机构

地、市级疾病预防控制中心、结核病防治所或慢性病防治中心(站、院)是负责全地、市结核病预防控制业务工作的组织协调和指导中心,是集结核病预防控制资源协调、业务指导、疫情监测管理、项目组织实施及技术人员培训等功能于一体的地、市级结核病防治业务专业管理机构。其主要职责如下。

(1)为政府制订有关结核病预防控制法规、标准、规范、规划、年度计划(含经费预算)等提供技术支持,并协助组织实施。

(2)做好辖区内肺结核病患者的报告、确诊、登记和治疗管理以及转诊、追踪和密切接触者检查的组织和技术指导工作。进行涂阴肺结核病患者诊断质量的评价。承担患者诊断和治疗工作的疾病预防控制(结核病防治)机构完成区级的职责。

(3)在卫生行政部门的组织下,对各医疗机构的疫情报告和管理情况进行督导、检查和指导。对县级主要医疗机构的有关领导和医师进行培训。

(4)对所辖县区进行实验室痰涂片检查的质量保证工作。对有关人员进行培训。

(5)设立专职人员负责结核病报表的收集、核对和上报工作,定期完成结核病月、季报表和年报表填报,并对信息质量进行督导。对信息资料进行及时评价,提出改进工作的建议。

(6)制订本辖区培训计划,开展对本市(地)结防机构业务人员和医疗保健单位有关人员的培训,并接受上级的培训。

(7)制订本辖区健康促进计划,并组织实施。负责培训县级健康促进人员,组织编发健康促进宣传材料,评价全省健康促进活动的质量。

(8)编制并上报药品计划,建立药品管理制度,保证货源充足,及时向县区提供抗结核药品。保证有专人管理药品,建立药品账目,保证药品库房条件达到要求。及时检查库存药品的有效期,保证账物相符。

(9)在卫生行政部门领导下,组织本地区结核病防治工作的督导、检查和评价工作。

4.县级结核病防治业务管理机构

县级疾病预防控制中心、结核病防治所或慢性病防治中心(站、院)是负责全县结核病预防控制业务工作的组织协调和指导中心,是集结核病预防控制资源协调、业务指导、疫情监测管理、项目组织实施及技术人员培训等功能于一体的县级结核病防治业务专业管理机构。其主要职责如下。

(1)为政府制订有关结核病预防控制法规、标准、规范、规划和年度计划(含经费预算)等提供技术支持,并协助组织实施。

(2)做好肺结核病患者报告、确诊和登记工作。开展肺结核病患者筛查工作,负责落实肺结核可疑症状者、疑似患者诊断工作;完成肺结核病患者追踪工作和密切接触者检查。对肺结核病患者的确诊主要由结核病诊断技术小组实施。不承担患者治疗工作的疾病预防控制(结核病防治)机构由各地结核病定点诊疗机构承担患者诊断的具体工作。

(3)负责实施肺结核病患者不住院化疗工作,应设立专职人员,负责管理活动性肺结核病患者化疗的工作,不承担患者治疗工作的疾病预防控制(结核病防治)机构由各地结核病定点诊疗机构承担患者治疗的具体工作。

(4)对开展痰涂片的医疗机构进行痰涂片质量保证工作。

(5)指导各医疗机构开展结核病转诊工作。在卫生行政部门的组织下,对各医疗机构的疫情报告和管理情况进行核实、检查、指导。对医疗机构的有关医师进行培训。

(6)设立专职人员负责结核病报表填报,定期完成结核病月、季报表和年报表填报,结核病定点诊治机构负责将所有三个登记本资料录入结核病管理信息系统。并对信息质量进行督导。对信息资料进行及时评价,提出改进工作的建议。

(7)制订本辖区培训计划,开展对本辖区医疗机构和乡镇级、社区有关人员的培训,并接受上级的培训。

(8)制订本辖区健康促进计划,并组织实施。负责培训县级健康促进人员,组织编发健康促进宣传材料,评价全县健康促进活动的质量。

(9)编制并上报药品计划,建立药品管理制度,保证货源充足。保证有专人管理药品,建立药品账目,保证药品库房条件达到要求。及时检查库存药品的有效期,日清月结,保证账物相符。

(10)在卫生行政部门领导下,组织本地区结核病防治工作督导、检查和评价工作。

5.乡镇卫生院或社区卫生中心疾病预防保健组

乡镇卫生院或社区卫生中心疾病预防保健组设专职或兼职结核病防治医师。负责其乡镇或社区卫生中心的结核病防治工作。其主要职责如下。

(1)负责村医结核病防治知识培训。

(2)对村医结核病的治疗管理工作进行定期督导、检查。

(3)对肺结核可疑症状者或疑似肺结核病患者的转诊及转诊工作的记录。

(4)执行统一化疗方案,对结核病患者进行规范管理。

(5)乡(镇、街道)预防保健机构负责本单位及所辖区域内疫情报告工作。

6.村级卫生室

村级卫生室设乡村医师,负责本级结核病防治工作。其主要职责如下。

(1)向村民和患者宣传结核病防治知识。

(2)将肺结核可疑症状者及时转至县结核病防治机构就诊、确诊,并做好转诊记录。

(3)执行县级结防机构制订的化疗方案,对结核病患者进行化疗管理,负责落实患者的短程化疗,负责督导患者按时按量服药。

(4)对上级通知需追踪的患者或可疑者进行追踪。

(5)督促患者按时复查、取药,按期留送合格的痰标本。

(6)负责对实施督导化疗的患者家庭成员或志愿者进行指导。

7.医疗机构

各级各类医疗机构(包括厂矿、企事业单位医疗机构)虽然不属于结核病防治机构。但是,它们作为当地的主要卫生医疗力量,要主动参与到当地的结核病防治工作之中。其主要职责如下。

(1)对初诊发现的肺结核病患者或肺结核可疑症状者,按国家有关法规及规定进行患者报告及转诊。

(2)负责对肺结核危重患者的抢救工作。在结核病防治工作中,按有关标准和规范对患者进行诊断和转诊。对收治住院的肺结核病患者,应及时向当地结核病防治机构报告,出院后应将治疗结果报告给患者居住地结防所(科),若患者需继续化疗,应将患者转至患者居住地结核病防治机构继续进行治疗管理。

(3)负责在医院内开展结核病健康教育活动。

三、结核病防治机构的资源配置

结核病防治机构作为结核病管理的主要业务机构,承担着所在区域结核病防治规划的制订、结核病预防控制资源的协调、业务指导、疫情监测管理、项目组织实施及技术人员培训等结核病防治业务专业管理工作。同时,一部分结核病防治机构还承担着结核病的临床诊疗和患者管治工作。因此,结核病防治机构需要良好的资源配置。

(一)资源配置的原则

(1)整合资源,合理布局。各地要根据实际情况,统筹规划省、市、县(市、区)级结核病防治机构的布局,本着填平补齐的原则建设业务用房和配备设备。

(2)完善功能、满足基本要求。结核病防治机构承担着辖区内的结核病防治工作,房屋、科室、设备的资源配备要满足结核病防治业务工作的要求。在一些省市,结核病防治机构如果同时承担麻风病防治、皮肤性病防治、精神疾病防治以及慢性非传染性疾病防治任务时,房屋、科室、设备的资源配备除要满足结核病防治业务工作的要求外,还要满足麻风病防治、皮肤性病防治、精神疾病防治以及慢性非传染性疾病防治任务工作的要求。

(3)分类指导、规范建设。结核病防治机构资源配置标准要根据覆盖人口及服务功能来确定资源配置的规模,实行统一技术规范,做到规模适宜、功能适用、装备合理,切实提高结核病预防控制能力。

(二)机构设置的要求

(1)原则上每个省、市、县(市)应有一所结核病防治机构,区级结核病防治机构的设置各地可根据实际情况和工作需要确定是否设置。

(2)结核病防治机构根据工作的需要设立的部门包括行政管理科室、业务科室和后勤保障科室。行政管理科室包括办公室、人事科、党团、工会和妇女组织。业务科室包括门诊部、诊室、治疗室、实验室(BSL-2级)、放射科、防治科、信息资料室和药房等科室。后勤保障科室包括总务科和消毒供应室等。同时承担麻风病防治、皮肤性病防治、精神疾病防治以及慢性非传染性疾病防治任务时,还应设立相应的麻风病防治科、皮肤性病防治科、精神疾病防治科和慢性非传染性疾病防治科等。

(三)工作人员的配备

(1)结核病防治机构工作人员的配备要严格准入制度,除行政管理人员外,严禁非专业技术人员进入结核病防治机构。同时,要优化结核病防治机构人员的学历和专业职称构成。各级结核病防治机构行政管理人员、专业技术人员和工勤人员所占比例为15%、80%和5%。省级以上的结核病防治机构专业技术人员的学历构成要求本科以上,并以研究生学历人员为主体。地级结核病防治机构专业技术人员的学历构成要求专科以上,并以本科学历人员为主体。县级结核病防治机构专业技术人员的学历构成要求中专以上,并以本科学历人员为主体。专业技术人员的职称构成省级结核病防治机构高、中、初级人员比例不应低于1:2:3;地级结核病防治机构高、中、初级人员比例不应低于1:4:6;县级结核病防治机构高、中、初级人员比例不应低于1:6:9。

(2)各级结核病防治机构的人员配备标准要根据机构管理区域的大小和服务人口的多少而定。但是,一个独立的结核病防治机构要正常运转,必须要有基本的人员配备。各级独立的结核病防治机构人员配备可参考下列标准。

(3)各级结核病防治机构同时承担麻风病防治、皮肤性病防治、精神疾病防治以及慢性非传染性疾病防治任务时,可根据具体需要增加人员配备标准。

(四)业务用房的配置

结核病防治机构房屋的建设应遵循以下原则。

(1)满足开展疾病预防控制工作的需要,业务用房、实验室、行政及保障等功能用房布局合理,既要符合建筑要求,又符合专业要求的原则。

(2)应贯彻适用、经济、环保、美观的原则。

(3)建筑材料和结构形式的选择,应符合建筑耐久年限、防火、抗震、防洪、建筑节能、保温隔热及施工等方面要求的原则。

独立的结核病防治机构要开展正常结核病防治工作,必须要有基本的业务活动场地用房。各级独立的结核病防治机构基本的业务活动场地用房可参考下列标准配置。

各级结核病防治机构同时承担麻风病防治、皮肤性病防治、精神疾病防治以及慢性非传染性疾病防治任务时,可根据具体需要增加业务活动场地用房建设标准。

四、结核病患者的发现

结核病患者的发现是指通过公认的、可靠的流行病学手段和临床程序以及以痰菌检查为代表的实验室方法完成对结核病患者的诊断,继而进行规范的抗结核病治疗,达到治愈患者,控制传染源的目的。目前世界卫生组织在全球推广应用并取得良好效果的现代结核病控制策略认为,发现和治愈肺结核患者是当前控制结核病疫情的最有效措施。通过20世纪90年代以来现代结核病控制策略的实践,我国结核病防治工作已经取得重大阶段性成果。至2005年底,新涂阳肺结核患者发现率达到79%,新涂阳肺结核患者治愈率达到91%。随着我国结核病防控体系不断扩展和完善,结核病患者将获得更高治愈率,以此为前提,加大患者发现的力度,使更多的结核病患者得到及时、规范的治疗对控制结核病疫情至关重要。

(一)发现对象

按照我国新修订的肺结核诊断标准(WS288-2008),肺结核分疑似病例、确诊病例和临床诊断病例。其中,确诊病例和临床诊断病例是发现对象,痰涂片阳性的肺结核患者是主要的发现对象。在临床工作中,肺结核可疑症状者和疑似病例是发现结核病患者的重要线索,应引起包括结防机构、各级综合医疗机构的广大医务工作者高度重视。

1.肺结核可疑症状者和疑似病例

(1)肺结核可疑症状者:咳嗽、咳痰≥2周、咯血或血痰是肺结核的主要症状,具有以上任何一项症状者为肺结核可疑症状者。此外,胸闷、胸痛、低热、盗汗、乏力、食欲减退和体质量减轻等为肺结核患者的其他常见症状。这里需要提出的是,虽然多数肺结核病患者有咳嗽症状,但咳嗽并非结核病所特有。急性呼吸道感染、哮喘和慢性阻塞性肺病等一系列呼吸系统疾病也有咳嗽、咳痰症状,同样,咳嗽2周以上也不是一个特异性的条件,但按照惯例和早期的一些研究结果,2周以上的咳嗽、咳痰一直被作为怀疑患有结核病的标准而被多数国家指南和国际指南所采纳,在结核病疫情高发地区尤其如此。

(2)肺结核疑似病例:5岁以下儿童有肺结核可疑症状时,一般不主张以放射性检查为首选检查手段,如果有肺结核可疑症状同时有与涂阳肺结核患者密切接触史,或结核菌素试验强阳性,即可判断为肺结核疑似病例。5岁以上就诊者,无论有无可疑症状,只要胸部影像学检查显示活动性肺结核影像学可疑的表现,即可作为肺结核疑似病例处理。特别需要强调的是,除了X线检查外,还需结合其他检查来确立结核病的诊断,否则容易导致结核病的过诊、漏诊和其他疾病的漏诊。

2.确诊病例

包括涂阳肺结核、仅培阳肺结核和病理学诊断为肺结核三类。

（1）涂阳肺结核：对所有肺结核疑似患者或具有肺结核可疑症状的患者（包括成年人、青少年和能够排痰的儿童）均应至少收集两份最好是 3 份痰标本用于显微镜或结核分枝杆菌培养检查，而 3 份痰标本中，至少含有一份清晨痰标本。随着实验室诊断技术不断发展，免疫学、分子生物学方法的探索和应用广受重视，但直至目前，结核菌培养阳性仍然是诊断结核病的"金标准"。而通过显微镜检查发现痰涂片中抗酸杆菌虽然对结核分枝杆菌不具有绝对特异性，但在结核病疫情高发地区，仍然作为确诊手段在结核病控制工作中广泛应用。

由于目前我国尚有很多结防机构的实验室因资源有限而不能开展培养，因此，从可操作性和服务可及性出发，将标准定为凡符合下列任一条件者可诊断为涂阳肺结核病例：①2 份痰标本直接涂片抗酸杆菌镜检阳性。②1 份痰标本直接涂片抗酸杆菌镜检阳性加肺部影像学检查符合活动性肺结核影像学表现，或者加 1 份痰标本结核分枝杆菌培养阳性。

（2）仅培阳肺结核：与培养相比，痰涂片镜检的敏感性只有 30%～40%。痰涂片阴性，同时肺部影像学检查符合活动性肺结核影像学表现加 1 份痰标本结核分枝杆菌培养阳性者可归为仅培阳肺结核。因此，在有条件的情况下，应对涂片检查为阴性的疑似病例收集痰标本进行培养，一方面为了避免结核病的过诊和漏诊，一方面还可使结核病患者得到明确的病原学诊断而获得及时治疗。

（3）病理学诊断：对肺部病变标本病理学诊断为结核病变者，即使没有病原学支持，也可确诊为肺结核。但由于开展此项检查技术要求高，不适用于大范围人群的结核病防治，目前一般仅限于疑难病例的鉴别诊断使用。

3.临床诊断病例

所谓临床诊断病例，也可称为活动性涂阴肺结核。此类病例诊断一般应包括三方面依据：一是至少3 个痰涂片镜检均为阴性且其中至少 1 份为清晨痰标本；二是胸部 X 线片显示与结核相符的病变，即与原发性肺结核、血行播散性肺结核、继发性肺结核、结核性胸膜炎任意一种肺结核病变影像学表现相符；三是对于一般广谱抗生素的治疗反应不佳或无反应，而在诊断性抗感染治疗过程中，注意不应使用氨基糖苷类或氟喹诺酮类等对结核分枝杆菌有杀灭作用的广谱抗生素。对经抗感染治疗仍怀疑患有活动性肺结核的患者可进行诊断性抗结核治疗，推荐使用初治活动性肺结核治疗方案，一般治疗 1～2 月。此类患者可登记在"结核病患者登记本"中，如最后否定诊断，应变更诊断。

临床诊断病例的确定因情况复杂多变，既需要系统性，又需要灵活性，临床医师根据患者实际情况掌握好这两方面的平衡对于避免结核病的过诊和漏诊具有重要意义。另外，结核菌素实验强阳性、抗结核抗体检查阳性、肺外组织病理检查为结核病变等均可作为涂阴肺结核的诊断参考，诊断流程详见"接诊和诊断程序"。符合临床诊断病例的特点，但确因无痰而未做痰菌检查的未痰检肺结核患者也可按涂阴肺结核的治疗管理方式采取治疗和管理。

（二）发现方式

长期以来，我国大部分地区在结核病防治工作中采用了"因症就诊"为主的被动的发现方式。目前随着我国疾病控制网络化建设的不断完善，以综合医院转诊和结核病防治机构追踪为标志的主动发现模式在结核病发现工作中发挥了越来越重要的作用。下文将以《中国结核病防治规划实施工作指南》中有关内容为线索，将目前我国肺结核患者发现方式做一系统阐释。

1.因症就诊

指患者出现肺结核可疑症状后主动到结防机构就诊，是我国结核病控制患者发现的最主要方式。目前我国已经将完善社会动员和健康促进工作列为中国结核病控制策略的重要内容之一，制订并在全国范围内实施倡导、交流和社会动员策略（ACSM），与多部门合作，开展结核病防治健康促进工作。通过建立并充分利用《结核病防治健康教育材料资源库》，有计划、有针对性地在诸如学校、工厂、社区等地开展多种形式的健康促进活动，取得了较好的成效。随着社会民众结核病防治知识知晓率逐步提高，越来越多具有可疑症状的患者能够主动到疾控中心、结核病防治所、慢性病防治中心等结防机构就诊。

2.转诊和追踪

全国结核病防治规划（2001—2010年）中，特别强调了结核病患者归口管理和督导治疗，相应的在我国的结核病防治规划实施工作指南中也要求，各级综合医疗机构和结核病防治机构要在患者的发现、治疗等环节开展紧密合作，共同遏制结核病流行，简称"医防合作"。在医防合作中，卫生行政部门负责领导、协调开展转诊和追踪工作；要将肺结核患者转诊和追踪实施情况纳入对医疗卫生机构和结防机构目标考核内容，至少每年考核一次；应建立例会制度，定期听取医疗卫生机构和结防机构关于转诊和追踪工作的进展情况汇报，解决实施过程中出现的问题，并提出下一步工作要求。

转诊和追踪是医防合作的重要组成部分，是两个主体不同，相互关联的环节，其中转诊指患者出现肺结核可疑症状后到医疗卫生机构（不包括结防机构）就诊，经胸部X线或痰菌检查等诊断为肺结核或疑似肺结核患者后，患者携带医师填写的转诊单到结防机构就诊。医疗机构在具体执行的过程中，可以根据自身情况，采取感染科、呼吸科、实验室、放射科多科室共同转诊，或采取由医院预防保健科统一登记、转诊等模式，及时将应转诊对象转诊到结防机构接受治疗管理。

转诊的必要性是由结核病的特点和治疗要求决定的。结核病作为一种慢性传染性疾病，治疗需要长时间规则服药，否则极易产生耐药而治疗失败。在一般的综合医疗机构，结核病患者或许可以得到准确的诊断和正确的治疗方案，但是在6~9个月的治疗过程中，难以实施严格的治疗管理措施来保证患者规范治疗，而结核病专业机构则可以在诊断、治疗、跟踪随访、不良反应处理等各个环节实施严格管理和密切监测，保证患者坚持治疗和规律服药，提高结核病治愈率，减少因不规则服药而产生耐药、耐多药等不良后果。

追踪可以说是对转诊工作的重要补充，指对于医疗卫生机构疫情报告并转诊的肺结核和疑似肺结核患者，未按时到结防机构就诊，则须由结防机构或乡、村医师进行追踪，使其到结防机构接受检查和治疗。追踪工作与结核病网络报告关系密切，结防机构需要指定专人负责，对医疗卫生机构在疾病监测信息报告管理系统（以下简称"网络直报"）中报告的肺结核患者或疑似肺结核患者信息进行浏览、核实，并与结防机构临床医师紧密协作，对转诊未到位的患者进行追踪。下面分别就转诊、追踪两个环节进行阐述。

（1）转诊。

转诊主体：各综合医疗单位、私营医疗机构门诊或住院部的医务人员，特别是呼吸科、感染科等密切相关科室的医师，通常采取首诊医师负责制原则。

转诊对象：在各综合医疗单位、私营医疗机构门诊就诊的不需要住院治疗的肺结核患者或疑似肺结核患者；需住院治疗者，出院后仍需治疗的肺结核患者均为转诊对象。在我国结核病网络报告系统中，对应转诊对象有更为明确的要求。

转诊程序：①填写转诊单和转诊登记本：转诊单一般由省级或市级结防机构根据国家结核病防治规划实施手册要求统一印制逐级分发至各级医疗机构，对需转诊对象，医疗卫生机构除填写传染病报告卡外,还要填写"肺结核患者或疑似肺结核患者转诊/推荐单"一式 3 份,一般采用复写纸方式以减少工作量,提高工作效率。一份留医疗卫生机构存档;一份由医疗卫生机构送达指定的结防机构;一份由患者携带,到指定的结防机构就诊。各级医疗机构应在感染科、医疗保健科或其他指定科室安排人员每天收集院内转诊单,并及时核对填写资料,对患者相关信息,尤其是患者联系信息不详的,要督促转诊医师及时更正。同时填写"医院肺结核患者及疑似肺结核患者转诊登记本"。②转诊前健康教育:结核病防治机构应在卫生行政部门协调下,积极开展对综合医疗机构医务人员在结核病健康教育方面的培训,使医疗卫生机构转诊医师或护士能够熟练掌握宣传教育技巧和内容,以保证患者转诊前能接受良好的健康教育。良好的健康教育即可由医师实施、也可由护士实施,许多医院根据自身实际情况,采取了委派专门护士进行健康教育的方式,效果非常理想。健康教育的内容应包括:向患者解释其可能患了肺结核,并讲解结核病相关知识和国家为结核病患者提供的各项优惠和减免政策,以及转诊到结防机构的必要性或原因等内容。③转诊:一般在进行健康教育后,即嘱咐患者及时到结防机构就诊。部分结核病防治机构为院所合一的模式或结核病防治专科医院,在患者的住院管理和门诊管理之间、普通门诊和肺结核门诊之间要建立规范的转诊机制,保证患者及时接受规范的督导治疗。

转诊要求:及时转诊;按照转诊程序规范转诊;患者转诊单填写不能漏项,患者联系地址和电话须填写清楚、准确;患者的住院和出院情况要及时在传染病信息报告系统中进行订正;各医疗机构根据自身特点,制订规范的转诊流程图。

转诊评价指标:转诊率和转诊到位率是目前评价转诊工作的主要指标。

在实际工作中,评价指标还应包括一些过程指标,如:是否将结核病转诊纳入了医疗机构考核体系;是否制订转诊制度和流程;是否建立了转诊患者登记本等,还要特别强调医疗卫生机构内各有关科室要及时详细填写门诊工作日志、放射科结核病患者登记本、实验室登记本、出入院登记本等,保证基础资料的完善。应鼓励部分有条件的医院对部分病情较重、传染性较强或耐药、耐多药患者采取救护车转送到结防机构等更为积极的做法,以提高转诊到位率、减少结核病的传播。

(2)追踪。

追踪主体:各级结防机构或乡村卫生医疗机构的医务人员。

追踪对象:辖区内、外医疗卫生机构报告或转诊现住址为本辖区的非住院肺结核患者或疑似肺结核患者,在报告后 24 h 内未到当地结防机构就诊者;在医疗卫生机构进行住院治疗的肺结核患者,出院后 2 d 内未与当地结防机构取得联系。

有关追踪对象的确定需要综合临床和网络信息,主要包括以下几个环节:①结防机构的工作人员需要每天将前一天医疗卫生机构网络直报的确诊或疑似肺结核患者逐一进行浏览、查重,对于重复报告的传染病报告卡按照有关要求进行删除。②查重后网络直报中的肺结核患者基本信息转录到"县(区)结防机构肺结核患者和疑似肺结核患者追踪情况登记本"(简称"追踪登记本"),追踪登记本也可以通过网络导出装订成册。③将"追踪登记本"信息与结防机构"初诊患者登记本"和"肺结核患者或疑似肺结核患者转诊/推荐单"进行核对并记录所有具有报告信息患者"转诊日期"及"追踪、到位信息"。④对"传染病报告卡""备注"栏中注明的住院患者,通过与报告医疗卫生机构住院部核实,确定患者已住院,则应在追踪登记本"备注"栏中注明。

追踪方法:①电话追踪是目前最为常用的追踪方法:由县(区)结防机构负责追踪的人员直接与患者电话联系了解患者未就诊原因,劝导患者到结防机构就诊和治疗。该方法的前提是转诊单或报告卡所填患者联系电话必须准确可靠,这也是转诊、报病阶段对临床医师和信息填报人员须反复强调的重点。②逐级开展现场追踪:对报病信息或转诊单上没有电话或通过电话追踪3 d内未到位的患者,县(区)结防机构追踪人员与乡镇级卫生服务机构的医师电话联系,或将"患者追访通知单"传真或邮寄至乡镇医师,告知患者的详细情况。乡镇医师接到信息后,及时通知村医与患者进行联系,通过对患者进行结核病相关知识健康教育,说服患者到结防机构就诊;若5 d内未到结防机构就诊,乡镇医师应主动到患者家中家访并劝导患者到结防机构就诊。同时电话通知或填写"患者追访通知单"第二联,向县(区)级结防机构进行反馈。经电话、乡(村)医师追踪,7 d内仍未到位的患者,县(区)结防机构追踪人员应主动到患者家中,充分与患者交流,了解患者未能及时到结防机构就诊的原因并努力劝导患者到结防机构就诊。

追踪评价指标:追踪率和追踪到位率是主要评价指标。

关于追踪工作的评价同样包括一些非量化指标,如:是否建立了追踪流程和追踪制度;是否设立了结核病患者转诊、追踪登记本;是否与综合医疗机构建立了良好的反馈机制等。

(3)转诊、追踪的总体评价:转诊、追踪是两个紧密衔接的环节,实施的总体情况在很大程度上反映一个地区的医防合作成效。在数据录入质量较高的情况下,转诊追踪总体到位率目前可通过网络报表统计得出,是对转诊追踪情况的总体评价指标。

(4)转诊和追踪结果的反馈与激励措施:为强化各级医疗机构和结防机构医务人员对转诊追踪的认识,县(区)结防机构应每月采用反馈表的方式将患者转诊和追踪到位情况、结核病的核实诊断情况反馈给转诊单位、参与追踪的乡镇卫生院(社区卫生服务中心)医师和村卫生室(社区卫生服务站)医师,对他们的合作表示感谢,并结合本地实际和相关政策给予一定激励。

3.因症推荐

因症推荐大多适用于技术条件相对不足,自己没有能力对患者进行进一步诊治的单位。一般来说,咳嗽、咳痰≥2周、咯血或血痰是肺结核的主要症状,具有以上任何一项症状者均可考虑为肺结核可疑症状者。医务人员或有关人员应将发现的肺结核可疑症状者推荐并督促其到结防机构接受检查。积极、及时地推荐病例非常关键,常常取决于接诊医师对结核病防治工作的认识和重视程度。因此,有计划地开展结核病防治知识、政策等培训,是促进因症推荐成效的重要因素。

4.接触者检查

指对涂阳肺结核患者的密切接触者进行结核病可疑症状筛查或结核病检查。涂阳肺结核病患者是公认的传染源。据统计,一个涂片阳性肺结核病患者如果得不到正规治疗,一年中可传染10~15人,被感染者一生中发生结核病的可能性为5%~10%。因此,对涂阳肺结核患者的密切接触者进行筛查是更为积极地干预结核病传播链的重要举措。目前,我国已经将涂片阳性肺结核病患者的密切接触者筛查和检查纳入结核病防治免费政策,密切接触者检查已经成为结核病控制日常工作的重要内容。

(1)密切接触者含义:一般指新登记痰涂片阳性肺结核病患者(含初治和复治患者)的密切接触者,包括与痰涂片阳性肺结核病患者直接接触的家庭成员、同事、同学或同宿舍居住者。在判定密切接触者,分析其感染、发病可能性时,要综合考虑与病例接触时,病例是否处于传染期、病例临床表现、与病例的接触方式、接触时所采取的防护措施,以及暴露于病例污染的环境和物体的程度等因素,进行综合判断,在进行检查的同时,建议及时采取有针对性的防控措施。

(2)检查程序:①对每一位新登记涂片阳性肺结核病患者进行常规询问,调查其密切接触者信息,接触者中有肺结核可疑症状者,应填写在"涂阳肺结核病患者密切接触者登记本"上。②结防机构人员对新登记涂阳患者需进行有关密切接触者检查重要性的宣传教育。根据密切接触者范围、场所等实际情况,开展有针对性的结核病防治知识宣传或请患者将防治知识宣传卡或其他宣传资料转交给密切接触者,特别要注意通知已经出现或近期曾经出现肺结核病可疑症状的密切接触者到结防机构检查。③密切接触者接受检查后,应及时将检查结果记录到"涂阳肺结核病患者密切接触者登记本"中。

(3)密切接触者检查方法及处理原则如下。

检查方法:①PPD 皮试。适用于 0～14 岁儿童有肺结核病可疑症状者。②胸部 X 线片。适用于 0～14 岁儿童 PPD 硬结平均直径≥15 mm 或有水疱等强烈反应者、≥15 岁有肺结核可疑症状者。③痰涂片检查。适用于对 0～14 岁儿童胸片有异常阴影者、≥15 岁有肺结核可疑症状者。

处理原则:①凡符合上述拍片和查痰标准的密切接触者的信息及检查结果,要登记在涂阳肺结核病患者密切接触者登记本上,也要登记在"初诊患者登记本"上。②对检查发现的肺结核病患者,按照《中国结核病防治规划实施工作指南》的要求进行治疗管理。③经检查没有异常发现的密切接触者,进行结核病知识宣传。宣传重点:一旦出现可疑肺结核病症状,应立即到指定的结防机构就诊;肺结核不可怕,绝大多数是可以治愈的。④对于学校内、工厂车间内等人群比较密集的场所,建议采取尤其积极主动的措施来进行密切接触者检查,避免结核病疫情暴发和流行。

5.健康检查

健康体检是一种主动发现结核病患者的手段,成本效益比较低,一般不作为患者发现的常规方法。更多适用情况是结核病防治机构积极与开展健康体检的机构合作,在进行健康体检时,特别关注结核病高发人群和重点行业人群,以便及时发现肺结核患者或疑似肺结核患者。健康体检的主要对象如下。

(1)高危人群:①农民工或来自结核病高发地区移民及求职者。②儿童及青少年中结核菌素反应强阳性者。③涂阳肺结核病患者的密切接触者。④糖尿病、接受免疫抑制剂治疗、矽肺、艾滋病病毒感染者及艾滋病患者。结核病和艾滋病病毒双重感染防治是目前结核病防治的重要挑战之一,在艾滋病病毒感染者和艾滋病患者中常规开展结核病调查已经逐步纳入我国艾滋病防治和结核病防治工作体系。⑤羁押人群。对于羁押人群中的结核病患者,大多地区采取了属地化管理的原则,其发现和治疗管理需要司法、监狱、当地结核病防治机构、卫生行政部门等有关各方充分沟通合作。由于羁押人群相对的独立性和固有的特殊性,因此,需要结核病防治机构进一步研究和探讨。

(2)重点人群:①教育系统的工作人员,主要包括托幼机构职工及大、中、小学教职工。②入伍新兵。③食品、卫生服务行业职工和劳动密集型企业职工。④来自偏远少数民族地区,到大中城市就读的学生。

6.结核病流行病学调查

虽然流行病学调查的主要目的是了解一个地区结核病疫情状况,但在调查过程中也会发现一部分结核病患者。

(三)接诊和诊断程序

1.问诊

问诊是接诊的第一环节,问诊的过程也是医师与患者交流的过程,富于技巧的良好问诊对于病情的判断、初步建立医患互信,乃至对后期患者的治疗都会产生深刻的影响。接诊医师应该详细询问初诊患者是否有咳嗽、咳痰、咯血、胸痛、发热、乏力、食欲减退、盗汗等症状,症状出现和持续时间,既往史(结核病史、抗结核治疗史、肝肾病史、药物过敏史、粉尘接触史与肺结核患者密切接触史等),是否已在其他地区结防机构登记和治疗等内容。

对推荐或转诊来的患者要询问发病过程、诊疗经过、诊断结果和治疗情况,并保存其推荐/转诊单,特别要关注治疗方案是否准确、治疗过程中是否有中断现象、不良反应发生等方面的信息,为患者病情判断和治疗管理打下良好基础。

对已在其他地区登记和治疗的患者,要按照"跨区域管理"有关流程(见第五节)在网络直报系统中查阅本单位是否收到该患者转入信息,若无转入信息,则要通过电话等方式与首次登记治疗单位联系,获取该患者既往治疗信息,确保患者得到准确、及时、规范的治疗。

2.填写"初诊患者登记本"

"初诊患者登记本"是目前结防机构普遍使用的结核病患者登记工具,记录内容是重要的"第一手资料",由县(区)结防机构接诊医师认真填写。凡初次就诊患者都要在"初诊患者登记本"上登记。目前全国结防机构统一执行《中国结核病防治规划实施工作指南》中的规范,部分地区开始逐步推广电子病案、无纸化办公系统,"初诊患者登记本"纸质版仍然需要妥善保留存档。下表为"初诊患者登记本"样板及其填写说明。

3.痰涂片显微镜检查

随着现代结核病诊断技术不断进展,越来越多的快速诊断技术开始在临床应用,但作为结核病控制工作中广泛应用的结核病诊断技术,痰涂片显微镜检查仍是目前肺结核患者诊断不可替代的重要手段。

(1)查痰对象:前来就诊的肺结核患者、疑似肺结核患者和肺结核可疑症状者,对转入患者或在经住院治疗后转诊者,如在外院或外地结防机构就诊时已经做过痰检,根据病历资料或网上转入信息核实后,可参考结果直接登记。

(2)收集3份合格痰标本:对初诊患者,要求当日在门诊留1份"即时痰"标本,同时发给患者两个标记患者姓名的痰标本盒,嘱患者次日带"夜间痰"和"晨痰"进行检查。应告诉初诊患者留取合格痰标本的方法,保证其提供的痰标本是从肺深部咳出的黏性或脓性痰。

(3)乡镇查痰点:一般查痰在县或区级结防机构实验室进行,为减轻部分边远地区、交通不便地区的患者负担,提高结核病防治服务可及性,我国在部分地区设置了乡镇查痰点,一般设立在镇级中心卫生院检验室,相关人员需要接受结防机构检验人员专业培训,工作环境和实验操作要接受上级实验室的质量控制。特别强调所有检查玻片要妥善保存,阳性涂片由当地县级结防机构进行复核后才生效,以保证结果准确性。

4.痰分枝杆菌培养和菌型鉴定

鉴于痰涂片检查无法区别结核分枝杆菌和非结核分枝杆菌,建议在有条件的实验室在进行直接痰涂片检查结果的同时,开展痰分枝杆菌培养、药敏试验、菌型鉴定甚至分子生物学检测等技术资源要求较高的项目以更好地明确诊断和指导治疗。

5.胸部影像学检查

胸部X线检查目前对结核病诊断仍然是重要的手段之一,特别是在基层医疗单位。病原学检查和组织病理检查是肺结核诊断的确切依据,但在上述两项无法满足的时候,胸部X线检查结果就显得尤为关键。因此,大部分肺结核患者均采用X线诊断技术。但为减少放射性损伤,对于孕妇、婴幼儿、儿童患者或疑似病例,应严格掌握指征,防止滥用;对成人亦应尽量减少不必要的重复检查。一般来说,0~14岁儿童肺结核可疑症状者、结核菌素试验强阳性者拍胸部正位片1张,胸部正位片显示异常可加拍侧位片1张;对≥15周岁肺结核可疑症状者直接拍摄胸部X线检查,但如患者可提供近2周内胸片或胸片报告单,可借阅其胸片核实情况,不再重复拍胸部X线检查。

胸部CT扫描在结核病诊断与鉴别诊断中的价值已经得到了广泛的认可,其优点主要在于:对缺乏病原学诊断的肺部肿块、囊肿阴影、空洞、结节和浸润型阴影的鉴别诊断;血行播散型肺结核早期发现;胸内肿大淋巴结、淋巴结隐匿部位病灶的鉴别诊断;胸腔积液,特别是少量、包裹性胸腔积液和胸膜病变的鉴别诊断等。

6.结核菌素试验

我国是结核病高流行国家,儿童普种卡介苗,因此阳性结果对诊断结核病、区别人工和自然感染结核菌的意义不大。但强阳性结果仍然对结核病诊断具有一定的参考价值。临床上结核菌素试验常应用于0~14岁儿童肺结核可疑症状者、与涂阳肺结核患者密切接触的0~14岁儿童或需与其他疾病鉴别诊断的患者。

7.结核病分类

按照2001年《中华人民共和国卫生行业标准》,结核病分为以下5类。

(1)原发性肺结核(简写为Ⅰ),为原发结核分枝杆菌感染所致病症,包括原发复合征和胸内淋巴结结核。

(2)血行播散性肺结核(简写为Ⅱ),包括急性、亚急性、慢性血行播散性肺结核。

(3)继发性肺结核(简写为Ⅲ),是肺结核中的最常见类型,包括浸润性、纤维空洞性及干酪性肺炎、气管支气管结核、结核球等。

(4)结核性胸膜炎(简写为Ⅳ),包括干性、渗出性结核性胸膜炎和结核性脓胸。

(5)其他肺外结核(简写为Ⅴ),包括骨关节结核、结核性脑膜炎、肾结核、肠结核等。

8.结核性胸膜炎诊断要点

(1)确诊依据包括病原学和病理学两方面:①病原学,胸腔积液涂片或培养查到结核分枝杆菌。②病理学,胸膜活检符合结核病变病理学特征。

(2)诊断:缺乏上述两项依据者,若具有典型的胸膜炎症状及体征,同时符合以下辅助检查指标中至少一项者或临床上可排除其他原因引起的胸腔积液,可诊断为结核性胸膜炎。①结核菌素皮肤试验反应强阳性或血清抗结核抗体阳性。②胸腔积液常规及生化检查符合结核性渗出液改变。③肺外组织病理检查证实为结核病变。

(四)肺结核疫情报告

1.报告依据

2004年12月1日起施行的《中华人民共和国传染病防治法》中,将肺结核病列为乙类传染病。各责任报告单位和报告人应按照乙类传染病报告要求,对肺结核病例限时进行报告。

2.责任报告单位及报告人

各级疾病预防控制机构、各类医疗卫生机构和采供血机构均为责任报告单位;其执行职务的人员、乡村医师和个体开业医师均为责任疫情报告人。

3.报告对象

凡在各级各类医疗卫生机构就诊的肺结核患者(包括确诊病例、临床诊断病例和疑似病例)

均为病例报告对象,在报告中分为涂阳、仅培阳、菌阴和未痰检4类。需特别提出的是,为使报告信息准确反映疫情状况,对于明确的陈旧性肺结核病例、刚刚完成规范疗程的肺结核病例,均不作为报告对象。

4.报告时限

根据我国《传染病法实施办法》有关规定,责任疫情报告人发现乙类传染病患者、病原携带者和疑似传染病患者时,城镇于12 h内,农村于24 h内向发病地的卫生防疫机构报出传染病报告卡。

结合上述要求和目前我国肺结核病监测网络现状,我国《结核病防治规划实施工作指南》中要求,凡肺结核或疑似肺结核病例诊断后,实行网络直报的责任报告单位应于24 h内进行网络报告;未实行网络直报的责任报告单位应于24 h内寄出或送出“中华人民共和国传染病报告卡”(以下简称“传染病报告卡”)给属地疾病预防控制机构。县(区)级疾病预防控制机构收到无网络直报条件责任报告单位报送的传染病报告卡后,应于2 h内通过网络直报进行报告。

5.报告程序与方式

传染病报告实行属地化管理。传染病报告卡由首诊医师或其他执行职务的人员负责填写。现场调查时发现的传染病病例,由属地结防机构的现场调查人员填写报告卡。肺结核病疫情信息实行网络直报,没有条件实行网络直报的医疗卫生机构,应在24 h内将传染病报告卡寄出或送给属地县级疾病预防控制机构。军队医疗卫生机构向社会公众提供医疗服务时,发现传染病疫情应当按照国务院卫生行政部门的规定向属地疾病预防控制机构报告。

6.传染病报告卡的订正与查重

各级政府卫生行政部门指定的结核病防治机构应当对辖区内各类医疗保健机构的结核病疫情登记报告和管理情况定期进行核实、检查、指导,及时对报告卡进行订正和查重,内容主要如下。

(1)重新填写传染病报告卡:同一医疗卫生机构发生报告病例诊断变更、死亡或填卡错误时,应由该医疗卫生机构及时进行订正报告,并重新填写传染病报告卡,卡片类别选择“订正”项,并注明原报告病名。对报告的疑似病例,应及时进行排除或确诊。转诊病例发生诊断变更或死亡时,由转诊医疗卫生机构填写订正卡并向患者现住址所在地县(区)级结防机构报告。

(2)患者现住址和联系方式的核实:强调准确填写患者联系电话,便于后期对患者进行随访,对于调查核实现住址查无此人的病例,应由核实单位更正为地址不详。

(3)对肺结核患者进行追踪及报告卡订正:结防机构对其他单位报告的病例进行追踪调查,发现报告信息有误、变动或排除病例时应及时订正。

(4)重报卡的删除:结防机构及具备网络直报条件的医疗卫生机构每天对报告信息进行查重,对重复报告信息进行删除。

(5)追踪到位情况订正:在“追踪登记本”的“到位情况”和“到位诊断结果”栏目中填写患者的到位情况和核实诊断结果;根据实际情况对网络直报中的原始报告信息予以订正,对于需抗结核治疗的患者进行“收治”并录入患者的相关信息。

五、肺结核患者的登记管理

通过世界银行贷款结核病控制项目,国家“十五”“十一五”结核病防治规划,全球基金结核病防治项目等结核病防治项目的实施,我国逐步建立起一套较为完善的肺结核患者登记管理体系。

其主要内容包括患者诊断、治疗、随访、转归等各环节情况，主要形式有纸质登记资料和2004年建立并投入使用的结核病网络登记管理系统，本节仅就纸质登记系统管理进行阐述，网络登记系统将在有关章节作详细介绍。

（一）结核病患者登记的意义和方法

对肺结核患者进行登记管理是现代结核病控制策略的重要基础，是实现肺结核患者规范治疗的基本保证，根本目的在于提高结核病治愈率，控制结核病疫情。目前全国结核病防治机构采用统一内容的结核病患者登记本，初步实现了肺结核病患者登记和管理标准化。对耐药、耐多药等特殊情况下的结核病患者登记管理体系尚处于项目试点阶段，有待进一步完善并逐渐推广。

1.对确诊结核病患者进行登记的必要性

首先，长期以来的结核病控制工作实践表明，以县为单位对结核病患者登记是对患者实施较长时间的科学管理，保证和监测治疗效果的有效方法。2005年底，我国结核病防治工作实现"十一五"规划和全球要求的DOTS覆盖率达到100%，发现率达到70%，治愈率达到85%的阶段性目标，不断完善的登记系统发挥了重要的基础性作用；其次，及时、准确登记患者，全程系统地收集每一个个案的治疗管理信息，不仅有利于患者的治疗效果，更重要的是将个案信息分类汇总获取的防治信息，对于及时发现防治工作中出现的问题、考核评价整体防治效果和调整改进防治措施都具有指导意义；最后，通过不断完善登记系统，获取高质量的年度登记率等流行病学数据可以更为准确地反映结核病发病和患病趋势，节约开展大规模流行病学调查所需的人力、物力和财力等宝贵资源。

2.登记单位和责任人

县（区）级结防机构或承担患者治疗管理任务的市级结防机构负责本辖区结核病患者的登记工作。由于目前采用纸质和网络信息并行的方法，门诊医师和信息资料管理人员应紧密沟通，共同负责，保证网络报告数据的高质量。一般来讲，门诊医师负责纸质材料的填写，信息资料管理人员负责将门诊原始资料进行网络录入，也有部分结防机构可在门诊直接完成电脑录入患者病案信息，减少了重复环节，提高了数据的准确性和及时性。

3.登记对象和分类

随着我国结核病控制工作的拓展，目前，所有的活动性肺结核患者都被纳入登记管理。同时，新结核性胸膜炎患者和其他肺外结核患者也成为登记对象。此外，下列患者也应进行重新登记：复发、返回、初治失败、其他几类。

4.结核病患者登记本登记内容和登记方法

结核病患者登记本主要填写患者基本信息、登记分类、治疗期间随访检查结果以及转归等内容。结合我国结核病防治工作进展和新挑战，结核病患者登记本也进行了相应的调整，增加了流动人口跨区域管理、TB/HIV检测、耐多药结核病管理、系统管理率等内涵。《中国结核病防治规划实施工作指南》在患者登记本填写说明中详细列出了登记本中相关名词的定义和具体填写方法，是我国统一标准、统一要求的登记管理模式。

随着中国结核病管理信息系统的不断完善，病案资料录入良好的县（区），可通过计算机直接生成"结核患者登记本"，可定期打印留存以便于工作中浏览和核查。但无论是纸质还是网络记录资料，均为重要的原始资料，要求准确、完整、及时、妥善保管，并不得随意涂改。

（二）肺结核患者病案记录

我国目前已经在全国结防机构推广使用了统一内容的肺结核患者病案，下简称"病案记录"。

对登记并进行治疗的活动性肺结核患者、结核性胸膜炎患者,应按"病案记录"的内容和要求进行记录;对未在结防机构治疗管理的肺外结核病患者,只填写病案首页的主要内容,包括姓名、性别、出生日期、职业、登记号、身份证号、民族和现住址等,然后存档保留。

但现有通用的结核病患者登记和病案记录尚未能满足耐药、耐多药结核病患者管理的需要。如何将全部的肺结核病患者整合入同一病案记录系统或网络报告系统,以更高效地利用各项数据资料是目前我国结核病控制工作面临的亟待解决的问题。2006年以来,我国已经通过在部分省市实施"中国第五轮全球基金结核病防治项目耐多药结核病防治项目"积累了一定的经验,对于耐药、耐多药等将来设计应用涵盖所有结核病患者的登记和病案记录系统作出了有益探索。

(三)肺结核患者联系卡

良好的医患沟通是提高患者治疗依从性的重要基础。为方便患者与医师保持联系,县(区)结防机构门诊医师要为每位确诊肺结核患者免费发放"联系卡",同时要对所有肺结核患者进行充分的结核病相关知识健康教育,告知规律治疗重要性和中断治疗的危害,提高患者治疗依从性。部分结核病防治机构设立健康教育室,安排专人(护士或医师)对患者进行更为专业的健康教育,收到了良好效果,值得借鉴。

对于流动人口结核病患者,必要时可采取一定的补助或激励措施,鼓励患者在治疗期间尽量不要离开居住地,如必须离开,提前通知负责治疗的医师,以便启动结核病跨区域管理机制,确保患者离开后在异地继续获得治疗及管理。

六、结核病患者的治疗管理

化学疗法已成为当今控制结核病流行的首要措施。在不住院条件下,采用统一的标准化治疗方案之后,实施有效的治疗管理是化疗成败的关键。只有积极有效地落实患者的治疗管理工作,确保患者能规律治疗,才能取得化疗的成功。活动性肺结核患者均为治疗管理对象。其中,涂阳肺结核患者是重点管理对象。

(一)治疗管理的目的

治疗管理的目的是在医务人员的督导下,确保肺结核病患者在全疗程中,规律、联合、足量和不间断地实施化疗,最终获得治愈。

(二)治疗管理的原则

化学疗法应以传染源为主要对象,即对全部痰细菌学检查阳性(含涂片、集菌和培养阳性)的肺结核病患者,实施在医务人员直接面视下的短程化疗,确保患者全程规律化疗。

(三)治疗管理的组织与分工

在不住院条件下,对活动性肺结核患者进行治疗管理的机构及相关人员分工如下。

1.县(区)结防机构

(1)执行统一的短程标准化治疗方案,为肺结核患者提供免费抗结核药品。

(2)向患者做好有关治疗的健康教育,使每一位患者了解治疗及管理的注意事项。

(3)给患者发放肺结核患者联系卡,与其签订治疗管理协议。

(4)通过电话、结核病管理信息系统或书面等形式,将患者的诊断信息告知乡镇卫生院(社区卫生服务中心)、村卫生室(社区卫生服务站)和厂矿、企事业单位医务室的医护人员,并指导其开展对患者的治疗管理工作。

(5)定期对乡镇卫生院(社区卫生服务中心)、村卫生室(社区卫生服务站)和厂矿、企事业单位医务室的医护人员和肺结核患者进行督导。

(6)对肺结核患者的治疗效果进行考核、分析和评价。

2.乡(镇)卫生院(社区卫生服务中心)

(1)接到县(区)结防机构确诊的肺结核患者诊断信息后,应立即对患者进行访视,并落实患者的治疗管理工作。同时要在"乡(镇)肺结核患者管理登记本"上进行登记。

(2)对每位患者在全疗程中至少访视4次,了解患者治疗情况,督导村卫生室(社区卫生服务站)医师和其他督导人员实施直接面视下的短程化疗。并将访视结果记录在"肺结核患者治疗记录卡"上。

3.村卫生室(社区卫生服务站)及企事业单位医务室的医护人员

(1)每次督导患者服药后按要求填写"肺结核患者治疗记录卡"。

(2)患者如未按时服药,应及时采取补救措施,防止患者中断服药。

(3)一旦发现患者出现不良反应或中断用药等情况,及时报告上级主管医师并采取相应措施。

(4)督促患者定期复查,协助收集痰标本。

(5)患者完成全程治疗后,督促患者将"肺结核患者治疗记录卡"送至县(区)结防机构归档保存。

(6)在村卫生室(社区卫生服务站)医师实施督导化疗有困难的地区,可选择具备一定文化水平的志愿者(如村干部、小学教师、学生等)或家庭成员进行培训,以代替村卫生室(社区卫生服务站)医师实施督导化疗。

(四)治疗管理的参与人员职责

1.参与肺结核患者督导治疗管理人员

(1)医务人员:县(区)结防机构、乡镇卫生院(社区卫生服务中心)和村卫生室(社区卫生服务站)承担预防保健工作任务的医务人员可对结核病患者进行督导治疗管理。

(2)家庭成员:结核病患者的配偶、父母、子女及与患者一起生活的其他家庭成员,年龄在15岁以上,具备小学及以上文化程度,经过村级医师培训后能够督促管理患者服药、复查和填写相关记录者也可对结核病患者进行督导治疗管理。

(3)志愿者:除医务人员和家庭成员外志愿承担对结核病患者治疗管理工作的人员,如教师、学生、已治愈的结核病患者及其他人员等。年龄在18岁以上,具备初中及以上文化程度,经过结防医师培训后能够督促管理患者服药、复查和填写相关记录者也可对结核病患者进行督导治疗管理。

2.督导治疗管理人员的选择

患者的治疗管理原则上由医务人员进行督导。如果患者居住地离村卫生室(社区卫生服务站)的距离超过1.5千米或者村级医师无法承担督导任务时,可以实行家庭成员督导或者志愿者督导。接受国家耐多药结核病治疗方案的患者必须由医务人员进行督导。

3.督导治疗管理人员的职责

(1)应根据肺结核患者实际情况确定服药地点和时间,面视患者服药。

督导治疗管理人员必须经过培训后方可参与患者服药督导工作。医务人员的培训应纳入常规的业务技术培训,家庭督导员和志愿者由村卫生室(社区卫生服务站)医师进行培训。

培训方法:由村卫生室(社区卫生服务站)医师向家庭督导员或志愿者讲述培训内容。培训结束后,考核督导员培训的主要内容。对不能正确回答的相关内容要重复培训。

培训内容：①结核病防治基本知识,如防止结核病传染的方法、治疗疗程等。②患者所用药物的名称、每次用药剂量和方法。③做到送药到手、看服到口,按照化疗方案的要求每天或隔天服药。患者误期未服,每天服药者应顺延服药时间,隔天服药者请在 24 h 内补上。④药物常见不良反应,如有不良反应及时督促患者找医师处理。⑤在患者服药期间,原则上在治疗满 2 个月、5 个月、6 个月(复治 8 个月)时,督促患者带晨痰和夜间痰到结防机构复查,具体时间详见"肺结核患者治疗记录卡"。⑥做好患者每次服药记录。

　　(2)如患者未按时服药,应及时采取补救措施。

　　(3)每次督导服药后按要求填写"肺结核患者治疗记录卡"。

　　(4)一旦发现患者出现不良反应或中断用药等情况,及时报告上级主管医师并采取相应措施。

　　(5)督促患者定期复查,协助收集痰标本。

　　(6)患者完成全程治疗后,督促患者及时将"肺结核患者治疗记录卡"送至县(区)结防机构归档保存。

(五)治疗管理的主要内容

　　(1)督导患者服用抗结核药物,确保患者做到全疗程规律服药。

　　(2)观察患者用药后有无不良反应,对有不良反应者应及时采取措施,最大限度地保证患者完成规定的疗程。

　　(3)督促患者定期复查,掌握其痰菌变化情况,并做好记录。痰菌检查结果是判断治疗效果的主要标准,国家对治疗期间随访的肺结核患者进行免费痰涂片检查。①初治涂阳、涂阴肺结核患者在治疗至第 2 个月末、5 个月末和疗程末(6 个月末);复治涂阳肺结核患者在治疗至第 2 个月末、5 个月末和疗程末(8 个月末)要分别收集晨痰和夜间痰各 1 份进行涂片检查。②初、复治涂阳肺结核患者在治疗第 2 个月末,痰菌仍为阳性者,应在治疗第 3 个月末增加痰涂片检查1 次。③确诊并登记的涂阴肺结核患者,即使患者因故未接受治疗,也应在登记后满 2 个月和满6 个月时进行痰菌检查。

　　(4)采取多种形式对患者及其家属进行结核病防治知识的健康教育,提高患者的治疗依从性及家属督促服药的责任心。

　　(5)保证充足的药品储备与供应。

(六)治疗管理的方式

　　为保证肺结核患者在治疗过程中能坚持规律用药,完成规定的疗程,必须对治疗中的患者采取有效的管理措施。肺结核患者的治疗管理方式有全程督导化疗、强化期督导化疗、全程管理和自服药。

　　1.全程督导化疗

　　指在肺结核患者的治疗全过程中,患者每次用药均在督导人员直接面视下进行。涂阳患者和含有粟粒、空洞的新涂阴患者应采用全程督导化疗的治疗管理方式。

　　2.强化期督导

　　指在肺结核患者治疗强化期内,患者每次用药均在督导人员直接面视下进行,继续期采用全程管理。非粟粒、空洞的新涂阴肺结核以及结核性胸膜炎患者应采用强化期督导的治疗管理方式。

　　3.全程管理

　　指在肺结核患者治疗全过程中,通过对患者加强宣传教育,定期门诊取药,家庭访视,复核患者服药情况(核查剩余药品量、尿液抽检等)、误期(未复诊或未取药)追回等综合性管理方法,以保证患者规律用药。具体做法如下。

(1)做好对肺结核患者初诊的宣传教育,内容包括解释病情、介绍治疗方案、药物剂量、用法和不良反应以及坚持规则用药的重要性。

(2)定期门诊取药,建立统一的取药记录,强化期每2周或1个月取药1次,继续期每月取药1次。凡误期取药者,应及时通过电话、家庭访视等方式追回患者,并加强教育,说服患者坚持按时治疗。对误期者城镇要求在3 d内追回,农村在5 d内追回。

(3)培训患者和家庭成员,使其能识别抗结核药物,了解常用剂量和用药方法,以及可能发生的不良反应,并督促患者规则用药。

(4)全程管理也应使用"肺结核患者治疗记录卡",由患者及家庭成员填写。

(5)家庭访视则是建立统一的访视记录,村卫生室(社区卫生服务站)医师接到新的治疗患者报告后应尽早做家庭访视,市区1周内,郊区10 d内进行初访,化疗开始后至少每月家庭访视1次。内容包括健康教育,核实服药情况,核查剩余药品量,抽查尿液,督促患者按期门诊取药和复查等。

(6)做好痰结核菌的定期检查工作,治疗期间按规定时间送痰标本进行复查。

4.自服药

其指虽然已对肺结核患者进行了规范化疗的宣传教育,但因缺少有效管理而自服药的患者。

(七)治疗管理的步骤

1.化疗前宣传教育

向患者及家庭成员详细说明肺结核治疗期间的各项要求,使患者能够主动配合治疗。每个患者宣传教育时限不少于10 min,宣传内容简明扼要,以便患者能够记住。宣传教育主要内容:①结核病是呼吸道传染病,在治疗的前2个月一定注意家人及周围人群的空气传播。②结核病是可以治好的,要树立坚定信心,充分与医师配合。③坚持按医师制订的化疗方案规则治疗,完成规定的疗程是治好结核病的关键。④服药后可能出现不良反应。如一旦出现不良反应,及时找医师处理,不要自行停药。⑤治疗满2个月、5个月、6个月(复治菌阳患者8个月)定期送痰到结防机构检查。每次复查痰时,请留好当天的晨痰进行检查。

2.发放联系卡

为每位确诊的肺结核患者免费发放"联系卡",方便患者与医师保持联系。

3.签订治疗协议

县(区)结防机构要与患者签订1份"××县(区)结核病控制免费治疗协议"。

4.落实督导治疗

县(区)级结防医师确定患者化疗方案后,填写"肺结核患者治疗管理通知单",并由患者带回,交给村卫生室(社区卫生服务站)医师保存。村卫生室(社区卫生服务站)医师接到"肺结核患者治疗管理通知单"后,马上落实督导治疗(医务人员、家庭成员或志愿者等督导)。县(区)结防机构同时填写1份"肺结核患者治疗管理通知单"发至乡镇卫生院(社区卫生服务中心)结防医师,乡镇卫生院(社区卫生服务中心)结防医师收到"肺结核患者治疗管理通知单"后,必须在3 d内访视村卫生室(社区卫生服务站)医师和患者,了解患者治疗管理落实情况。县(区)级结防医师也可用电话将肺结核患者通知和落实治疗管理的反馈告知乡镇卫生院(社区卫生服务中心)医师。

在肺结核患者治疗过程中,治疗管理人员应加强患者治疗依从性的健康教育,避免患者发生中断治疗。一旦发生中断治疗,督导人员应尽快采取措施追回中断治疗的患者,保证规范治疗。

(1)追踪对象:超过规定时间1周未到县结防机构取药的患者为追踪对象。

(2)追踪方式:①县结防机构电话与患者联系,了解中断原因,并督促患者及时到结防机构取药。同时电话通知乡、镇防痨医师,由乡、镇防痨医师通知村医师到患者家了解中断原因,督促患者到结防机构取药,并将追踪结果向县结防机构电话反馈。②若通知患者1周后仍未到县结防机构取药,县结防机构应到患者家进行家访,了解原因。③若患者离开当地,县结防机构应了解患者去向,同患者居住地结防机构联系,确保患者完成全程治疗。

5.药品保管

患者将抗结核药品带回后,交给村卫生室(社区卫生服务站)医师保存。对实施家庭成员或志愿者督导的患者,村卫生室(社区卫生服务站)医师每2周向负责督导治疗管理的人员发放1次药品。

6.实施督导服药

督导员必须为每例接受抗结核治疗的肺结核患者填写1份"肺结核患者治疗记录卡"。该卡由督导员保存并填写治疗记录。患者取药时要携带"肺结核患者治疗记录卡"。治疗结束时,村卫生室(社区卫生服务站)医师要督促患者将"肺结核患者治疗记录卡"送至县(区)结防机构保存。

7.督导与访视

县(区)、乡镇(社区卫生服务中心)两级医师定期进行督导,及时解决发现的问题,并做好记录。对实施家庭成员或志愿者督导的患者,村卫生室(社区卫生服务站)医师每两周访视1次患者。

对实施督导化疗的人员发放治疗管理补助费。发放原则:①督导管理患者完成规定的疗程并定期查痰,按规定的标准发放。②因特殊情况(死亡、药物不良反应)可以按照管理时间的比例发放。

8.治疗管理的评价、考核指标

考核评价应包括管理与疗效两方面的指标,以考核涂阳患者的化疗情况为重点。

(1)化疗管理考核指标:①治疗覆盖率指在一定地区、一定期间接受治疗的初治涂阳肺结核病患者数,占初治涂阳登记患者数的百分比。治疗覆盖率(%)=接受治疗的初治涂阳患者数/初治涂阳患者登记数×100%。②完成治疗率指一定地区、一定期间内完成规定疗程的患者数占涂阳患者登记数的百分比。完成治疗率(%)=完成治疗的(涂阳)患者数/涂阳患者登记数×100%③治疗督导率指一定地区、一定期间内接受督导化疗的涂阳患者数,占登记涂阳患者数的百分比。治疗督导率(%)=接受督导化疗的涂阳患者数/涂阳患者登记数×100%。

(2)治疗效果考核指标:涂阳患者转归队列分析指一定地区、一定期间涂阳患者完成规定疗程后,治愈、完成疗程、死亡、失败、丢失、迁出等各类转归患者占登记涂阳患者的百分比。①以治愈率为例,公式:治愈率(%)=治愈涂阳患者数/涂阳患者登记数×100%。注:实际应用时可把涂阳患者分为新发、复发、其他复治等,分别统计分析、评价。②化疗强化期(2个月末)痰菌转阴率指一定地区、一定时期内登记的涂阳患者中,完成强化期治疗时,痰菌阴转患者所占百分比。强化期痰菌转阴率(%)=强化期末痰菌阴性患者数/涂阳患者登记数×100%。③细菌学复发率指对完成疗程治愈的肺结核病患者,在停止治疗后的2年及5年,进行随访观察,考核其细菌学复阳比率。细菌学复发率（％）＝其中 2 或 5 年内痰菌复阳的患者数/随访观察的患者数×100％。注：细菌学复发率用于评价化疗远期效果。

七、耐药结核病的管理

(一)耐药结核病的流行状况

耐药结核病已经对全球结核病控制工作构成了严峻挑战。目前全球大约 20 亿人感染结核分枝杆菌，其中近 5 000 万为耐药结核病患者。中国属于 22 个结核病高负担国家之一，位居全球结核病负担第 2 位，拥有全世界 16％的结核患者，其中至少有 27.8％的患者对 1 种一线药物耐受。WHO/IUATLD 的最新耐药监测估计，在新患者中，10.2％的患者至少对 1 种抗结核药物耐药，耐多药结核(MDR-TB)耐药率1.1％；在复治患者中，18.4％的患者至少对 1 种抗结核药物耐药，MDR-TB 耐药率 7.0％。由此估计全球每年新出现 30 万～60 万 MDR-TB 患者。WHO 估计我国耐多药结核病患者数约占全球的 1/4。

我国是全球耐药结核病疫情较高的国家之一。全国结核病耐药性基线调查报告(2007—2008 年)显示：涂阳肺结核患者菌株的耐多药率为 8.32％，其中初治涂阳肺结核患者菌株的耐多药率为 5.71％，复治涂阳肺结核患者菌株的耐多药率为 25.64％。据此估算，全国每年将新发耐多药肺结核患者 12.1 万，其中初治患者为 7.4 万例，复治患者为 4.7 万例。耐多药结核病控制已成为我国结核病控制工作中的重要内容之一。

(二)耐药结核病的定义

产生耐药为结核菌的重要生物学特性，从流行病学角度可分为原发性耐药和继发性耐药。按耐药的种类分为单耐药、多耐药和耐多药等。常见的耐药结核病的定义如下。

1.原发性耐药

其指无结核病史，未接受过抗结核治疗的患者首次感染耐药结核菌而发生的耐药结核病。

2.获得性耐药

其指感染敏感株的结核病患者在抗结核治疗中由于接受不适当治疗，治疗时间至少在 1 个月以上而出现耐药性。

3.单耐药

对 1 种抗结核药物耐药。

4.多耐药

对两种及两种以上的抗结核药物耐药(同时耐异烟肼和利福平除外)。

5.耐多药

其指结核分枝杆菌对两种及两种以上的抗结核药物耐药，同时含耐异烟肼和利福平，即可定为耐多药结核病。

6.广泛耐药

其指在耐多药的基础上，对任何喹诺酮类药物以及 3 种二线注射药物(硫酸卷曲霉素、卡那霉素和阿米卡星)中至少 1 种耐药。

(三)耐药结核病的危险评估

耐药结核病诊断的第一步是确认高危人群，并快速进行结核病的实验室诊断。尤其是在结核病高流行地区，结核病的诊断通常需要危险性评估。条件允许的情况下，一旦考虑结核病，就应该收集痰液或其他标本进行抗酸杆菌(AFB)涂片、培养和药物敏感试验。如果在数周甚至数月后获得药敏试验结果时再考虑耐药结核病的可能性,可能会导致患者接受不必要、不正确的治疗。因此,快速鉴别结核病患者是否为耐药患者具有重要意义:①采用最恰当的经验方案治疗患者。②降低传播。③减少可能出现的药物不良反应。④提供治愈的最好机会。⑤防止进一步耐药的发生。⑥为接触者提供合理的关怀。

获得药敏结果前,判定耐药结核病高危人群是早期发现工作的第一步,下面 4 种情况可视为耐药结核病的重要预测指征:①既往有结核病治疗史。②结核病治疗中临床和/或胸部 X 线片表现恶化。③在耐药结核病高发地区或国家出生、居住或者经常到耐药结核病高发地区旅行者。④与耐药结核病患者密切接触,例如家庭成员、同事、羁押机构、流浪收容所等。

(四)耐药结核病治疗方案的选择

耐药结核病治疗方案选择理想的情况是,从每个患者分离出结核分枝杆菌进行体外药物敏感试验,并根据药敏结果制订治疗方案。

1.选择药物

选择药物时要考虑:①耐药种类。②既往使用的药物种类。③患者的身体状况。④药物不良反应。⑤药物的可获得性。

2.一线药物的药敏试验结果

一线药物的药敏试验结果需要数周,二线药物的药敏试验结果需要 2 个月甚至更长的时间。因此,在以下几种情况下具有耐药高风险,在药敏结果出来之前就可以考虑耐药结核病的治疗:①结核病治疗失败的患者。②有抗结核治疗史。③与耐药结核病患者密切接触。

获得药敏试验结果后,可酌情修改方案。

3.目前 WHO 推荐的 MDR-TB 治疗策略

(1)标准化治疗:无个体药敏结果或只做一线药敏,根据耐药监测数据,对同一患者群使用统一治疗方案。

(2)经验治疗:无个体药敏结果或只做一线药敏,根据耐药监测数据及患者既往用药史设计个体化治疗方案。

(3)个体化治疗:根据既往用药史和药敏结果(包括二线)设计个体化治疗方案。

(4)先标准化疗治疗,后个体化治疗 开始时同一患者群使用统一方案,有药敏结果后调整为个体方案。

(5)先经验治疗,后个体化治疗 开始时根据患者用药史给予个体方案,待药敏结果回来后进一步调整。

4.注意事项

(1)对于高度可疑的耐药结核病患者,尤其是病情严重或病变广泛患者,采用经验性方案进行治疗。

(2)经验性治疗方案要基于可疑的耐药类型以及既往抗结核治疗史。经验性治疗方案要包括 4 种有效或基本有效药物。

(3)一定不要在治疗失败的方案中仅仅增加 1 种药物。

(4)MDR-TB 治疗用药数量要根据敏感药物种类、可用的一线药物以及病情的严重程度确定。

(5)目前公认,MDR-TB 的疗程为痰菌阴转后至少 18 个月。

（五）耐药结核病的管理

患者管理是结核病控制的重要组成部分。患者管理与患者关怀相一致,主要职责是通过合理应用资源,保证患者生理和心理或社会需求得到满足。管理者确保患者能够坚持并完成治疗直至治愈,同时对患者病情进行定期的、系统的回顾。

1.职能与职责

耐药结核病管理是困难和复杂的,需要医师、专家及其他服务提供者(如宣传教育人员、DOT人员、社会工作者、羁押所护士、校医及接触者的调查人员等)之间的高度协调。管理者主要职责:①通过DOT确保患者完成治疗。②对患者及其周围人员进行关于耐药结核病传播、治疗等知识的健康教育。③确保对患者进行所需的医疗评估,包括临床及药品毒性监测。④对传染源的接触者进行筛查、追踪到位、评估,必要时进行治疗。⑤定期对治疗结果进行评价,如果与预期不一致,进一步进行评价。⑥促进家庭、医疗服务提供者、实验室、药房、保险公司及公共卫生机构之间信息交流。⑦为确保患者获得更好的结果,在这些所有的系统之间建立联系。⑧确保需要时能够获得专家咨询及转诊。⑨为患者关怀人员提供培训、教育和资源。

2.确保治疗依从性

耐药肺结核患者常因疗程长、疗效差、不良反应发生率高等原因,较一般的结核患者更加容易发生中断治疗的问题。此外,社会歧视、患者焦虑以及可能存在的失业等社会经济问题也是导致耐药肺结核患者治疗依从性差的重要原因。因此对于耐药肺结核患者,需要有足够的支持措施来保证良好的依从性。

(1)直接面视下治疗(DOT):DOT是耐药结核病患者治疗的重要措施,全球结核病控制领域的专家将其作为一个重要的策略。然而,耐药结核病患者要获得如此的关怀标准,需要的时间及承诺要远大于药物敏感结核病。这是因为:①治疗耐药结核病往往需要应用二线药物或注射剂,部分药物需逐步加量或每天2～3次用药时才可以获得更好的耐受性,管理难度加大。②注射剂的应用较一般口服药物管理需要更多的医务人员、更多的时间及专业技术。③使用二线药物的患者治疗时间较长,需要全程监测药物的不良反应。

管理者应与DOT人员充分交流,确保管理者能够评估可能发生潜在药物毒性反应的症状及体征。任何药物的不良反应都应快速发现、报告和迅速采取措施。

(2)关注心理/社会需要:评估影响患者依从性的有利和不利因素,确保关注措施到位,如精神疾病、药物滥用、无家可归者(流浪者)及健康保险等。受到耐药数量、类型以及病变程度影响,耐药结核病治疗管理相关的费用需求差别较大。对于经济较为困难或没有医疗保险的个人或家庭来说,药物、诊断及手术是一个不容忽视的经济负担。由于疾病传染期较长及就业歧视,许多患者会经历一段时间的失业,这也需要管理者对雇主进行干预及教育,从而为找不到工作的患者或其家人找到经济支持或提供其他帮助。成功帮助患者应对这些挑战的关键是通过利用社区资源与患者及其家庭建立信任关系。管理者应在发现第1例耐药结核病病例前熟悉环境及可利用的社区资源,以便于为患者更好地提供帮助。

(3)消除文化障碍:在我国,耐药结核病的诊断及治疗障碍主要如下。①结核病歧视。②对较高的诊断、治疗费用的忧虑。③一些患者倾向于寻求传统医疗。④患者更愿意相信综合医院的医师,而该医师可能并不熟悉耐药结核病的诊断和治疗。⑤害怕失业带来的经济压力。⑥由于许多国家和地区仍在很多领域存在不同程度的性别歧视,对于女性而言,往往面临较男性患者更多的困难和挑战。⑦如果耐药结核病导致患者失去朋友或家庭,那么他(她)将对结核病的诊断产生恐惧。

对于有语言或文化障碍的患者,利用当地卫生部门、社区领导、社区组织以及与患者的文化背景一致的卫生人员等资源帮助消除这种障碍,促进交流、沟通及理解。

(4)患者健康教育:所有耐药肺结核患者及其家属都应该接受有关耐药肺结核的宣传教育,包括结核病和耐药肺结核的基本常识、治疗的过程及要求、潜在的不良反应以及坚持治疗的必要性。宣传教育应该开始于治疗初始阶段,并贯穿治疗的整个过程。宣传教育可以由医师、护理人员、社区卫生人员进行。宣传教育材料要通俗易懂,适合大众的文化水平。由经过专门培训的门诊医师或督导人员向患者及家庭成员介绍结核病特别是耐药肺结核的知识,详细说明治疗期间的各项要求,使患者及其家属能够主动配合治疗。

宣传教育对象:①耐药肺结核患者。②耐药肺结核患者家属或亲友。③耐药肺结核患者密切接触者。

宣传方式及要求:①首先以口头方式将以上内容向患者进行讲解,语言应简明扼要、通俗易懂,便于患者理解记忆。②嘱患者将宣传教育内容重述一遍,确认患者是否理解、记住。③给患者分发健康教育材料。④每位患者宣传教育时长不少于 10 min。

宣传教育内容:①应注重个人卫生,培养良好生活习惯,防止疾病传播。②客观介绍耐药结核病相关知识及其病情转归。③坚持按医师制订的化疗方案规则治疗,服从医护人员的管理,完成规定的疗程是治好结核病的关键;要树立可以治愈的信心,充分与医师配合。④耐药肺结核不同于一般的结核病,疗程可能长达 24 个月甚至更长,每天要在医护人员的直接面视下服药。⑤服药期间如出现不良反应,应及时与督导医师沟通,不要随便自行停药。⑥治疗开始后应定期到所属的结防机构进行复查。

(5)激励及保障机制的应用:通常患者一旦感觉好转,继续治疗的愿望就会降低,这可能会影响到患者治疗计划的执行。激励及保障机制是协助患者继续完成疗程的另一个有效策略。激励机制是对患者的“小奖励”,能够鼓励他们完成疗程及监测。保障机制能够协助患者克服困难,如有条件地区可适当考虑给予报销交通费用。

(6)法律措施:对处在传染期的耐药结核病患者,尽管采取了一些措施但患者依然没有坚持治疗,这时往往需要采取法律措施。管理者应了解关于处理该患者的相关知识,一旦这种情况发生时采取最小的限制措施。当出现长期的、严重的不坚持治疗的本地患者时,可根据有关法律和制度寻求帮助。但相关法律和制度的不完善和伦理学上存在的争议是许多地区和国家面临的共同挑战,增加了耐药结核病患者,特别是 MDR-TB、XDR-TB 管理的难度。

3.临床监测

现代结核病控制策略认为,监测和管理是结核病防治的必要内容。尽管面临诸多挑战,只要人力、财政资源充足,DOT 人员以及卫生人员受过良好培训,资源有限地区仍可以成功监测和管理大量的患者。长期以来世界范围内实施的结核病防治项目在耐药结核病疫情的临床监测上做了许多有益探讨,积累了许多可操作性较强的实践经验。

对耐药结核病的临床监测主要是指:治疗时,管理者必须对出现的药物毒副反应及临床反应进行必要的监测,将出现的异常结果和反应告知治疗医师或专家组。通过严密科学的监测,常可使问题得到及时发现和准确地处理,进而有助于患者、医务工作者、DOT 人员等相关人员保持信心。

(1)耐药结核病的管理评估指标:①痰涂片及培养是否阴转。②症状是否改善。③体质量是否稳定地增加。④当体质量或肝、肾功能改变时调整药物。

（2）具体的临床监测内容如下。

细菌学：①痰涂片阴转前每 2 周检测 3 次痰涂片。②收集痰标本至少间隔 8 h，至少收集 1 次晨痰标本。③收集标本时和/或诱导痰时进行监督。④治疗 3 个月后如果痰培养持续阳性重复药敏试验。⑤一旦痰培养阴转，症状改善，每月至少 1 次痰涂片及培养，如果需要可以更频繁。如果患者不能自行收集痰液，应采取诱导痰。⑥治疗结束时检测痰涂片及培养。管理者的一个重要工作是为患者提供痰培养培养来进行细菌学评价，高质量的痰标本至少 5～10 mL，痰标本要送到结核病学实验室进行耐药检测，检测结果应尽快被告知治疗医师以指导临床治疗。

治疗药物监测：通常可通过询问，查看患者服药记录、空药盒等途径间接监测患者服药情况，必要时，特别是出现较严重不良反应时，管理者可采集、送检患者血标本进行血药浓度监测。

症状：①每个月对患者目前症状与诊断时的症状进行对比、评估，监测症状变化及药物不良反应。②治疗完成后至少要定期随访 2 年。③体质量是评价临床改善的一个重要指标，治疗期间应每月进行体质量检查直至稳定，随访过程中应维持体质量的定期检查（每 2～3 个月）。此外，对体质量持续大幅度下降的患者或者幼儿经常进行体质量监测可以作为临床治疗效果的一个标准，并据此在体质量增加时及时调整用药剂量。

4.关怀的持续性

当耐药结核病患者在门诊治疗期间更换医师时，患者管理者的作用显得尤为重要。还有一种情况就是，耐药结核病患者治疗期间在机构（比如医院或监狱）及社区间更换时，管理者为确保其治疗、监测及教育的可持续性，可重点关注以下几点：①与新的医师、DOT 提供者、健康宣传教育人员等建立新的治疗管理组。②对新的关怀人员进行耐药结核病的培训及健康教育。③建立新环境下的可行的信息共享机制。

如果患者迁移出管理者的辖区，可参考流动人口结核病的跨区域管理模式，迁移之前应制订好具体的计划；即使患者出国，也应尽量使新的管理者了解患者的疾病状况及治疗史。在患者迁移期间需要给患者提供足够的药物直到他（她）在新的地方重新开始 DOT；如果患者没有及时到达目的地，管理者应积极与其家庭成员及朋友联系，必要时动员更多社会服务资源共同帮助患者保持持续、规范的抗结核治疗。对在门诊治疗的耐药患者，应该做到下面几点：①由受过专业培训的医师或护士向患者解释 DOT 的绝对必要性，支持、鼓励患者接受 DOT。②解释一些必要的感染控制措施，虽然可能为患者自身带来些许不便，但在保护卫生服务人员及其他患者安全方面具有重要意义。③对与传染源发生无保护暴露的工作人员进行合理的评估并根据评估结果采取进一步预防措施。④对有合并症的患者提供详细的、有针对性的指引，如糖尿病、营养不良及 HIV 感染等。⑤强调在治疗耐药结核病过程中集体治疗管理的重要性，许多国家和地区的耐药结核病防治经验认为，组织专家定期会诊对于诊断确认、治疗方案修订、不良反应处理等关键环节具有决定性作用。⑥充分动员更广泛的社会卫生资源、如私人医师、综合医院、专科医院等，在其有能力对患者进行必要的临床监测和随访、有能力通过药敏检测及血液学检查开展患者发现和患者随访工作的条件下，应予以支持鼓励其参与耐药结核病的防治和管理，共同为耐药结核病的控制工作发挥合力。

5.感染控制

目前公认，MDR-TB 和 XDR-TB 是结核病控制的最严重挑战之一。为更有效地阻止耐药结核菌株传播，除尽早确诊并给予合理治疗外，还应该根据实际情况建立适当的感染控制措施。最为严格的控制措施通常是将传染性或具有潜在传染性的耐药结核病患者,尤其是耐多药结核病患者安排住在具有负压的病房里,而实际操作中,也有一些国家和地区根据患者自身情况和对治疗的反应、医院和门诊的基础条件、社区服务情况等综合因素进行考虑,采取门诊或家庭隔离治疗管理模式取得良好效果。

当处理可疑或确诊耐药结核病患者时,应严格遵守感染控制标准。然而,也有意见认为一些感染控制措施比如患者在家庭中实施隔离难以完全实现,他们认为没有必要实施或夸大了对耐药结核病患者的歧视。因此,目前包括一些发达国家在内,结核病防治工作者们都在努力寻求公众、患者家庭及接触者的安全、患者的心理健康、治疗效果、隔离患者所需资源与时机等诸多方面的最佳平衡。

(1)终止隔离:对 MDR-TB 患者何时终止隔离暂时还没有较为明确的指南,研究表明大多结核病传播发生在开始治疗之前或之初,通常认为涂阳比涂阴结核病的传染性大,耐药结核病亦如此,唯其传染性较敏感结核病维持更为长久。对于药物敏感结核病患者而言,经过适当的抗结核治疗,临床症状改善,连续 3 次痰涂片阴性,那么患者被认为没有传染性。而已有研究证实,涂阴活动性肺结核或涂阴培阳患者依然具有传染性,这一点基本上被大多数指南所忽略,因此目前许多版本的指南中感染控制只能减少传播的危险而不能绝对消除传播。

由于 MDR-TB 疫情播散造成的后果更为可怕,而且其潜在感染的窗口期预防和治疗目前尚缺乏有效方案,对重返家庭、学校、工作单位或人群密集场所的 MDR-TB 患者应给予高度重视;如果患者返回场所存在儿童、免疫力低下者以及既往与患者没有接触等人群,则需更加注意。一些专家认为耐多药结核病患者的潜在传染性和痰培养阳性持续的时间大约相等,因此建议患者治疗期间应考虑采取住院隔离措施,MDR-TB 患者直到痰培养阴性前不能去人群聚集场所。世界卫生组织近期发布的指南也建议,因痰培养阳性的耐多药结核病患者具有传染性,在痰培养阴性之前应避免乘坐飞机或其他公共交通工具旅行。

(2)终止隔离-家庭管理:不管因何种原因导致结核病患者采取家庭隔离治疗管理模式,在治疗患者的同时,须尽一切努力确保接触者的安全。一些国家和地区的耐药结核病防治工作中,患者采取家庭管理的决定须与当地卫生官员、结核病控制官员及专家协商后才能确定。如果家里有年幼儿童,接触者免疫力低下,或存在持续被传染的风险时,应采取更为有力的预防措施。当卫生人员和其他服务提供者进入具有潜在传染性的耐药结核病患者家庭实施 DOT 和/或其他的卫生服务(如访谈患者等)时,必须采取与目前的感染控制策略相一致措施以有效预防职业暴露。当准备对传染性的结核病患者进行家庭关怀时,需要掌握更多患者的临床、社会等信息,可通过所在县区及以上的结核病防治机构、患者所在社区有关人员等进行了解。

长期住院进行隔离花费昂贵。一旦患者病情稳定并耐受治疗方案,可以采取其他安全措施。具体的治疗管理模式最终需要管理者、专家组根据耐药结核病病情和治疗状况、患者本人和家属意愿、社区或单位具体情况、区域性结核病防治规划中耐药结核病防治措施等各方信息汇总后集体讨论决定。

(邓祥红)

参 考 文 献

[1] 王占启,李雅,张芳.心内科临床与实践[M].长春:吉林科学技术出版社,2019.

[2] 樊文星.肾内科疾病综合诊疗精要[M].北京:科学技术文献出版社,2020.

[3] 范鹏涛,刘琪,刘亮.临床内科疾病诊断[M].长春:吉林科学技术出版社,2019.

[4] 方千峰.常见内科疾病临床诊治与进展[M].北京:中国纺织出版社,2020.

[5] 李阳.心血管内科诊疗精要[M].南昌:江西科学技术出版社,2020.

[6] 赵新华.心内科疾病诊治精要[M].开封:河南大学出版社,2020.

[7] 魏红.现代实用内科疾病诊疗[M].北京:科学技术文献出版社,2020.

[8] 吴兴波.肾脏内科疾病诊疗与血液净化[M].天津:天津科学技术出版社,2020.

[9] 熊艳.消化内科临床与进展[M].长春:吉林科学技术出版社,2019.

[10] 徐玉生.现代内科疾病诊疗思维[M].北京:科学技术文献出版社,2020.

[11] 许金芳.临床内科诊疗研究[M].长春:吉林科学技术出版社,2019.

[12] 何靖.现代内科疾病诊疗思维与新进展[M].北京:科学技术文献出版社,2020.

[13] 王姗姗.实用内科疾病诊治与护理[M].青岛:中国海洋大学出版社,2019.

[14] 洪涛.临床常见内科疾病诊疗学[M].上海:上海交通大学出版社,2019.

[15] 扈红蕾.内科疾病临床指南[M].长春:吉林科学技术出版社,2020.

[16] 赵粤.现代临床内科疾病诊疗[M].北京:科学技术文献出版社,2020.

[17] 冯晓明.临床肾内科疾病诊疗精要[M].南昌:江西科学技术出版社,2020.

[18] 关雪莲.神经内科疾病诊断与治疗[M].长春:吉林科学技术出版社,2019.

[19] 曾湘良.神经内科疾病诊疗指南[M].天津:天津科学技术出版社,2020.

[20] 王月玲.精编内科常见病诊疗学[M].长春:吉林科学技术出版社,2019.

[21] 陈娟.内科常见病临床诊疗[M].长春:吉林科学技术出版社,2019.

[22] 苑超.肿瘤内科疾病诊治精要[M].长春:吉林科学技术出版社,2019.

[23] 岳亮,于群.实用临床内科疾病诊疗学[M].长春:吉林科学技术出版社,2019.

[24] 张云书.神经内科疾病诊疗与重症监护[M].天津:天津科学技术出版社,2020.

[25] 赵文静.心血管内科治疗学[M].哈尔滨:黑龙江科学技术出版社,2020.

[26] 郑信景.实用心内科诊疗学[M].哈尔滨:黑龙江科学技术出版社,2020.

[27] 周光耀.实用内科疾病诊疗技术[M].天津:天津科学技术出版社,2020.

[28] 朱琳,何盛华.内科疾病现代诊疗技术[M].长春:吉林科学技术出版社,2019.

[29] 崔世维.内科学学习精要[M].北京:人民卫生出版社,2020.

[30] 邓辉.内科临床诊疗实践[M].汕头:汕头大学出版社,2019.

[31] 董曼丽.内科慢性病管理[M].天津:天津科学技术出版社,2020.

[32] 杜闻博.消化系统疾病内科诊治[M].北京:科学技术文献出版社,2019.

[33] 刘志勇,李灵芝,冯涛.神经内科诊疗学[M].天津:天津科学技术出版社,2019.

[34] 马玉芬.临床内科常见病症诊断与治疗[M].长春:吉林科学技术出版社,2019.

[35] 潘圣学.实用消化内科诊疗[M].北京:科学技术文献出版社,2019.

[36] 殷鹏,闫沛.强力定眩片联合坎地沙坦酯片治疗原发性高血压临床研究[J].中国药物与临床,2021,21(2):271-273.

[37] 杨岚.依帕司他联合甲钴胺治疗糖尿病周围神经病变的临床疗效分析[J].当代医学,2021,27(10):136-137.

[38] 施丽娟,刘娟,张晓冉,等.丹栀逍遥散联合甲巯咪唑治疗甲状腺功能亢进症临床研究[J].陕西中医,2020,41(9):1276-1278.

[39] 甄丽影.胶体果胶铋四联疗法治疗慢性胃炎 Hp 感染的疗效[J].当代医学,2020,26(34):149-151.

[40] 贺向红.阿帕替尼联合化疗在晚期胃癌中的近期及远期治疗效果观察[J].中国药物与临床,2019,19(1):112-113.